JN051001

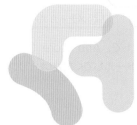

NURSINGRAPHICUS **EX**

ナーシング・グラフィカEX
疾患と看護 ③

消化器

MC メディカ出版

「メディカAR」の使い方

「メディカ AR」アプリを起動し，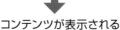マークのある図をスマートフォンやタブレット端末で映すと，飛び出す画像や動画，アニメーションを見ることができます．

アプリのインストール方法　　🔍 メディカ AR　で検索

お手元のスマートフォンやタブレットで，App Store（iOS）もしくは Google Play（Android）から，「メディカ AR」を検索し，インストールしてください（アプリは無料です）．

アプリの使い方

①「メディカAR」アプリを起動する

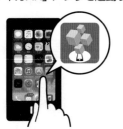

※カメラへのアクセスを求められたら，「許可」または「OK」を選択してください．

②カメラモードで，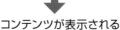マークがついている 図 を映す

⬇

コンテンツが表示される

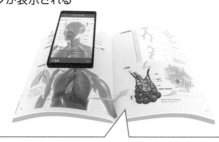

⭕ 正しい例　　❌ 誤った例

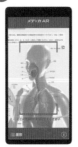

ページが平らになるように本を置き，マークのついた図とカメラが平行になるようにしてください．

マークのついた図を画面に収めてください．マークだけを映しても正しく再生されません．

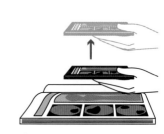

読み取りにくいときは，カメラをマークのついた図に近づけてからゆっくり遠ざけてください．

正しく再生されないときは
・連続してARコンテンツを再生しようとすると，正常に読み取れないことがあります．
・不具合が生じた場合は，一旦アプリを終了してください．
・アプリを終了しても不具合が解消されない場合は，端末を再起動してください．

※アプリを使用する際は，Wi-Fi等，通信環境の整った場所でご利用ください．
※iOS，Android の機種が対象です．動作確認済みのバージョンについては，下記サイトでご確認ください．
※ARコンテンツの提供期間は，奥付にある最新の発行年月日から4年間です．

関連情報やお問い合わせ先等は，以下のサイトをご覧ください．
https://www.medica.co.jp/topcontents/ng_ar/

　ナーシング・グラフィカシリーズは，看護基礎教育の新しいタイプの教科書として2004年に誕生しました．そのコンセプトはGraphic・Global・Grand．看護師国家試験出題基準を網羅するとともに最新の情報や科学的根拠を盛り込み，図表を多用してわかりやすく，効果的に学習でき実習にも役立つ……というものであり，15年を経た現在，全43巻で構成されています．

　私は，ナーシング・グラフィカシリーズとして最初に刊行された『人体の構造と機能① 解剖生理学』や『疾病の成り立ち① 病態生理学』，2006年に刊行された『健康の回復と看護② 栄養代謝機能障害』などを執筆させていただきました．特に編者として関わった『栄養代謝機能障害』では，その当時，「機能障害」という視点で構成されている教科書は少なく，目次作りに苦慮したことを鮮明に覚えています．検討の結果，人体が体外から物質を摂取し，それを消化・吸収，合成・分解して必要なエネルギーを産生・蓄積し，排泄するというはたらきを，①摂食・嚥下機能，②消化吸収機能，③排泄機能，④代謝機能に区分し，それぞれの機能障害に焦点を当てて，消化器系の主な疾患の病態と治療，症状や疾患のある患者の看護などを解説しました．

　このたびの『ナーシング・グラフィカEX 疾患と看護③ 消化器』は，上記の栄養代謝機能障害の考え方を踏まえながらも，学生にとっても，教員にとっても，より使いやすい教科書とするべく，新しい視点を加えて内容を一新しました．第1部は「消化器疾患を学ぶための基礎知識」です．消化器の構造と機能，症候，検査，治療・処置などを解説しています．特に消化器の検査に伴う看護については，他の教科書よりも詳しく記載されています．第2部は「消化器の疾患と看護」です．看護師として知っておくべき疾患を医学と看護学の編者の意見をすりあわせて選定しました．そして各疾患の原因や病態，検査，治療などを踏まえて，その疾患に特徴的な看護や生活支援などを解説しています．第3部は「事例で学ぶ消化器疾患患者の看護」です．臨地実習を想定して，典型的な事例や経過の長い事例を取り上げました．

　本書は，医学教育・看護学教育，臨床の第一線で活躍されている方々に執筆をお願いしましたので，看護学生の学習レベルに即した内容になっていると思います．本書が学生の皆様の学習に役立つとともに，教員の皆様が行う授業の一助になれば幸甚です．

　最後に，教育・研究や臨床の現場でご多用のなか執筆を快くお引き受けくださった著者の皆様をはじめ，関係各位に心より感謝申し上げます．

編者を代表して　明石惠子

医学の編者からの応援メッセージ

　朝のナースステーションでの看護師の患者申し送りに，朝の回診とカンファレンスを終えた医師が参加し，その日に解決すべき課題と目標を共有するのが日常の風景となりました．私自身が，合同申し送りを開始したのは数年前からですが，医師と看護師など医療従事者がそれぞれの患者さんの想いと解決すべき課題と目標を共有することで，ケアと医療の提供がより効果的になったと実感しています．一方で，医療従事者間の疾患に対する知識の差と，疾患や患者さんに対するアプローチ方法が，専門職によって異なっていたり，理解されていなかったりする場合もあることに気づきました．

　今後さらに，患者ケアや医療の質を上げ，かつ，勤務時間内にその日の課題を解決するためには，医療従事者の疾患に対する共通理解と，疾患や患者さんに対するアプローチ方法の違いを各人が認識し，配慮することが重要になります．

　さて，消化器は構造上，口腔から肛門までの消化管，肝臓，胆・膵，それらを取り巻く腹膜・腹壁で構成され，摂取・消化・吸収・合成・分解の機能を果たし，人体の維持・発達を支えます．近年，治療標的を狙い撃ちする分子標的治療薬が増加し，また，内科，外科を問わず治療手技も高度となり，治療効果が高まったため，患者さんは恩恵を受けられていることは大変幸せなことですが，治療期間が長期化する一方で，専門性が高くなると細分化する傾向が強くなるため，一人の患者さんを全体としてとらえることがより難しくなっています．

　そこで，本書は，消化器領域の医学教育者に結集いただき，上記課題に効果的に対応できる構成と内容にしました．まず，看護学教育モデル・コア・カリキュラム，看護師国家試験出題基準に準拠し，看護師として知っておくべき知識の範囲を明確化して本文を構成し，範囲を超えるが実臨床では必要な内容を「plus α」で明記しました．また，日々発生する患者さんの課題を医療従事者が協働して解決する能力が現場では必要であり，「臨床とのつながり」という臨床実地問題を作成しました．ぜひ，看護学生同士，または，医学部生と意見交換をしてください．

　本書は，看護学と医学の著者が何度もやり取りしながら，両者の視点も学習できるよう配慮しました．多職種が患者さんの想いと疾患の理解を共有しながら，それぞれの専門性を発揮していく礎となれば，編者としては幸甚です．

　最後に臨床，教育，そして研究の現場でご多用のなか快く執筆をお引き受けくださった筆者の先生方をはじめ関係各位に，心より感謝申し上げます．

三原　弘

NURSINGRAPHICUS **EX**

疾患と看護❸
消化器

CONTENTS

はじめに　3
編集・執筆　10

AR コンテンツ

● 「メディカAR」の使い方　2
● 消化器の解剖生理〈アニメーション〉　14
● 消化器系〈3D人体映像〉　15
● 通路としての消化管〈動画〉　17
● 食道・胃・十二指腸〈動画〉　18
● 小腸の構造〈動画〉　20
● 呼吸と嚥下〈アニメーション〉　31
● 腹水〈動画〉　71
● 内視鏡的食道静脈瘤結紮術（EVL）による
　内視鏡的止血術〈動画〉　191

1 消化器疾患を学ぶための基礎知識

1 消化器の構造と機能 ……………………… 14
1 消化器系のはたらき **AR** ———— 14
2 口腔・頭頸部の構造と機能 ———— 16
3 食道の構造と機能 **AR** ———— 17
4 胃・十二指腸の構造と機能 **AR** ———— 18
5 小腸・大腸・肛門の構造と機能 **AR** ——— 20
6 肝臓の構造と機能 ———— 22
7 胆道系の構造と機能 ———— 23
8 膵臓の構造と機能 ———— 23
9 消化器系の血管・リンパ系 ———— 24

2 消化器の異常でみられる
症候と看護 …………………………… 25
1 食欲不振 ———— 25
 ① 食欲不振とは　25
 ② 食欲不振のある患者の看護　27
2 過食・拒食 ———— 29
 ① 過食・拒食とは　29
 ② 過食・拒食のある患者の看護　30
3 摂食・嚥下機能障害 ———— 31
 ① 摂食・嚥下機能障害とは **AR** 31
 ② 摂食・嚥下機能障害のある患者の看護　33
4 悪心・嘔吐 ———— 36
 ① 悪心・嘔吐とは　36
 ② 悪心・嘔吐のある患者の看護　38
5 胸やけ ———— 40
 ① 胸やけとは　40
 ② 胸やけのある患者の看護　42
6 吐血・下血 ———— 42
 ① 吐血・下血とは　42
 ② 吐血・下血のある患者の看護　45
7 腹痛 ———— 46
 ① 腹痛とは　46
 ② 腹痛のある患者の看護　49
8 腹部膨満 ———— 50
 ① 腹部膨満とは　50
 ② 腹部膨満のある患者の看護　53
9 黄疸 ———— 53
 ① 黄疸とは　53
 ② 黄疸のある患者の看護　56
10 下痢 ———— 57
 ① 下痢とは　57
 ② 下痢のある患者の看護　59
11 便秘 ———— 60
 ① 便秘とは　60
 ② 便秘のある患者の看護　62
12 排便困難 ———— 64
 ① 排便困難とは　64
 ② 排便困難のある患者の看護　65
13 便失禁 ———— 66
 ① 便失禁とは　66
 ② 便失禁のある患者の看護　68
14 倦怠感 ———— 69
 ① 倦怠感とは　69
 ② 倦怠感のある患者の看護　70
15 腹水 ———— 71
 ① 腹水とは **AR** 71
 ② 腹水のある患者の看護　72
16 肝性脳症 ———— 73
 ① 肝性脳症とは　73

② 肝性脳症のある患者の看護　75

3　消化器の検査と看護 ……………………… 78

1　消化器の主な検査 ──────── 78
2　血液検査 ──────────── 80
　① 血液検査とは　80
　② 血液検査の看護　85
3　便検査 ──────────── 85
　① 便検査とは　85
　② 便検査を受ける患者の看護　86
4　肝生検 ──────────── 87
　① 肝生検とは　87
　② 肝生検を受ける患者の看護　88
5　腹腔穿刺 ──────────── 89
　① 腹腔穿刺とは　89
　② 腹腔穿刺を受ける患者の看護　90
6　腹部単純X線検査 ─────── 91
　① 腹部単純X線検査とは　91
　② 腹部単純X線検査を受ける患者の看護　93
7　消化管X線造影検査 ────── 93
　① 消化管X線造影検査とは　93
　② 消化管X線造影検査を受ける患者の看護　96
8　腹部血管造影検査 ─────── 97
　① 腹部血管造影検査とは　97
　② 腹部血管造影検査を受ける患者の看護　99
9　胆嚢・胆管・膵管造影検査 ──── 99
　① 胆嚢・胆管・膵管造影検査とは　99
　② ERCPを受ける患者の看護　101
10　CT検査 ──────────── 102
　① CT検査とは　102
　② CT検査を受ける患者の看護　105
11　MRI検査 ──────────── 105
　① MRI検査とは　105
　② MRI検査を受ける患者の看護　107
12　核医学検査 ─────────── 108
　① 核医学検査とは　108
　② 核医学検査を受ける患者の看護　110
13　内視鏡検査 ─────────── 110
　① 内視鏡検査とは　110
　② 内視鏡検査を受ける患者の看護　116
14　腹部超音波検査 ────────── 119
　① 腹部超音波検査とは　119
　② 腹部超音波検査を受ける患者の看護　121

4　消化器疾患の主な治療・処置と看護 ……………………………… 123

1　消化器疾患で行われる主な治療・処置 ── 123
2　開腹術 ──────────── 125
　① 開腹術とは　125
　② 開腹術を受ける患者の看護　126
3　ドレナージ ───────── 132
　① ドレナージとは　132
　② 手術後ドレナージを受ける患者の看護　135
4　内視鏡手術 ───────── 137
　① 内視鏡手術とは　137
　② 内視鏡手術を受ける患者の看護　141
5　薬物療法 ──────────── 142
　① 薬物療法とは　142
　② 薬物療法を受ける患者の看護　146
6　放射線療法 ───────── 149
　① 放射線療法とは　149
　② 放射線療法を受ける患者の看護　151
7　食事・栄養療法 ───────── 153
　① 食事・栄養療法とは　153
　② 食事・栄養療法を受ける患者の看護　156

2　消化器の疾患と看護

5　口腔・歯科・頭頸部の疾患 ………… 162

1　口腔内の疾患 ─────────── 163
1　口内炎　163
　① 口内炎とは　163
　② 口内炎の患者の看護　164
2　う歯，う蝕　165
　① う歯，う蝕とは　165
　② う蝕の患者の看護　166
3　歯肉炎，歯周病　167
　① 歯肉炎，歯周病とは　167
　② 歯肉炎，歯周病の患者の看護　168
4　扁桃炎，咽頭炎　168
　① 扁桃炎，咽頭炎とは　168
　② 扁桃炎，咽頭炎の患者の看護　169
2　頭頸部癌 ──────────── 170
1　口腔癌　170
　① 口腔癌とは　170
　② 口腔癌の患者の看護　171

② 咽頭癌　171

①　咽頭癌とは　171

②　咽頭癌の患者の看護　172

③ 喉頭癌　172

①　喉頭癌とは　172

②　喉頭癌の患者の看護　174

6　食道の疾患 ……………………… 176

1　食道癌 ──────────── 178

①　食道癌とは　178

②　食道癌の患者の看護　181

2　胃食道逆流症 ────────── 186

①　胃食道逆流症とは　186

②　胃食道逆流症の患者の看護　189

3　食道・胃静脈瘤 ───────── 190

①　食道・胃静脈瘤とは　AR　190

②　食道・胃静脈瘤の患者の看護　193

4　食道アカラシア ───────── 193

①　食道アカラシアとは　193

②　食道アカラシアの患者の看護　195

7　胃・十二指腸疾患 ……………… 198

1　胃炎 ──────────── 200

①　急性胃炎とは　200

②　慢性胃炎とは　201

③　胃炎の患者の看護　203

2　胃・十二指腸潰瘍 ──────── 204

①　胃・十二指腸潰瘍とは　204

②　胃・十二指腸潰瘍の患者の看護　208

3　胃ポリープ ───────── 210

①　胃ポリープとは　210

②　胃ポリープの患者の看護　211

4　胃癌 ──────────── 211

①　胃癌とは　211

②　胃癌の患者の看護　215

5　機能性ディスペプシア ─────── 219

①　機能性ディスペプシアとは　219

②　機能性ディスペプシアの患者の看護　222

8　小腸・大腸・肛門疾患 …………… 224

1　潰瘍性大腸炎 ────────── 226

①　潰瘍性大腸炎とクローン病に共通する

症状, 治療　226

②　潰瘍性大腸炎とは　226

③　潰瘍性大腸炎の患者の看護　230

2　クローン病 ───────── 233

①　クローン病とは　233

②　クローン病の患者の看護　235

3　腸結核 ──────────── 236

①　腸結核とは　236

②　腸結核の患者の看護　237

4　虚血性大腸炎 ────────── 237

①　虚血性大腸炎とは　237

②　虚血性大腸炎の患者の看護　239

5　薬剤性大腸炎 ────────── 239

①　薬剤性大腸炎とは　239

②　薬剤性大腸炎の患者の看護　241

6　大腸ポリープ, 大腸ポリポーシス ─── 242

①　大腸ポリープ, 大腸ポリポーシスとは　242

②　大腸ポリープ, 大腸ポリポーシスの

患者の看護　245

7　大腸癌 ──────────── 245

1　結腸癌　247

①　結腸癌とは　247

②　結腸癌の患者の看護　250

2　直腸癌　252

①　直腸癌とは　252

②　直腸癌の患者の看護　253

8　大腸憩室症 ───────── 255

①　大腸憩室症とは　255

②　大腸憩室症の患者の看護　256

9　過敏性腸症候群 ───────── 258

①　過敏性腸症候群とは　258

②　過敏性腸症候群の患者の看護　260

10　機械的腸閉塞, イレウス, その他 ──── 260

①　機械的腸閉塞, イレウス, 偽性腸閉塞とは　260

②　機械的腸閉塞, イレウスの患者の看護　262

11　虫垂炎 ──────────── 265

①　虫垂炎とは　265

②　虫垂炎の患者の看護　267

12　直腸脱 ──────────── 268

①　直腸脱とは　268

②　直腸脱の患者の看護　269

13　肛門疾患 ───────── 270

1　痔核, 痔瘻　270

①　痔核, 痔瘻とは　270

② 痔核,痔瘻の患者の看護　271

2 脱肛,裂肛　272

① 脱肛,裂肛とは　272

② 脱肛,裂肛の患者の看護　272

14 特論:ストーマ造設術と看護 ────── 273

① ストーマ造設術の概要　273

② ストーマ造設術の術前看護　274

③ ストーマ造設術の術後看護　277

9 肝臓の疾患 ···················· 286

1 肝炎 ──────────────── 288

① 肝炎とは　288

② 急性肝炎　288

③ 慢性肝炎　289

④ ウイルス性肝炎　289

⑤ アルコール性肝障害　291

⑥ 薬物性肝障害　292

⑦ 自己免疫性肝炎　293

⑧ 肝炎の患者の看護　294

2 脂肪肝 ──────────────── 298

① 脂肪肝とは　298

② 脂肪肝の患者の看護　299

3 肝硬変 ──────────────── 299

① 肝硬変とは　299

② 肝硬変の患者の看護　304

4 肝不全 ──────────────── 306

① 肝不全とは　306

② 肝不全の患者の看護　308

5 肝癌 ──────────────── 308

① 肝癌とは　308

② 肝癌の患者の看護　314

10 胆道系の疾患 ················· 318

1 胆石症 ──────────────── 319

① 胆石症とは　319

② 胆石症の患者の看護　322

2 胆管炎,胆囊炎 ───────────── 323

① 胆管炎とは　323

② 胆囊炎とは　325

③ 胆管炎,胆囊炎の患者の看護　327

3 胆道癌 ──────────────── 328

① 胆道癌とは　328

② 胆囊癌とは　328

③ 胆管癌とは　330

④ 十二指腸乳頭癌とは　332

⑤ 胆道癌の患者の看護　332

4 その他の疾患 ──────────── 335

① PBC,PSCとは　335

② PBC,PSCの患者の看護　336

11 膵臓の疾患 ···················· 338

1 膵炎 ──────────────── 339

① 急性膵炎とは　339

② 慢性膵炎とは　341

③ 膵炎の患者の看護　343

2 膵癌 ──────────────── 345

① 膵癌とは　345

② 膵癌の患者の看護　347

12 腹膜・腹壁・横隔膜の疾患 ·············· 350

1 腹膜炎 ──────────────── 351

① 腹膜炎とは　351

② 腹膜炎の患者の看護　352

2 ヘルニア ──────────────── 354

① ヘルニアとは　354

② ヘルニアの患者の看護　355

3 腹部外傷 ──────────────── 357

① 腹部外傷とは　357

② 腹部外傷の患者の看護　358

4 急性腹症 ──────────────── 359

① 急性腹症とは　359

② 急性腹症の患者の看護　360

3 事例で学ぶ消化器疾患患者の看護

13 幽門側胃切除を受ける
胃癌患者の看護 ················· 364

① 術後1日目のアセスメント　364

② 術後1日目の看護計画　366

③ 術後1日目の看護の実際　367

④ 術後1日目の看護の評価　367

⑤ 退院前のアセスメント　367

⑥ 退院前の看護計画　368

⑦ 退院前の看護の実際　368

⑧ 退院前の看護の評価　369

⑨ 事例を振り返って　369

14 急性腹症で緊急入院した
大腸癌患者の看護 ·····························370

  1 アセスメント 371

  2 看護計画 373

  3 看護の実際と評価 374

  4 事例を振り返って 376

15 嚥下障害のある食道癌術後の
高齢者の看護 ·······························377

  1 アセスメント 377

  2 看護計画 379

  3 看護の実際 381

  4 看護の評価 383

  5 事例を振り返って 383

16 潰瘍性大腸炎の患者の看護 ··············384

  1 アセスメント 385

  2 看護計画 387

  3 看護の実際 390

  4 看護の評価 391

  5 事例を振り返って 391

看護師国家試験出題基準（令和5年版）対照表 392

索引 394

■本書で使用する単位について
　本書では，国際単位系（SI単位系）を表記の基本としています．
　本書に出てくる主な単位記号と単位の名称は次のとおりです．
　m：メートル　L：リットル
　kg：キログラム　kcal：キロカロリー

編集・執筆

編 集

三原　弘　みはら　ひろし
札幌医科大学医療人育成センター准教授（医学部総合診療医学講座・兼任）

土肥　直樹　どい　なおき
相模原市国民健康保険内郷診療所所長

稲森　正彦　いなもり　まさひこ
横浜市立大学医学部医学科医学教育学主任教授

明石　惠子　あかし　けいこ
名古屋市立大学大学院看護学研究科教授

佐藤　正美　さとう　まさみ
東京慈恵会医科大学医学部看護学科教授

執 筆（掲載順）

北　啓一朗　きた　けいいちろう
富山大学附属病院総合診療科診療教授・副部長
2章1〜9節

中神　克之　なかがみ　かつゆき
名古屋女子大学健康科学部看護学科教授
2章1〜13節，13章

小黒　邦彦　おぐろ　くにひこ
自治医科大学内科学講座消化器内科学部門病院助教
2章10〜16節

中神　友子　なかがみ　ともこ
人間環境大学看護学部看護学科准教授
2章14〜16節，9章

稲森　正彦　いなもり　まさひこ
横浜市立大学医学部医学科医学教育学主任教授
3章1〜3節，8章13節

望月　留加　もちづき　るか
東京慈恵会医科大学医学部看護学科准教授
3章2〜14節，5章

佐藤　幸浩　さとう　ゆきひろ
かみいち総合病院副院長
3章4〜9節

松村　和宜　まつむら　かずよし
滋賀県立総合病院消化器内科科長
3章10〜14節

土肥　直樹　どい　なおき
相模原市国民健康保険内郷診療所所長
4章1〜3節，12章3節

牟田　理恵子　むた　りえこ
信州大学学術研究院保健学系准教授
4章2節

小川　薫　おがわ　かおる
相模原市国民健康保険内郷診療所主任看護師
4章2節 study

益田　美津美　ますだ　みつみ
名古屋市立大学大学院看護学研究科准教授
4章3・4節，10章，11章

藤浪　斗　ふじなみ　はるか
富山大学附属病院光学医療診療部准教授
4章4節

飯田　洋　いいだ　ひろし
横浜市立大学医学部医学教育学講師
4章5節

樅野　香苗　もみの　かなえ
名古屋市立大学大学院看護学研究科教授
4章5〜7節

梶浦　新也　かじうら　しんや
富山大学附属病院臨床腫瘍部副部長
4章6節，10章

松島　加代子　まつしま　かよこ
長崎大学病院医療教育開発センター教授
4章7節

光藤　健司　みつどう　けんじ
横浜市立大学大学院医学研究科顎顔面口腔機能制御学主任教授
5章1節1〜3項

折舘　伸彦　おりだて　のぶひこ
横浜市立大学医学部耳鼻咽喉科・頭頸部外科学
主任教授
5章1節4項・2節

栗林　志行　くりばやし　しこう
群馬大学大学院医学系研究科消化器・肝臓内科学病院
講師　6章

中村　美鈴　なかむら　みすず
名古屋市立大学大学院看護学研究科教授
6章, 7章

鈴木　秀和　すずき　ひでかず
東海大学医学部内科学系消化器内科学教授
7章1・2・5節

松﨑　潤太郎　まつざき　じゅんたろう
慶應義塾大学薬学部薬物治療学准教授
7章2節

森　英毅　もり　ひでき
慶應義塾大学内科学教室（消化器）専任講師
7章1・5節

安藤　孝将　あんどう　たかゆき
富山大学医学部第三内科学講師
7章3・4節

三原　弘　みはら　ひろし
札幌医科大学医療人育成センター准教授（医学部総合診
療医学講座・兼任）
8章1～3・10節, 12章

永野　みどり　ながの　みどり
東京慈恵会医科大学医学部看護学科教授
8章1～6節, 7節1項・8～11節

楠　裕明　くすのき　ひろあき
淳風会健康管理センター倉敷副センター長
8章4・5・8・9節

本多　啓介　ほんだ　けいすけ
淳風会健康管理センター
8章6・7節

佐藤　正美　さとう　まさみ
東京慈恵会医科大学医学部看護学科教授
8章7節2項・12・13節

岩田　悠里　いわた　ゆり
横浜市立大学医学部消化器内科学教室
8章11・12節

室岡　陽子　むろおか　ようこ
武蔵野大学看護学部看護学科成人看護学准教授
8章14節, 14章

田尻　和人　たじり　かずと
富山大学医学部第三内科学准教授
9章1節

相磯　光彦　あいそ　みつひこ
独立行政法人国立病院機構東埼玉病院統括診療部内科
系第2診療部長
9章2～5節

辻　喜久　つじ　よしひさ
札幌医科大学総合診療医学講座教授，滋賀医科大学附
属病院総合診療医学講座特任教授
11章

福田　美和子　ふくだ　みわこ
目白大学看護学部看護学科教授
12章

原沢　優子　はらさわ　ゆうこ
豊橋創造大学保健医療学部看護学科教授
15章

入江　佳子　いりえ　よしこ
虎の門病院看護部がん看護専門看護師
16章

1

消化器疾患を学ぶための基礎知識

1 消化器の構造と機能

1 消化器系のはたらき
食物を摂取して消化・吸収し排泄する

図1 ヒトの消化器系（口腔～肛門）

消化器系は，食物を体内へ取り込み，不要物を体外へ送り出す働きをする臓器の集まりである．摂取された食物が通る消化管（口腔，食道，胃，小腸，大腸，肛門）と，消化を助ける付属器（歯，舌，唾液腺，肝臓，胆嚢，膵臓）からなる．

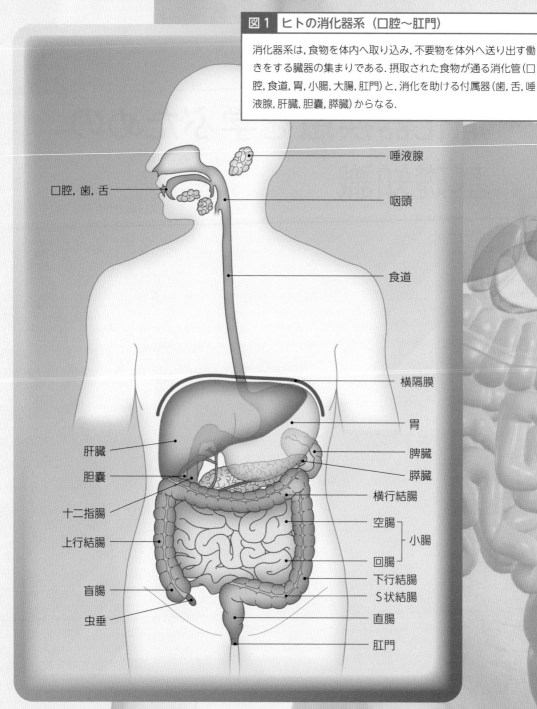

唾液腺

口腔，歯，舌

咽頭

食道

横隔膜

胃

肝臓

脾臓

胆嚢

膵臓

十二指腸

横行結腸

上行結腸

空腸 ┐
　　 ├ 小腸
回腸 ┘

盲腸

下行結腸

S状結腸

虫垂

直腸

肛門

私たちは食物を摂取することで，活動のエネルギーや身体の構成に必要な物質を得ている．消化器系は，食物を摂取し，食物中の栄養素を吸収可能な形に分解して，吸収するシステムである．そして，食物の残りかすや消化吸収の過程で産生される不要な物質は，便となって体外に排泄される．

図2　消化吸収の過程（食物の摂取から便の排泄まで）

摂取された食物は，消化器系臓器（消化管と付属器）のさまざまな働きによって消化される．身体組織に必要な栄養分が吸収され，不要な物質は体外へ排泄される．

●消化器系〈3D 人体映像〉

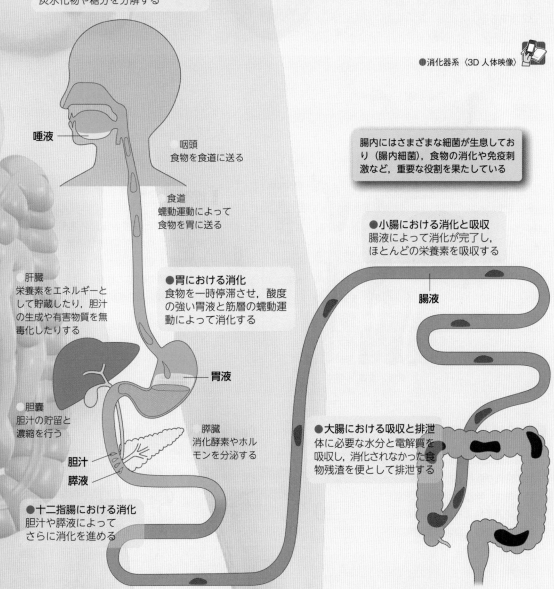

●口腔における摂取と消化
歯で食物を噛み砕き（咀嚼），唾液腺から分泌される唾液を舌でからませ，炭水化物や糖分を分解する

唾液

咽頭
食物を食道に送る

食道
蠕動運動によって
食物を胃に送る

腸内にはさまざまな細菌が生息しており（腸内細菌），食物の消化や免疫刺激など，重要な役割を果たしている

●小腸における消化と吸収
腸液によって消化が完了し，ほとんどの栄養素を吸収する

腸液

肝臓
栄養素をエネルギーとして貯蔵したり，胆汁の生成や有害物質を無毒化したりする

●胃における消化
食物を一時停滞させ，酸度の強い胃液と筋層の蠕動運動によって消化する

胃液

胆嚢
胆汁の貯留と
濃縮を行う

膵臓
消化酵素やホルモンを分泌する

胆汁
膵液

●大腸における吸収と排泄
体に必要な水分と電解質を吸収し，消化されなかった食物残渣を便として排泄する

●十二指腸における消化
胆汁や膵液によって
さらに消化を進める

2 口腔・頭頸部の構造と機能

▌口腔・舌・歯

- 口腔は食物を摂取するとき，最初に働く
- 舌の粘膜には味覚の受容器である味蕾が点在している
- 口腔には唾液を分泌する大唾液腺が 3 対ある
- 歯は食物を咀嚼する働きをする．成人では上下左右各 8 本，合計 32 本である

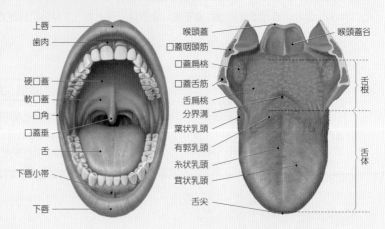

上唇
歯肉
硬口蓋
軟口蓋
口角
口蓋垂
舌
下唇小帯
下唇

喉頭蓋
口蓋咽頭筋
口蓋扁桃
口蓋舌筋
舌扁桃
分界溝
葉状乳頭
有郭乳頭
糸状乳頭
茸状乳頭
舌尖
喉頭蓋谷
舌根
舌体

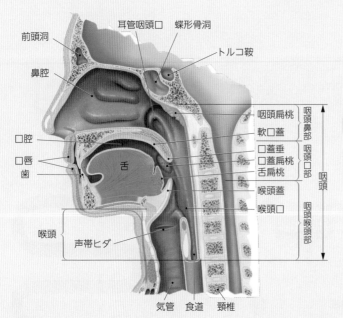

前頭洞
鼻腔
口腔
口唇
歯
舌

耳管咽頭口　蝶形骨洞
トルコ鞍

咽頭扁桃
軟口蓋
口蓋垂
口蓋扁桃
舌扁桃
喉頭蓋
喉頭口

咽頭鼻部
咽頭口部
咽頭喉頭部
咽頭

喉頭
声帯ヒダ

気管　食道　頸椎

▌咽頭と喉頭

- 咽頭は口腔と鼻腔の後部にあり，前後に押しつぶされた形の円筒状の管である
- 長さは成人で約 12cm
- 喉頭は咽頭の前面にある
- 食物と空気の通路を切り替える働きをする

▌呼吸時と嚥下時の咽頭

- 通常は喉頭蓋が開いており，気管に空気が流れ込む
- 嚥下時は，軟口蓋が鼻腔・耳管への逆流を防止し，喉頭蓋が喉頭口をふさぎ，食塊が食道に送られる

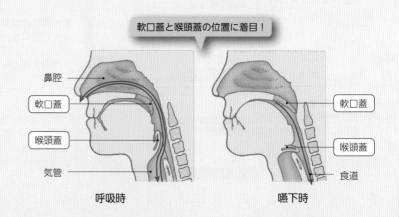

軟口蓋と喉頭蓋の位置に着目！

鼻腔
軟口蓋
喉頭蓋
気管

軟口蓋
喉頭蓋
食道

呼吸時　　　　　　　嚥下時

③ 食道の構造と機能

▌食道の構造

・下咽頭と胃噴門部の間にある消化管

・成人では長さ 25 〜 30cm，左右径は約 2cm の長い管である

・食塊が通過しているとき以外は，押しつぶされた形でほとんど閉鎖されている

●通路としての消化管〈動画〉

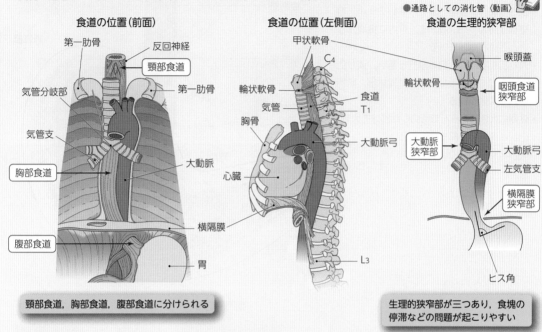

食道の位置（前面）

第一肋骨
反回神経
頸部食道
気管分岐部
第一肋骨
気管支
胸部食道
大動脈
腹部食道
胃

食道の位置（左側面）

甲状軟骨
C4
輪状軟骨
食道
気管
T1
胸骨
大動脈弓
心臓
横隔膜
L3

食道の生理的狭窄部

喉頭蓋
輪状軟骨
咽頭食道狭窄部
大動脈狭窄部
大動脈弓
左気管支
横隔膜狭窄部
ヒス角

頸部食道，胸部食道，腹部食道に分けられる

生理的狭窄部が三つあり，食塊の停滞などの問題が起こりやすい

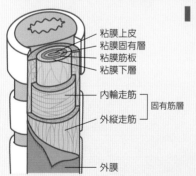

粘膜上皮
粘膜固有層
粘膜筋板
粘膜下層
内輪走筋 ┐
　　　　├ 固有筋層
外縦走筋 ┘
外膜

▌食道壁の構造

・内側から粘膜，粘膜筋板，粘膜下層，2 層の固有筋層，外膜で構成される

・粘膜は重層扁平上皮で，粘膜下組織にある粘膜腺（食道腺）が粘液を分泌している

・筋層は内層の輪走筋と外層の縦走筋からなる

・胃や大腸と異なり食道には漿膜がないため，癌が周囲臓器へ転移しやすい

▌食道のはたらき

消化吸収の機能はないが，口腔で咀嚼された食物を胃に送り，それを逆流させないようにする．

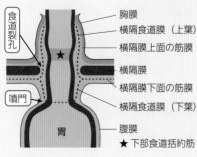

食道裂孔
胸膜
横隔食道膜（上葉）
横隔膜上面の筋膜
横隔膜
横隔膜下面の筋膜
横隔食道膜（下葉）
噴門
腹膜
胃
★下部食道括約筋

●蠕動運動によって食物を咽頭から胃まで運ぶ

・食塊が咽頭から食道に送られると，迷走神経を介して食道筋が上から下へと順に収縮して食塊を移送する（一次性蠕動運動）

・食塊が食道内に残ると，機械的刺激によってその部位から胃に向かって食道筋の蠕動が起こり，食塊を移送する（二次性蠕動運動）

●胃からの逆流を防止する

・下部食道括約筋の収縮，横隔膜食道靱帯，ヒス角，食道胃粘膜移行部の粘膜襞などが関与して，胃からの逆流を防止する

・下部食道括約筋が緩むと胃液を含む食物が逆流し，胃食道逆流症が起こる

④ 胃・十二指腸の構造と機能

胃の構造

- 胃は袋状の臓器で，食道と十二指腸の間にある
- 長さ（噴門から幽門まで）は約25cm，容積は1,200〜1,600mL．胃内に食塊がないときは収縮している
- 入り口を噴門，出口を幽門と言い，入り口から出口に向かって胃底部，胃体部，幽門前庭部に分かれる
- 外側に大きく膨らんで弯曲した部分を大弯，凹状に弯曲した部分を小弯という

●食道・胃・十二指腸〈動画〉

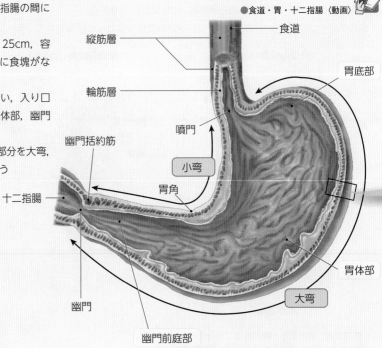

縦筋層
輪筋層
食道
胃底部
噴門
小弯
幽門括約筋
胃角
十二指腸
幽門
幽門前庭部
胃体部
大弯

胃のはたらき

- 食道から送られてきた食物を貯留し，胃液と混和して小腸に排出する
- 嚥下された食塊は，胃で機械的に粉砕され，胃液と混和して化学的に消化され，かゆ状につぶされて十二指腸に送られる

胃の運動

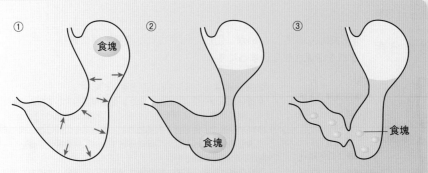

① 食塊　② 食塊　③ 食塊

食塊が胃に入ると，①胃底部が弛緩する，②胃体部の中央部にくびれが生じる，③蠕動波となって胃体部から前庭部に進む．

▌胃壁の構造

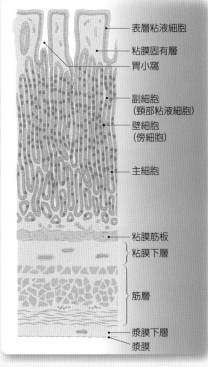

表層粘液細胞
粘膜固有層
胃小窩
副細胞
（頸部粘液細胞）
壁細胞
（傍細胞）
主細胞
粘膜筋板
粘膜下層
筋層
漿膜下層
漿膜

・内側から，粘膜，粘膜下層，筋層，漿膜下層，漿膜で構成される
・胃粘膜には胃小窩という無数のくぼみがあり，各小窩に数個の胃腺が開いている

▌胃液の分泌

・胃液は1日に約1,500mL分泌される（成人）
・胃液の成分は粘液，消化酵素，内因子，電解質などであり，塩酸を含むため胃液のpHは1.5～2.0の酸性である
・刺激の作用部位によって
　①頭性分泌相　②胃性分泌相　③腸性分泌相
　の3相で分泌が調節される

頭性分泌相と胃性分泌相では胃液分泌が促進され，腸性分泌相では胃液分泌が抑制されることに着目！

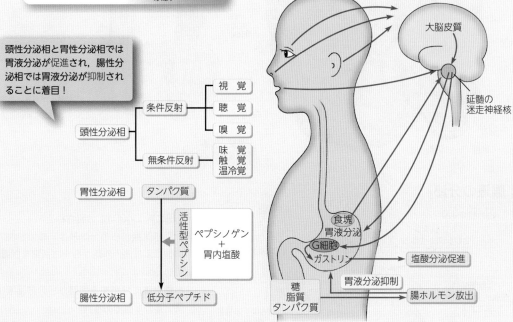

頭性分泌相 ─┬─ 条件反射 ─┬─ 視　覚
　　　　　　 │　　　　　　 ├─ 聴　覚
　　　　　　 │　　　　　　 └─ 嗅　覚
　　　　　　 └─ 無条件反射 ─ 味　覚
　　　　　　　　　　　　　　　 触　覚
　　　　　　　　　　　　　　　 温冷覚

胃性分泌相 ─ タンパク質
　　　　　　　　↓
　　　活性型ペプシン　ペプシノゲン＋胃内塩酸
　　　　　　　　↓
腸性分泌相 ─ 低分子ペプチド

大脳皮質

延髄の迷走神経核

食塊
胃液分泌
G細胞
ガストリン
糖
脂質
タンパク質

塩酸分泌促進
胃液分泌抑制
腸ホルモン放出

▌十二指腸の構造とはたらき　➡構造はp.20参照

・胃から続く小腸の最初の部分でC字形をしている
・長さは約25cmある
・口側から球部，下行部，水平部，上行部に区分され，トライツ靱帯の位置で空腸に移行する

・下行部の中央あたりに十二指腸乳頭があり，胆汁と膵液が十二指腸に流入する
・胃から送られてきた内容物を，胆汁と膵液の消化液でさらに消化する

⑤ 小腸・大腸・肛門の構造と機能

▌小腸の構造

- 幽門に続く直径 3 〜 4cm，長さ 6 〜 7m の長く軟らかい管状の器官
- 十二指腸，空腸，回腸に区分され，大腸につながる
- 小腸壁は内側から粘膜，粘膜下層，筋層，漿膜で構成される
- 小腸粘膜は輪状ヒダをもち，粘膜の表面には一面に絨毛がある

●小腸の構造〈動画〉

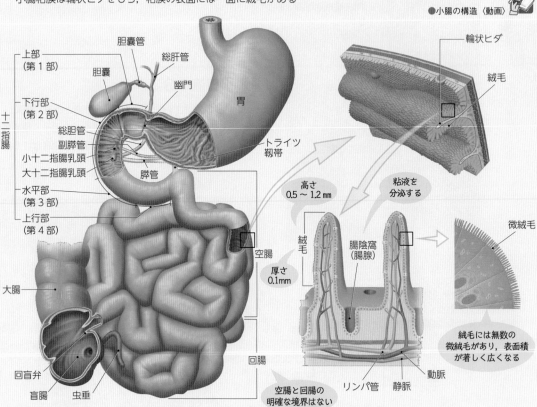

ラベル（図中）
胆囊管
総肝管
胆囊
幽門
上部（第1部）
胃
下行部（第2部）
総胆管
副膵管
トライツ靱帯
小十二指腸乳頭
大十二指腸乳頭
膵管
水平部（第3部）
上行部（第4部）
十二指腸
空腸
大腸
回腸
回盲弁
盲腸
虫垂

輪状ヒダ

絨毛

高さ 0.5 〜 1.2 mm

粘液を分泌する

微絨毛

絨毛

腸陰窩（腸腺）

厚さ 0.1mm

絨毛には無数の微絨毛があり，表面積が著しく広くなる

空腸と回腸の明確な境界はない

リンパ管　静脈　動脈

▌腸液の分泌

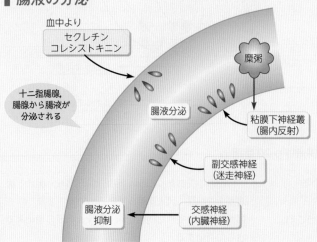

血中より
セクレチン
コレシストキニン

十二指腸腺，腸腺から腸液が分泌される

糜粥

腸液分泌

粘膜下神経叢（腸内反射）

副交感神経（迷走神経）

腸液分泌抑制

交感神経（内臓神経）

- 1日に約 2,400mL 分泌される
- 十二指腸腺からの分泌液はアルカリ性で，胃酸による消化作用から十二指腸を保護している
- 小腸全体に分布する腸腺からの分泌液は，弱アルカリ性である
- 腸液の成分は，粘液，消化酵素，電解質などで，腸内の消化産物を希釈し，消化・吸収を促進する

▌大腸の構造

・回盲弁から肛門までの約 1.5 m の管状の器官
・盲腸，結腸，直腸からなる
・小腸で消化されなかった食物残渣を分解し，水分（と電解質）を再吸収する
・消化されなかった食物残渣を便にして体外へ排泄する

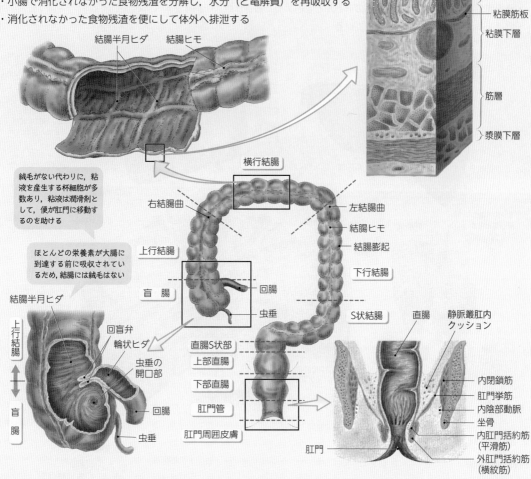

結腸半月ヒダ　結腸ヒモ

粘膜
杯細胞
粘膜筋板
粘膜下層
筋層
漿膜下層

横行結腸

右結腸曲　　左結腸曲
結腸ヒモ
結腸膨起
上行結腸　　下行結腸
盲腸　　　回腸
虫垂
S状結腸

> 絨毛がない代わりに，粘液を産生する杯細胞が多数あり，粘液は潤滑剤として，便が肛門に移動するのを助ける

> ほとんどの栄養素が大腸に到達する前に吸収されているため，結腸には絨毛はない

結腸半月ヒダ
上行結腸
回盲弁
輪状ヒダ
虫垂の開口部
回腸
盲腸
虫垂

直腸S状部
上部直腸
下部直腸
肛門管
肛門周囲皮膚

直腸　静脈叢肛内クッション
内閉鎖筋
肛門挙筋
内陰部動脈
坐骨
内肛門括約筋（平滑筋）
外肛門括約筋（横紋筋）
肛門

▌便の生成

・大腸は消化酵素を産生しないが，大腸内の細菌が食物残渣を分解し，いくつかのビタミンを合成する
・便は結腸の蠕動と総蠕動によって直腸に移送され，口から摂取した食物は約 24 ～ 72 時間後に排泄される

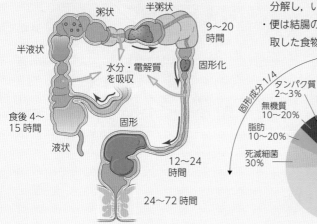

粥状　　半粥状
半液状
9～20時間
水分・電解質を吸収
固形化
食後 4～15 時間
液状
固形
12～24時間
24～72時間

便の成分

固形成分 1/4
タンパク質 2～3%
繊維成分ほか 30%
無機質 10～20%
脂肪 10～20%
死滅細菌 30%
水分 3/4

●大腸菌その他の細菌の作用
・ビタミン K，ビタミン B12，チアミン，リボフラビンの産生
・ガス（二酸化炭素，水素ガス，メタンなど）の産生

⑥ 肝臓の構造と機能

小腸で消化・吸収された栄養素を体に必要な物質に
合成したり，エネルギーとして貯蔵する

▌肝臓の構造

・横隔膜のすぐ下にあり，右上腹部のほとんどを占める．重さは成人で約 1.2 〜 1.4kg
・血流を多く含むため，暗赤色をしている

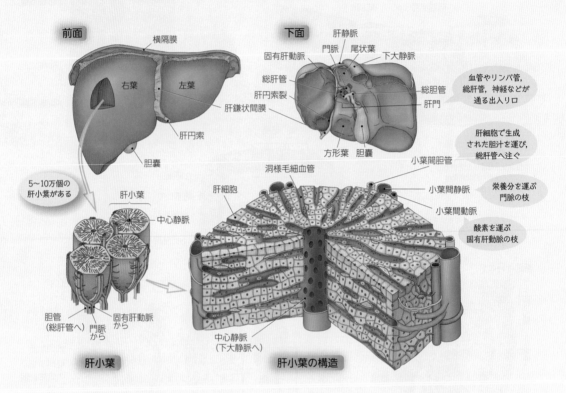

前面

横隔膜
右葉　左葉
肝鎌状間膜
肝円索
胆囊

下面

肝静脈
門脈　尾状葉
固有肝動脈　下大静脈
総肝管
肝円索裂
方形葉　胆囊
総胆管
肝門

血管やリンパ管，
総肝管，神経などが
通る出入り口

肝細胞で生成
された胆汁を運び，
総胆管へ注ぐ

小葉間胆管

5〜10万個の
肝小葉がある

肝小葉
中心静脈

胆管
（総胆管へ）　固有肝動脈
門脈　から
から

肝小葉

洞様毛細血管
肝細胞

小葉間静脈
小葉間動脈

栄養分を運ぶ
門脈の枝

酸素を運ぶ
固有肝動脈の枝

中心静脈
（下大静脈へ）

肝小葉の構造

▌肝臓のはたらき

①代謝機能
糖質代謝，脂肪代謝，タンパク代謝，その他

②胆汁の生成，胆管への外分泌機能
胆汁は直接もしくは胆囊を介して十二指腸に流れ，
脂肪の消化と吸収に役立つ

③血液の貯蔵と濾過のための脈管機能
大量の血液を貯蔵し，血液量が減少したときに血液
供給器官として働く

▌門脈系
消化器系に広く分布する静脈からの
血液を集め，肝臓に運ぶ

・腹膜腔内を流れた静脈血は直接右心房に戻らず，門脈
に流れ込む
・門脈は消化管から吸収した栄養に富む血液を肝臓に運
び，肝動脈の酸素に富んだ血液と混じる
・門脈と肝動脈の血液は肝臓を通過し，肝静脈から下大
静脈に合流し，右心房に戻る

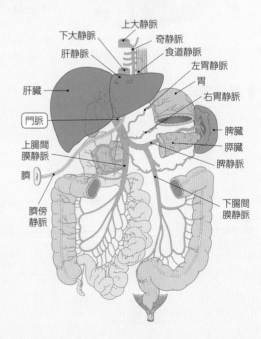

上大静脈
下大静脈　奇静脈
肝静脈　食道静脈
左胃静脈
胃
肝臓　右胃静脈
門脈
脾臓
上腸間　膵臓
膜静脈　脾静脈
臍
臍傍　下腸間
静脈　膜静脈

⑦ 胆道系の構造と機能

食物中の脂肪は，肝臓で生成され胆道を介して十二指腸に排出される胆汁によって，消化が促進される

▌胆嚢と胆道

- ・胆嚢は肝臓の下面のくぼみにあるナスのような形の薄い袋
- ・長さ7～8cm，幅2.5～3cmで，容量は30～50mL
- ・胆道は，左右の肝管，総肝管，胆嚢管，総胆管，胆嚢

▌胆汁

- ・肝臓で分泌された胆汁の一部は十二指腸に，半分以上は胆嚢に貯留される．胆嚢で5～20倍に濃縮され，粘液が加わり，食物の摂取に応じて十二指腸に流出する
- ・1日に600～1,200mL排出される

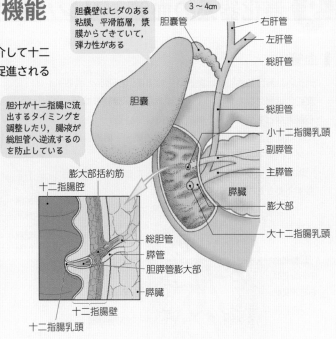

胆嚢壁はヒダのある粘膜，平滑筋層，漿膜からできていて，弾力性がある

胆汁が十二指腸に流出するタイミングを調整したり，腸液が総胆管へ逆流するのを防止している

3～4cm
右肝管
左肝管
総肝管
胆嚢管
胆嚢
総胆管
小十二指腸乳頭
副膵管
主膵管
膵臓
膨大部
大十二指腸乳頭
膨大部括約筋
十二指腸腔
総胆管
膵管
胆膵管膨大部
膵臓
十二指腸壁
十二指腸乳頭

⑧ 膵臓の構造と機能

食物中の糖，脂質，タンパク質は，膵臓で生成される膵液によって消化される

▌膵臓

- ・第2腰椎の高さ，胃の背部，後腹膜腔にある
- ・扁平で細長い．長さは14～18cm，幅は約3cm（太い部位），重さは65～75g

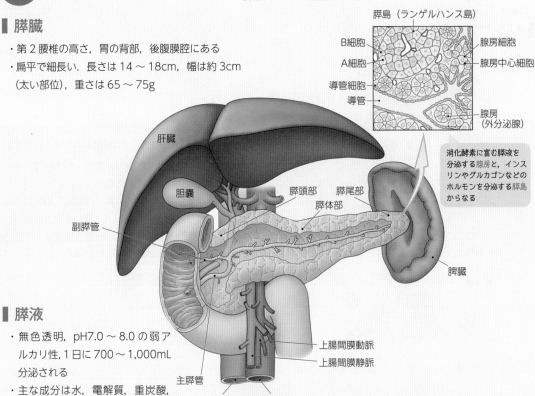

膵島（ランゲルハンス島）
B細胞
A細胞
導管細胞
導管
腺房細胞
腺房中心細胞
腺房（外分泌腺）

消化酵素に富む膵液を分泌する腺房と，インスリンやグルカゴンなどのホルモンを分泌する膵島からなる

肝臓
胆嚢
膵頭部
膵尾部
膵体部
副膵管
脾臓
上腸間膜動脈
上腸間膜静脈
主膵管
下大静脈
腹大動脈

▌膵液

- ・無色透明，pH7.0～8.0の弱アルカリ性，1日に700～1,000mL分泌される
- ・主な成分は水，電解質，重炭酸，消化酵素

9 消化器系の血管・リンパ系

血管

- 消化器における血管には動脈系，静脈系，門脈系がある
- 腹腔内臓器は腹腔動脈・上腸間膜動脈・下腸間膜動脈から酸素などを受け取り，機能を維持している
- 静脈血は胃静脈・脾静脈・上腸間膜静脈・下腸間膜静脈を経て門脈で合流して肝臓に送られる
- 門脈は消化管から各種栄養素を吸収した血液を肝臓に運搬する働きを担っている

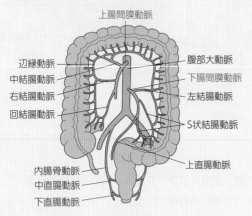

上腸間膜動脈

辺縁動脈
中結腸動脈
右結腸動脈
回結腸動脈

腹部大動脈
下腸間膜動脈
左結腸動脈
S状結腸動脈

内腸骨動脈
中直腸動脈
下直腸動脈

上直腸動脈

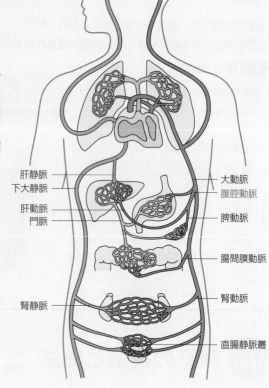

肝静脈
下大静脈
肝動脈
門脈

大動脈
腹腔動脈
脾動脈

腸間膜動脈

腎静脈

腎動脈

直腸静脈叢

リンパ系

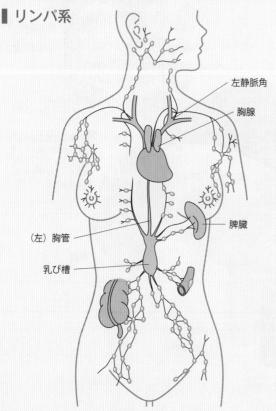

左静脈角

胸腺

（左）胸管

脾臓

乳び槽

- リンパ管は，頭・頸部では側頸部に，上肢・胸部ではわきの下のリンパ節群に，下腹部と下肢からは鼠径部のリンパ節群の方向に集まり，左リンパ本幹である胸管となって左静脈角に流れ込む
- リンパ節は被膜に包まれ，皮質，傍皮質，髄索などの構造からなり，数本の輸入リンパ管から流れ込むリンパ液中の細菌やがん細胞などの異物を濾過する．濾過された液は輸出リンパ管を通って血中に入る

2 | 消化器の異常でみられる症候と看護

1 | 食欲不振

anorexia

摂食・嚥下機能障害

1 食欲不振とは

1 定義・病態

食欲不振とは，問題となる病的な食欲の低下，消失をいう[1].

食欲とは自然に繰り返し起こる食物摂取への欲求であり，視床下部にある食欲中枢（摂食中枢，満腹中枢）で調節される．食欲中枢は血糖値の変化や胃内の状態だけでなく視覚，聴覚，嗅覚，精神状態，気温，生活環境などさまざまな刺激を受ける．そのため，食欲不振を来す疾患も多岐にわたる(表2-1).

2 観察・評価

食欲不振の原因は多様であり，疾患を特定するためには随伴する症状や所見に注目する．

▎ プロフィール

若い女性では，**摂食障害（神経性食欲不振症）**に注意する．ただし，神経性食欲不振症（神経性やせ症）は患者の意志で食べようとしない拒食であり，厳

- ●食欲不振の原因はさまざまである
- ●随伴する症状に注意する
- ●特に高齢者の体重減少を伴う食欲不振に注意する

➡神経性食欲不振症については，p.29参照.

表 2-1 ▉食欲不振を来す疾患

1. 消化器疾患	口腔疾患：口内炎，舌炎 食道疾患：食道癌，GERD 胃疾患：胃潰瘍，胃癌 腸疾患：十二指腸潰瘍，炎症性腸疾患，大腸癌，イレウス 肝疾患：急性肝炎，肝硬変，肝癌 胆道疾患：胆石症，胆嚢炎，胆管炎，胆道・胆管癌 膵疾患：膵炎，膵癌 腹膜疾患：腹膜炎
2. 消化器以外の疾患	中枢神経疾患：髄膜炎，頸部外傷，脳血管障害，脳腫瘍，パーキンソン病 内分泌疾患：甲状腺機能低下症，副腎皮質機能低下症 代謝疾患：重症糖尿病，ビタミン欠乏，亜鉛欠乏 呼吸器疾患：気管支喘息，慢性呼吸不全 循環器疾患：うっ血性心不全 腎疾患：腎不全 血液疾患：貧血，白血病 感染症：急性感染症，慢性感染症 膠原病：SLE，など
3. その他	つわり，中毒性疾患，薬剤（抗がん薬，鎮痛薬，ジギタリス，アミノフィリン，モルヒネ）
4. 精神・神経障害	うつ病，うつ状態，統合失調症，神経性食欲不振症

杉山敏郎．"食欲不振"．内科学書．南学正臣総編集．改訂第9版Vol.1，中山書店，2019，p.419より一部改変.

密には食欲不振ではない．自ら食欲不振を訴えて病院を受診することはほとんどなく，食事をとらない子どもを心配した親に無理やり連れて来られることが多い．

生殖期の女性では**つわり**に注意する．つわりは，妊娠によって起こる悪心・嘔吐などの消化器症状である．空腹時の悪心・嘔吐が主体で，食欲はあまり落ちていないことが多い．妊娠5〜6週から出現し，多くは一過性で12〜16週ごろには自然に消失する．妊娠後期の胃腸症状では，HELLP症候群*など重篤な疾患を疑う必要がある．

高齢者では**うつ**，**認知症**，**常用薬**に注意する．意図しない体重減少はうつ病に多いが，悪性腫瘍を疑う所見でもある．高齢者は常用している薬剤が多く，副作用（有害事象）や相互作用が生じやすい．サプリメントや市販の漢方薬も含め，常用している薬剤を把握しておく．また，義歯の具合や，転居や入院などの環境の変化にも影響を受けやすい．

📖＊用語解説

HELLP症候群
溶血（hemolysis），肝酵素上昇（elevated liver enzymes），血小板減少（low platelet）を3徴とする症候群で，多くは妊娠末期に発症する．妊娠高血圧症候群に合併することが多い[5]．

▍ 既往歴

現在治療中の疾患の増悪，過去に経験した疾患の再発などの可能性を考える．

▍ 常用薬

あらゆる薬剤が食欲不振を来しうるが，抗悪性腫瘍薬（抗がん薬），オピオイド，抗うつ薬，ジギタリス，鉄剤（特に貧血がある程度改善するまで），利尿薬（電解質異常を招く）などは食欲不振を来しやすい．

▍ 嗜好歴

アルコールやカフェイン，ニコチンなどの過剰摂取は食欲不振の原因となる．

▍ 経過

急性の食欲不振はあらゆる急性疾患で起こりうるが，**敗血症**や**うっ血性心不全**の増悪などの重篤な疾患を見逃さないように注意する．多くの重篤な疾患はバイタルサインに異常を来すため，血圧や脈拍，体温だけでなく呼吸数，酸素飽和度，意識レベルを確実に確認する．

慢性の食欲不振があり，数カ月前から徐々に増悪し体重減少を認める場合，特に中高年者では**悪性腫瘍**などの器質的疾患の可能性が高くなる．半年で5％以上の体重減少がみられる場合は原因検索の対象となり，特に高齢者で6カ月以内に7.5％以上の体重減少がみられる場合は，ほとんどで病的な原因がある[3]．慢性の経過で消耗の程度が横ばいの場合，うつ病などの精神疾患の可能性が高くなる．

▍ 食欲不振の詳細

患者がどのような症状を食欲不振と言っているのか具体的に聞く．例えば味がしない，においがしないために食欲が低下している場合は，それぞれ味覚障害，嗅覚障害として診察を進める．嚥下痛があって摂食量が低下している場合は，咽頭から食道にかけての器質的疾患が疑われる．特に注意しなければならないのは，少量の食事ですぐに満腹になる（早期腹満感）場合である．早期腹

満感は，胃亜全摘術後や進行胃癌など胃の容量が減少する状態でよくみられる[4]．空腹時には食欲があることが多く，厳密には食欲不振ではないことが多い．おなかが減らない（空腹感がない）が時間ごとに機械的に食べている場合は，器質的な疾患よりも抑うつや心配事など，精神的な問題によることが多い．

▌随伴症状

嚥下困難や胸やけ，悪心・嘔吐，腹痛，下痢や便秘，黒色便，血便などは消化器疾患，労作時息切れや浮腫，呼吸苦は循環器疾患，咳や痰は呼吸器疾患，不眠，集中力低下，気分の落ち込みなどはうつなどの精神疾患を疑うヒントであり，より特異的な症状からアプローチするほうが診断に近づく．

体重減少は通常，慢性の食欲不振にみられる．急性（数日）の食欲不振で体重減少を伴う場合は，多くが脱水状態である．

▌心理社会的側面

不規則な生活や過労，職場環境，精神的ストレスなどは食欲に影響するが，器質的疾患（身体疾患）を見逃さないことが重要である．

3 治療

原疾患に応じた治療を行う．

4 よくある疾患，見逃したくない疾患

一過性あるいは機能性胃腸障害や感染症の初期症状，薬剤の副作用（有害事象）による食欲不振は比較的よく遭遇する．食欲不振の原因として見逃したくない疾患には，消化器癌（特に胃癌，膵癌，肝転移を伴う癌），うっ血性心不全（食欲不振は進行した心不全にみられる），うつ病がある．また，甲状腺機能低下症や副腎不全，パーキンソン病やパーキンソン症候群でも食欲不振がみられる．

② 食欲不振のある患者の看護

1 アセスメント

食欲不振は，急性発症か慢性的であるかによって原因が異なる．食欲不振を来している原因や状況をアセスメントする．

食の嗜好（しこう）は人の食欲に影響するため，入院前から現在に至る食事習慣や嗜好を聞き取る．長期間の食欲不振はエネルギー不足や栄養状態の悪化を招くため，体力や体重・血清総タンパク値・血清アルブミン値などの栄養状態を確認する．

2 食前の看護

食事前に排泄や手洗い，義歯の装着などを行うことで，食事への心理的な準備を促す．また，安静時には空腹感がわきづらいため，可能であれば積極的に活動し，エネルギー消費を促すことで空腹感や食欲を増加させる．さらに，適度な運動は消化器機能を活発にし，食欲が増進する．

plus α

解釈モデル
患者の解釈モデルとは，症状に対する患者なりの考えや思いのこと．「今の状態について，ご自分ではどう思っておられますか？ 何か思い当たるようなことはありますか？」と患者に問いかけることで，診断のヒントが得られることがある．

3 食事中の看護

座位保持や食事のためのアセスメント

食事中は，適切な体位（多くは座位）を保持する必要があるため，座位を保持できる時間や要する負担，また，食事を口まで運ぶ上肢の筋力や関節可動域をアセスメントする．これらが不十分な場合は，食欲が問題ではなく食事動作が問題となる．

味付けや食事形態の工夫

特に高齢者では，病院食の味付けを薄いと感じる人が多い．治療上の制限にもよるが，患者の嗜好を可能な限り取り入れて，食事量が増えるようにする．歯牙欠損や嚥下障害がある場合は，きざみ食やとろみ食など摂取しやすい食事の形態にする．

食品には温かいほうがおいしいもの，冷たいほうがおいしいものがある．食事の温度にも気を配り，それぞれを適温で提供することで味や食感が変化し，食欲が増す．

環境整備，食事時間の確保

食事において環境も大切な要素であり，特に物理的環境は重要である．部屋を適度な照明，温度，湿度に保ち，臭気がなく，静かな環境にすることで食欲を増進させる．食事を置くテーブルは整理整頓し，食事の前には拭いて清潔にする．食事は，人生の楽しみの一つととらえる人が多い．明るく楽しい雰囲気で食事ができるように配慮する．

食事に時間がかかる人の場合，下膳や処置，検査，食事介助などの医療者への配慮から途中で中止することがあるため，十分な食事時間を確保できるようにする．食事量の減少は回復の妨げとなるため，看護師は患者の食事量が減少すると食事摂取を強く勧めたくなる．しかし，食欲不振の原因やそのつらさ，食事環境などのアセスメントを怠ると，患者には食事がストレスとなり，かえって食欲不振を増長させてしまうため注意する．

4 食後の看護

食後は口腔ケアや義歯の清掃を行い，次の食事をおいしく食べられるように準備する．食欲不振により体重減少や脱水，活動低下などがある場合は，栄養補助食品の利用や院内NST（栄養サポートチーム）の介入，少量で栄養価の高い食品の摂取などの方法も検討する．食欲不振への気持ちや不安，ストレス，苦痛などを傾聴し，寄り添いながら患者・家族と共に食事摂取量が増える方法を考えていくことが大切である．

2 過食・拒食

hyperphagia, refusal of food

摂食・
嚥下機能障害

1 過食・拒食とは

1 定義・病態

過食は食欲が異常に亢進し大量の食物を摂取する状態，**拒食**は食べることを拒む状態である．いずれも摂食をめぐる問題行動の一つであり，消化器疾患などの臓器障害よりも精神的な問題のほうが多くみられる．本人よりも周囲が心配して受診させることが多い．頻度が高いのは摂食障害（精神的な食行動異常）や認知症，うつ病による過食・拒食，被毒妄想による拒食（統合失調症など）などである．

その他，インスリノーマ*では低血糖発作を予防するため患者は経験的に過食傾向となり，体重が増加することが多い．睡眠関連食行動障害*（sleep related eating disorder：SRED）は，夜間睡眠中もしくは半覚醒状態で無意識に多量の食物を摂取する[2]．

2 観察・評価

プロフィール

摂食障害，睡眠関連食行動障害とも女性に多いとされる．摂食障害の過食行動は人目を忍んで行われることが多く，本人に自覚がある．それに対し，睡眠関連食行動障害では夜間入眠中の過食であり，本人の自覚がなく，朝の食欲不振や腹部膨満感を訴える．朝，台所が散らかっていたり，包丁などでけがをしていたりすることがある．

経過

摂食障害，認知症，うつ病いずれも慢性の経過をたどることが多い．どれくらいの期間にどの程度の体重変化があったか確認する．一般に過食の場合，神経性食欲不振症（神経性やせ症*）の過食・排出型を除き，体重の増加傾向がある．摂食障害は，ストレスなどで再燃することがある．

常用薬

スルピリドは制吐作用が強く，食欲を増進させ過食を来すことがある．下剤や利尿薬の乱用は摂食障害を疑わせるが，患者本人から申告することはまれである．

3 摂食障害へのアプローチ

摂食障害には**神経性食欲不振症（神経性やせ症）**と**神経性過食症**がある．神経性やせ症は過食行動に自己誘発嘔吐，下剤や浣腸の乱用などの排出行動を伴う過食・排出型と，排出行動を伴わない制限型に分けられる．神経性過食症は繰り返し行われる過食行動（自分でコントロールできないと感じている）が主

- ●過食・拒食とも摂食行動の異常である
- ●本人よりも周囲の者が異常に気付くことが多い
- ●若年女性では摂食障害，高齢者では認知症に注意する

📖*用語解説

インスリノーマ
膵ランゲルハンス島 β 細胞に由来する腫瘍．

睡眠関連食行動障害
1990年前後に確立された比較的新しい疾患概念．患者は夜間の食行動の記憶がほとんどないか不十分で，朝の食欲不振や腹部膨満，台所の食べ散らかした後などの手がかりから疑われる．食べ物は高カロリーのものが多いが，中には未調理のものやペットフード，卵の殻など，常軌を逸した食行動がみられる．睡眠（覚醒）障害の一つと考えられているが，詳細は不明で決定的な治療法は定まっていない．

神経性やせ症
anorexia nervosa の訳語．神経性食欲不振症のほか神経性無食欲症，神経性拒食症などとも訳されているが，患者は食欲がないわけではなく，強い意志で食事を制限しているのであり，無食欲，食欲不振という言葉がそぐわないこと，anorexia には拒食という意味がないことなどより，近年では神経性やせ症とも呼ばれている．

な症状で，通常やせはみられない．嘔吐や下剤乱用などの不適切なダイエット行動を伴うことが多く，伴わない場合は過食性障害と呼ばれる．いずれも，ボディイメージに対するゆがみや心理社会的ストレス，過剰適応などが誘因とみられている．病前性格としては完璧主義的，強迫傾向などがある．神経性やせ症では本人の自覚は乏しいため，家族や周囲の人から情報を聞くことが有用である．視診では，唾液腺の腫大，胃酸により腐食した歯，う歯，手背の吐きだこなど，誘発嘔吐を疑う所見に注意する．

4 認知症へのアプローチ

認知症に伴う食行動異常として，拒食・過食のほかに異食＊がみられる．高齢者ではADL (activities of daily living，日常生活動作) やIADL (instrumental activities of daily living，手段的日常生活動作) を確認し，生活状況を把握する．お金の管理ができなかったり交通機関が使えないと次第に買い物や調理がおっくうになり，摂食量が減ったり偏食傾向となるなど食生活が乱れやすい．

認知症のスクリーニングには，**改訂長谷川式簡易知能評価スケール (HDS-R)** と mini-mental state examination（**MMSE**）がよく用いられる．より簡便なスクリーニング検査として，**six-item screener**＊や**1分間語想起スクリーニングテスト**＊などがある．いずれも患者のプライドを傷つけないよう配慮して行う．

5 うつ病へのアプローチ

うつ病では食欲の低下・亢進いずれも来しうる．過食症ではしばしば抑うつを合併し，うつと摂食障害には密接な関連がある．うつのスクリーニングには，**2項目質問法**＊が簡便である．また，うつと似た症状を来す身体疾患に甲状腺機能低下症，パーキンソン病やパーキンソン症候群，膵癌，薬剤の副作用（有害事象）などがある．

② 過食・拒食のある患者の看護

1 アセスメント

摂食障害や認知症などの過食・拒食を引き起こしている原因疾患のほかに，食事量や食事内容，運動習慣などの生活習慣要因についてもアセスメントする．

2 過食への看護

当事者の多くは，過食を好ましい行動とは考えていない．過食を止められないことを責めるのではなく，過食に至る原因を共に考え改善していけるような支援的な看護が必要となる．

そのためには，行動変容への動機づけや適切な食事量や食事内容等の指導が重要である．食事量が多い場合は，少ない量でも満腹感が得られるように，食物繊維の多い野菜や海藻などの摂取を勧める．早食いの場合は，咀嚼回数を増やすと食事時間を長くでき，満腹感を得やすくなる．間食が多い場合は，洋菓子よりも和菓子，スナック菓子よりも果物などのカロリーの低い食品を勧める．

3 拒食への看護

　拒食となっている人の自己概念や自己認識をアセスメントし，拒食によって
やせている自分への肯定的な感情がある場合，適正な体重が健康や美容につな
がることを指導する．精神疾患による拒食の場合は治療によって改善すること
が多いため，治療の促しや精神科領域への情報提供が重要である．認知症によ
る拒食の場合は，無理に食べさせようとせず，しばらく見守り，食事環境を変
えるなどの方法を検討する．

　拒食による体重減少や栄養状態の悪化は，生命の危機となる場合がある．体
重や栄養状態，食事摂取状況を観察することが大切である．

---

3 摂食・嚥下機能障害

摂食・嚥下機能障害

eating disorder, dysphagia

1 摂食・嚥下機能障害とは

1 定義・病態

　人が食事をする行為は，大きく5段階に分けられる(図2-1)．**嚥下機能障害**
とは後半の3段階のいずれか，または複数に障害がある状態をいう．

　嚥下機能障害は，病変部位と原因により分類される．病変部位は主に口腔咽
頭と食道に分けられる．嚥下開始が困難なときは咽頭の問題が多く，飲み込ん
だものが詰まる場合は食道に問題があることが多い．特に高齢者の場合，慢性

●呼吸と嚥下〈アニメーション〉

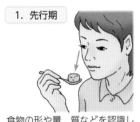

1. 先行期

食物の形や量，質などを認識し，
摂食の準備をする．

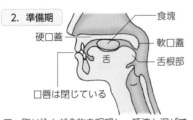

2. 準備期

口へ取り込んだ食物を咀嚼し，唾液と混ぜて
飲み込みやすい食塊にする．

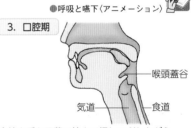

3. 口腔期

食塊を舌と口蓋で挟んで押しつぶしながら
咽頭に送る．

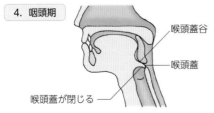

4. 咽頭期

連続した反射運動によって，咽頭から食道へ
食塊を送り込む．

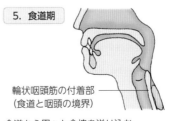

5. 食道期

食道から胃へと食塊を送り込む．

図2-1 ■摂食・嚥下の5段階

の嚥下障害があると食事を嫌がり摂食不良を引き起こすことがある.

　原因は，静的（構造性）と動的（運動性，食塊の送り込み）の障害に大別される（図2-2）. 静的障害とは炎症，腫瘍，外傷，異物，瘢痕狭窄，その他（頸椎症など）により，物理的に食塊の通過障害を来すものである. 動的障害とは，嚥下動作に関与する神経や筋肉の障害により嚥下動作が障害されるもので，**球麻痺***が代表的である. 静的障害では同じ場所で飲み込みづらさがあり，動的障害では構音障害や運動障害，感覚障害など他の神経症状を伴うことが多い.

口腔，咽頭の嚥下障害

　口腔，咽頭の嚥下障害は，いずれも嚥下開始が困難なことが特徴で，食物が口から流出する流涎や誤嚥などの症状がみられる. 静的障害では食物が喉元で詰まり，いつまでも嚥下できないことが多く，動的障害では他の神経症状を伴うことが多い. 嗄声*を伴う場合は，悪性腫瘍による反回神経麻痺が疑われる.

食道の嚥下障害

　静的障害では固形物の嚥下障害が起こりやすく，進行すると液体も飲み込みにくくなる. 腫瘍による食道狭窄では患者が詰まる部位を指で指し示せることが多い. 動的障害では，固形物と液体いずれも嚥下障害を来しやすい.

●病変部位としては口腔咽頭と食道の障害に大別される

●原因としては静的（構造性）障害と動的（運動性，食塊の送り込み）障害に大別される

●球麻痺では構音障害や舌萎縮などの神経症状を伴うことが多い

用語解説

球麻痺
球とは延髄の慣用語（丸い形状をしていることから）であり，延髄には舌咽神経（Ⅸ），迷走神経（Ⅹ），舌下神経（Ⅻ）の運動核がある. 球麻痺とはこれらの神経の下位運動ニューロンまたは咽頭，口腔，舌の筋の障害をいう. 球麻痺では構音障害や舌萎縮などの異常を伴うことが多い.

嗄声
音声の三要素（高さ，強さ，質）の一つである音質の障害. かすれたりしわがれた声のこと.

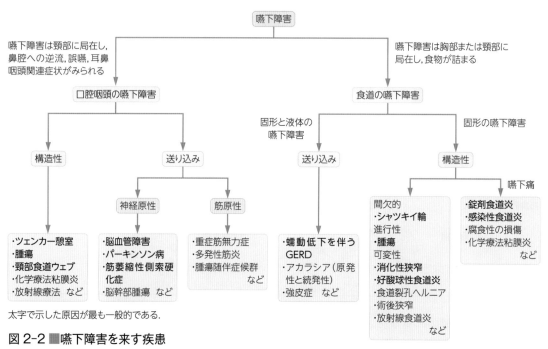

図 2-2 ■嚥下障害を来す疾患

デニス・L・カスパーほか編. "嚥下障害". ハリソン内科学. 福井次矢ほか監修. 第5版, メディカル・サイエンス・インターナショナル, 2017, p.261-264 より転載.
Harrison`s principles of internal medicine. 19th, McGraw-Hill.

2 観察・評価・考えられる疾患

バイタルサイン

発熱や頻呼吸，SpO₂の低下を認める場合は，誤嚥性肺炎の合併を疑う．

プロフィール

幼児や高齢者では異物誤嚥（幼児の電池やコイン，飴，高齢者のPTP包装薬など），高齢者では脳血管障害に伴う偽性球麻痺*が多い．

既往歴

筋萎縮性側索硬化症（amyotrophic lateral sclerosis：ALS）では，中～晩期に嚥下障害や球麻痺がみられる．

常用薬

さまざまな薬剤が嚥下機能に影響する．頻度の高いものとして，抗精神病薬による錐体外路症状，ベンゾジアゼピン系抗不安薬による意識レベルの低下，抗コリン薬による口腔内乾燥と消化管の蠕動低下，抗悪性腫瘍薬による口腔内乾燥や口内炎，味覚障害などがある．特に高齢者では服用している薬が多く，副作用（有害事象）や相互作用を来しやすいため注意する．

経過

突然の嚥下障害では，異物を誤嚥した可能性がある．間欠的な嚥下障害では，**重症筋無力症**による球麻痺やシャツキイ輪*（Schatzki ring）などを考える．増悪進行する嚥下障害では，**食道癌**などの腫瘍性病変を考える．高齢者で徐々に身体の動きが遅くなり，構音障害や軽度の運動障害，感覚障害を伴う場合は，**ラクナ梗塞**による偽性球麻痺を考える．

2 摂食・嚥下機能障害のある患者の看護

1 アセスメント

嚥下機能は，嚥下テストを実施して評価する．代表的なものに，**反復唾液嚥下テスト***（repetitive saliva swalloeing test：RSST）や**改訂水飲みテスト***（modified water swallowing test：MWST），**嚥下内視鏡検査**などがある．嚥下テストや検査を実施し，嚥下機能障害をアセスメントする．

2 食事時の看護

嚥下能力をアセスメントした後，適切な食事形態を選択し誤嚥を予防する．水分を摂取するときは，とろみをつけることで誤嚥を防ぐことができる．適切な食事形態やとろみをつける目安には複数の基準があるが，**日本摂食嚥下リハビリテーション学会嚥下調整食分類2021**[5]を参照するとよい．

嚥下機能障害が軽度な場合は，軟菜食や普通食で誤嚥することなく摂取できる．とろみはストローで吸え，スプーンを傾けると流れ落ちる程度が望ましい（フレンチドレッシング状）．重度の嚥下機能障害の場合は，誤嚥防止のためゼリー状の半固形の食事やペースト・ミキサー食などがよい．とろみはストローで吸えないほどしっかりした，スプーンを傾けても流れ落ちない程度が望まし

い（マヨネーズ状）．これらの食事は，何の食品であるのかわかりづらくなるため，食べる人の食欲や気分を減退させてしまう．食事中に十分な声かけを行い，摂取している食品を認識できるように援助していく．

　嚥下機能障害が強く疑われる場合は，いきなり食事を開始するのではなく，口腔・咽頭内に残留した際に吸引が容易で，肺炎のリスクが低く，タンパク質含有量の少ないゼリーやとろみ水などの嚥下訓練食品から開始する．食事の介助は，麻痺のない場合は口と舌の中心付近に食べ物を入れる．麻痺のある場合は，麻痺側の口腔内に入れないようにする．食べ物を口に運ぶペースが速くならないように注意し，1回に口に入れる量は少なくする．目安は，ティースプーン1杯程度である．

3 食後の看護

　食後は，口腔ケアを行う．口腔ケアにより口腔内の衛生状態を改善し，誤嚥性肺炎の発生リスクを低下させる．口腔内の食物残渣の状況や，歯牙の状態も観察する．

4 服薬時の看護

　錠剤は大きさや形が異なり，水分を含まないため口腔や咽頭部分に粘着し，うまく嚥下できず口腔内に残存してしまうことがある．また，薬は顎を上げて飲むことが多く，誤嚥しやすい動作でもある．とろみのない水で服用した場合は，さらに誤嚥しやすい．錠剤が複数ある場合はオブラートや嚥下補助ゼリーなどを用いて飲みやすくし，水にはとろみをつけ，飲む際には顎を上げる動作を避けることで誤嚥を防ぐ．

5 摂食嚥下リハビリテーション

　摂食嚥下リハビリテーションを行うことによって安全な摂食が可能となり，患者の栄養状態の改善や誤嚥の苦痛，不安などの緩和につながる．摂食嚥下リハビリテーションには，アイスマッサージや嚥下体操などの間接訓練と，直接食べ物を嚥下する直接訓練がある．

　アイスマッサージは，凍らせた（氷水につけた）綿棒を使い，軟口蓋周辺や舌根部などを刺激して嚥下反射を誘発させる方法である（図2-3）．嚥下体操は，食事前に行う準備体操のことで，顔面や舌，首，肩などの筋肉を動かして筋肉を鍛え，筋緊張を緩和することが目的である（図2-4）．また，誤嚥したときの対処のために，咳嗽訓練を行っておくとよい．

　食事中の体位は，座位またはセミファウラー位で頸部前屈位にする．前かがみの姿勢や頭部後屈位は，誤嚥しやすいため避ける．

6 誤嚥時の看護

　誤嚥は，誤嚥性肺炎や窒息のリスクを高める．発熱や咳嗽，喀痰，副雑音などの症状を観察し，誤嚥性肺炎の早期発見に努める．窒息のリスクが高い場合は吸引器を準備し，迅速に対応できるようにしておく．誤嚥時は強い呼吸困難が生じやすく，窒息のような感覚は食事への恐怖心につながる．また，誤嚥に

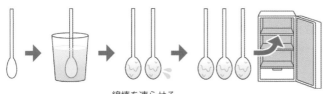

綿棒を凍らせる.

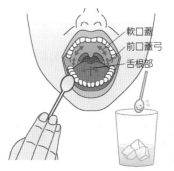

軟口蓋
前口蓋弓
舌根部

氷水につけながら行う.

目的：食事前のトレーニング（空嚥下を促す）によって，食事中の嚥下をスムーズにする.

方法：冷凍庫で凍らせた綿棒か氷水につけた綿棒で，軟口蓋，前口蓋弓，舌根部の表面を軽くなでたり押したりする．嚥下反射がみられたら，すぐに引き抜く.
　　　咽頭後壁を刺激することもあるが，嘔吐が誘発されるため注意が必要である（軟口蓋などで反応がない場合に用いるとよい）.

図 2-3 ▉アイスマッサージ

準備：リラックスして座る　　②〜⑦は5〜10回程度行う

①口すぼめ深呼吸（数回）　　②首

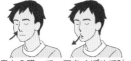

鼻から吸って，口をすぼめて吐く

首を回す（右1回，左1回）

左右に傾ける

回旋する

③肩

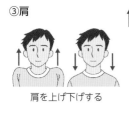

肩を上げ下げする

手を上下させる（バンザイする）

④顎・口唇

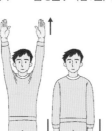

口を大きく開け，パッと閉じる

口唇を突き出し，横に引く

口唇をすぼめたまま左右に動かす

⑤頬

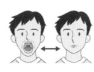

頬を膨らませたり，へこませたりする

⑥舌

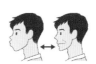

突き出す

左右の口角に付ける

上唇と下唇に付ける

⑦「パ・ピ・プ・ペ・ポ」発音練習（「パ・タ・カ・ラ」でもOK）　　⑧空嚥下　　⑨空咳嗽

図 2-4 ▉嚥下体操

よる苦痛は，本来楽しいものである食事を苦痛に感じさせてしまう.

　誤嚥が頻繁に起こるようになると，水分や食事を経口から十分に取れず，脱水や栄養不良になる恐れがある．適切な食事形態や十分なとろみをつけることで安全に飲水や食事ができると，飲水や食事への恐怖心が緩和され，脱水や栄

養不良の予防につながる．それでも誤嚥が頻繁に起こり飲水や食事摂取が十分にできない場合は，経口摂取を止め，輸液や経管栄養を検討する．また，患者の誤嚥への苦痛や恐怖を傾聴し，共感的に理解するといった精神的なケアが必要である．

4 悪心・嘔吐

nausea, vomiting

消化吸収機能障害

① 悪心・嘔吐とは

1 定義・病態

悪心とは咽頭から前胸部，心窩部にかけて感じられる嘔吐が起こりそうな不快な感覚である．気分や感情の影響を受けやすく，必ずしも嘔吐の前段階ではない．**嘔吐**とは，胃または腸の内容物が食道を経て口腔から吐出される現象である．

延髄の背外側網様体に存在する嘔吐中枢が刺激されると，悪心，嘔吐が引き起こされる．嘔吐中枢は消化管や腹腔内臓器，化学受容器引金帯（chemoreceptor trigger zone：CTZ），前庭器，大脳など，さまざまなところから刺激を受ける．病態から，反射性と中枢性嘔吐に大別すると理解しやすい（図2-5）．

- 悪心・嘔吐の原因は多岐にわたる
- 経過や随伴症状に注目して鑑別を進める
- 急性の場合，嘔吐後も持続する場合は消化器疾患以外も考える

2 観察・評価

悪心・嘔吐の原因は多様であり，これだけでは疾患を特定できない．以下の項目に注意して鑑別を進める[3]．

▌バイタルサイン

高血圧緊急症，脳出血や脳梗塞などの脳血管障害では悪心・嘔吐を伴うことが多い．頭蓋内圧が亢進し，血圧が上昇して徐脈になることをクッシング現象という．糖尿病性ケトアシドーシスでは頻脈，低血圧，深く大きな呼吸（クスマウル呼吸）を認める．副腎不全では，低血圧だが徐脈を来す．

▌プロフィール

妊娠可能年齢の女性では，妊娠初期ではつわり，後期ではHELLP症候群を考える．

➡ HELLP症候群
p.26 用語解説参照.

▌既往歴

腹部の手術歴がある場合，癒着性腸閉塞の可能性を考える．糖尿病のコントロール不良や感染などを誘因とする糖尿病性ケトアシドーシスは，悪心・嘔吐，腹痛を来すため，急性胃腸炎と間違われることがある．

▌常用薬

ジギタリス製剤の中毒症状は，急性と慢性のいずれも悪心・嘔吐などの消化器症状がある．モルヒネや多くの抗悪性腫瘍薬の副作用（有害事象）にも悪心・

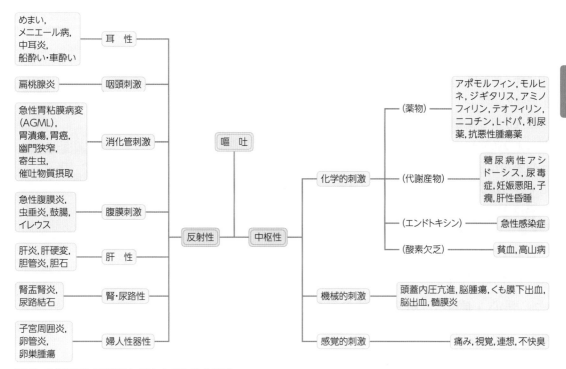

図 2-5 ■嘔吐の種類とそれに基づく疾患

三木一正．"悪心，嘔吐"．内科学書．南学正臣総編集．改訂第9版，中山書店，2019，p.421 より転載．

嘔吐がある．常用しているステロイドを急速に減量・中断することで生じる副腎不全では，悪心・嘔吐，腹痛，発熱などの胃腸炎症状を来す．

▌嗜好歴

過度のアルコール摂取はマロリー・ワイス症候群，アルコール肝硬変からの食道静脈瘤のリスクとなる．

▌経過

悪心，嘔吐の多くは急性である．

▌随伴症状

初発の強い頭痛を伴う場合は，くも膜下出血を考える．発熱に腹痛を伴う場合は胆嚢炎，膵炎，虫垂炎などの消化器疾患を考える．回転性めまいを伴う悪心・嘔吐を繰り返す場合は，メニエール病を考える．片側の拍動性頭痛を伴う悪心・嘔吐を繰り返す場合は，片頭痛を考える．

▌食事との関連

胃の不全麻痺や幽門閉塞を来す疾患では，食後1時間以内に嘔吐を来す．ブドウ球菌などの毒素型食中毒では，食後30分〜数時間で強い悪心・嘔吐を来す．食事との関連がない急性の嘔吐では，頭蓋内圧亢進を来す疾患（くも膜下出血，小脳出血など）や急性心筋梗塞（特に下壁梗塞）などの血管性病変，尿路結石症などの可能性を考える．

嘔吐後の状態

消化管閉塞やブドウ球菌による毒素性食中毒などでは，吐くことで悪心や嘔吐，腹痛などの症状が軽快する．膵炎や胆嚢炎，小脳出血のような頭蓋内圧亢進に伴う嘔吐は，吐いても改善しないしつこい悪心・嘔吐であることが多い．

吐物の内容

血液が混じっている場合は上部消化管からの出血が疑われる．血液の色は病態により新鮮血から暗赤色，黒褐色（コーヒー残渣様）とさまざまである（➡ p.43参照）．消化されていない食物の嘔吐は，アカラシアやツェンカー憩室*などでみられる．腐敗臭を伴う吐物では進行した食道癌を，便臭を伴う吐物では小腸遠位や大腸での閉塞が疑われる．

📖*用語解説

ツェンカー憩室
下咽頭後壁の仮性憩室．

3 考えられる疾患

日常診療では急性胃腸炎が多い．見逃してはならない重篤な疾患として**腸閉塞**，**脳血管障害**，**心筋梗塞**，**糖尿病性ケトアシドーシス**，**副腎不全**などがある．

② 悪心・嘔吐のある患者の看護

1 アセスメント

悪心・嘔吐の原因や状況をアセスメントする．悪心・嘔吐が発生するきっかけや頻度，パターンを把握することで原因や増長因子，対処方法などをアセスメントできる．アセスメントの際は，**NAVSEA**[4)]が活用できる（表2-2）．

原因やパターンを把握できれば，悪心・嘔吐が出現する前に制吐薬を投与し，症状を緩和できることもある．制吐薬を投与したときは，その効果と副作用（有害事象）を観察する．悪心・嘔吐の原因が心因性の場合は，精神科による治療につなげる．

2 症状緩和の看護

環境整備

悪心・嘔吐は，不快感や食事摂取ができないことへの不安など，さまざまな苦痛を伴う．悪心・嘔吐の予防が重要であり，臭気の除去や適切な換気などの環境整備を行う．

誤嚥性肺炎，窒息の予防

嘔吐は誤嚥性肺炎や窒息などの重篤な合併症を引き起こすリスクがあるため，

表2-2 ▮ NAVSEA

N：neuro CNS	頭蓋内病変や脳血管障害
A：abdominal	消化器系・肝胆道系の障害
V：vestibular	前庭神経の障害
S：somatopsychiatric / sympathetic	心身症・精神疾患，緊張，交感神経系などの障害
E：electrolyte / endocrinologic disorder	電解質異常や内分泌の障害，妊娠など
A：addiction	薬物中毒

NAVSEAは，代表的な悪心・嘔吐の原因である6つの領域の頭文字をとっている．

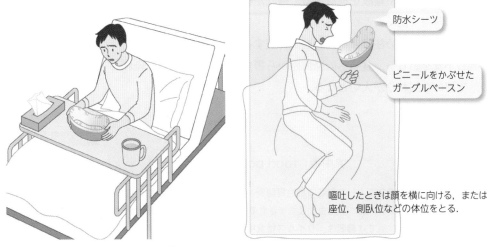

防水シーツ

ビニールをかぶせた
ガーグルベースン

嘔吐したときは顔を横に向ける，または
座位，側臥位などの体位をとる．

図2-6 ■嘔吐時の体位の例と準備

仰臥位で嘔吐したときは顔を横に向ける．嘔吐が持続する場合は，座位をとる．
座位が難しい場合は側臥位をとるようにする（図2-6）．吐物による窒息がない
か，口腔内や呼吸の状態を観察し，窒息を疑う場合は口腔内・気管吸引を行う．

　また，嘔吐時は不安や苦痛が強いため，看護師は患者のそばにいて背中をさ
すったり，タッチングや声掛けを行ったりして安心感を与える．衣類を緩め，
楽な体位をとるなど，リラックスできる状態にする．

清潔の保持

　頻繁に嘔吐すると，歯牙や口腔粘膜が障害されやすい．吐物の一部が口腔内
に残ると，臭気や不快感によって次の嘔吐が誘発される恐れがあるため，嘔吐
後は口腔ケアを行い，口腔内を清潔にする．吐物により衣類やシーツが汚れた
場合は，速やかに清潔な物に交換する．嘔吐が頻繁な場合は，あらかじめ頭部
付近にガーグルベースンを置き，防水シーツやディスポーザブルシーツなどを
敷いておくと，汚染を最小限にすることができる．

食事

　悪心・嘔吐のある場合は，濃い味や刺激の強い食事を避け，あっさり・さっ
ぱりとした食事や消化の良い食事にする．腸閉塞や急性腹膜炎など悪心・嘔吐
の原因によっては，絶飲食となる場合がある．患者と家族に十分に絶飲食の必
要性を説明し，協力・順守してもらう必要がある．

　嘔吐によって脱水や電解質の乱れ，代謝性アルカローシスなどが生じる恐れ
があるため，嘔吐後に飲水できる状態であるかを確認し，可能であれば経口補
水液やスポーツドリンクなどを補給する．経口で行う場合は，再嘔吐の不安や
心配に配慮する．ただし，原因が腸閉塞の場合は経口摂取は不可のため，輸液
で補液し，採血データやその他の症状を観察する．

　悪心・嘔吐により食事摂取量が減少している場合は，栄養状態が悪化するリ

スクがあるため，経口補液や輸液を検討する．嘔吐が頻繁で長期間持続する場合は，食道粘膜の障害を招くことがある．マロリー・ワイス症候群を合併すると，吐血することがあるため注意する．長期間持続する悪心・嘔吐は，患者だけでなく家族も不安を感じる．食事への恐怖感から摂食障害を引き起こす恐れもあるため，支持的な関わりが大切となる．

Study

食中毒　food poisoning

食中毒とは，食品や水の媒介によって起こる急性胃腸炎および神経障害などの中毒症の総称であり，原因は細菌，ウイルス，自然毒，化学物質，寄生虫などさまざまである．食中毒は食事摂取歴（内容，摂取時間），随伴症状から鑑別する．日常診療では細菌性，ウイルス性食中毒に遭遇することが多い．

細菌性食中毒は，感染型と毒素型に分類される．

感染型

感染型は，摂取された細菌が腸管内で感染・増殖して発症する．多くは半日～数日の潜伏期間があり，胃腸炎症状（腹痛，悪心・嘔吐，下痢）のほかに発熱を伴うことが多い．血便や粘血便を伴うこともある．

魚介類による腸炎ビブリオ（潜伏期の目安：数時間～1日），鶏卵や鶏肉などによるサルモネラ（半日～数日），鶏肉，牛肉，牛乳などによるカンピロバクター（2～5日）が頻度の高い原因菌である．カンピロバクターは潜伏期間が長く，積極的な問診が必要である．また，初期はインフルエンザ様の発熱，関節痛などを訴え，腸炎症状が目立たないことがあるため注意する．

そのほかに，肉・魚肉などを加熱加工した後に放置すること（カレーの作り置きなど）で増殖するウエルシュ菌（半日），牛肉による腸管出血性大腸菌（数日）などがある．O-157 に代表される腸管出血性大腸菌感染症はベロ毒素を産生する大腸菌であり，臨床症状は無症状から致死的なものまでさまざまである．溶血性尿毒症症候群（hemolytic uremic syndrome：HUS）は重篤な合併症である．

毒素型

毒素型は摂取した細菌が毒素を産生し発症する．感染型に比べて潜伏期間が短く（数時間～半日），ブドウ球菌食中毒では悪心・嘔吐が主体で，下痢や発熱は伴わないことが多い．感染した食品（手で握ったおにぎりなど）を嘔吐すると軽快するため，受診することは少ない．いずしやキャビアによるボツリヌス菌食中毒は眼症状（複視，眼瞼下垂）や球麻痺症状，難聴，めまいなどの神経症状が出現する重篤な疾患であるが，発生はまれである．

5 胸やけ　消化吸収機能障害

heartburn

1 胸やけとは

1 定義・病態

- 増悪因子に注意する
- 虚血性心疾患との鑑別が重要である
- 難治例，中高年では上部消化管内視鏡を検討する

胸やけとは，酸性の胃液などが食道内に逆流することで起こる胸骨下の痛み，灼熱感である．食後や睡眠覚醒時に起こりやすい．

胃酸逆流は，主に下部食道括約筋（lower esophageal sphincter：LES）圧の低下，あるいは一過性の LES 弛緩で起こる．胃酸逆流症

状の増悪因子は表2-3に示す三つに大別されるが，相互に影響することが多い．

2 観察・評価

▌バイタルサイン

通常は，バイタルサインに異常を来すことはない．異常があれば，出血性胃潰瘍など重篤な疾患の初期の疑いがある．

▌プロフィール

増悪因子の有無に注目する．就寝前の食事，高脂肪食，飲酒などの生活習慣がある肥満男性，脊柱後弯症・肥満傾向があり高血圧症でカルシウム拮抗薬を服用している高齢女性など，複数の増悪因子を有している場合に胃酸逆流症状が起こりやすい．

▌既往歴

食道裂孔ヘルニアや胃吻門部切除後など，胃酸逆流を来す疾患の既往を確認する．強皮症では消化管全体の蠕動運動が低下し，下部食道の拡張，胃食道逆流症（gastroesophageal reflux disease：GERD）を伴う．

▌常用薬

LES を低下させる薬剤を服用していないか確認する．

▌経過

多くは慢性で軽快と増悪を繰り返す．典型的には，患者は症状を訴えるときに胸骨上で手を上下させることが多く，酸味のある胃液が口腔内に逆流する呑酸症状を訴える．食事とは関係なく，労作時に数分間続く胸やけ症状では労作性狭心症を疑う．

3 考えられる疾患

ほとんどは食道・胃の機能性，器質性疾患である（表2-4）．**狭心症**や**心筋梗**

咽喉頭酸逆流症（LPRD）
GERD の食道外症状の一つで，嗄声，咽頭痛，咽喉頭異常感，咳嗽，過剰な痰，咳払い，嚥下困難感など咽喉頭症状を来す．胸部X線検査で異常のない，非喫煙者の慢性咳嗽の原因であることが多い．GERD患者の60％にLPRD症状がみられる．対応はPPIによる治療であり，PPIに反応しない，もしくは遷延する場合や，過度の飲酒・喫煙者の場合は喉頭内視鏡，上部消化管内視鏡が勧められる[2]．

消化器の異常でみられる症候と看護

表 2-3 ▓胃酸逆流症状の増悪因子

LES を低下させる因子[1]	嗜好品，食べ物（アルコール，タバコ，カフェイン，チョコレートなど），薬剤（抗コリン薬，亜硝酸薬，Ca拮抗薬，経口避妊薬など），疾病（強皮症，混合性結合組織病など），その他（過食，高脂肪摂取など）
胃酸逆流を増悪させる因子	肥満，妊娠，脊柱後弯症，胃亜全摘術後など
胃液分泌を促進させる因子	アルコール，カフェイン，ニコチン，高脂肪食，不規則な食生活など

表 2-4 ▓胸やけを来す主な疾患

胃食道逆流症	臨床的に最も多い．逆流症状よりも慢性の咳が目立つことがある（LPRD）
食道の器質的疾患	食道炎，食道癌など
食道の機能的疾患	食道アカラシア，びまん性食道痙攣など
胃・十二指腸の器質的疾患	胃・十二指腸潰瘍，胃癌，胃切除後など
胃・十二指腸の機能的疾患	機能性ディスペプシアなど
消化器以外の疾患	狭心症，心筋梗塞（初期），胸膜炎など

塞などの重篤な循環器疾患を見落とさないように注意する．狭心症では，締め付けられるような胸部圧迫感が数分間続く発作が繰り返される．心筋梗塞では，労作に関係ない胸部絞扼感が20分以上続き，多くは冷汗を伴う．

4 治療

増悪因子の改善と，プロトンポンプ阻害薬（proton pump inhibitor：PPI）などの酸分泌抑制薬が主な対応法である．症状が改善しない場合，特に中高年では上部消化管内視鏡を検討する．アカラシアやびまん性食道痙攣では，食道造影や食道内圧検査が必要である．

2 胸やけのある患者の看護

1 アセスメント

胸やけの症状がある場合，胸やけの起こるタイミング・頻度・症状を増強する要因などを聞く．胸やけの主な原因は，胃酸の逆流である．患者の普段の生活習慣を詳しく聞き，胃酸の逆流を招く要因をアセスメントする．

胃酸の逆流による胸やけであれば，予防行動によって症状の緩和が可能となる．食道の器質的疾患や機能的疾患による胸やけの場合は，原因疾患の治療が必要となるため，予防行動の指導と医師との協働が必要である．

2 予防行動の指導

便秘や肥満がある場合は，腹圧が高くなりやすく胃酸の逆流が起こりやすいため，便秘を解消する看護や減量指導などを行う．食後や睡眠時に逆流が起こる場合は，胃内容物の逆流を防止するため頭部を挙上したセミファウラー位や座位などの体位で過ごすように指導する．

また，消化の良い食事や規則正しい生活によって，消化機能や自律神経機能を整える．このことにより食物の消化を早め，胃内容物の停滞時間を短縮し，胸やけを予防する．粘膜に刺激を与える香辛料やアルコールなどの食品を控えると，胸やけが軽減される場合もある．

これらの指導を行い，患者に効果的な方法を共に検討していく．制酸薬を投与されている場合は，その効果と副作用（有害事象）を観察する．

6 吐血・下血

hematemesis, melena

消化吸収機能障害

1 吐血・下血とは

1 定義・病態

吐血とは，消化管内に出血した血液あるいは血性の嘔吐物を，口から吐くことである．**下血**とは，消化管内に出血した血液あるいは血性の排泄物が，肛門から排出されることである．いずれも出血部位や出血量，出血速度，腸内停滞

時間によって血液の色調や性状が異なる（図2-7）.

　吐血・下血の原因はほとんどが消化管疾患だが，まれに，白血病や血小板減少性紫斑病などの血液疾患，結節性動脈炎などの血管疾患，アミロイドーシスなどの全身性疾患が原因となる.

吐血

　吐血は通常，上部消化管（トライツ靱帯より口側）に出血した血液の逆流である．新鮮血の吐血の場合は，食道や胃食道接合部からの出血が多い（食道静脈瘤，マロリー・ワイス症候群など）．暗赤色から黒褐色の嘔吐物は，胃・十二指腸からの出血が多い（胃・十二指腸潰瘍，胃癌など）．血液が黒く変色するのは，胃酸により塩酸ヘマチンに変化するためである．胃液や食物残渣と混じって嘔吐すると，ドリップコーヒーのかすのように見えるため，コーヒー残渣様と形容される.

　吐血との鑑別が必要なものに喀血，嚥下した鼻出血などがある．喀血は咳と共に気道から喀出される鮮赤色の血液であり，結核，肺癌，気管支拡張症などの呼吸器疾患でみられる.

- 吐血はショックに陥りやすいため，必ずバイタルサインを確認する
- タール様便は上部消化管からの，鮮血便は下部消化管からの出血を示唆する
- 出血部位にかかわらず，出血量や腸内停滞時間によって血液の色調が異なることに注意する

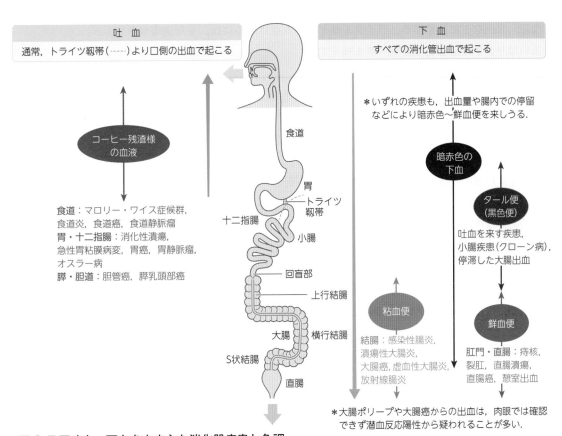

吐 血
通常，トライツ靱帯（----）より口側の出血で起こる

下 血
すべての消化管出血で起こる

コーヒー残渣様の血液

食道：マロリー・ワイス症候群，食道炎，食道癌，食道静脈瘤
胃・十二指腸：消化性潰瘍，急性胃粘膜病変，胃癌，胃静脈瘤，オスラー病
膵・胆道：胆管癌，膵乳頭部癌

食道
胃
トライツ靱帯
十二指腸
小腸
回盲部
上行結腸
大腸　横行結腸
S状結腸
直腸

＊いずれの疾患も，出血量や腸内での停留などにより暗赤色〜鮮血便を来しうる.

暗赤色の下血

タール便（黒色便）

吐血を来す疾患，小腸疾患（クローン病），停滞した大腸出血

粘血便

結腸：感染性腸炎，潰瘍性大腸炎，大腸癌，虚血性大腸炎，放射線腸炎

鮮血便

肛門・直腸：痔核，裂肛，直腸潰瘍，直腸癌，憩室出血

＊大腸ポリープや大腸癌からの出血は，肉眼では確認できず潜血反応陽性から疑われることが多い.

図 2-7 ■吐血・下血を来す主な消化器疾患と色調

下血，血便

下血は，肛門からの血液排出を意味する．

▶ タール便（melena, tarry stool）

タール便とは，通常上部消化管からの出血による泥状，粘稠（ねんちょう）な黒色便である．出血した血液が胃酸により塩酸ヘマチンに変化し，黒色となる．形状はのりの佃煮に似ており，独特の饐（す）えたようなにおいがある．ただし，上部消化管から一度に大量に出血した場合は，血便となることがある．原因としては胃・十二指腸潰瘍，胃癌などが多いが，鉄剤を服用している場合でも便が黒くなるため注意する．また，口腔内の出血や鼻出血を飲み込んでも黒色便となりうる．

▶ 血便

血便とは，通常下部消化管からの出血による血液の付着，混入を認める糞便のことである．肛門や直腸からの出血では鮮血便のことが多く，より口側からの出血ではヘモグロビンが酸化されて暗赤色となる．感染性腸炎，潰瘍性大腸炎，大腸癌などでは，粘血便（粘液と血液の付着を認める糞便）を呈する．

2 観察・評価

バイタルサイン

上部消化管出血（吐血や黒色便の場合が多い）では，特に出血性ショックを来しやすい．ショックを示すバイタルサイン（収縮期血圧＜脈拍），起立時の低血圧，頻脈などに注意する．バイタルサインを安定させるには，生理食塩水あるいはリンゲル液などで細胞外液を補充する．

プロフィール

若年者では胃・十二指腸潰瘍，中高年では消化管の悪性腫瘍を疑うが，いずれも内視鏡検査を実施しないと鑑別できない．中高年以降の体重減少を伴う吐血・下血では，消化管，特に上部消化管の悪性腫瘍を疑う．

既往歴

肝硬変患者の吐血では，食道静脈瘤の破裂を疑う（➡ p.190 参照）．治療を中断した胃・十二指腸潰瘍患者の吐下血では，再発を疑う．骨盤腔の腫瘍で放射線治療の既往がある患者の血便では，放射線腸炎を疑う．

常用薬

非ステロイド抗炎症薬（NSAIDs）服用患者の吐血・下血では，胃十二指腸潰瘍を疑う．抗菌薬は出血性大腸炎の最も多い原因である．消炎鎮痛薬，抗血小板薬，抗凝固薬，ステロイド剤などは消化性潰瘍や出血傾向のリスクがある．

嗜好歴

過度のアルコール飲酒は肝硬変，食道静脈瘤の危険因子である．

経過

ほとんどの患者は，急性期に受診する．吐血・下血を認めるまでの経過を注意深く聴取する．

飲酒後などで激しい嘔吐を繰り返すうちに吐血する場合は，マロリー・ワイ

ス症候群を疑う．咳き込みの後の吐血は，喀血の可能性がある．

　腹痛を伴わない突然の大量の血便では，憩室出血を疑う（しばしば「蛇口をひねったような出血」と形容される）．急性の悪心・嘔吐，下痢，腹痛，発熱を伴う血便では，サルモネラやカンピロバクターなどの感染性腸炎を疑う．高齢者の腹痛後の排便が血便となった場合は，虚血性大腸炎を疑う．

急性期の対応

　ほぼ全例に**消化器内視鏡検査**が必須である．それまでに患者の状態を把握し，バイタルサインの安定を確認して検査を行う．吐血では，誤嚥などの呼吸器系の合併に注意する．出血性ショックでは，細胞外液の補充と緊急内視鏡検査が必要である．

2 吐血・下血のある患者の看護

1 アセスメント

　患者の現病歴や既往歴などから，原因疾患をアセスメントする．吐血・下血は，出血量により緊急度が異なるため，吐血・下血の発生時刻や出血量，吐血・下血物の性状（色，粘性，におい，混入物の有無）などを観察する．特に，吐血による出血量は，循環血液量減少性ショック（出血性ショック）の重症度をアセスメントする上で重要な情報であるため，可能な限り正確に測定できるように努める．例えば，シーツや床に吐血した場合は拭き取って重さを測定し，その情報から出血量を推定する．

　吐血の色の観察は出血部位のアセスメントに活用され，コーヒー残渣様か鮮血様かの判断が重要である．下血は，トイレで排便時に発見されることがある．その際は流さないようにし，正確なアセスメントにつなげる．下血の色は，タール便か鮮血便かの判断が重要である．色の判断が難しく判断に迷うような場合は，画像として残しておくなどの工夫をするとよい．

2 吐血・下血時の看護

ショック状態への看護

　吐血では，循環血液量減少性ショックを来しやすい．ショック状態への看護として，患者の血圧・脈拍などのバイタルサイン，ショックの5P（蒼白，虚脱，冷汗，脈拍触知不能，呼吸不全），尿量減少，CRT（毛細血管再充満時間），意識レベルなどの全身状態を観察する．

　血圧が低下している場合は，医師への速やかな報告と同時に，ショック体位*の保持や酸素，輸液，薬剤投与，気管挿管などの準備を行う．

誤嚥，窒息の防止

　吐血時は誤嚥や窒息のリスクが高いため，顔を横に向けたり側臥位の保持により誤嚥を防止する．誤嚥や窒息の恐れが低い場合は，安楽な体位を保持し安静を促す．安静にすることにより血圧上昇を抑え，新たな出血を予防できる．

＊用語解説

ショック体位
下腿に枕やクッションなどを入れて足を挙上し，静脈還流を増加させ血圧を上昇させる体位．トレンデレンブルク体位ともいわれる．

吐血・下血により衣類やシーツなどが血液で汚れた場合は，感染や臭気など
を避けるために速やかに交換し，清潔を保持する．口腔内の清潔保持には，う
がいや口腔ケアを実施する．経口摂取が中止になった場合は，患者や家族にそ
の必要性を説明し，順守・協力を依頼する．

■ 患者に寄り添う看護

安静や絶飲食は不安や苦痛，ストレスが大きくなる．患者の気持ちを傾聴
し，寄り添う看護が必要である．また，吐血・下血は患者だけでなく家族にも
死や重症化を連想させる．止血後も，再発への不安や恐怖がある．患者・家族
の不安や恐怖を傾聴し，共感的理解をもって看護にあたる．

■ その他の異常の発見，感染予防

吐血・下血が止まっても，出血による貧血や電解質異常などを起こしやすい
ため，注意深く症状や検査データを観察する．また，吐血・下血物は血液や体
液であり他者への感染のリスクがあるため，看護師自身の感染予防と，家族や
他の患者への感染予防に留意する．

---

7 腹 痛

abdominal pain

消化吸収機能障害

1 腹痛とは

1 定義

腹痛とは，腹部に自覚される疼痛のことである．腹痛は発生機
序から内臓痛，体性痛，関連痛に分けられる．

> ● まず腹痛の経過，部位，性質
> を把握する
> ● 危険な徴候に注目し，急性腹
> 症を見逃さないようにする
> ● 消化器以外の疾患に注意する

■ 内臓痛

内臓痛は，管腔臓器（消化管，胆道，尿管など）の神経や実質
臓器（肝臓，腎臓など）の被膜にある神経が，痙攣や伸展によっ
て刺激されて生じる．局在が不明瞭で周期的に反復する，絞られ
るような痛みである．周期は，数分から数十分のことが多い．特に，管腔臓器
の平滑筋攣縮（れんしゅく）による刺し込むような強い痛みを**疝痛**（せんつう）と呼ぶ．

■ 体性痛

体性痛は，壁側腹膜や腸間膜などの神経が炎症などで刺激されて生じる．限
局性で持続的な鋭い痛みである．腹膜炎など重篤な病態の可能性がある．

■ 関連痛

関連痛は，病巣のある部位以外に出現する疼痛である．脳に痛覚を伝達する
神経が共通である場合に起こる．胆嚢炎による背部痛，狭心症による左腕の痛
みなどが知られている．病巣部の痛みと共に関連痛が生じると，あたかも痛み
が病巣部から関連痛部へ広がるように感じられることがあり，**放散痛**と呼ぶ．

その他

上記の痛みが混在する場合や，腹部の皮膚や筋肉・下部肋骨などに由来する痛み，心筋梗塞による心窩部痛なども腹痛と訴えることがあり，注意を要する．

2 病態

腹痛を来す疾患はとても多く，程度も軽症から致死的なものまでさまざまである．消化器の炎症や虚血，閉塞だけでなく，心筋梗塞などの血管性病変や糖尿病性ケトアシドーシス，副腎不全などの代謝・内分泌疾患などでも腹痛を訴える．超急性期を除き，できるだけ詳細な病歴をとることが重要である[2]．

3 観察・評価

急性腹症（➡ p.359 参照），**心筋梗塞**などの血管病変を見逃さないことが重要である．以下のような項目に注意し，まずは大きく分類する．特にバイタルサインや経過，部位や痛みの性質は，できるだけ正確に把握する．**OPQRST 質問**（表2-5）も有効である[3]．

表 2-5 ■ OPQRST 質問

O：onset	発症様式
P：palliative / provocative	寛解／増悪因子
Q：quality / quantity	症状の性質／ひどさ
R：region / radiation	部位・放散の有無
S：associated symptom / severity	随伴症状／程度
T：time course	時間経過

取りこぼしがないように考案された，さまざまな覚え歌やごろ合わせの一例．

バイタルサイン

ショックを見逃さないことが，特に大切である．冷汗はショックを疑う重要なサインである．発熱を伴う場合は，腹腔内の炎症を疑う．急性副腎不全では発熱や低血圧，時にショックを来す．糖尿病性ケトアシドーシスでは，深く速い呼吸（クスマウル呼吸）がみられる．

患者の表情，姿勢，歩き方

腹膜炎では歩行で痛みが増強するため，患者は痛む部位に手を当てながら前かがみになってそろりと歩く．汎発性腹膜炎*では，患者はベッド上で膝を引き寄せるようにしてじっとしていることが多く，体動や体位変換を嫌がる．急性膵炎ではベッド上でも座位を好んだり，胸膝位をとってじっとしていたりすることが多い．これに対し，尿管結石や腸閉塞などでは，苦悶様で身をねじらせたり大声を出したりと，じっとできないことが多い．

用語解説

汎発性腹膜炎
さまざまな腹腔内疾患に合併する腹膜の炎症であり，特定の疾患ではない．

プロフィール

年代ごとに好発する急性疾患がある．小児では腸重積や幽門狭窄，中高生の男子では睾丸捻転，妊娠可能な女性では異所性妊娠，卵巣出血，骨盤内炎症性疾患，妊娠末期の上腹部痛では HELLP 症候群，中高年では尿管結石や胆嚢結石，高齢者では腸閉塞や，特にやせた高齢女性では閉鎖孔ヘルニアなどがある．急性虫垂炎は若年者に多いが，すべての年齢で起こることに注意する．

➡ HELLP 症候群
p.26 用語解説参照．

既往歴

結石発作や癒着性腸閉塞はしばしば再発する．過敏性腸症候群ではほとんどの場合に，青年期から同様のエピソードがある．

常用薬

NSAIDsは消化性潰瘍の原因となりうる．下剤，止痢薬のほかにも，抗コリン作用のある薬剤は便秘や尿閉を来し，腹痛を誘発する．ステロイドを長期服用している患者が急な減量，中断した後に腹痛，下痢，嘔吐を来した場合は急性副腎不全が疑われる．

経過

突然もしくは超急性の発症は，血管や管腔臓器の閉塞，捻転，破裂などを疑う（心筋梗塞，腹部大動脈解離，卵巣捻転など）．急性の腹痛では，**急性腹症を疑う危険な徴候**（red flags）に注意する．急性胆嚢炎では患者は発症した時がわかるが，急性虫垂炎の発症は漠然としていることが多い．慢性の腹痛では体重減少，排便習慣の変化，血性下痢，発熱などに注意する．

plus α

急性腹症を疑う危険な徴候

睡眠中目覚めてしまうほどの痛み，数時間持続する強い痛み，疼痛のパターンや局在が変化する痛み，持続する嘔吐，発熱，食欲や意識状態の変化など．

痛む部位の確認

痛む部位が特定できる場合は，解剖学的アプローチが有効である（図2-8）[4]．部位が特定できない腹痛では，汎発性腹膜炎のほか，糖尿病性ケトアシドーシスなどの代謝性疾患を疑う．便秘や腸管虚血，癒着性腸閉塞による痛みでは，腹痛の部位は一様でなく不定である．

食事や便通などとの関連

原因となる食物摂取から数時間～数日後に，下痢や嘔吐，発熱を伴う腹痛を訴える場合は感染性胃腸炎（食中毒）を疑う．鮮魚の生食後数時間で腹痛が発症する場合は，アニサキス症が疑われる．

空腹時や夜間に心窩部がしくしく痛む場合は十二指腸潰瘍，食後に増悪する上腹部痛を繰り返す場合は，胃潰瘍や胃癌が考えられる．食後に増悪する慢性腹痛があり，食事を怖がる高齢者では腹部アンギーナ*を疑う．

数年来，排便と関連する腹痛と便通異常を訴える場合は過敏性腸症候群，中

用語解説

腹部アンギーナ

胃，腸管と栄養する腹腔動脈，上・下腸管膜動脈などの狭窄・閉塞により①食後の腹痛，②体動減少，③便通異常などを呈する．食事と関連して起こる点で狭心症と似ているため，腹部アンギーナと言われる．

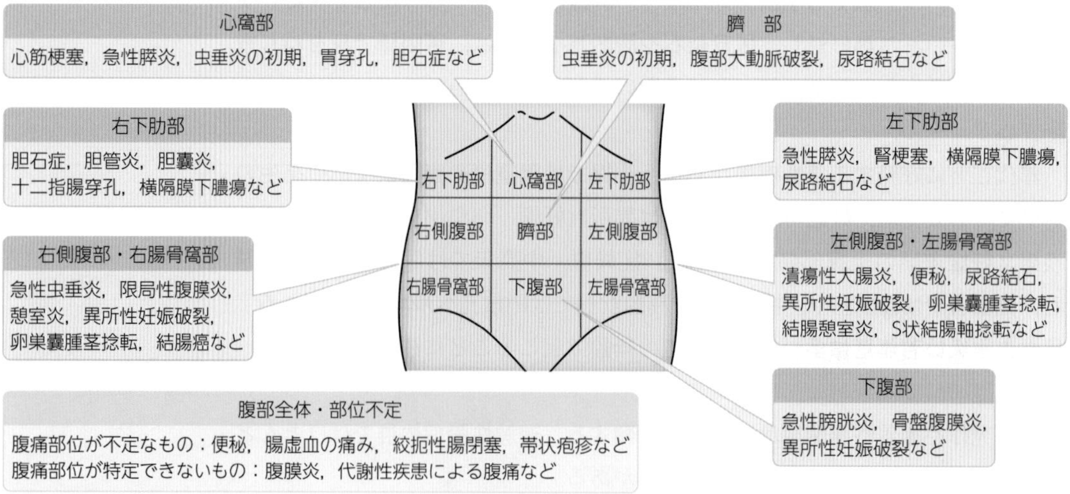

心窩部
心筋梗塞，急性膵炎，虫垂炎の初期，胃穿孔，胆石症など
臍 部
虫垂炎の初期，腹部大動脈破裂，尿路結石など
右下肋部
胆石症，胆管炎，胆嚢炎，
十二指腸穿孔，横隔膜下膿瘍など
左下肋部
急性膵炎，腎梗塞，横隔膜下膿瘍，
尿路結石など
右側腹部・右腸骨窩部
急性虫垂炎，限局性腹膜炎，
憩室炎，異所性妊娠破裂，
卵巣嚢腫茎捻転，結腸癌など
左側腹部・左腸骨窩部
潰瘍性大腸炎，便秘，尿路結石，
異所性妊娠破裂，卵巣嚢腫茎捻転，
結腸憩室炎，S状結腸軸捻転など
右下肋部
心窩部
左下肋部
右側腹部
臍部
左側腹部
右腸骨窩部
下腹部
左腸骨窩部
下腹部
急性膀胱炎，骨盤腹膜炎，
異所性妊娠破裂など
腹部全体・部位不定
腹痛部位が不定なもの：便秘，腸虚血の痛み，絞扼性腸閉塞，帯状疱疹など
腹痛部位が特定できないもの：腹膜炎，代謝性疾患による腹痛など

図 2-8 腹痛の部位と疾患

高年の排便習慣の変化を伴う腹痛では大腸癌を疑う.

　男性の急な下腹部痛と排尿時痛，尿意切迫，発熱では細菌性前立腺炎を，女性の性交渉後の発熱，下腹部痛では骨盤内炎症性疾患などをまず考える.

▌考えられる疾患など

▶ 日常よく遭遇する疾患

　外来では急性胃腸炎や過敏性腸症候群など，予後の良いものが多い. 救急外来では虫垂炎，腎結石や胆嚢結石，腸閉塞が多い.

▶ 見落としてはいけない重篤な疾患

　消化器では**消化管穿孔**や**結腸捻転**，**ヘルニア嵌頓**がある. 特に閉鎖孔ヘルニアは腸閉塞以外の所見に乏しく，坐骨結節までCTを撮らないと診断できない.

　消化器以外では心筋梗塞や上腸間膜動脈閉塞，大動脈瘤破裂などの**血管病変**，異所性妊娠や卵巣・精巣捻転など**泌尿生殖器の疾患**，副腎不全，糖尿病性ケトアシドーシスなどの**内分泌・代謝疾患**に注意する.

② 腹痛のある患者の看護

1 アセスメント

　腹痛は，原因により病態や症状，重症度が異なる. 腹膜炎や消化管穿孔，イレウスなどの急性腹症は緊急を要するため，便秘や食あたりなどの緊急度の低い場合との鑑別が重要である. 腹痛だけでなく全身状態や痛みの部位・持続時間・程度・性質，きっかけや随伴症状，現病歴や既往歴，内服薬，手術歴などの患者背景をアセスメントし，原因を特定する. 暴飲暴食や不規則な生活習慣，さらにストレスや不安，緊張など心因性の可能性もあるため，日々の生活習慣や精神状態のアセスメントも行う.

　緊急度の高い場合は，循環動態や呼吸状態の変化を来すため，バイタルサインの変化に注意する. 腹部のフィジカルアセスメント（打診・触診）を行い，筋性防御*やブルンベルグ徴候*（反跳痛）などの腹膜刺激症状の有無を観察する. ただし，打診痛が陽性であれば，反跳痛を誘発させなくてもよいとされている. 女性の場合は，月経痛や異所性妊娠などの婦人科疾患が原因の場合がある. 婚姻の有無や年齢に関係なく，妊娠の可能性を考慮してアセスメントする.

2 症状緩和への看護

　患者は症状が緩和されることにより，苦痛や不安も緩和され安楽を得られる.

▌内服・輸液療法

　急性で強い腹痛に鎮痛薬や整腸薬，抗菌薬などの内服・輸液療法を実施する場合は，その効果と副作用（有害事象）を観察する.

▌食事

　腹痛があるときは，飲水・飲食量が減少することが多いため，脱水や電解質異常，栄養不良などに注意する. 消化管を休ませる目的で絶飲食となる場合

📖＊用語解説

筋性防御
腹部の触診において，圧痛部位を手掌で徐々に圧迫したとき，腹壁の著しい緊張を呈するもの. 腹腔内に炎症があることを示す.

ブルンベルグ徴候
圧痛部位を手指でゆっくり2～3秒圧迫し，急に力を抜くと，圧迫したときよりも腹壁から離した瞬間に痛みが増強する徴候. 腹膜の炎症または刺激状態の存在を示す.

は，患者と家族に絶飲食の必要性を十分に説明し，治療への理解と協力を得る．食事を開始するときは消化の良い食事を少量から始め，症状を観察しながら以前の食事内容や量に戻していく．

▌体位，衣類

腹壁の伸展を緩和するため，脚を折り曲げて背中を丸め，側臥位や座位になると腹痛を緩和できる（図2-9）．このとき，枕やクッションなどを腹部に抱え込むと姿勢が安定し，より安楽になる．腹部を圧迫しない衣類を選択し，心身の安静を保つ．

▌温罨法

腹部を温めると多くの場合，平滑筋の血管拡張により痛みが緩和されるため，温罨法（おんあんぽう）を勧めてみる．ただし，腹膜炎や虫垂炎などの炎症病変には禁忌である．腹痛の原因が断定できない場合は，温罨法を避ける．

▌心理的援助

腹痛が持続すると患者やその家族の不安やストレスは高くなる．患者の気持ちや感情などを傾聴し，心理的援助を行っていく．

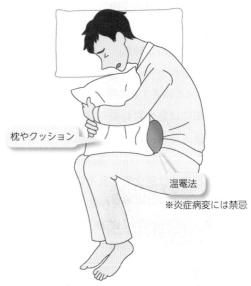

枕やクッション

温罨法

※炎症病変には禁忌

脚を折り曲げて背中を丸め，側臥位や座位になる．

図2-9 ■腹痛を緩和させる体位

---

8 腹部膨満
abdominal distension

消化吸収機能障害

1 腹部膨満とは

1 定義

腹部膨満（腹部膨隆）とはさまざまな原因により腹部が膨隆，隆起する状態や，その際に腹部が膨れたように感じることである．他覚的には，臍部が剣状突起と恥骨結合線を結んだ線より突出している場合をいう[1]．

2 病態

腹部膨満を来す主な原因は**水，空気，脂肪，内臓**の四つである（図2-10）．

▌水（腹水 ➡ p.71 参照）

生理的な量（30〜40mL）を超える液体が貯留した場合を**腹水**という．腹水は性状により炎症性の滲出性腹水と，非炎症性の漏出性腹水に大別される．滲出性腹水の原因としては癌性腹膜炎，感染性腹膜炎が多く，漏出性腹水の原因としては非代償性肝硬変が最も多い．

▌空気（鼓腸）

腸管にガスが貯留することによる．腸管の蠕動低下や閉塞によることが多い

> ● 腹部膨満の主な原因は水（腹水），空気（鼓腸），脂肪，内臓（腫瘍含む）である
> ● 全体的なものと局所的なものがある
> ● 立位と仰臥位で，仰臥位では真横から観察することが重要である

plus α

腹部膨満の分類
本稿では原因別に四つに分類したが，鑑別として六つのF（six F's）という記憶法もある[2]．
鼓腸（flatus；meteorism），腹水（fluid；ascites），胎児（fetus），宿便（feces），肥満（fat），腫瘍（fibroid；tumor）．

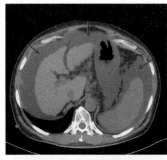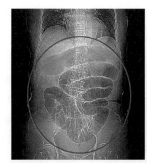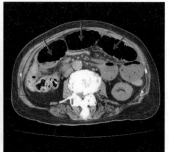

水：腹水（肝硬変） 　　　　　空気：腸管ガス（小腸閉塞）

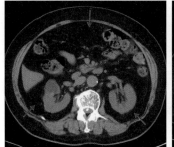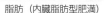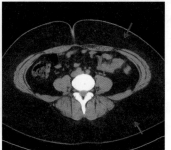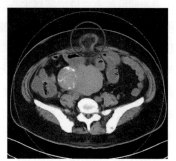

脂肪（内臓脂肪型肥満）　　　　（皮下脂肪型肥満）　　　　内臓（臍ヘルニア）

図2-10 ■腹部膨満を来す原因の CT 画像例

が，呑気症（空気嚥下症）など過剰に空気を飲み込むことでも生じる．

▌脂肪

　皮下に蓄積する皮下脂肪と，腹腔内に蓄積する内臓脂肪がある．腹腔内では特に，腸間膜を中心に脂肪が蓄積する．

▌内臓

　消化管や膀胱，腹部大動脈などの管腔臓器の拡張と，肝臓や卵巣などの実質臓器の腫大がある．消化管の拡張には空気によるもの，腸液や糞便によるものなどがある．疾患ではないが，妊娠に伴う子宮拡大（胎児）も腹部膨満を来す．

　腹部膨満には，全体的なものと局所的なものがある．全体的なものは腹水や脂肪によるものが多く，局所的なものには腹腔内臓器の腫大やヘルニアが多い．ただし，卵巣囊腫は時に巨大となり，腹部全体が膨隆する．

　腹部膨満を来す臓器と病態・疾患を表2-6 に示す．

3 観察・評価

▌バイタルサイン

　ショックバイタルの場合は，肝癌破裂などの腹腔内出血を疑う．

▌プロフィール・既往歴

　やせ形の女性にみられる食後の下腹部膨満では，胃下垂や横行結腸の下垂などの内臓下垂を疑う．肝硬変患者では，非代償期の腹水貯留を疑う．悪性腫瘍の既往や胆道癌の患者では，癌性腹膜炎による腹水貯留を疑う．ネフローゼ症

候群や右心不全では，漏出性腹水が貯留する．うっ血性心不全では，腹水が貯留しない時期から腹部膨満感を訴えることが多い．

■ 経過

多くは慢性の経過をとるが，数日で膨隆する急性の腹部膨満では空気，水の貯留が多い．食後の一過性膨隆では過食，内臓下垂などが疑われる．

■ 視診

患者を**仰臥位**と**立位**で観察する．鼠径部，臍，手術痕などの腸管のヘルニアや内臓下垂などは，腹圧のかかる立位で観察しやすくなる．

仰臥位では真横から観察することが重要である（図2-11）．内臓脂肪による膨隆では，真横からみると臍を頂点になだらかな曲線を描く．皮下脂肪による膨隆では，主に下腹部のひだや左右のたるみを認める．尿閉による膀胱拡張では，下腹部に限局した膨隆を認める．腹水による膨隆では，前方よりも側腹部が膨満する（カエル腹）．

4 検査

検査は腹部超音波，X線，CTなどの画像検査が有用である．妊娠が疑われる場合は，X線被曝を避けるために超音波検査を優先させる．画像検査は，腹

表 2-6 ■腹部膨満を来す臓器と病態・疾患

肝臓	癌，膿瘍，囊胞，腫大
胆嚢	癌，胆石症，囊腫，水腫
腎，副腎	癌，周囲炎，結核，囊胞腎
脾臓	腫大
膵臓	癌，急性膵炎，慢性膵炎，囊胞
胃	食物残渣，ガス，癌，潰瘍，肉腫，良性腫瘍
腸	ガス，便
回盲部	虫垂炎，クローン病，結核，腫瘤，重積症
卵巣	腫瘍，囊胞，卵巣過剰刺激症候群
子宮	腫瘍，妊娠
膀胱	尿閉による膀胱拡張，腫瘍
腹部全体	消化管間質腫瘍，癌性腹膜炎，腹水，脂肪
その他	腹部大動脈，後腹膜腫瘍，臍ヘルニア，腹壁瘢痕ヘルニア

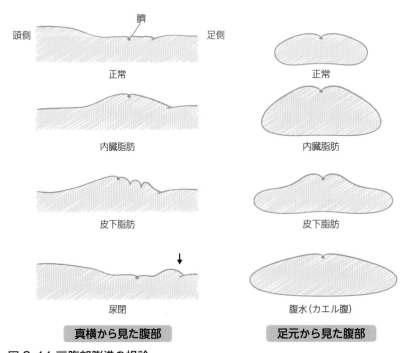

図 2-11 ■腹部膨満の視診

水穿刺の際にも有用である．

② 腹部膨満のある患者の看護

1 アセスメント

　腹部膨満の主な原因は，腸管のガス貯留や腹水貯留である．腹部のフィジカルアセスメント（視診・聴診・打診・触診）で原因を推定する．

　ガスの貯留がある場合は，打診時に腹部全体から**鼓音**（ポンポンという音）がする．ある一部分や体位によって鼓音と**濁音**（トントンという音）が変化する場合は，腹水貯留とアセスメントできる．

　腹部膨満が強い場合は，横隔膜を押し上げて呼吸困難を来すため，呼吸状態をアセスメントする．

2 症状緩和への看護

　呼吸困難がある場合は，座位やセミファウラー位の保持により横隔膜の圧迫を回避する．腹部膨満は食欲を低下させるため，食欲や食事量などを観察する．また，皮膚の伸展により皮膚損傷が起きやすいため清潔を保ち，保湿する．

　腹部膨満により身体の動きに制限が生じる場合は，転倒や転落に注意し，腹部を締め付ける衣類やベルトの装着を避ける．身体的苦痛が強くなると安楽が障害されるため，気分転換やリラックスできる環境を整える．

　強い腹部膨満によりボディイメージの変容を来すと，自尊心が低下しやすく人との関わりを避け，不安や抑うつなどの精神的苦痛を伴うことが多い．患者の気持ちや感情を傾聴し，受容的態度で関わる．

---

9 黄 疸

消化吸収機能障害

jaundice

① 黄疸とは

1 定義・分類

　黄疸とは血液や組織内に**ビリルビン**が貯留し，皮膚や粘膜が黄染する状態である．通常，血中ビリルビンが 2.0 ～ 3.0mg/dL 以上になると黄疸として認められる．

　ビリルビンには 2 種類ある．一つは**間接ビリルビン（非抱合型ビリルビン）**で，老化した赤血球が脾臓などで破壊されて生じる．肝臓に入る前の状態である．もう一つは**直接ビリルビン（抱合型ビリルビン）**で，間接ビリルビンが肝臓に入り，グルクロン酸抱合*を受けたものである．直接ビリルビンは胆汁色素の主成分であり，肝細胞から胆管を通って腸管に排出される．

●消化器疾患による黄疸は，肝細胞性と胆汁うっ滞性のいずれかである
●急性では発熱を伴う黄疸に注意する
●慢性では体重減少を伴う黄疸に注意する

📖*用語解説

グルクロン酸抱合
肝臓における解毒反応の一つ．グルクロン酸と結合することで水溶性の物質になり，体外への排出をしやすくする．

2 病態

　消化器疾患に関連する黄疸は，主に二つに分類される．一つはビリルビンを生成する肝細胞の異常である**肝細胞性黄疸**，もう一つはビリルビンの輸送路の異常である**胆汁うっ滞性黄疸**である．さらに，胆汁うっ滞性黄疸はうっ滞する部位により，**肝内胆汁うっ滞性黄疸**と，**肝外胆汁うっ滞性黄疸（閉塞性黄疸）**に分けられる（図2-12）．いずれも，血液検査で直接ビリルビンの上昇を認める．

▌肝細胞性黄疸

　肝細胞が障害されると，生成した直接ビリルビンが胆管へ運ばれず血液内に溢れ出すため，血中の直接ビリルビンが増加する．肝細胞が障害される疾患として多いのは急性肝炎，慢性肝炎，肝硬変，薬剤性肝障害などである．ただし，劇症肝炎や肝硬変の末期など肝細胞の障害が著しい場合では，ビリルビンの抱合不全により間接ビリルビンの割合が増加する．

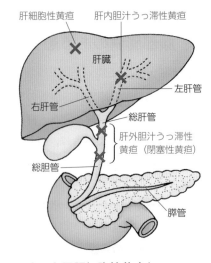

図2-12 ▐肝細胞性黄疸と胆汁うっ滞性黄疸

▌胆汁うっ滞性黄疸

▶肝内胆汁うっ滞性黄疸

　肝臓内の毛細胆管レベルに障害がある場合に，胆汁のうっ滞を来すため血液内に直接ビリルビンが溢れ出す．肝臓の外にある総肝管や総胆管には，異常を認めない．原因となる疾患には原発性胆汁性胆管炎，原発性硬化性胆管炎，薬剤性肝障害などがある（ただし，原発性硬化性胆管炎は，進行期では肝内外の胆管の拡張や狭窄を示す）．

▶肝外胆汁うっ滞性黄疸（閉塞性黄疸）

　総肝管や総胆管がさまざまな原因で閉塞すると，胆汁のうっ滞を来すため血液内に直接ビリルビンが溢れ出す．胆道が閉塞する原因として多いのは，胆石と悪性腫瘍である．胆管を閉塞させる悪性腫瘍としては胆管癌，下部胆管が貫いている膵頭部癌が多い．良性疾患としては胆石のほかに自己免疫性膵炎，原発性硬化性胆管炎などがある．

▌その他

　間接ビリルビンの貯留は，多くが**溶血性貧血***に伴うものである（**溶血性黄疸**）．脾機能亢進を除き，消化器疾患が溶血の原因となることはない．

3 観察・評価

▌バイタルサイン

　悪寒や高熱を伴う場合は，閉塞性化膿性胆管炎や敗血症などの重篤な感染症が疑われる．A型肝炎でも，発熱と黄疸を来す．

▌プロフィール

　1カ月ほど前までの東南アジアなどへの海外渡航歴，生ガキや汚染された輸入食品の摂取歴などがあれば，A型肝炎を疑う．やせた若年女性の手掌や足裏のみの黄染は，黄疸ではなく**柑皮症***を疑う．

用語解説

溶血性貧血
血管内や血管外で赤血球が過剰に破壊され，血液中の間接ビリルビンが増加する．

柑皮症
にんじんやかぼちゃ，みかんなどの過剰摂取によりカロテンが角質層の厚い手掌，足裏などに沈着し皮膚が黄染する．黄疸と異なり眼（強膜）に黄染はみられない．神経性食欲不振症や甲状腺機能低下症，糖尿病などでもみられる．

中年女性で，皮膚の瘙痒感（そうよう）が続いた後に黄疸がはっきりしてくる場合は，原発性胆汁性胆管炎が疑われる．中高年以降で体重減少を伴う場合は，膵胆道系の悪性腫瘍を疑う．高齢者の急性の発熱と黄疸では，総胆管結石による閉塞性化膿性胆管炎を疑う．

▌既往歴

慢性肝炎や肝硬変の既往があれば，増悪を考える．

▌服薬歴

あらゆる薬剤が肝細胞性，肝内胆汁うっ滞性黄疸を来しうる．抗菌薬や抗精神病薬，消炎鎮痛薬などによる胆汁うっ滞性黄疸の頻度が高い．一般薬剤以外にもサプリメントや漢方薬（特にオウゴンなど），健康食品も原因となる．1回の内服で発症することもあれば，2年以上の継続投与で発症した例もある[3]ことから，新規薬剤だけでなく常用薬も確認する．

▌嗜好歴

過度の飲酒歴がある黄疸患者では，アルコール性肝硬変を疑う．

▌経過

急性の黄疸では結石による閉塞や薬剤性黄疸を，慢性進行性の経過では悪性腫瘍による黄疸を疑う．一過性の軽度の黄疸を繰り返す場合は，ジルベール症候群*など体質性黄疸を疑う．

▌診察

①はじめに，**強膜**（白眼の部分）をみる．強膜は弾性線維に富みビリルビンとの親和性が強い．黄疸が進むと皮膚が黄染する．手掌・足裏のみ黄染している場合は，柑皮症を考える．

②**尿，便**の性状を確認する．肝細胞性，胆汁うっ滞性黄疸では直接ビリルビンが尿中に排出され，暗色尿（紅茶やコーラ色と表現される）となる．閉塞性黄疸では胆汁が腸管に移行しないため，便が灰白色となる．

③**体重の変化**を確認する．悪性腫瘍に伴う閉塞性黄疸では，体重減少を伴っていることが多い．

▌主な検査

▶ 画像検査

腹部超音波検査や腹部CTなどで肝，胆道（胆囊，胆管）の評価を行う．胆管が拡張している場合は，肝外胆汁うっ滞性黄疸が強く疑われる．胆管拡張がみられない場合は，肝内胆汁うっ滞性黄疸か肝細胞性黄疸，溶血性黄疸が疑われる．

▶ 血液検査

血算，肝胆道系酵素（AST，ALT，ALP，γ GTP）および三つのビリルビン値（総ビリルビン，直接ビリルビン，間接ビリルビン）を確認する．閉塞性黄疸や胆汁うっ滞性黄疸では総ビリルビン値が上昇し，直接ビリルビンが優位となる．溶血性黄疸では，間接ビリルビン優位となる．

📖*用語解説

ジルベール症候群
間接型高ビリルビン血症を来す体質性黄疸．軽度の黄疸（総ビリルビン値<3mg/dL）のほかは無症状で，感染やストレス，飢餓などで黄疸が増強するが，摂食により軽減する．特に治療は要しない．

4 治療

　原疾患による．肝外胆汁うっ滞性黄疸には，**胆管ドレナージ**が有効である．内視鏡的経鼻胆道ドレナージ（ENBD），内視鏡的胆管ステンティング（EBS）と，経皮経肝胆管ドレナージ（PTCD），経皮経肝胆囊ドレナージがある（図2-13）．

② 黄疸のある患者の看護

1 アセスメント

　黄疸は種類や原因により病態や治療，症状が異なる．黄疸の発生部位・程度や排便の色，褐色尿の有無などを観察し，現病歴や既往歴，内服薬，手術歴などの患者背景などもアセスメントする．海外渡航歴や，過度なアルコール摂取などの生活習慣が原因の場合もあるため，生活や習慣をアセスメントする．また，皮膚の状態や消化器症状などを観察する．

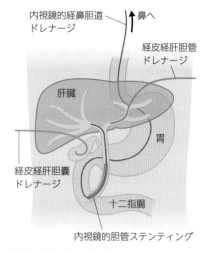

図 2-13 ■胆管ドレナージ

2 治療に対する看護

　悪性腫瘍や胆石症などの胆汁分泌障害が原因の場合は，胆道・胆囊ドレナージを行い胆汁を体外へ排泄させる．胆汁はやや粘稠度があり，排液バッグ内では濃い緑色や黄緑色などで，チューブ内では薄い黄銅色（ウイスキー色）や黄緑色，緑色などに見える．

　胆汁の1日の排液量は，約800〜1,000mLである．ドレナージから胆汁の流出がない場合は閉塞や抜去の恐れがある．チューブの閉塞や抜去は胆管炎や胆囊炎，胆汁性腹膜炎などを合併する恐れが高いため，直ちに医師に報告する．

　排液の性状は，血液や浮遊物などが混入していないか観察する．また，ドレナージ・チューブ刺入部の周囲の皮膚はトラブルを起こしやすいため，清潔に保持する．

3 症状の緩和

▌安静，食事

　肝機能障害がある場合は，安静を保ち肝臓への血流を良くする．食事は，肝臓を庇護するため，高エネルギー・高タンパク食にならないように栄養バランスの良い食事にする．また，胆汁分泌が不良なため脂肪を減らした食事にする．

▌瘙痒感軽減への工夫

　黄疸があるときは，ビリルビンや胆汁酸などが皮膚の神経を刺激し瘙痒感を与える．皮膚を傷つけるほど強くかくと，さらにヒスタミンが分泌されて瘙痒感が増してしまう．爪を短く切り，叩いたり冷やしたりして瘙痒感を減らし，皮膚を傷つけないようにする．無意識にかいてしまう場合は，手袋を装着するとよい．

　感染を合併した場合も瘙痒感が増すため，入浴や清拭などにより常に皮膚を

清潔に保つようにし，瘙痒感を軽減させる．入浴は熱いお湯を避け，37～40℃程度のぬるめの温度にする．体を洗う際のナイロンのタオルやブラシは，皮膚に細かい傷をつけ刺激となるため避ける．また，保湿剤や軟膏薬などを用いて皮膚を保湿し，部屋の温度や湿度も適切に保つ．

衣類は，皮膚への刺激により瘙痒感を増す恐れのあるウールや化学繊維，糊のきいたものを避け，通気性・吸湿性のある木綿やフランネルなどの着用を促す．縫い目やタグなどは，刺激となる可能性があるため配慮する．洗濯では，洗剤や柔軟剤を残さないようにする．

便秘は腸内でビリルビンの再吸収を発生させるため，予防する．

▌精神的支援

黄疸はボディイメージの変容を来し，自尊心の低下や不安，他者との面会拒否などにつながる．患者の気持ちや感情を傾聴し，気分転換やリラックスできるようにする．

---

10 下 痢

排便機能障害

diarrhea

1 下痢とは

1 定義・分類

下痢は，水のような便が1日3回以上排泄される状態をいう．糞便中の水分量が多くなり，粥状ないし液状の便を繰り返し排出する．原因としては，腸の蠕動運動の亢進，腸内の分泌亢進，消化吸収障害などがある．バナナ様の通常便は水分量が約70％だが，軟便では約80％になる．水分量が90％を超えると便は液状になり，一般的に下痢と呼ばれる．下痢は，発生機序から表2-7，図2-14のように分類される．

- ●急性下痢と慢性下痢に分類される
- ●下痢が続くと脱水となり，多臓器障害やショックを起こす
- ●原因疾患の治療と，脱水の補正が重要である

2 病態・主な原因

下痢は発症から診察までの期間により，4週間以内は急性下痢症，4週間以上は慢性下痢症に分類される．

▌急性下痢症

急性下痢症は，感染性と非感染性に分けられる．感染性下痢には赤痢菌，病原性大腸菌，腸炎ビブリオ菌などが腸粘膜内に侵入して起こるものと，黄色ブドウ球菌，コレラ菌などのように細菌から産生された毒素によって起こるものがある．非感染性下痢は暴飲暴食による消化不良，食物アレルギー，毒物中毒，薬剤，寒冷などによる刺激，神経性などによって起こる．

▌慢性下痢症

慢性下痢症の原因は，消化管の器質的異常によるもの，消化管以外の基礎疾

表 2-7 ■下痢の分類と原因

浸透圧性下痢	下剤乱用，アルコール多飲
分泌性下痢	食中毒（黄色ブドウ球菌，病原性大腸菌），食物アレルギー
滲出性下痢	炎症性腸疾患（クローン病，潰瘍性大腸炎）
腸管運動異常性下痢	運動亢進性下痢：甲状腺機能亢進症，ストレス，暴飲暴食，冷えなど 運動低下性下痢：糖尿病，アミロイドーシス，強皮症

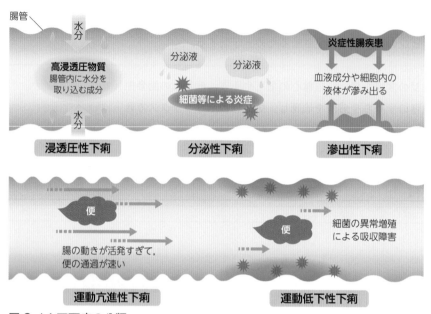

図 2-14 ■下痢の分類

患に続発するもの，機能性のものに分けられる．消化管の器質的異常には，クローン病などの炎症性腸疾患や腫瘍性疾患，乳糖不耐症などの吸収不良，胃・腸切除後，膵疾患などがある．消化管以外の基礎疾患には，甲状腺機能亢進症などの内分泌異常，糖尿病などの代謝異常などがある．機能性異常としては，過敏性腸症候群がある．

3 観察・評価

　下痢が続くと，特に細胞外液脱水になり塩分などのミネラル分が消耗するため，電解質代謝異常を来す．便は通常アルカリ性のため，体液の酸塩基平衡が酸性に向かって**アシドーシス**となり，アシデミア*になりやすい．これは嘔吐の際に，酸性の胃液を吐くため酸塩基平衡がアルカリ性に向かって**アルカローシス**になり，アルカレミア*になりやすいことと対比するとわかりやすい．

　脱水が高度になると循環血流量が減少するため，**多臓器障害**（**腎不全**など）や**ショック**，**意識障害**を招くこともある．

4 治療

　原因疾患の治療を中心とするが，対症的には食事療法（粥食，低残渣食，絶

用語解説

アシデミアとアルカレミア
血液の pH が 7.35 以下の状態をアシデミア（酸血症），7.45 以上の状態をアルカレミア（アルカリ血症）という．

58

食など）や輸液（水分・電解質・栄養分補給）を行う.

② 下痢のある患者の看護

1 アセスメント

下痢の原因はさまざまである.下痢の発生時刻や頻度，きっかけ，持続時間，腹痛・悪心・嘔吐・食欲不振の有無などとともに，現病歴や既往歴，内服薬，手術歴などの患者背景もアセスメントする.暴飲暴食や不規則な生活習慣，食中毒などが原因となる場合もあるため，日々の生活習慣や食事内容をアセスメントする.

また，下痢により脱水や電解質異常，栄養不良を合併すると全身状態が悪化するため，バイタルサインや消化器症状などを観察し，全身状態をアセスメントする.さらに，肛門周囲の疼痛や発赤，びらんなどの皮膚障害を来していないか観察する.

2 症状緩和への看護

下痢は腹痛を伴うことが多いため，患者の苦痛が強い.頻回な排便による身体的・精神的な苦痛も強く，これらの苦痛の緩和が重要である.

▍皮膚障害の予防，清潔の保持

慢性的で頻繁な下痢の場合は特に，度重なる排便によって肛門周囲の皮膚障害を起こしやすく，おむつを使用している場合は，殿部や陰部全体の皮膚障害も来しやすい.肛門周囲や殿部の洗浄・清拭を行い，清潔に保つようにする.肛門周囲はごしごしと強く拭かないようにし，可能であれば温水洗浄便座の使用を勧める.また，軟膏や皮膚保護剤，パウダーなどを使用し，肛門周囲の皮膚障害を予防する.

下痢が頻回で水溶性が高い場合は，フレキシシール®*やMMI便失禁管理システム*などを使用すると，肛門周囲の安静化を図ることができる.下着や衣類，シーツなどが汚れた場合はただちに清潔な物に交換し，臭気を防ぐ.

📖*用語解説

フレキシシール®,
MMI便失禁管理システム
便失禁を管理する器具で，チューブ先端を肛門から下部直腸へ挿入し，バルーンを用いて留置する.下部直腸で便を回収し，肛門や周囲の皮膚を保護する.

Study

感染性胃腸炎

感染性胃腸炎とは，何らかの微生物が原因となって引き起こされる腸の病気の総称である.感染により突然の嘔吐や下痢，腹痛や発熱などの症状を来す.原因となる微生物は細菌やウイルス，原虫，寄生虫，真菌などさまざまである.感染性胃腸炎の中で代表的なものに，ウイルスによって起こるウイルス性胃腸炎と，細菌によって起こる細菌性胃腸炎があり，感染性胃腸炎の大半を占めている.

感染性胃腸炎と診断されたら，水分を小まめに取り脱水症状にならないように気をつける.食事は無理にとると症状がひどくなるため，症状が緩和したころ（2，3日くらい）から消化の良いものを少しずつ食べるようにする.自己判断で市販の止痢薬を服用すると，感染性胃腸炎の原因となっている微生物の排出を阻害するため，避けるべきである.スポーツドリンクもダメージを負った胃腸には良くない.経口補水液などをすすめる.

▌食事

　繊維質の多い食事や香辛料，生食，冷たい食品，カフェインやアルコールなどを避け，加熱調理した温かく消化の良いものにする．例えば，お粥やうどんなどがよい．ただし，食物繊維は腸管内の水分保持や腸内善玉菌（腸内フローラ）を安定化し，排便の正常化に必要なため，加熱して適量摂取することが望ましい．

▌止痢薬の観察，合併症の予防

　下痢の治療として止痢薬を処方された場合は，効果と副作用（有害事象）を観察する．下痢による脱水や電解質異常の合併を防ぐために，水分や経口補水液の摂取，点滴による補液を行う．

▌心理的援助

　下痢が持続する場合は，外出や旅行の際に常にトイレの有無を気にしたり，下痢の出現に不安を抱いたりすることが多い．これらは心理的な行動制限につながる．行動制限や身体的苦痛によってストレスや不安，自尊感情の低下を来しやすくなり，さらに心因性の原因となり下痢を悪化させる．患者の感じている困難や不安の傾聴，心理的サポートを行う．

▌感染予防

　感染性胃腸炎の場合は，他者への感染を予防するための予防行動を実施する．病院や施設内であれば，定められた院内感染対策を順守する．例えば，感染性胃腸炎の場合は，ノロウイルスに対する次亜塩素酸ナトリウムによる消毒や，クロストリディオイデス・ディフィシルにおける隔離などを行い，他者への感染を予防する．家庭であれば，家族に消毒や感染予防の方法を指導する．

---

11 便 秘
constipation
排便機能障害

① 便秘とは

1 定義・分類

　便秘とは，本来体外に排出すべき糞便を十分量かつ快適に排出できない状態である[1]．

　便秘は，原因から器質性，機能性，医原性の三つに分類され，発症の経過から急性便秘，慢性便秘に分けられる．また，症状からは排便回数減少型・排便困難型に，病態からは大腸通過遅延型・大腸通過正常型・便排出障害型に分類される（図2-15）．

● 便秘は器質性便秘，機能性便秘，医原性便秘に大きく分類される

● 器質性便秘の原因としての大腸癌や炎症性腸疾患を見逃さないことが大切である

● 治療は食事や生活習慣の改善，薬物療法等を組み合わせる

2 鑑別診断・評価

　器質性便秘は，大腸癌などの腫瘍による狭窄やクローン病，潰瘍性大腸炎な

原因による分類	発症の経過による分類	症状による分類	病態による分類
器質性便秘	急性便秘	排便回数減少型便秘	大腸通過遅延型便秘
機能性便秘	慢性便秘	排便困難型便秘	大腸通過正常型便秘
医原性便秘		➡ p.64 排便困難	便排出障害型便秘

図 2-15 ■ 便秘の分類

表 2-8 ■ 機能性便秘の分類と原因

症状分類	病態分類	原因となる病態・疾患
排便回数減少型	大腸通過遅延型	特発性 症候性：代謝・内分泌疾患，神経・筋疾患，膠原病，便秘型過敏性腸症候群など 薬剤性：向精神薬，抗コリン薬，オピオイド系薬
	大腸通過正常型	経口摂取不足（食物繊維摂取不足など） 大腸通過時間検査での偽陰性など
排便困難型	大腸通過正常型	硬便による排便困難・残便感（便秘型過敏性腸症候群など）
	機能性排便出障害	骨盤底筋協調運動障害，腹圧（努責力）低下，直腸感覚低下，直腸収縮力低下など

慢性便秘診断・治療（関連）研究会. 慢性便秘症診療ガイドライン 2017. 南江堂，2017 を参考に作成.

どの炎症性腸疾患が原因となる．放置すれば，短期間で致命的となることもある．単なる便秘として経過をみるだけでなく，便秘以外の症状もないか確認し，特に血便や体重減少がある場合には重篤な疾患が隠れていないかを考慮し，それらを見逃さないことが重要である．

　医原性便秘は，薬の副作用（有害事象）で起こる．鎮痛薬や制吐薬では腸管運動が抑制される．一部の抗がん薬では腸管運動を調節する自律神経を障害して，蠕動運動を低下させるものもある．

　急性便秘は，一過性に大腸の蠕動運動が鈍ることで起こる．食事の偏り（便の成分になる食物繊維が少ない食事）や水分摂取不足，旅行や環境変化によるストレスなどで起こりやすい．原因がなくなれば自然に改善する．**慢性便秘**は大腸内に便がとどまり，数日間便通のない状態が日常的に起こることで，原因別に分類される．機能性便秘の分類，病態分類，原因となる疾患を表2-8に示す[1]．

　便秘の評価には，ブリストル便性状スケール*（表2-9）を用いることができる．タイプ1，2の場合に便秘と判断される．

3 治療

　エビデンスが多くないため推奨度は高くなく提案にとどまるが，水分摂取や食事，運動などが便秘の改善に有効であることは日常的にも経験される．また，軽度の便秘は食事や生活習慣の改善で解消されることが多い．日常臨床においては，薬物療法の前に生活習慣の改善を勧めることが必要と考えられる．食事を含む生活習慣の改善が，腸内細菌叢や消化管ホルモンに与える影響を検証した研究もみられ，生活習慣改善の有効性を科学的に解明しようとする試みが進

📖* 用語解説

ブリストル便性状スケール
便の性状を表すスケールとして国際的に用いられている．医療者間，患者と医療者間で共通した認識で情報を伝えられる．

表 2-9 ■ブリストル便性状スケール

		タイプ		形 状
非常に遅い（約100時間）		1	コロコロ便	硬くてコロコロの兎糞状の（排便困難な）便
		2	硬い便	コロコロ便がソーセージ状の塊になった硬い便
		3	やや硬い便	表面にひび割れがあるソーセージ状の便
消化管の通過時間		4	普通便	表面がなめらかで軟らかいソーセージ状，あるいは蛇のようなとぐろを巻く便
		5	やや軟らかい便	はっきりした境界のある軟らかい半分固形の（容易に排便できる）便
		6	泥状便	境界がほぐれて，ふにゃふにゃの不定形の小片便，泥状の便
非常に早い（約10時間）		7	水様便	水様で，固形物を含まない液体状の便

んでいる．薬物療法としては，浸透圧性下剤と上皮機能変容薬が推奨され，第一選択薬になる可能性が高い．

このように，治療に関しては薬物療法だけでなく，生活習慣や食事，また外科手術まで広くエビデンスが収集された慢性便秘診療ガイドラインが作成されており，便秘に幅広く対処する参考となっている．

2 便秘のある患者の看護

1 アセスメント

便秘の原因は，排便回数や便の性状，無排便の期間，排便時のいきみ・排ガス・腹痛・腹部膨満・悪心・嘔吐・食欲不振の有無などと共に，現病歴や既往歴，内服薬，手術歴などの患者背景もアセスメントする．水分や運動不足，不規則な生活習慣，食事量の減少，排便場所などが原因となる場合があるため，患者の日々の生活習慣や食事内容をアセスメントする．便の性状は，ブリストル便性状スケールを用いて評価する．

2 症状緩和への看護

便秘により腸内容物の停滞や有害物質が発生すると，腹痛や腹部膨満，悪心・嘔吐，食欲不振などの苦痛が生じる（これらの症状の看護については各節を参照）．便秘の予防・改善には，適度な運動と水分摂取，十分な食事量および1日3回の食事摂取，規則正しい生活習慣などが大切である．

適度な運動，水分摂取

適度な運動は腸管の血流や蠕動運動を活発にし，便秘を予防する．便中の水

分は，主に小腸と大腸で吸収される．水分が不足すると便の硬さが増して便秘につながるため，水分を多くとるようにする．起床直後に冷たい水や牛乳などをコップ1杯飲むと，腸管が刺激され排便しやすくなる．

▌ 食事

　食事量が少ないと便の材料も減少して便秘になりやすくなるため，野菜や根菜類，海藻類，きのこ類などの食物繊維を多く含む食材を含めて十分に摂取する．ただし，食物繊維は腹痛や腹部不快感を伴う便秘（便秘型過敏性腸症候群）では吸収されず，大腸で過発酵を来して症状の悪化につながるため注意が必要である．乳酸菌を含む乳製品も，便秘の改善に効果がある．脂肪や油は腸管内での便の通過の潤滑油となるため，適度にとる．香辛料を摂取することで排便が促される人もいる．

▌ 規則正しい生活

　規則正しい生活習慣は自律神経の乱れを防ぎ，消化機能を活発にし，便秘の予防・改善につながる．便意がなくても，決まった時間にトイレで排便を試みるというような排便習慣をつける行動により，排便が促されることもある．

▌ マッサージ，温罨法，ストレスの緩和

　腹部を「の」の字を書くように行うマッサージや温罨法は，腸管への刺激や腹部を温める効果により腸管の血流や蠕動運動を活発にさせ，便秘の予防になる．トイレで温水洗浄便座を使って肛門周囲を洗浄すると，刺激となり排便が促されることもある．ストレスは自律神経の乱れを生じさせ，腸管の動きを鈍くさせるため，ストレスや不安を緩和できるように関わる．

▌ 努責の回避，排便姿勢の指導

　便秘により排便が困難になると，努責を行う機会が増える．努責は血圧や頭蓋内圧の上昇を生じさせ，心疾患や脳血管疾患などがある場合は悪化させる恐れがあるため，努責をかけないように指導する．洋式便器で排便する場合は，背筋を伸ばすのではなく，上体を前かがみにして背中を丸め，つま先を立て，肘を膝の上につく「考える人」のような前傾姿勢や，洋式トイレ用足台を用いてスクワット様の姿勢をとると効果的に腹圧をかけることができ，排便しやすくなる．このような排便姿勢を指導する．

▌ 便秘薬の観察，その他の処置

　便秘の治療として便秘薬を処方された場合は，その効果と副作用（有害事象）を観察する．浣腸は頭蓋内圧を上昇させるため，使用時は注意する．慢性の便秘の場合は，経肛門的洗腸療法（逆行性洗腸法，➡ p.67参照）により排便を図ることもある．

12 排便困難
dyschezia

1 排便困難とは

1 定義

慢性便秘には排便回数減少型と排便困難型（便排出障害型）があり，**便排出障害型**を**排便困難**という．排便回数が十分あるにもかかわらず，排便時に直腸内の糞便を十分かつ快適に排出できず，便を出しにくい，便が残っているという状態である．

排便困難がある場合には，がんなどの器質性疾患や全身疾患を伴う場合があり，注意が必要である．直腸診では，実際に直腸内に便が貯留しているかだけでなく，痔核や腫瘍性病変の有無を確認できる（図2-16）．

- ●便排出障害型の便秘が排便困難である
- ●排便困難の原因には，器質性便排出障害と機能性便排出障害がある
- ●がんなどによる器質性便秘が原因で起こることがあり，見逃さないことが大切である

2 特徴・原因

排便困難の原因は，器質性と機能性の便排出障害に大きく分けられる．

▌器質性便排出障害

便排出障害を来す疾患には，直腸癌や肛門癌などによる狭窄で物理的に通過障害が起こっているものや，排便時に直腸が肛門外に脱出しスムーズに排便できない直腸脱，いきむと直腸が過度に膨らんでコブのようになり便がたまって排出できない直腸瘤などがある．痛みを伴う痔核も排便の妨げとなり，原因となりうる．排便困難を訴える場合には器質的病変の除外が必要であり，直腸診を行うことによって確認することができる．

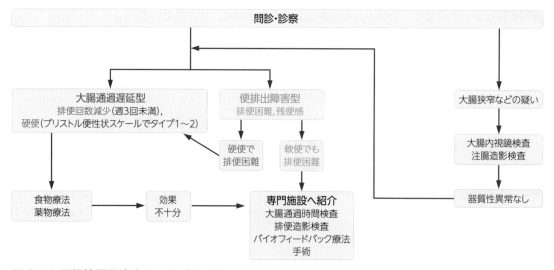

図2-16 ▌慢性便秘診療のアルゴリズム

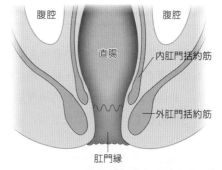

■ 機能性便排出障害

　器質的な病変がみられない場合には，機能性障害がないかを検討する．排便には，便をトイレに行くまで保持し，しっかり排出する直腸肛門機能が重要であり，肛門周囲には内肛門括約筋と外肛門括約筋がある（図2-17）．内肛門括約筋は普段は便が漏れないように無意識に収縮しており，便が肛門の近くにくると緩くなる．それを便意として自覚し，今度は外肛門括約筋を意識的に収縮させて便が漏れないようにし，排出時は外肛門括約筋を緩める．肛門括約筋の機能が障害されると，便失禁や排便困難が起こる．

図2-17 ■肛門括約筋

　それ以外にも，排便には直腸の収縮や姿勢，いきみが関与し，直腸の知覚低下や直腸の収縮力低下，いきみに必要な腹筋・横隔膜・骨盤底の筋力低下などがあると，排便困難の原因となる．座れない場合はいきみを直腸に伝えづらく，排便困難となる．硬い便によって排便困難となっている場合もしばしばみられ，その場合には便を軟らかくするように水分量や食事の改善を図り，緩下剤などの薬物療法を考慮する．便がそれほど硬くなくても排出障害を認める場合には，専門施設での精密検査を要することがある．

■ その他

　単独で直接の原因となっている可能性は高くないが，排便困難に関与する疾患もある．脳梗塞など手足の麻痺や筋力の低下を伴う疾患は，トイレまでの移動やいきみに影響を与える．排便には自律神経が深く関わるため，糖尿病，パーキンソン症候群など自律神経に異常を伴う疾患も排便困難に関与する．さらに，投与中の薬剤の影響も見逃せない．また，トイレの使用に関して不便を感じないか，精神的に落ち着いた排便環境があるかなど，精神面が関与することもある．

3 鑑別・治療

　器質性便排出障害の原因として，直腸癌や肛門癌，直腸脱，直腸瘤が鑑別に挙がる．器質的疾患が原因であれば，その原疾患の治療が必要である．硬い便が原因で排便困難となっている場合は，水分摂取や食生活の見直しや薬物療法を検討する．

2 排便困難のある患者の看護

1 アセスメント

　便秘の症状と類似するが，排便時痛や腹圧をかけづらい，便の硬化などの原因を，症状や患者背景などからアセスメントする．

2 排便への看護

　排便時の痛みが原因の場合は，排便時痛をもたらしている痔核や裂肛などの疾患の治療を勧める．また，便の硬化は排便時の痛みを助長し，より排便困難

を来すため，水分摂取や整腸効果のある食品の摂取を促し，便を軟化させる．

　高齢者や女性では，腹圧を十分にかけられない人が多い．洋式便器で排便する場合は，腹圧をかけやすい姿勢を指導する（➡ p.63 参照）．また，長時間トイレで努責すると，身体的・精神的に疲労が蓄積し，痔核や裂肛のリスクも高まる．排便が困難なときは自力排便にこだわらず，緩下剤や浣腸，洗腸，摘便なども検討していくことで患者の苦痛を緩和できる．

13	便失禁	排便機能障害
	fecal incontinence	

1 便失禁とは

1 定義・分類

　便を漏らすいわゆる**便失禁**は，「自らの意思に反して，つまり自分の意思の制御不可能な状態で社会的，衛生的に問題となる液状または固形の便が漏れる症状」と定義される[1)]．この便失禁にガス失禁が加われば，**肛門失禁**と呼ばれる．

　便失禁は，表2-10 に示す三つのタイプに分類される．

2 原因

　便失禁には加齢による内肛門括約筋の機能低下，肛門の手術や出産による肛門括約筋や神経の損傷，脊髄損傷などによる神経のダメージ，過敏性腸症候群等が影響している．その他，これらが複合的に作用して発症すると考えられる．

3 治療

　便失禁の原因になる疾患が確認できない場合は，食事・生活・排便習慣指導と，薬による治療を行う．食物繊維を摂取し，アルコールやカフェインなど下痢の原因となる飲み物を控えるとともに，外出前や就寝前に排便し，日常生活を改善していく．薬物療法では，ポリカルボフィルカルシウムという高分子ポリマーを含む薬が，腸の中で水分を吸って膨らみ，便を固形化する働きがある．また，止痢薬（ロペラミド塩酸塩）を使用する場合もある．初期治療を行うと，生活指導で半数近い患者に改善がみられ，薬による治療で9割近くの患者に改

- 肛門括約筋の機能低下や損傷，神経ダメージが原因となる
- 明らかな原因が確認できない場合には，まず食事，生活，排便習慣指導と薬物療法を行う
- 専門的治療としては，骨盤底筋体操や経肛門的洗腸療法などがある

表 2-10 ■便失禁の分類

漏出性便失禁	最も多く，便失禁の 50％を占める．便意がなく，気づかないうちに便が漏れてしまう症状．
切迫性便失禁	便失禁の 15％程度にみられる．便意は感じるが，排便を我慢できずにトイレに行くまでに漏れてしまう症状．
混合性便失禁	便失禁の 35％程度にみられる．漏出性と切迫性の両方の症状がみられる．

善がみられた報告もある.

　初期診療で十分に改善しない場合は，専門的治療に進むことになる．まず，肛門内圧検査，直腸感覚検査などで直腸と肛門の機能を測定し，重症度を調べる．肛門内圧検査は，肛門内にセンサーを入れ，肛門の締まる強さを測定する．直腸感覚検査は，直腸内にバルーンを入れて少しずつ膨らませながら直腸の感覚を調べる.

　検査結果に応じて，肛門括約筋を鍛える訓練（**骨盤底筋体操**，図2-18）や**経肛門的洗腸療法（逆行性洗腸法**，図2-19）など，専門的な治療を行っていく．経肛門的洗腸療法は，専用の器具を使って便を取り除き，腸に便失禁の原因となる便が残らないようにする治療法である．便を出すことで，便失禁を心

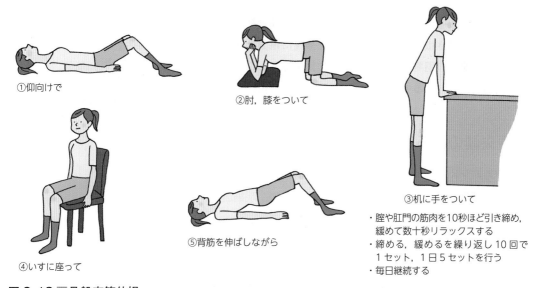

①仰向けで

②肘，膝をついて

③机に手をついて

・腟や肛門の筋肉を10秒ほど引き締め，緩めて数十秒リラックスする
・締める，緩めるを繰り返し10回で1セット，1日5セットを行う
・毎日継続する

④いすに座って

⑤背筋を伸ばしながら

図2-18 ■骨盤底筋体操

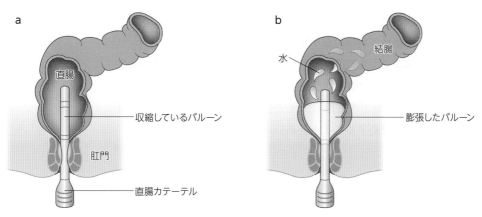

a

直腸

収縮しているバルーン

肛門

直腸カテーテル

b

水

結腸

膨張したバルーン

直腸カテーテルを肛門から直腸に挿入し（a），バルーンを膨らませ水を注入する（b）.
バルーンの空気を抜き，カテーテルを肛門から抜くと，注入した水と一緒に便が排出される.

図2-19 ■経肛門的洗腸療法

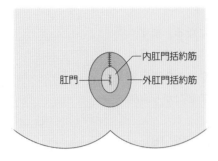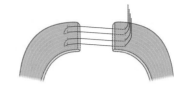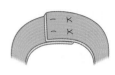

図 2-20 ■肛門括約筋修復術／形成術

配することなく外出したり，行事に参加したりすることが可能になる．

　肛門括約筋の訓練や経肛門的洗腸療法などを行っても症状が改善しない場合は，仙骨神経刺激療法という治療法が行われる．仙骨神経の一部は，直腸や肛門の感覚および働きに関与しており，仙骨神経に電気刺激を送ることで肛門括約筋の動きや直腸の感覚を回復させ，便失禁を抑えることが可能になる．

　肛門括約筋断裂による便失禁には，肛門括約筋修復術／形成術が有効である（図2-20）．

2 便失禁のある患者の看護

1 アセスメント

　便失禁の頻度や量，きっかけ，予兆などとともに，現病歴や手術歴，食事内容，生活習慣などから原因をアセスメントする．

2 症状緩和への看護

　便失禁は下着や衣類，寝具を汚し臭気を発生させる．汚れたときは，すみやかに清潔なものと交換する．便失禁が頻繁で下着が汚れる場合は，パッドやおむつの使用を検討する．便失禁は，排便行為の失敗による自尊感情の低下を来す．また，仕事中や家族と過ごす時間でも，便失禁への心配や対処などによりストレスや不安を感じるため，精神的なケアが必要である．

　予防には，骨盤底筋体操により肛門括約筋を鍛える方法がある．肛門周囲の皮膚障害にも注意する．便失禁が頻回で水様性の高い場合は，フレキシシール®やMMI便失禁管理システムなどを使用し，便失禁を管理する．また，経肛門的洗腸療法により便失禁を予防することもある．

14 倦怠感

fatigue

肝機能障害

① 倦怠感とは

1 定義

倦怠感とは，疲れの原因がはっきりわからない，体がだるい，体が重い，眠いといった身体的状態である．原因は，日々の疲労の蓄積，なんらかの病気，精神的なストレスなどが考えられる．それに対して疲労感とは，肉体労働や激しいスポーツをした後など疲れの原因がある程度はっきりしていて，筋肉痛がある，体がだるい，疲れている状態をいう．精神的に疲れた場合にも，疲労感を感じることがある．このような疲労感は，一過性の場合もあれば，休息しても疲れが取れない慢性的な場合もある．

- ●原因は身体的，精神的，薬剤の影響など多様である
- ●鑑別には系統的な問診が重要である
- ●肝疾患では倦怠感が先駆けて出現することが多く，それが唯一の症状であることもある

2 鑑別・治療

倦怠感の鑑別をするうえで重要なのは，系統的な問診である(図2-21)．急性の場合は**感染症**が最も多く，慢性の場合は**不安**や**うつ状態**などの心因性が最も多い．見逃してはいけない疾患に，悪性腫瘍や慢性感染症(結核，心内膜炎，骨髄炎など)，膠原病，内分泌疾患，肝疾患や腎疾患などがある．体重減少を伴う場合は重篤な疾患である場合も多く，慎重に鑑別する．

全身倦怠感の原因を表2-11に示す．治療は，それぞれの原因に対して行う．

3 倦怠感と肝疾患

肝臓の病気にはさまざまあるが，進行しないと自覚症状が現れにくいことから，「沈黙の臓器」と呼ばれている．肝臓は再生能力が高いため，自然に治癒することもあるが，表面上は治ったように見えても，実は病気が進行していたと

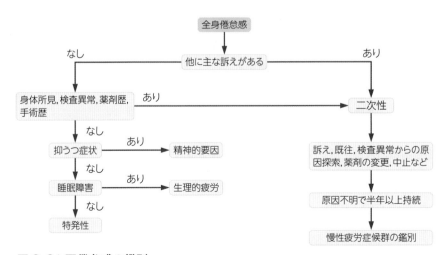

図2-21 ■倦怠感の鑑別

表2-11 ■全身倦怠感の原因

内分泌・代謝疾患	糖尿病，クッシング症候群，甲状腺機能低下症，甲状腺機能亢進症，慢性腎臓病
循環器・呼吸器疾患	心不全，虚血性心疾患，慢性閉塞性肺疾患（COPD），睡眠時無呼吸症候群
消化器疾患	肝炎，肝硬変，脂肪肝
感染症	肺炎，肺結核，心内膜炎，胆囊炎，敗血症
精神疾患	不安障害，うつ病
薬剤	利尿薬，降圧薬，副腎皮質ステロイド，抗うつ薬，抗不安薬，睡眠薬，アルコール，カフェイン

いうこともある.

　また，症状があっても肝臓に特有の症状ではないため，一時的な体調不良や風邪などと思っている例が多い.急性肝炎では主な症状として食欲不振や吐き気が現れるが，**慢性肝炎**や**肝硬変**では，他の症状に先駆けて全身の倦怠感や疲労感を訴える患者が多い.慢性の肝疾患ではこれらに加えて，気分のいらいら，性欲減退などの症状が出ることもある.

② 倦怠感のある患者の看護

1 アセスメント

　全身倦怠感は，疲労感とは異なり休息しても回復せずに持続することが多く，日常生活への意欲減退にもつながり，精神的負担となる身体症状の一つである.非常に主観的な症状であり，倦怠感の程度を客観的に評価するのは難しいが，倦怠感を表す表現や表情，活動の程度，苦痛の有無・程度・内容などを合わせて観察する.

2 苦痛の軽減

　倦怠感による苦痛を軽減するためにクッションなどを使用して体位を工夫し，自力での体位変換が困難な場合は，看護師が体位変換を行う.また，倦怠感のある患者は食事や清潔保持，排泄といった日常生活動作を行うことでも疲労感を感じることが多いため，倦怠感の程度に応じて援助する.

　食欲低下を伴っている場合もあり，食事摂取量が減少すると低栄養状態となり倦怠感を助長するため，メニューの工夫や必要に応じて食事介助を行う.倦怠感があると保清への関心も低下する場合があり，部分清拭や口腔ケアを行う.トイレへの移動が苦痛である場合は，ポータブルトイレの設置を検討する.

15 腹 水

ascites

肝機能障害

1 腹水とは

1 定義

腹水とは，血管やリンパ管から漏れ出した液体が腹腔内にたまったものをいう(図2-22). 通常，腹腔内に水分がたまることはないが，なんらかの原因によって腹水が起こることがある. 腹水がたまるとお腹が水膨れの状態になり，内臓を圧迫する.

2 分類・鑑別診断

腹水は，大まかに**滲出性腹水**と**漏出性腹水**に分かれる(表2-12). 漏出性腹水の発生機序には，表2-13の三つがある.

腹水がたまる疾患には肝疾患やネフローゼ症候群，がんなどがあり，鑑別診断をすることによって病名が特定される. 鑑別診断では腹水の色や性状を調べることが必要で，特に色を調べることによって病名がある程度推測できる.

腹水が透明や淡黄色の場合は，肝硬変やネフローゼ症候群の可能性がある. **肝硬変**は肝臓病の一種で，肝臓が硬くなって正常に機能しなくなり，腹水がたまるようになる(図2-23). **ネフローゼ症候群**は腎臓病の一種で，腎臓が正常に機能しなくなることによって尿の量が減り，腹水がたまる.

腹水が暗いオレンジ色の場合は，**化膿性腹膜炎**の可能性が高い. がんが進行・転移し，腹膜に癌性の炎症が生じると(癌性腹膜炎)，体液が漏れ，赤色の腹水がみられる.

原因疾患としては慢性肝疾患が81.0%と多く，続いて悪性腫瘍が10.0%，心不全が3.0%である. 腹水患者の5%に，二つ以上の原因がある.

3 治療

軽症〜中等症では，食欲を損なわない程度の緩やかな食塩摂取制限は有効である. アルブミン投与は利尿薬に対する反応性を高めるため，低アルブミン血症時に利尿薬と併用することを勧める. 難治性腹水には大量腹水穿刺排液[*]が有用である. 腹水濾過濃縮再静注法[*](CART)も一つの方法である.

●滲出性腹水と漏出性腹水がある
●心臓，肝臓，腎臓の病気，がんなどさまざまな原因で起こる
●塩分制限やアルブミン投与，利尿薬の併用を行う

●腹水〈動画〉

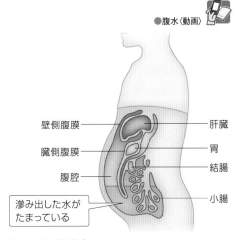

壁側腹膜 — 肝臓
臓側腹膜 — 胃
腹腔 — 結腸
— 小腸

滲み出した水がたまっている

図 2-22 ■腹水

用語解説

大量腹水穿刺排液
腹水がなくなるまで排液を行う治療法. 循環不全や腎障害などの合併症を予防するため，血液製剤のアルブミンを投与しながら行うことが推奨されている.

腹水濾過濃縮再静注法
腹水からタンパク質など必要な成分を回収して再利用する治療法. 専用のバッグに貯留した腹水を取り出し，2種類のフィルターで細菌や細胞，不要な水分を取り除いて静脈から体内に戻す.

表2-12 ■腹水の分類

	滲出性腹水	漏出性腹水
原因	漿膜の炎症	非炎症性（水血症，うっ血，血管壁の変性など）
外観	一般に混濁	淡黄色，透明
比重	1.018以上	1.015以下
タンパク濃度	4g/dL以上	2.5g/dL以下
糖	血漿に比べ低濃度	血漿濃度に近似
リバルタ反応	陽性	陰性
線維素	多量に析出	微量
細胞	多核白血球（急性炎症），リンパ球（慢性炎症）	中皮細胞，組織球

表2-13 ■漏出性腹水の発生機序と主な原因疾患

漏出性腹水の発生機序	主な原因疾患
①門脈圧亢進	肝硬変，右心不全，門脈圧亢進症
②膠質浸透圧の低下	肝硬変，低栄養，ネフローゼ症候群
③有効循環血漿量の低下	肝硬変，心不全，甲状腺機能低下症

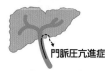

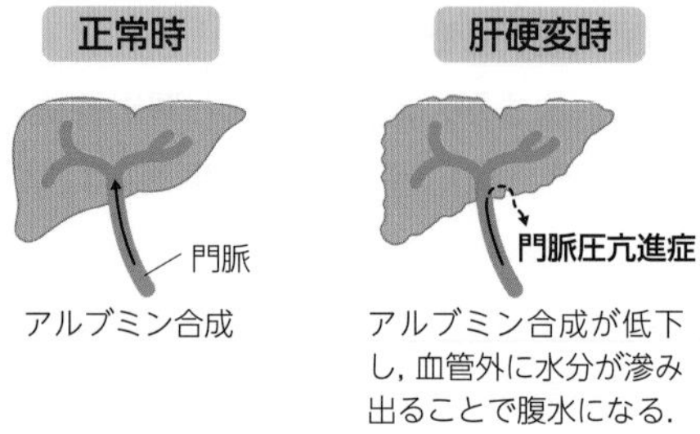

正常時　　門脈　アルブミン合成

肝硬変時　門脈圧亢進症　アルブミン合成が低下し，血管外に水分が滲み出ることで腹水になる．

図2-23 ■肝硬変による腹水産生の機序

② 腹水のある患者の看護

1 アセスメント

　腹水は，肝機能障害，低タンパク血症，悪性腫瘍などによって生じ，腹部の圧迫感や呼吸困難感などの苦痛を伴う．腹水の貯留状況，浮腫や食欲不振，呼吸困難感などの随伴症状，バイタルサインや栄養状態などの全身状態を把握する．腹水があるとバランスがとりにくくなるため，転倒・転落などのリスクアセスメントを行う．

2 苦痛の軽減

　患者は，腹水による腹部の圧迫感や緊張が高まった状態にあり，横隔膜が挙上されて胸郭の動きが妨げられ，呼吸困難が生じる場合がある．ファウラー位や膝を曲げた仰臥位をとると，腹部が弛緩するため圧迫感や呼吸困難を緩和できる．少しでも安楽な姿勢がとれるよう患者と相談する．

　また，ズボンのゴムを緩めたり浴衣タイプの寝衣を選ぶなど工夫し，腹部を締め付けるような衣類は避ける．

3 食事指導

　腹水の増加を抑制するために，塩分と水分が制限される．しかし，過度の塩分制限は食欲低下を招く要因にもなり，栄養不良状態をもたらす可能性がある．食欲を損なわない程度の緩やかな塩分制限（5〜7g/日）にとどめ，日常

的な食事への食塩添加や調理済み食品を控えることが重要である．血漿内のタンパク質であるアルブミンが腹水へ移動し低アルブミン血症となるため，高タンパク食を摂取する．

4 環境調整

　腹部膨満や圧迫感などにより体動困難になることも多く，長時間同一体位をとる可能性がある．浮腫により皮膚が過度に伸展して脆弱化し，水疱や褥瘡を形成しやすくなる．体圧分散マットなどを使用して除圧し，体位変換時は寝衣やシーツのしわを伸ばす．

　腹水によって足元が確認できない場合や歩行が不安定な場合，体のバランスが取りにくい場合は，転倒や転落の危険がある．履き物の工夫やベッド周辺の通路の整理，柵を利用した安全な起き上がりや立ち上がり動作の指導を行う．

　腹水排出のために利尿薬が使用されている場合は，頻繁にトイレに移動することとなる．体動困難な状況を考慮し，トイレから近い部屋やベッドサイドへのポータブルトイレ設置を検討する．

5 清潔の保持

　腹水や浮腫により皮膚は傷つきやすく，低タンパクの状態でもあることから，感染や褥瘡を起こしやすく，一度発生すると治癒に時間を要する．水疱が破綻したところから感染症を起こす可能性もあり，十分な観察と清潔の保持が重要となる．患者の状態に合わせて全身清拭や部分清拭を行い，清潔を保つようにする．腹水により視野が確保できなかったり，前傾姿勢では腹部が圧迫され，フットケアができないこともある．定期的に爪を切り，巻き爪などを予防する．浮腫が進行すると，輸液の刺入部や創部から滲出液が滲み出ることがあるため，頻繁にガーゼを交換し，適切な素材で刺入部を保護する．

6 精神的ケア

　腹水のある患者は慢性の経過をたどり，腹水貯留の状態を繰り返していることが多い．腹水があることで日常生活が障害され，入院・治療による社会的役割の中断や経済的負担といった問題に不安を抱くことが考えられる．徐々に増加する腹水に伴い，ボディイメージの変化や病状の悪化を実感することもある．患者・家族と十分なコミュニケーションをとり，不安や悲嘆を表出できるよう支援する．

16 肝性脳症　　　肝機能障害
hepatic encephalopathy

① 肝性脳症とは

1 定義

　肝性脳症（肝性昏睡）は，高度の肝機能障害や門脈 – 大循環シャントにより

腸管内で産生された毒性物質が肝臓で解毒されることなく，透過性の亢進した血液脳関門*（blood brain barrier：BBB）を通過して脳に到達することで生じる．さまざまな物質の関与が考えられており，アンモニア（NH_3）が最も重要である．

2 原因

　肝性脳症は，脳に対して毒性のある物質が影響して発症する．消化管から吸収された物質は，門脈と呼ばれる血管を通り肝臓へ運ばれる．肝臓では，体に必要な物質を全身組織が利用できるように処理する一方，処理の過程で発生する不要な物質を解毒する作用ももっている．

　しかし，肝硬変をはじめとした慢性的な肝障害があると，消化管から吸収された物質を適切に処理できなくなり，体内にアンモニアなどの不要な物質が過剰に蓄積することになる．さらに，肝硬変では**門脈圧亢進症**と呼ばれる病態を併発する．門脈圧亢進症を発症すると，門脈から肝臓への血液の流れが阻害され，消化管から吸収されて本来であれば肝臓で処理を受ける毒性物質が，肝臓での処理を受けずに直接全身に循環する．

　これらの結果，毒性物質が脳へ運ばれ，脳細胞に障害を引き起こして肝性脳症となる．

3 症状

　肝性脳症では中枢神経症状が主体で，意識障害の程度に準じて五つの段階に分類されている（表2-14）．第一段階では，昼夜睡眠覚醒のサイクルが逆転したり，自分の身なりに無関心になったりする．こうした症状は軽微なものであり，気づかれないこともある．

表2-14 ■肝性脳症の昏睡度分類

昏睡度	精神症状	参考事項
I	睡眠-覚醒リズムの逆転 多幸気分ときに抑うつ状態 だらしなく，気にとめない態度	あとでふり返ってみて判定できる
II	指南力（時・場所）障害，物をとり違える． 異常行動（例：お金をまく，化粧品をゴミ箱に捨てるなど） ときに傾眠状態（普通の呼びかけで開眼し会話ができる） 無礼な言動があったりするが，他人の指示に従う態度をみせる	興奮状態がない 尿便失禁がない 羽ばたき振戦あり
III	しばしば興奮状態またはせん妄状態を伴い，反抗的態度をみせる 嗜眠状態（ほとんど眠っている） 外的刺激で開眼しうるが，他人の指示に従わない，または従えない （簡単な命令には応じえる）	羽ばたき振戦あり （患者の協力が得られる場合）指南力は高度に障害
IV	昏睡（完全な意識の消失） 痛み刺激に反応する	刺激に対して，払いのける動作，顔をしかめるなどがみられる
V	深昏睡 痛み刺激にもまったく反応しない	

犬山シンポジウム記録刊行会編．第12回犬山シンポジウム．A型肝炎・劇症肝炎．中外医学社，1982，p.124.

症状が進行すると，時間や場所，人に対して誤った認識をするようになる．たとえば，病院に入院していても自分が病院にいることを忘れてしまったり，看病してくれている家族のことを認識できなくなったりする．またお金を捨てるといった異常行動を示すこともある．この段階では**羽ばたき振戦（アステリキシス）**を呈することがある．羽ばたき振戦とは，両手を広げた状態で腕を伸ばし，手の甲が自分のほうを向くように手の関節を曲げると，手の関節や指先が羽ばたくように揺れ動く運動のことである（図2-24）．

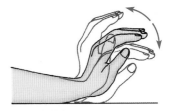

図2-24 ■羽ばたき振戦

肝性脳症がさらに進行すると，傾眠傾向が強くなったり，興奮状態となったり，周囲の状況に極度におびえたりするようになる．最終的には意識が完全になくなり，痛みなどの刺激でも反応しなくなる．

なお，アミノ酸の一種であるメチオニンが処理される過程で生成されるメルカプタンと呼ばれる物質があるが，肝性脳症の患者ではこの物質が多く蓄積する．その結果，**肝性口臭**と呼ばれる甘く，カビ臭いアミン臭のような特有のにおいを認めることもある．

4 誘因・治療

肝性脳症の誘因として代表的なものに消化管出血，便秘，タンパク質の過剰摂取，利尿薬の過剰投与などがある．治療時にはこれらの誘因を可能な限り是正する．

治療では，原因がわかればその原因に対するアプローチを行う．感染症が疑われる場合には抗菌薬を使用し，食道静脈瘤からの出血がある場合には内視鏡を用いた止血術が行われる．

腸管内に存在する毒性物質を排除するために，ラクツロースと呼ばれる下剤が使用されることがある．特に動物性のタンパク質を大量に摂取すると，毒性物質が体内でより多くつくられるため，動物性タンパク質を減らした食事にすることも治療の一環として有効である．

さらに，毒性物質をつくりだす腸内細菌を減らすことを目的として，腸管から吸収されにくい抗菌薬であるリファキシミンが使用されることもある．

2 肝性脳症のある患者の看護

1 アセスメント

肝性脳症は，肝機能が低下しアンモニアの解毒作用が障害されることによって生じる傾眠傾向や異常行動，昏睡などの意識障害であり，程度は軽度の意識障害から昏睡状態までさまざまである．食欲不振や倦怠感の有無，肝性口臭（甘酸っぱいにおい）や羽ばたき振戦といった身体的症状や血液検査の結果，昼夜逆転，日時や場所の間違い，日常的に使用する物をゴミ箱に捨てるなどの異常行動の有無などの観察により，早期発見に努める．

肝性脳症を発症した場合，患者は認知機能に障害を来し自身で症状を自覚・判断することは難しいため，家族や周囲の人々にも注意を促し，早期発見につながるよう援助する．

2 安全の確保

興奮状態にあるときには，ベッド柵を乗り越えようとするなどの異常行動がみられ，ベッドから転落する危険があるため，ベッドの高さや位置を調節する．ベッドの上や周囲は整理整頓し，よく使用する物は手元に置き，身体損傷の恐れのあるものはベッド周囲には置かないといった環境整備も行う．

3 清潔の保持

意識障害に伴い判断能力や認知機能が障害されるため，患者自身で清潔を保つのが困難になる．意識レベルによっては，失禁への対応や歯磨きが十分に行えていない場合がある．陰部洗浄や，呼吸器感染予防のためにも口腔ケアを行う．肝性脳症が出現するときには黄疸や浮腫，腹水などといった他の症状が出現していることも多く，皮膚や粘膜を損傷しないよう注意しながら清潔ケアを行う．

4 症状悪化の予防

肝性脳症が出現している期間は，アンモニアの産生につながるタンパク質摂取を減らし，アンモニア産生を抑制する分岐鎖アミノ酸製剤を投与する．アンモニアは，下部消化管での腸内細菌による便の分解で産生される．便が貯留し，便と腸内細菌の接触時間が長くなるとアンモニアの産生および吸収が増加するため，排便状況を観察し便秘を予防する．合成二糖類の投与により腸管内のpHを低下させ，食物輸送能を亢進させることで排便をコントロールする．

食道静脈瘤の破裂などによる消化管出血が起こると，腸内に流入した血液がタンパク源となりアンモニア産生が増加するため，出血傾向の程度や排泄物の性状を観察する．食道静脈瘤がある場合は腹圧により破裂する可能性があり，排便コントロールは重要である．また，利尿薬の投与時に脱水傾向となり低カリウム血症を起こすと，腎臓でのアンモニア産生が増加する．尿量や電解質を観察し，脱水にならないように注意する．感染症はアンモニアの産生を増加させる．患者の状況に合わせて，呼吸器感染や尿路感染，皮膚の損傷からの感染などに対して感染予防策を実施する．

引用・参考文献

食欲不振

1）伊藤正男ほか総編集. 医学書院医学大辞典. 第2版, 医学書院, 2009.
2）杉山敏郎. 食欲不振. 臨床症状. 伴信太郎ほか部門編集. 内科学書. 改訂第8版. 小川聡総編集, 中山書店, 2013, p.379-378.
3）Thompson, M.P. et al. Unexplained weight loss in the ambulatory elderly. J Am Geriatr Soc. 1991, 39(5), p.497-500.
4）Evance, T. et al. Approach to the patient with unintentional weight loss. Elmore, J.G. ed. Up To Date. https://www.uptodate.com, (参照2023-12-13).
5）山崎峰夫監修. "HELLP症候群". 病気がみえる：産科. 医療情報科学研究所編. 第4版, メディックメディア, 2018, p.116-117.

過食・拒食

1）伊藤正男ほか. 医学書院医学大辞典. 第2版, 医学書院, 2009.
2）井上雄一ほか. 睡眠関連食行動障害. 精神神経学雑誌.

2010, 112（9）, p.912-920.

3）Callahan, C.M. et al. Six-item screener to identify cognitive impairment among potential subjects for clinical research. Med Care. 2002, 40（9）, p.771-781.

4）古賀奈津季ほか. 1分間語想起スクリーニングテストによる認知機能低下の判別. 理学療法さが. 2017, 3（1）, p.23-28.

5）Arroll, B. et al. Screening for depression in primary care with two verbally asked questions：cross sectional study. BMJ. 2003, 327, p.1144-1146.

摂食・嚥下機能障害

1）デニス・L・カスパーほか編. "嚥下障害". ハリソン内科学. 福井次矢ほか監修. 第5版, メディカル・サイエンス・インターナショナル, 2017, p.261-264.

2）小口和代ほか. 機能的嚥下障害スクリーニングテスト「反復唾液嚥下テスト」（the Repetitive Saliva Swallowing Test：RSST）の検討. リハビリテーション医学. 2000, 37（6）, p.375-388.

4）窪田俊夫ほか. 脳血管障害における麻痺性嚥下障害：スクリーニングテストとその臨床応用について. 総合リハビリテーション. 1982, 10（2）, p.271-276.

5）栢下淳ほか. 日本摂食嚥下リハビリテーション学会嚥下調整食分類2021. 日本摂食嚥下リハビリテーション学会誌. 2021, 25（2）, p.135-149.

6）日本介護食品協議会. とろみ調整食品のとろみ表現に関する自主基準. https://www.udf.jp/about_udf/section_05.html,（参照2023-12-13）.

悪心・嘔吐

1）伊藤正雄ほか総編集. 医学書院医学大辞典. 第2版, 医学書院. 2009.

2）小川聡総編集. 伴信太郎ほか部門編集. "臨床症状". 内科学書. 改訂第8版. 中山書店, 2013, p.379-378.

3）北啓一朗ほか. "悪心・嘔吐". 診断力を鍛える！症候足し算. 山中克郎監修, 羊土社, 2017, p.48-51, p.137-140.

4）藤田善幸ほか. 消化器疾患：内科の立場から. レジデント. 2013, 14年1月号. p.22-29.

胸やけ

1）清水勇一ほか. "胸焼け・げっぷ". 内科診断学. 福井次矢ほか編. 第3版, 医学書院, 2016, p.408-412.

2）渡邊雄介. 咽喉頭酸逆流症（Laryngo Pharangeal Reflux Disease）について. 口腔・口咽科. 2005, 17（2）, p.227-230.

吐血・下血

1）加藤元嗣ほか. "下血・血便". 内科診断学. 福井次矢ほか編. 第3版, 医学書院, 2016, p.591-597.

腹痛

1）Li, J.M.W."Abdomincal pain". The Patient History. Tierney, L.M.Jr. et al ed. McGraw-Hill, 2005, p.259-270.

2）北啓一朗ほか. "腹痛". 診断力を鍛える！症候足し算. 山中克郎監修. 羊土社, 2017, p.40-47, 128-136.

3）"CQ30. OPQRSTの症状聴取に診断的意義はあるか？". 急性腹症診療ガイドライン2015. 急性腹症診療ガイドライン出版委員会編. 医学書院, 2015, p.54.

4）杉山敏郎. "腹痛". 内科学書. 伴信太郎ほか部門編集. 小川聡総編集. 改訂第8版, 中山書店, 2013, p.376-379.

腹部膨満

1）小松嘉人ほか. 腹部膨隆. 内科診断学. 福井次矢ほか編. 第3版, 医学書院, 2016, p.554-557.

2）向坂彰太郎ほか. "腹部膨隆. 臨床症状". 内科学書. 伴信太郎ほか部門編集. 小川聡総編集. 第8版, 中山書店, 2013, p.77-78.

黄疸

1）土田明彦ほか監修. "肝臓総論". 病気がみえる：消化器. 医療情報科学研究所編. 第4版, メディックメディア, 2010, p.176-189.

2）北啓一朗ほか. "黄疸". 診断力を鍛える！症候足し算. 山中克郎監修. 羊土社, 2017, p.88-89, 180-181.

3）厚生労働省. 重篤副作用疾患別対応マニュアル：薬物性肝障害. 2008（令和元年9月改定）, https://www.mhlw.go.jp/topics/2006/11/dl/tp1122-1i01_r01.pdf,（参照2023-12-13）.

便秘

1）慢性便秘の診断・治療（関連）研究会編. 慢性便秘症診療ガイドライン2017. 南江堂, 2017, p.112.

2）Lewis, S.J. et al. Stool form scale as a useful guide to intestinal transit time. Scand J Gastroenterol, 1997, 32（9）. p.920-924.

便失禁

1）日本大腸肛門病学会編. 便失禁診療ガイドライン2017年版. 南江堂, 2017,132p.

3 | 消化器の検査と看護

1 | 消化器の主な検査

　消化器症状は健康な人にとってもしばしば認められるため，検査が必要であるかどうかを慎重に判断し，その場に応じた，侵襲度が低く，安価なものから行う必要がある．

1 尿検査

　消化器疾患でまず行われる検査として，尿検査が挙げられる．一般的な尿検査は安価で侵襲が少ないスクリーニングに適した検査であるが，排尿とのタイミングで検体の採取に難渋することもある．

　腹痛の鑑別診断である尿路結石を疑う所見としての尿潜血，黄疸の際にみられる尿ビリルビンなどを簡便に知ることができる．膵炎を疑った際のアミラーゼなども測定が可能である．また，上部消化管X線造影もしくは内視鏡検査施行時に限り，ヘリコバクター・ピロリ抗体を測定することができる．

2 血液検査

　血液検査が行われることも多い．血液検体でわかる検査は多岐にわたり，安価なものから高価なものまで混在している．一般的に侵襲は軽微であるが，消毒に用いるアルコール等に対するアレルギーや血腫，神経損傷，血管迷走神経反射などの合併症もあり，必要性と危険性を踏まえた上での同意が必要である．

　実地診療の場では，貧血の有無や炎症の有無を知るための血液学的検査，肝機能，膵機能などを評価するために用いられているAST，ALT，アミラーゼ，リパーゼなどが測定できる生化学検査，血液の固まりやすさを測定できる凝固能検査，CRPなどの炎症や各種肝炎に対する抗体などを測定する免疫学的検査，CEAやCA19-9などの腫瘍マーカーに大別される．

➡詳しくは，p.80「2節 血液検査」参照

3 便検査

　便検査は多くは便潜血反応をみるために行われており，健康診断の受診者や大腸癌を疑った場合などに行われることが多い．比較的安価で侵襲も少ないが，検体の採取のタイミングに難渋することも多い．腸管感染症の診断で，検鏡（顕微鏡での検査）や培養が行われることもある．

➡詳しくは，p.85「3節 便検査」参照

4 画像検査

　画像検査としては超音波検査，単純X線（エックス線）検査，造影検査，CT検査，MRI検査に加え，日本では内視鏡検査がよく行われている．

超音波検査

　超音波検査の目的は健康診査の場でのスクリーニングから，診断，例えば胆

囊炎を疑った際に実際に胆嚢を描出し，圧痛を確認する（マーフィー徴候）などまで，多岐にわたる．体外からゼリーを塗布して超音波プローブで観察する検査であり，侵襲性は低く病態の変化に応じて繰り返し施行できる利点があるが，摂食などの条件によっては観察が不十分になることもある．

超音波を用いて，肝生検や肝腫瘍の治療などを行うこともある．

➡詳しくは，p.119「14 節 腹部超音波検査」参照

▌腹部単純 X 線検査

腹部単純 X 線検査は，疾患のスクリーニングと，腸閉塞などの診断にも用いることがある．わずかに放射線被曝があり，妊婦への施行は避けたほうがよいが，比較的安価でその他の侵襲は少ない．

腸穿孔の際にみられる遊離ガスの検出目的で，胸部 X 線写真を撮像することもある．

➡詳しくは，p.91「6 節 腹部単純 X 線検査」参照

▌消化管 X 線造影検査

上部消化管 X 線造影検査は，健康診断などのスクリーニングで行われることが多い．また，手術前の精査や術後機能を評価する目的で行われることもある．

下部消化管 X 線造影検査は下剤等の前処置が必要であるが，上部消化管 X 線造影検査と同じくスクリーニングと精査両方の目的で行われている．

造影剤としてバリウムが用いられることが多いが，目的によって他のものを用いることもある．放射線被曝があり，妊婦への施行は避けたほうがよい．

➡詳しくは，p.93「7 節 消化管 X 線造影検査」参照

▌CT 検査，MRI 検査

CT 検査や MRI 検査は体幹内部の構造を知ることができるため，現在日本では汎用されている．CT 検査は放射線被曝があるため，スクリーニングというよりは腹痛等の症状がある場合の精査に行うことが多く，比較的費用がかかる検査である．一方で，機器の改良により被曝線量は減少しており，急性腹症などの必要時には妊婦であっても説明の上，躊躇せず CT 撮像を行うことが肝要である．

血管内に造影剤を投与して撮像することで診断能が上がるため，必要に応じて造影 CT が撮像されているが，造影剤によりアレルギーやショックが引き起こされることがあるため，喘息の既往などアレルギー体質の場合は特に注意が必要である．また，腎機能によっては造影剤を使用できないことがある．

MRIはその特性を生かして胆管膵管などの立体的な描出が可能であり，MRCPと呼ばれている．また近年，腫瘍等に集積するPETとCTを組み合わせたPET-CTが撮像されているが，病変部位により診断能にばらつきがある．

➡詳しくは，p.102「10 節 CT 検査」，p.105「11 節 MRI 検査」参照

▌血管造影検査

腹部の血管造影も，時に行われる．その目的はすべて精査と治療である．カテーテルからの薬品の投与や塞栓術が行われることもある．

➡詳しくは，p.97「8 節 腹部血管造影検査」参照

▌内視鏡検査

内視鏡検査は，スクリーニングと精査の両方で行われる上に，内視鏡的ポリープ切除術のような治療目的でも行われている．上部消化管内視鏡検査は，絶食

して行う．下部消化管は，先行して下剤を投与することが一般的である．

　その他，胆膵疾患の診断と内視鏡治療に側視鏡を用いた ERCP，超音波内視鏡を用いた，組織採取が可能な，EUS-FNA などの手技もよく行われている．

➡詳しくは，p.110「13 節内視鏡検査」参照

　いずれの検査も診療の場のニーズを踏まえ，検査によるメリットとデメリットを比較し，侵襲度が低く，安価なものから行う必要がある．

2 血液検査
blood test

検体検査

1 血液検査とは

1 一般検査

　血液一般検査は血算と呼ばれることもあり，古くは採取した血液細胞の数を数え，その形を観察するものであったが，現在の測定は，ほぼ機械化されている．検査の内容は，感染症などの炎症がある場合に上昇するWBC（白血球数），消化管出血などの貧血がある場合に低下するRBC（赤血球数）やHb（ヘモグロビン），Ht（ヘマトクリット），出血時に止血する働きがあり肝機能を反映するPlt（血小板数），好中球や好酸球，好塩基球，単球，リンパ球の分類や形態の異常を表し，感染症診断に用いる白血球像（末梢血液像），ABO 式血液型とRh 式血液型を調べる血液型などがある．

　貧血の検査では，RBC と Hb はともに重要であるが，酸素運搬能力が低下した状態を直接示す Hb が最も病態を反映している．貧血がみられれば RBC・Hb・Ht の３項目から MCV（平均赤血球容積）・MCH（平均赤血球血色素量）・MCHC（平均赤血球血色素濃度）を計算し，MCV でその貧血が大／正／小球性かと，MCH で高／正／低色素性，すなわち赤血球１個に含まれる Hb が多いか／普通か／少ないかを判断する．

　例えば，胃・十二指腸潰瘍からの出血など急性の消化管出血では正球性正色素性貧血，大腸癌など慢性の出血では小球性低色素性貧血，胃切除後の栄養吸収障害では大球性貧血となり，診断に用いられる．

　古くは赤血球沈降速度（血沈）と呼ばれる，赤血球が試薬内を沈んでいく速さをみる検査も広く行われていたが，採血に当たり別の採血管が必要であり，CRP 等の炎症反応をみる検査で代用されることも多い．

2 肝機能検査

　肝臓は，食物から吸収された糖・タンパク質・脂質を体内で貯蔵し，エネルギーとして使用できるようにする代謝をつかさどっている．また，アルコールや薬，老廃物などの有害な物質を分解し，人体に影響を及ぼさないように無毒化する解毒作用があり，脂肪の消化吸収を助ける消化液である胆汁を生成・分泌している．肝臓自身が障害される各種急性肝炎，慢性肝炎，肝臓癌，胆管細

胞癌，転移性肝癌や胆汁の流れがうっ滞して起こる胆石，胆道系感染症，がんなどによる閉塞性黄疸などの胆道系疾患において，肝機能検査に異常を来すこととなる.

▌AST（アスパラギン酸アミノトランスフェラーゼ）

AST（GOT）は細胞内でつくられる酵素であるが，肝細胞以外にも心臓，赤血球，骨格筋，腎などの臓器に多く存在し，体内でのアミノ酸代謝やエネルギー代謝の過程で重要な働きをしている. ALTと同様になんらかの異常で肝細胞が破壊されると血液中に漏れ出し，肝臓が障害を受けている状態を反映するが，肝臓以外の臓器にも存在するため，値の増減が必ずしも肝臓に関係しているとは限らない. AST値のみが高値を示す場合は，肝臓以外の病気の可能性もあるため，肝臓に関する情報を得るには，ALTも一緒に確認する必要がある.

▌ALT（アラニンアミノトランスフェラーゼ）

ALT（GPT）も同じく細胞内でつくられる酵素で，ほとんどが肝細胞に存在しており，体内でのアミノ酸代謝やエネルギー代謝の過程で重要な働きをしている. なんらかの異常で肝細胞が破壊されると血液中に漏れ出すため，ALTの数値が高いと，肝臓が障害を受けていることになる.

▌γ-GTP（γ-グルタミルトランスペプチダーゼ）

γ-GTPは肝臓や腎臓などでつくられる酵素で，肝臓では通常，肝細胞や胆管細胞に存在し，胆汁中にも存在しており，タンパク質を分解・合成する働きをしている. 過度の飲酒や肥満，薬物の摂取などによりγ-GTPが多くつくられ，血液中に漏れ出して血中の数値が上がる. また，胆汁うっ滞や胆管細胞の破壊が生じると，細胞内や胆汁に存在するγ-GTPが血液中に漏れ出し，数値が上がる.

▌ALP（アルカリホスファターゼ）

ALPは肝臓をはじめ，腎臓や骨，腸などの細胞でつくられる酵素である. 肝臓では通常，毛細胆管膜に多く存在し，胆汁中にも存在する. 乳製品，レバーなどに多く含まれる物質（リン酸化合物）を分解する働きがある.

肝障害により胆汁うっ滞が生じると，胆汁中に存在するALPが漏れ出し，血中の数値が上がる. ALPは骨でもつくられるため，成長期の子どもや骨の病気などでも数値が上がる. 臨床的に由来がはっきりしない異常値を示す場合には分画を測定し，由来を明らかにする.

▌LD（乳酸デヒドロゲナーゼ）

LD（LDH）は肝臓をはじめ，心臓や腎臓，赤血球などでつくられる酵素である. 肝臓では通常，肝細胞に多く存在し，糖質をエネルギーに変える働きをしている. なんらかの異常で肝細胞が破壊されると血液中に漏れ出し，数値が上がる. 進行癌や転移性肝癌などで上昇することがある.

LDはさまざまな臓器でつくられるため，臨床的に由来がはっきりしない異常値を示す場合には分画を測定し，由来を明らかにする.

ビリルビン

ビリルビンとは，古くなった赤血球が破壊されるときに生成される黄色い色素であり，血液で肝臓に運ばれ，胆汁中に捨てられる．肝臓で処理される前のビリルビンを非抱合型ビリルビン（間接ビリルビン），処理された後のビリルビンを抱合型ビリルビン（直接ビリルビン）といい，あわせて総ビリルビンと呼ぶ．

通常，総ビリルビンは血液中にごくわずかしか存在していないが，肝障害によって胆汁うっ滞が生じると，胆汁中の抱合型ビリルビンが血液中に漏れ出し数値が上がる．非抱合型ビリルビンは，通常より過剰に赤血球が破壊されると数値が上がるため，血液疾患との鑑別に役立つ．慢性肝炎や初期の肝硬変ではあまり上昇しないが，肝不全が進行してくると徐々に上昇していく．

総タンパク，アルブミン

総タンパクは血液中に含まれているタンパクの総称であり，アルブミンはそのうちの2/3を占めるタンパク質である．アルブミンは肝細胞のみでつくられ，血液中に存在する．さまざまな物質を運搬し，体液の浸透圧を調節する働きがある．慢性肝炎や初期の肝硬変ではあまり変動しないが，肝硬変が進むと減少していく．

ChE（コリンエステラーゼ）

コリンエステラーゼとは肝細胞でのみつくられる酵素で，血液中に放出されて全身に存在する．神経伝達物質の一種を分解する働きをもつ．肝硬変などなんらかの異常で肝機能が低下すると，肝臓のコリンエステラーゼをつくる能力が低下するため数値が下がる．脂質代謝にも関連し，栄養過多による脂肪肝などでは多く産生され，数値が上がる．

アンモニア

体内のアンモニアはタンパク質の代謝の過程でつくられ，肝臓で尿素に合成されて排泄される．肝障害がある場合，または門脈大循環吻合など肝臓を通過しない血管の短絡路がある場合は，血液中にアンモニアがたまり高アンモニア血症となる．

アンモニアの測定値は肝機能の指標になるとともに，治療の効果判定にも用いられる．特に，肝硬変や劇症肝炎などで起こる肝性脳症（➡ p.73参照）の意識障害の指標となる．アンモニアは分解されやすいため，採血の際は氷上保存が必要である．

A型肝炎に関する検査

A型肝炎に関する検査としては，感染後に現れるIgM-HA抗体，その後しばらくして現れるIgG-HA抗体がある．IgG-HA抗体は中和抗体と呼ばれ，陽性になると今後A型肝炎ウイルスに感染することはない．

B型肝炎に関する検査

B型肝炎は表3-1に示す検査を状況によって組み合わせて行い，診断する．

従来から，免疫抑制薬や抗悪性腫瘍薬（抗がん薬）の使用など，なんらかの

表 3-1 ■ B 型肝炎に関する検査

HBs 抗原	陽性の場合，現在 B 型肝炎ウイルスに感染していることを示す
HBs 抗体	過去に B 型肝炎ウイルスに感染していた，あるいはワクチンを接種したことを示す
HBe 抗原	現在 B 型肝炎ウイルスに感染しており，増殖力が強いことを示す
HBe 抗体	B 型肝炎ウイルスに感染しているが，増殖力が弱いことを示す
IgM-HBc 抗体	急性肝炎のときに高力価で上昇し，B 型慢性肝炎・キャリアの急性増悪の際に低力価で上昇する
HBc 抗体	高力価陽性の場合は B 型肝炎ウイルス感染・B 型肝炎ウイルスキャリア（HBs 抗原陽性），低力価陽性の場合は感染の既往（多くは HBs 抗体陽性）を示す
HBV-DNA 定量	血中の B 型肝炎ウイルス量を示し，抗ウイルス治療効果の指標となる

表 3-2 ■ Child-Pugh 分類

	1点	2点	3点
脳症	なし	軽度	ときどき昏睡
腹水	なし	少量	中等量以上
血清ビリルビン値 (mg/dL)	2.0 未満	2.0 ～ 3.0	3.0 超
血清アルブミン値 (g/dL)	3.5 超	2.8 ～ 3.5	2.8 未満
プロトロンビン活性値 (%)	70 超	40 ～ 70	40 未満

GradeA：5 ～ 6 点　代償性（軽度の肝硬変）
GradeB：7 ～ 9 点　過渡期（中程度の肝硬変）
GradeC：10 ～ 15 点　非代償性（重度の肝硬変）

要因により免疫能が低下すると，HBs 抗原が陽性の場合は B 型肝炎ウイルス（HBV）が増殖し，B 型肝炎が再燃することがあるため注意喚起がされていた．しかし，最近の研究により HBs 抗原が陰性であっても HBc 抗体が陽性の場合は，HBs 抗体の有無にかかわらず体内に HBV が潜伏感染していることがあるため，HBV が再増殖し，B 型肝炎が再燃することがあるとして注意喚起がされ，HBs 抗原，HBs 抗体とともに HBc 抗体を測定することが推奨されている．

C 型肝炎に関する検査

C 型肝炎ウイルス（HCV）抗体が陽性であることは，現在 C 型肝炎ウイルスに感染している，あるいは過去に C 型肝炎ウイルスに感染していたことを示している．現在の感染状況を知るためには，HCV-RNA を測定する．

自己免疫性肝炎に関する検査

自己免疫性肝炎の診断に用いる抗体としては抗核抗体，抗平滑筋抗体，肝腎ミクロゾーム抗体（抗 LKM-1 抗体）などがある．同様に原発性胆汁性胆管炎（原発性胆汁性肝硬変）の診断には，抗ミトコンドリア抗体が用いられている．

肝硬変の診療に用いられる検査

肝硬変の診療においては，治療法の選択に際して重症度の分類が重要である．臨床所見と検査所見を合わせた Child-Pugh 分類（チャイルド・ピュー分類，表3-2）がよく用いられている．

肝臓の機能は多岐にわたるため，このようにさまざまな因子を組み合わせて肝硬変の重症度が診断されている．

▌肝細胞がんの診療に用いられる検査

肝細胞がんの診療においては，腫瘍マーカーとして AFP，PIVKA-Ⅱ，AFP-L3 分画（AFP レクチン分画）がある．画像診断と併用し，臨床的に診断を行っていく．

▌胆管癌，胆嚢癌の診療に用いられる検査

胆管癌，胆嚢癌などでも ALP やγ-GTP などの胆道系酵素の値が上昇することがある．これらのがんには特異的な腫瘍マーカーはないが，CEA や CA19-9 が補助的に用いられる．

3 膵機能検査

膵臓には，**外分泌機能**と**内分泌機能**という二つの重要な働きがある．外分泌機能は，摂取した食物を消化・吸収するために，タンパク質，脂質，糖それぞれの栄養素を消化する酵素を分泌し，十二指腸へ送り出す働きをする．内分泌機能は，血液中の糖をコントロールするインスリンやグルカゴンというホルモンを，膵臓の中にあるランゲルハンス島という細胞から分泌し，血液中に送り出す働きをする．

膵臓の主な疾患としては，強い腹痛や下痢，嘔吐などの症状を来し，膵臓から分泌される消化酵素によって膵臓自体が消化され炎症を起こす急性膵炎や慢性膵炎，初期には無症状であるが進行すると背中の痛みや黄疸の症状を来す膵癌がよく知られている．

▌アミラーゼ

代表的な生化学検査として，第一にアミラーゼが挙げられる．でんぷんや糖を分解する消化酵素であり，血液だけでなく尿でも測定が可能である．急性膵炎・慢性膵炎の急性増悪などでは上昇するが，慢性膵炎では機能が廃絶し低値となることも知られている．膵臓（P 型）と唾液腺（S 型）から分泌されるため，鑑別のためにアミラーゼ分画を測定することもある．

▌リパーゼ

脂肪を分解する消化酵素であるリパーゼも，膵炎を疑う場合に生化学検査でよく測定される．膵癌の場合には CA19-9，DUPAN-2，エラスターゼ 1 などの腫瘍マーカーを測定し，治療効果の判定に用いることもある．

▌その他

慢性膵炎による下痢では，便中脂肪を検査することがある．また，膵外分泌機能の測定には PFD 試験（pancreatic functioning diagnostant test，膵外分泌機能検査）と呼ばれる検査を行うことがある．早朝空腹時の排尿後に，BT-PABA という PFD 試薬 500mg を水 200mL とともに服用し，開始 6 時間後の尿を全部集めて尿量を測り，尿中 PABA 排泄率（％）を計算するものである．

なお，膵癌や慢性膵炎で膵外分泌機能が障害されると，膵内分泌機能も同時

に障害され，血糖値の上昇やHbA1c値の上昇を来し，それにより疾病が発見されることもある．

② 血液検査の看護

血液検査は臨床検査の中で最も多く実施されており，患者にとっても身近な検査の一つである．しかしながら，正しい採取方法や保存方法を十分に理解していなければ厳密な値が得られず，正確な診断につながらない．また，患者に不要な苦痛を与える可能性がある．

血液検査の項目は多岐にわたる．項目によって必要な抗凝固薬が異なり，採血管も異なる．代表的なものとしてEDTA-2K，フッ化ナトリウム，クエン酸ナトリウム，ヘパリンなどがある．抗凝固薬が含まれたものの多くは採血後の転倒混和が必要である．

点滴をしている腕からは輸液成分が混入した血液を採取することになるため禁忌である．保存温度によって測定値が変動する項目もあるため，室温や冷蔵保管の必要性，ならびにその期限などを理解し，事前に確認する．

3	**便検査**	検体検査
	fecal examination	

① 便検査とは

消化管から大量に出血すると，便は黒いタール便となり一見して出血とわかるが，わずかな出血の場合は肉眼では判別できないため，それを検出する方法が古くから開発されてきた．以前は，オルトトリジン法とグアヤック法を組み合わせて行われていたが，肉料理の摂取等でも陽性になることがあるため，近年では食事などの影響がないヒトヘモグロビンに対する抗体を用いた免疫学的潜血反応をみるのが主流である．大腸癌のスクリーニングとして，がん検診や人間ドックなどで広く用いられている．多くの施設で2日連続して採取した便，すなわち2回分の便が調べられており，1回でも陽性になれば陽性と判断し，大腸内視鏡等の検査を勧めることとなる．

▌細菌

便には多くの腸内細菌が存在するが，下痢症状が続いたり食中毒が疑われる場合，海外渡航歴がある場合などに便の細菌培養を行い，原因菌の存在を確認する．病原性のある細菌には，大腸菌O157や赤痢菌，コレラ菌，サルモネラ菌などさまざまある．感染予防のため，保健所への報告が必要となるものもある．

培養検査は，目的とする菌により特定の培地が必要なため，検査オーダー時に臨床情報を記載し，想定される菌を記述する必要がある．感染性腸炎の迅速診断キットとして，腸管出血性大腸菌やクロストリディオイデス・ディフィシ

ル，ロタウイルス，アデノウイルス，ノロウイルスなどが開発されているが，診断能により培養等，ほかの検査法を併用したり，臨床情報を加味して診断することも多い．

また，入院3日後以降に起こる下痢については，消化管感染症の病原菌が検出されるのはまれであり，偽膜性腸炎や薬剤性，経管栄養などの非感染性が要因であることが多いとされており，状況に応じて判断する必要がある．

▌寄生虫

寄生虫の検査には，体内から採取された虫体を見つけるものと，便などから寄生虫の卵を見つけるものがある．かつて日本で多くみられた回虫や蟯(ぎょう)虫は激減し，現在は海外渡航者の増加や食生活の変化により，赤痢アメーバやアニサキス，クリプトスポリジウム，ランブル鞭毛虫，横川吸虫などが問題となっている．鹿児島や沖縄でみられる糞線虫(ふんせん)のような，地域性のあるものもある．

検査では，直接塗抹法で虫卵を検出できることもあるが，集卵法と呼ばれる方法を用いて診断精度を上げる試みがなされている．

蟯虫の場合は，便検査ではなくセロファンテープ法が用いられている．蟯虫は，夜中に肛門から出てきて肛門周囲の皮膚に産卵するため，朝の起床時に肛門周囲にある蟯虫卵をセロファンにくっつけることとなる．

▌ヘリコバクター・ピロリ菌

ヘリコバクター・ピロリ菌の存在は，血清抗体や内視鏡で得られる組織，尿中抗体などで調べられるが，便でも抗原を検査することができる．免疫応答を介さないため乳幼児への適応も可能で，リアルタイムに感染状態を把握でき，除菌判定にも応用できる利点の多い方法である．

▌便中カルプロテクチン

便中カルプロテクチンは腸管の炎症度を反映するマーカーで，比較的新しい方法である．慢性的な炎症性腸疾患（潰瘍性大腸炎やクローン病など）の診断補助に用いることができ，特に小児では長期罹患患者にとって非侵襲的な検査法として用いられる．

② 便検査を受ける患者の看護

便は時間の経過とともに腐敗，発酵するため，検体の迅速な取り扱いおよび保管が求められる．病院内で採取できる場合にはそれらを医療者が行うが，自宅で採取する場合には患者や家族が取り扱うため，十分な説明によって理解を得る．特に，採取時に便に触れた場合には，接触感染や飛沫感染を起こすウイルスを飛散させることがあるため，流水・石けんによる手洗いを徹底するよう指導する．

患者に潜血食や特定の食品の摂取を禁じた食事を摂取してもらった上で行われる便検査もあるため，血液検査と同様に身近な検査ではあるが，医師の指示や患者・家族の理解を確認する必要がある．

4 肝生検
liver biopsy

検体検査

① 肝生検とは

肝生検とは，肝組織の病理診断を目的に肝臓の組織を採取する検査である．肝生検で得られた組織は，びまん性肝疾患や結節性病変の診断，肝臓の線維化診断などに用いられる．

線維化診断には，近年バイオマーカーや超音波，MRIの原理を利用した方法などが開発され普及しつつあるが，肝生検はいまなお肝線維化診断のゴールドスタンダードである．肝生検には，腹壁または胸壁を通して行う方法と，頸静脈や大腿静脈から肝静脈にアプローチして行う方法がある．ここでは，前者について解説する．

1 適応と禁忌

▌適応

びまん性肝疾患の診断，びまん性肝疾患の線維化診断，結節性（腫瘍性）病変の診断，不明熱の原因検索に用いられる．

▌禁忌

肝生検に対し理解と協力が得られない場合や輸血を拒否する場合，著しい凝固異常または血小板減少（是正不可の場合），閉塞性黄疸，病的肥満，腹水貯留，血友病，アミロイドーシス，血管腫，血管性腫瘍，エキノコックス嚢胞が疑われる場合，適切な穿刺ルートがない場合は禁忌である．

2 偶発症

偶発症の発生率は約1％である．痛み，出血（腹腔内出血，血腫，胆道出血），感染，腹膜炎，他臓器損傷（血胸，気胸など），播種（悪性腫瘍の生検の場合）などが起こることがある．

3 検査の方法

抗血栓薬・抗凝固薬の内服の有無を確認し，中止の可否を検討する．検査前日の夕食，または当日に軽い朝食をとってからは絶飲食とする．不安や痛みの予防のため，ペンタゾシンなどを使用することもある．

静脈ラインを確保し，多くの場合は超音波ガイド下で施行する．静脈ラインは左右どちらでもよい．

▌超音波ガイド下での施行手順

①患者を，右腕を挙上した臥位または左下半側臥位とする（図3-1）．

②あらかじめ超音波で穿刺部を確認し，穿刺針の刺入部をマーキングする．

plus α

検査に理解が得られない場合
検査を行う際には患者に十分に説明し，理解を得る必要がある．それでも理解が得られない場合は，施行可能な範囲での検査を行うことになる．

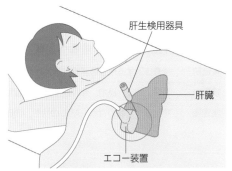

肝生検用器具

肝臓

エコー装置

図3-1 ■超音波ガイド下での肝生検

③穿刺予定部を広く消毒し，滅菌布をかける．滅菌布は，穴あきの滅菌ドレープ，または滅菌ドレープを穿刺部を取り囲むように3～4枚組み合わせて使用する．

④滅菌した穿刺プローブ，または滅菌カバーをつけた穿刺プローブで，穿刺針の刺入部を再び確認する．

⑤刺入部の皮膚の局所麻酔を行い，メスで小さく皮膚切開をする．

⑥エコーで穿刺ルートに他臓器や大きな血管がないことを確認する．

⑦穿刺プローブをガイドに，穿刺針で生検を施行する．

⑧採取した組織を，容器中のホルマリン内に入れる．吸引型の針を用いた場合は直接，飛び出し型の針を用いた場合はろ紙に貼り付けて入れる．

⑨生検終了後は右側臥位にして，2～4時間床上安静とする．

② 肝生検を受ける患者の看護

入院後に局所麻酔で針生検のみを行う超音波ガイド下経皮的肝生検（以下，肝生検）を受ける患者の看護について解説する．検査前・中・後の観察ポイントを表3-3に示す．

1 検査前

患者は，検査の目的を医師から説明されていても理解できていない場合があるため，看護師が事前に確認し，不安を取り除くよう心理的支援を行う．検査で行われる処置の流れも説明しておくとよい．特に，検査後の安静に伴う日常生活の一部制限および，それに対して行われる援助方法等を丁寧に説明する．

2 検査中

検査は一般的に仰臥位で行われる．腹部全体を露出するため，室温やプライバシーに留意する．異常の早期発見のため，呼吸や循環動態を観察する．また，声を掛けるなど患者の不安をできるだけ軽減する．

3 検査後

検査が終了した患者をねぎらいながら，出血を起こさないよう穿刺部を圧迫する．また，体位変換や排泄等の介助を行い，安静に伴う患者の苦痛を軽減する．安静が解除されるまでは特に，合併症が起こった場合に迅速に対応できるよう早期発見に努める．

plus α

穿刺針の選択
穿刺針には，バネの力を応用した（半）自動の飛び出し型と吸引型の2種類がある．飛び出し型のほうが扱いやすく一人でも施行が可能であるが，採取できる組織は針の突出長で決まる．吸引型はコントロールがしやすいものの，目標の手前まで針を進めた後に内筒の抜去，スタイレットの挿入，チューブを装着し陰圧をかける，針を進め組織をねじ切るイメージで回転させ引き抜くといった一連の操作を行う必要があるため，施行には2人の術者が必要となる．

生検終了後の観察
米国肝臓学会では，生検後1時間は15分間隔のバイタルサイン測定を推奨している．

表3-3 ■肝生検を受ける患者への観察のポイント

検査前	検査に対する患者の認識，準備状態，不安
検査中	表情，血圧，脈拍，呼吸数，経皮的動脈血酸素飽和度，患者の訴え
検査後	穿刺部，苦痛の有無，ADLの状態，血圧，脈拍，呼吸数，経皮的動脈血酸素飽和度

5 腹腔穿刺

abdominal paracentesis

検体検査

① 腹腔穿刺とは

　腹腔穿刺は検査用の腹水検体を採取するためだけでなく，腹水貯留による症状の緩和，薬剤の腹腔内投与などのために施行される．近年は超音波検査で安全な穿刺部位を確認し施行することが多くなっている．

1 適応と禁忌

▌適応

　腹水の原因検索のための採取，腹水貯留による腹部膨満感や呼吸困難などの症状改善を目的とした排液，癌性腹膜炎治療のための抗がん薬投与に用いられる．

▌禁忌または注意すべき症例

　高度かつ是正不能な出血傾向がある場合，患者の理解と協力が得られない場合は禁忌，著しい腸管拡張や高度の癒着が予想される場合，腹壁の側副血行路の発達が著しい例では注意を要する．

2 基準値および鑑別

　腹水中の好中球 ≧ 250/mm^3 の場合は腹膜炎を考慮し，抗菌薬の投与を検討する．

　腹水貯留の原因が門脈圧亢進か，それ以外のものであるかは，血清と腹水のアルブミン濃度差〔serum-to-ascites albumin gradient：**SAAG** ＝血清アルブミン濃度（g/dL）－腹水アルブミン濃度（g/dL）〕で判断する．SAAG ≧ 1.1g/dL の場合は，門脈圧亢進が原因である確率が97%，SAAG ＜ 1.1g/dL の場合は，門脈圧亢進以外が原因である（表3-4）．

3 腹水穿刺の方法

▌穿刺部位の決定

　リヒター・モンロー線（臍と左上前腸骨棘を結んだ線）上外側 1/3 のモンロー点が，重要臓器から離れ，血管損傷も少なく安全に穿刺できる場所とされているが，実際には超音波検査で最も安全に穿刺できる場所を探し，決定する．

　腹壁の厚さ，腹壁から腸管までの距離を測定し，場所が決まったらマーキングする．肝表の腹水を穿刺する場合や，ごく少量の腹水を穿刺する場合は，超音波ガイド下の穿刺が安全である．

　体位は仰臥位を基本とするが，左右半側臥位とする場合もある．

表3-4 ▌腹水の SAAG による原因の鑑別

SAAG ≧ 1.1g/dL
肝硬変
アルコール性肝炎
心不全・収縮性心膜炎
多発肝転移
バッド・キアリ症候群
門脈血栓症
特発性門脈圧亢進症

SAAG ＜ 1.1g/dL
がん性腹膜炎
結核性腹膜炎
膵炎
漿膜炎
ネフローゼ症候群

Runyon, B.A. Evaluation of adults with ascites. Up To Date より改変.

▌消毒，局所麻酔

　穿刺部およびその周囲をアルコール綿およびポビドンヨードなどで広く消毒し，穴あき滅菌ドレープをかける（図3-2）.

　シリンジに局所麻酔薬をとり，23 G 針（短針）で皮膚を麻酔する. その後，腹壁に垂直に針を刺し，穿刺ルートおよび壁側腹膜の麻酔を行う. シリンジに陰圧をかけて針を進め，腹水がひけてくることを確認する.

▌穿刺の手順

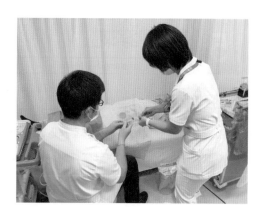

図3-2 ▌腹腔穿刺の検査風景
〈写真提供：富山大学附属病院消化器内科　安田一朗教授〉

①検体採取のみであれば，20mL 程度のシリンジに22 ～ 23G 針をつけ，腹壁に対してほぼ垂直に針が当たるように穿刺する. 陰圧をかけながら進め，腹水がひけてきたら必要量を採取する. 排液の場合は，16 ～ 18G 程度の太さの静脈留置針を留置する（できれば側孔つきがよい）.

②留置針に輸液セットもしくは三方活栓を間に挟んだエクステンションチューブを接続する. 輸液セットを用いた場合はクレンメで，三方活栓のひねり具合でも速度の調整が可能である.

③留置針をガーゼおよび絆創膏で固定する.

④排液の速度は，1 時間 1000mL 以下となるように調整する. 大量の腹水の排液を行う場合は，アルブミンの投与を併用する.

4 偶発症

　腹腔穿刺では，出血や血圧低下，感染，他臓器損傷が起こる可能性がある.

2 腹腔穿刺を受ける患者の看護

　腹腔穿刺は局所麻酔下で行う低侵襲な検査・処置であり，外来でも病棟でも行われる. 患者の原疾患の病態生理や検査手順を理解し，病歴を把握した上で援助することが重要である.

1 検査前

　肝生検と同様に，患者は検査について医師から説明されていても理解できていない場合がある. 看護師が事前に確認し，不安を取り除くよう心理的支援を行う. 検査で行われる処置の流れも説明しておく. 穿刺に伴う疼痛を不安に感じている患者には，検査は局所麻酔で行われること，それでも痛みを感じた場合は動かずに医療者に伝えるよう説明する.

　検査直前には排尿を済ませるよう説明し，検査中に仰臥位の保持が可能か確認する.

2 検査中

　検査は一般的に仰臥位で行われるが，腹水量が少ない場合や腹部膨満症状が

強い場合，呼吸状態が悪い場合には半坐位などの姿勢で行うことも可能である．患者の希望に合わせて，医師と相談しながら体位を整える．また，検査では腹部全体を露出するため，室温やプライバシーに留意する．患者が着用している衣類を保護するための防水シーツも準備する．

　検査中は，患者が緊張せずにリラックスして検査が受けられるよう，声掛けなどの支援をする．検査中には腸管穿孔などの合併症が生じる可能性があり，血圧・脈拍・呼吸数などの循環動態や，呼吸状態に関するサインを注意深く観察する．意識レベルの確認や，不安軽減のための声掛けも重要である．採取した検体に血液や腸内容物の混入が認められた場合は，腹腔内臓器損傷の可能性があるため医師に報告し，適切な対応をとる．

3 検査後

　検査が終了した患者をねぎらいながら穿刺部を消毒し，圧迫固定を行う．腹水漏出の有無や止血の確認，バイタルサインの測定，疼痛緩和への支援を行った上で，患者に今後起こりうる合併症に伴う症状や穿刺部の清潔等について説明し，適宜援助する．

6　腹部単純 X 線検査　　　　画像検査
abdominal x-ray film

1　腹部単純 X 線検査とは

　近年の新しい画像診断の進歩は著しく，救急の現場では，腹痛で来院した患者には単純 X 線写真を撮影せずに，CT 検査などが施行される場合もしばしば見受けられる．特に急性腹症の症例では，緊急性を考慮すると腹部超音波検査，単純 CT 検査が最初に行う検査として妥当と考えられる．

　しかしながら，腹部症状で来院した患者すべてに CT 検査を行うのでは被曝やコストの問題がある．今日でも，腹部単純 X 線検査は，腹部症状で来院した患者の問診，診察の次に診断のために行う検査，さらに詳しい CT などの検査の必要性を判断するための検査として位置づけられる．

1　適応と禁忌

適応

　腹部症状を訴える患者すべてに適応がある．消化器内科の初診時は，ルーチンに撮影されているところもある．

禁忌

　禁忌は基本的にないが，生殖年齢の女性は妊娠の確認を行うか，月経開始後 10 日以内の撮影が安全である．

　しかし，万一妊娠を知らずに撮影してしまった場合も，ほぼ影響はないと考えられている．子宮内胎児への先天異常発生のしきい値は 100mSv であり，腹

部単純 X 線検査の 1 回の被曝量は 1.0 〜 2.0mSv 程度である.

2 体位

仰臥位の正面撮影を基本とし,必要に応じて他の体位を追加する.撮影が 1 枚であれば,立位ではなく仰臥位で撮影すべきである.

立位は,腹腔内遊離ガスや液性鏡面像の描出,異常陰影の可動性をみるのには適しているが,腹部臓器や腸管は下垂し全体的な情報量は減ってしまう.患者の状態が悪く立位をとれない場合は,左側臥位で撮影する.

3 読影の際の注意点とポイント

異常ガスの有無,腸管ガスパターンの異常の有無

遊離ガス(free air)*は,立位では横隔膜下に観察されるが,胸部単純 X 線写真のほうがわかりやすい場合がしばしばある(図3-3).可能な場合は,立位での胸部単純 X 線写真の撮影もしておくのが望ましい.

胃や十二指腸の穿孔が疑われる場合,右側臥位での撮影では free air がわかりづらく,また胃内容が漏れる可能性がある.そのため,立位がとれない場合は左側臥位で撮影する.下部消化管穿孔の場合は free air が横隔膜まで達しない場合があり,横隔膜下に free air を認めなくても消化管穿孔がないとは言えない.S 状結腸軸捻転の際のコーヒービーンサイン*などの特徴的な像は,診断に大きく役立つ.

鏡面像(ニボー,niveau)の有無

立位での典型的なニボーの形成は,腸閉塞を示す重要なサインである(図3-4)が,心不全などの循環障害による腸管蠕動の低下によっても小さなニボーが出現することがある.また,単純 X 線写真では腸管ガスを認めない腸閉塞(液体が充満している)もあり,注意が必要である.

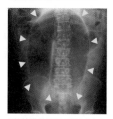
立位,胸部 立位,腹部

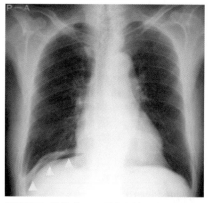 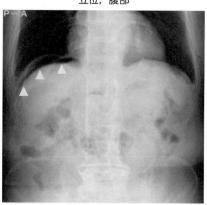

横隔膜下の遊離ガスは,胸部単純 X 線写真のほうがコントラストがついてわかりやすいことが多い.可能であれば,立位での胸部単純 X 線写真も撮影しておくとよい.

図 3-3 ■単純 X 線写真での横隔膜下の遊離ガス

立位	仰臥位

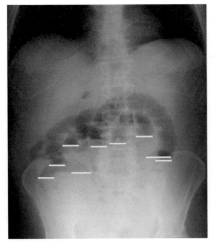 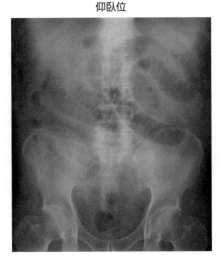

―――：ニボー

ニボーは，英語では air-fluid level，仏語では niveau，日本語ではニボーまたは液性鏡面像，気体鏡面像，鏡面像，水平液面像などと呼ばれる．腸閉塞などで腸管内に液体と気体が貯留した場合に，その境界が直線として描出されるものをいう．

小さなものは下剤服用時や胃腸炎，心不全などによる腸管の蠕動低下時等でもみられることがあるが，ニボーの幅が 2.5cm 以上ある場合は，腸管閉塞のために出現している可能性が高い．

図 3-4 ■腸閉塞患者の腹部単純 X 線写真

▌臓器輪郭，腸腰筋線の確認

肝臓，脾臓の外側下縁，腎臓の周囲は脂肪と接するため，描出されることが多い．腸腰筋外縁も同様である．炎症や腹水貯留などがあると，辺縁がわかりづらくなる．腸管ガスや糞便が多くても，わかりづらくなることがある．

このほかに，骨系統の異常の有無や異常石灰化像の有無なども確認する．

② 腹部単純 X 線検査を受ける患者の看護

腹部単純 X 線検査は簡便に撮影できるため，消化器疾患の診断や手術後の経過観察など，さまざまな場面で使用される．立位と仰臥位正面の二種類を撮影する場合が多い．立位が困難な患者については，ADL の状況を医師や検査技師に報告し，安全に検査を行えるよう支援する．また，仰臥位で撮影する場合，硬い撮影台の上に臥床することとなる．姿勢の保持や硬い台により疼痛が強くなることもあるため注意が必要である．

7	消化管 X 線造影検査	画像検査
	gastrointestinal radiography	

① 消化管 X 線造影検査とは

消化管の X 線検査の目的には，スクリーニングと精査の二種類がある．消化

管X線造影検査では，造影剤を用いて食道や胃，十二指腸，空腸，回腸，大腸の病変を描出し，その性質の診断，病変の位置確認，範囲の決定，深達度の推定などを行う．食道・胃・十二指腸疾患を診断する上部消化管造影，小腸造影，大腸疾患を診断する下部消化管造影（注腸検査）に分けて解説する．

1 上部消化管造影

▍目的

上部消化管造影はいわゆる胃透視と呼ばれるもので，食道や胃，十二指腸の状態および疾患の診断に用いられる．胃については，胃癌検診の目的にも行われる．胃癌は内視鏡による検診も普及しつつあるが，今日でも胃透視は胃癌検診の中心的役割を担っている．

▍種類

造影剤を用いる検査であり，粘膜の描出が重要である．陽性造影剤であるバリウムと陰性造影剤である空気を利用し，そのコントラストの差から病変を描出する二重造影が基本となる．

その他の撮影方法としては，造影剤を満たして撮影する充盈像*，隆起性病変の描出に優れている圧迫像*がある．消化管穿孔や縫合不全が疑われる場合には，水溶性造影剤であるガストログラフイン®が用いられる．

▍禁忌および注意すべき状態

被検者の理解と協力が得られない場合，体位変換が困難な場合，妊娠中または妊娠の疑いがある場合，全身状態が著しく不良な場合は検査をすべきではない．消化管出血がある場合や，バリウムを用いる検査では消化管穿孔や閉塞が疑われる場合も禁忌である．

ガストログラフイン®は消化管穿孔がある場合も用いることができるが，肺毒性があるため，気管食道瘻がある場合や誤嚥の危険が高い場合には経口的に用いてはいけない．このような場合は，保険適応はないが，イオヘキソール（オムニパーク®）などの非イオン性ヨード造影剤を用いることもある．

▍検査の方法

①前日の21時以降の飲食を禁止する．

②蠕動を抑制するため抗コリン薬の筋注を行う．虚血性心疾患や緑内障，前立腺肥大がある場合は，グルカゴンを筋注する．ただし，糖尿病がある場合はグルカゴンは使用せず，集団検診でも使用されない．

③発泡剤を少量の水または薄い少量のバリウムで服用する．

④立位でバリウムを服用する．

⑤体位変換をしながら撮影する（図3-5）．
膨らみが不十分だったり，げっぷで膨らみ

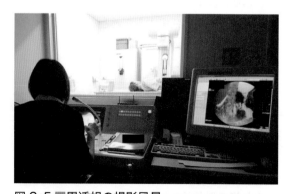

図3-5 ■胃透視の撮影風景

94

が不足してしまう場合は，躊躇せずに発泡剤を追加する．

▌偶発症

　バリウムによる腸閉塞やバリウムの誤嚥，バリウム虫垂炎・憩室炎，腸管穿孔，透視台からの落下，使用する鎮痙剤の副作用（有害事象），グルカゴンを用いた場合は低血糖が起こる場合がある．バリウムによる腸閉塞の予防として，検査後に十分な水を飲むように指示し，下剤を投与する．

2 小腸造影

▌目的

　小腸造影は，小腸疾患の診断のために行う．近年，バルーン内視鏡の開発によって小腸検査の主役は内視鏡検査となり，小腸X線造影検査が行われることは少なくなってきている．

▌禁忌

　理解と協力が得られない場合，妊娠中または妊娠の疑いがある場合，腸管穿孔や腸管壊死・腸管閉塞が疑われる場合，腸管が著しく脆弱と考えられる場合，腸管安静が必要な場合，活動性の消化管出血がある場合は禁忌である．

▌検査の方法

①経口または経鼻で，造影のためのバルーンが装着されたチューブを十二指腸下降部まで挿入する．専用のカテーテルがない場合は，イレウス管を用いてもよい．

②バルーンを拡張させ，バリウムを注入する．

③バリウムが回腸終末部まで到達したら，抗コリン薬またはグルカゴンを静脈注射し腸管蠕動を抑制する．

④空気を注入し，二重造影とする．

⑤必要に応じて体位変換や圧迫を併用しながら，小腸全体を撮影する．

　腸閉塞の治療のために挿入されたイレウス管を抜去する際，イレウス管からガストログラフイン®を流しながら充盈像を撮影する場合もある．また，経口的にバリウムを服用してその流れを追い，適宜圧迫を加えながら小腸全体を大まかに撮影する方法もある．

3 下部消化管造影（注腸造影）

　大腸の検査も内視鏡検査が中心となってきており，注腸造影検査の役割は限定的である．CTを用いた大腸検査(CTコロノグラフィー)も実用化されている．

▌目的

　注腸造影検査は，大腸疾患の診断のために施行される．注腸造影では病変の場所を客観的に記録することが可能である．憩室出血の治療のため，バリウムの注腸が用いられることもある．

▌禁忌

　理解と協力が得られない場合，妊娠中または妊娠の疑いがある場合，腸管穿孔や腸管壊死が疑われる場合，腸管が著しく脆弱と考えられる場合，腸管安静

が必要な場合，活動性の消化管出血がある場合は禁忌である．

潰瘍性大腸炎では注腸検査により病状が悪化する場合があるため，禁忌ではないが，慎重に判断されるべきである．

▎検査の方法

▶ 前処置

検査時には，大腸に便が残っていない状態にする必要がある．ブラウン変法〔低脂肪・低繊維食の食事，多量の水分の摂取，塩類下剤（マグコロール®Pなど）・刺激性下剤の投与〕で行われることが多くなっている．

▶ 検査の実際

①左側臥位で透視台に乗ってもらう．

②肛門に，注腸検査のためのバルーンつきカテーテルを挿入する．

③バルーンを膨らませ，造影剤や空気が漏れないようにする．

③頭低位，左側臥位でバリウムを注入する．

④バリウムが下行結腸まで進んだら腹臥位にし，合計300mL程度までバリウムを注入する．

⑤体位変換し，盲腸までバリウムを進める．

⑥バリウムが盲腸まで到達したら空気を注入し，体位変換しながら二重造影として撮影していく．

⑦検査終了後はトイレで空気および造影剤を排泄してもらう．

⑧下剤を投与する．

▎偶発症

消化管穿孔，バリウムによるイレウス，体位変換の際の透視台からの落下には十分な注意が必要である．

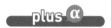

plus α

空気の注入
空気の注入には，造影剤が入った専用容器や専用のバック，遠隔自動注入装置などが用いられている．

② 消化管X線造影検査を受ける患者の看護

消化管X線造影検査は患者の協力が画像の質を左右するため，十分なオリエンテーションを行い，理解を得ることが重要である（表3-5，表3-6）．また，

表3-5 ▇上部消化管・小腸造影検査前の一般的なオリエンテーション内容

○検査は造影剤服用後，15〜30分程度を要する．
○検査前日の夕食は早めに消化の良いものを食べ，21時以降は禁食とする．
○検査終了後，30分以降は経口摂取が可能になるが，腸の動きが停滞するため1回の食事量を少なめにする．
○喫煙は唾液の分泌を促進するため，禁煙する．
○検査の前に胃の動きを抑える注射をするが，口渇などの副作用がある．しかし，1時間程度で治まる（小腸造影では行わない）．
○鎮痙薬の影響で視力が低下することがあるため，車の運転等を控える（1時間程度で治まる）．
○検査中は造影剤を消化管の粘膜に十分に付着させるため，頻回に体位変換を行う．患者が体位を変えるだけではなく，検査台の起倒によっても行うため，指示された手すりなどを必ずつかみ，安全を確保する．
○造影剤の後に発泡剤も服用するが，胃内のガスが減少しないようあい気（げっぷ）を意識的に我慢する．特に，腹部が圧迫されるときは注意する．
○検査終了後は水分を多めに摂取する．
○検査終了後24時間以上たっても排便がないときや，2〜3日経過しても白い便が排出される際には，造影剤の停滞による腸閉塞や腸穿孔のリスクがあるため病院に連絡する．

表 3-6 ■注腸造影検査前の一般的なオリエンテーション内容

○検査は造影剤を肛門から注入し，20 ～ 30 分程度を要する.
○検査前日は大腸を残渣や便のない状態にするため，3 食検査食を摂取し，就寝前に下剤を服用する. 夕食後は禁食となる.
○検査は残渣や便が排出され，水様便の状態になったことを確認した後に行われる.
○検査前に，消化管の蠕動運動を低下させる注射を行う.
○検査中は，造影剤が大腸全周囲の粘膜に付着するように体位変換を行う. 患者が体位を変えるだけではなく，検査台の起倒によっても行うため，指示された手すりなどを必ずつかみ，安全を確保する.
○検査中は空気を注入するため，腹部膨満感が強くなる.
○検査終了後は，腹部膨満感の緩和のために，チューブから腸管内にたまっている空気や造影剤を排泄させる.
○検査終了後，鎮痙薬の作用が弱まると腸蠕動が活発になり，便がスムーズに出るようになるが，便秘症の場合には緩下剤を内服し，できるだけ早く空気や造影剤を体外へ排出する.

検査や前投薬の禁忌に該当しないか，妊娠や既往歴について必ず確認する. 検査当日は検査着を着用してもらい，アクセサリーや金属，ボタンのついた下着などを外し，肩より長い髪は束ねてもらう.

8 腹部血管造影検査

画像検査

abdominal angiography

1 腹部血管造影検査とは

CT や MRI の進歩によって診断面での腹部血管造影検査の役割は徐々に少なくなっているが，それでも精密な血管支配の診断には欠かせない検査である. 近年は，血管性病変や腫瘍性病変に対しての血管造影は IVR（interventional radiology，インターベンショナルラジオロジー）*として行われることが多くなってきている.

1 目的・種類・禁忌

目的

腫瘍性病変の存在診断および質的診断（血管支配，血管分布の評価），治療方針の決定，手術適応の決定，血管性病変の診断および治療方針の決定，出血部位の同定，IVR（腫瘍の治療，血管性病変の治療，止血）に用いられる.

種類

▶ 腹部大動脈造影　大動脈瘤などの動脈病変や，腎動脈など大動脈一次分枝の病変に対して行われる.

▶ 腹腔動脈造影　肝臓・胆道・膵臓・脾臓・胃十二指腸などの上腹部臓器，腎・副腎・リンパ節などを含めた上腹部腫瘍性病変，外傷，消化管出血などに対して行われる.

▶ 上腸管膜動脈造影　消化管出血や肝臓・胆道・膵臓・脾臓・十二指腸・小腸・右側結腸の腫瘍，炎症，腸間膜病変に対して行われる. 上腸間膜動脈造影を行い，その後門脈に造影剤が流入するタイミングで撮影し，門脈の異常や腫瘍の門脈血流の状態を診断する. 腫瘍性病変に対しては，動脈相または門脈相での

用語解説

IVR
放射線診断を応用した治療法の総称であり，血管を介して行うものと介さずに行うものがある. 血管を介して行うものには動注化学療法，動脈塞栓術，シャント塞栓術や血管拡張術など，血管を介さない IVR には CT や超音波ガイド下の穿刺術，ドレナージや直接穿刺による塞栓術などがある. IVR は「画像下治療」と訳される.

CT撮影を併用することで，より精密な血行動態の診断が可能になる．

▌禁忌

▶ 絶対的禁忌　全身状態が不良で，血管造影により生命に危険が及ぶ可能性が高いと考えられる場合．

▶ 相対的禁忌　造影剤による重篤な副作用（有害事象）の既往がある，造影剤が使用できない程度の腎機能障害がある，出血傾向のため止血困難と考えられる，検査に理解・協力が得られない，妊娠あるいはその可能性がある場合．

▌偶発症

・使用する薬剤（局所麻酔薬，造影剤）によるもの：アレルギー，アナフィラキシー，造影剤腎症
・迷走神経反射
・動脈穿刺に伴うもの：出血（局所，腹腔内），血腫形成，仮性動脈瘤，血管攣縮
・カテーテルやガイドワイヤー操作に伴うもの：血管攣縮
・カテーテル，ガイドワイヤーの破損

2 検査の方法

▌前処置

①穿刺部が毛深い場合も，剃毛はせずある程度の除毛を行う．

②術前は絶食とするが，脱水の予防のため飲水は制限しない．

▌穿刺

①検査台に仰臥位になってもらう（図3-6）．

②穿刺部周辺を消毒する．通常は右大腿動脈からアプローチすることが多い．

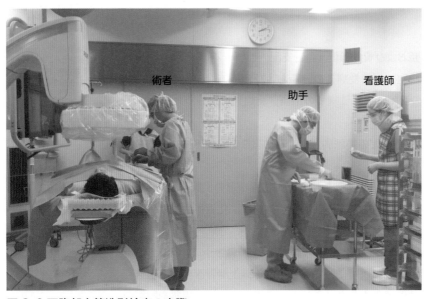

図3-6▌腹部血管造影検査の実際

〈写真提供：富山大学附属病院放射線診断科　野口京教授〉

③滅菌穴あきドレープを穿刺部に当て，足を含めて全身を滅菌ドレープで覆う．

④鼠径部の穿刺部に局所麻酔を行う（穿刺部は鼠径靱帯の約 2 ～ 3cm 足側）．

⑤動脈穿刺を行い，その後ガイドワイヤーおよびシースを挿入する．

⑥カテーテルを挿入し，目的の血管造影や IVR を施行する．

⑦検査終了後はシースを抜去し，穿刺部を中心に圧迫止血を行う．

⑧用手圧迫終了後に沈子を穿刺部に当て，圧迫帯または弾性テープで固定する．

⑨ 3 ～ 4 時間後に圧迫を解除し，安静も解除とする．

2 腹部血管造影検査を受ける患者の看護

腹部血管造影検査は 2 ～ 3 時間を要し，その間の患者は基本的に仰臥位を保持する．検査終了後も長時間の安静が必要とされるため，腰痛や背部痛，悪心，口渇，倦怠感，しびれ，排泄への気掛かりなどの身体的・精神的苦痛を抱えやすい．安全に検査を受けるためには，検査前にパンフレットなどを活用して具体的なオリエンテーションを行い患者の理解を促す．検査後には背部のマッサージや氷水での含嗽，積極的な声掛けなど苦痛を緩和する援助を行う．

排泄方法は患者の希望を確認し，膀胱内留置カテーテルの挿入も検討する．カテーテルを経皮的に大腿動脈から穿刺するため，下着を着けずにいる時間が長い場合もあり，羞恥心などに配慮した関わりも重要である．

---

9 胆囊・胆管・膵管造影検査　　　　　　画像検査

cholangiopancreatography

1 胆囊・胆管・膵管造影検査とは

胆囊・胆管・膵管造影検査は，内視鏡を用いて十二指腸乳頭部から逆行性に造影剤を注入して撮影する**内視鏡的逆行性胆道膵管造影法**（endoscopic retrograde cholangiopancreatography：**ERCP**）が最も精度の高い検査である．しかし，ERCP では重症化すると致死的なこともある膵炎の偶発症を確実に防ぐ方法がないこと，超音波検査や超音波内視鏡，CT，MRI および MRCP が進歩・普及したことにより，現在では診断だけを目的として施行される機会はなくなりつつある．

ほかに，造影剤の内服または点滴静注による胆道の造影，胆道の直接造影があるが，その施行や役割は限定的となっている．

1 種類と適応

点滴静注胆囊造影法

点滴静注胆囊造影法は造影剤のビリスコピン®を点滴静注し，その直後から約 15 分間隔で胆道全体が描出されるまで観察撮影する方法である．静注終了後から 30～90 分かけて行われる．

胆嚢結石の有無だけでなく，胆嚢の機能も確認できる．同時に腹部CTを撮影することで比較的詳細な胆道の画像を得ることもできるが，MRCPの精度が高くなっておりその意義は少なくなっている．

胆道の直接造影

超音波ガイド下に胆管，胆嚢を直接穿刺して造影剤を注入し，胆管や胆嚢を造影する．造影だけを目的として行われることはほとんどなく，閉塞性黄疸や胆嚢炎の治療で行うドレナージの際に行われることが多い．

あらかじめ挿入された胆管もしくは胆嚢ドレナージチューブを介して造影剤を注入し，結石の有無や腫瘍の有無，腫瘍の進展を評価する場合もある．

内視鏡的逆行性胆道膵管造影法

内視鏡的逆行性胆道膵管造影法（ERCP）は，斜め後ろを見るERCP専用の十二指腸スコープを，胆管と膵管の出口である十二指腸乳頭部まで進め，そこからカテーテルを胆管または膵管に挿入し，造影剤を逆行性に注入する難易度の高い検査法である（図3-7）．胆汁の流れに逆行して造影剤を入れるため，逆行性胆管膵管造影と呼ばれる．

検査に続いて，十二指腸乳頭部を専用のナイフで切開し，胆管の出口を広げて胆管結石を取り除いたり，プラスチックステントや金属ステントを挿入して胆道ドレナージの治療を行ったりする場合もある（内視鏡的乳頭括約筋切開術，EST）．病状によっては，内視鏡的経鼻胆道ドレナージ（endoscopic nasobiliary drainage：ENBD）として，胆管に置いた長いチューブを鼻から体外に出してドレナージする場合もある．ENBDは胆汁の性状や排出量を観察でき，胆汁の排液が止まった場合はチューブが詰まっていないかなどの観察が必要である．

MRCPやCTなど画像診断の進歩により，ERCPは検査より内視鏡手術の意

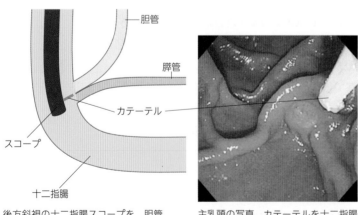

後方斜視の十二指腸スコープを，胆管と膵管の出口である十二指腸乳頭部まで挿入する．

主乳頭の写真．カテーテルを十二指腸乳頭部から胆管や膵管に挿入する．

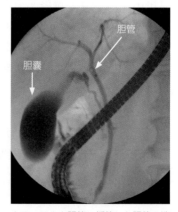

カテーテルを胆管に挿管した胆管の造影像．胆嚢も造影されている．

図3-7 ■ ERCP

味合いが大きくなっている．総胆管結石や胆管癌，膵癌，慢性膵炎などが対象となる．

消化器の検査と看護

▌検査の実際

　咽頭の局所麻酔を行うため，キシロカインアレルギーや鎮痙薬の副作用（有害事象），抗血栓薬の扱いは上部消化管検査と同様である．検査や処置は腹臥位で行い，鎮静薬を利用する．黄疸や胆管炎など状態が良くない患者が多く，バイタルサインや誤嚥などに注意が必要である．

　頻度は少ないものの ERCP 後の急性膵炎，穿孔，乳頭切開後の出血などで死に至る重篤な偶発症もあるため，多くの施設では ERCP を行った 2 ～ 3 時間後に血液検査を行い，アミラーゼ値やリパーゼ値を測定し，膵炎を発症していないか確認している．

　ERCP はリスクのある検査であり，処置前に十分な説明を行い，同意書を得ることが重要である．検査室でも必ず，同意書および禁忌疾患を確認する．

2 禁忌

　検査に理解協力が得られない場合や，ヨードアレルギーがある場合は禁忌である．

2 ERCP を受ける患者の看護

　ERCP は，上部消化管や下部消化管内視鏡検査のように健診などで経験している患者は少ない．また，侵襲のある検査であり，検査目的や内容の理解を確認しながら，安全に検査を終えられるよう支援する．

1 検査前

　検査の同意書を確認し，検査の目的や流れについて改めて説明する．一般的に検査前日の 21 時以降は絶食となり，飲水は検査 1 ～ 2 時間前まで少量は摂取可能である．

　検査時に使用される薬剤による重篤な副作用（有害事象）や急性膵炎，胆管炎，腹膜炎などの合併症を引き起こす可能性があるため，患者の既往歴（特に心臓病，前立腺肥大，緑内障，慢性膵炎など），鎮痛薬や鎮静薬の使用歴を確認し，禁忌事項に該当がないか留意する．抗血小板薬や抗凝固薬を内服している患者は，休薬状況を確認する．

2 検査中

　ERCP は X 線撮影を行うため透視室で行われ，30 ～ 60 分程度を要する．前処置として，上部消化管内視鏡検査と同様に咽頭麻酔が行われるため，その後患者の体位を整え，マウスピースを装着する．内視鏡挿入時は左側臥位，十二指腸まで内視鏡が挿入されると腹臥位となる．適宜，体位変換を行う．検査は鎮静下で行われるため，患者が検査台から転落しないよう常に注意する．

　検査に当たっては，処置前からさまざまな鎮痛薬や鎮静薬，鎮痙薬を使用する．投与後に誤嚥性肺炎や血圧低下，不整脈，呼吸停止を起こす場合があるた

め，自動血圧計・心電図計・パルスオキシメーターを装着し，心拍数および血圧，血中酸素飽和度などをモニタリングする．また，顔色や呼吸状態も注意深く観察する．急変に備え，口腔内吸引や酸素投与の準備および救急カートの確認も行っておく．

3 検査後

医師の指示を確認して鎮静の拮抗薬を投与し，必要に応じて口腔内を吸引する．鎮痛薬の影響で意識レベルが低下していることがあるため，呼吸状態には特に注意する．

偶発症として最も多いのは急性膵炎であり，腹痛や嘔吐，発熱などの症状に注意する．出現した場合には速やかに圧痛の有無やバイタルサインを確認し，医師に報告する．そのほかに出血や消化管穿孔，胆管炎，胆嚢炎などが起こる可能性があるため，早期発見に努める．特に十二指腸穿孔の初期では症状が出にくく，微細な症状やバイタルサインの変化に留意する．通常の胃内視鏡検査と比較すると偶発症が多いため，異常の早期発見のために患者にも事前にその可能性や出現する症状を説明し，医療者に伝えるよう指導する．

飲水開始や安静解除などは医師の指示を確認し，患者に指導する．安静解除は，一般的には検査終了後 2 時間，翌日まではトイレ歩行のみ可能，入浴禁止である．通常，検査翌朝の採血結果に問題がなければ食事が開始される．鎮静薬の影響でふらつきがみられる場合があるため，最初の歩行は見守りを行う．

偶発症としての急性膵炎
検査中に，膵管や胆管の出口である十二指腸乳頭部にカテーテルや処置具を挿入することによって乳頭部が腫脹し，膵液や胆汁の流れが悪くなるために起こる．

---

10 CT 検査
computed tomography

画像検査

1 CT 検査とは

CT（computed tomography，**コンピューター断層撮影**）検査とは，X 線を身体に当てた画像をコンピューターで再構成して行う検査である．X 線は身体の内部を通過するが，臓器や病変によって通過のしやすさは異なる．X 線を発する管球と X 線の検出器が筒状の装置内を回転してデータを集め，コンピューターで処理することによって身体の内部を画像化する．

近年では技術が進み，検出器を増やした **MD-CT**（multi detector row CT，多検出器コンピューター断層撮影）が広く使用されている．より高い空間分解能と時間分解能により，一度に客観的にきれいな画像が得られるだけでなく，**MPR**（multiplanar reconstruction，多断面再構成）画像作成により，従来の輪切りの水平断に加えて縦切り（冠状断）など任意の断面で画像作成が可能になった．今日の消化器領域において，急性腹症などの救急疾患から悪性腫瘍の診断まで幅広く必須の診断装置となっている．

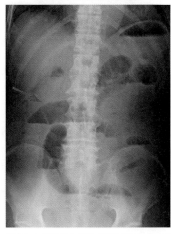

腹部立位 X 線撮影画像

CT 画像

拡張した腸管内に腸液が液面を形成する
ニボーが確認できる（➡）.

同じ患者の単純 CT 像. 拡張腸管が明瞭である（➡）. 拡張
した腸管を追跡して狭窄部を同定することも可能.

図 3-8 ■腸閉塞の X 線撮影および単純 CT 画像

1 種類

造影剤の使用の有無により，単純 CT と造影 CT に分けられる.

単純 CT

単純 CT も MD-CT の登場による画質の向上と，MPR による縦切りの画像など
が可能になり診断能が向上した. 造影剤の副作用（有害事象）であるアレル
ギーや腎障害がなく，短時間で簡便に行うことができ，救急診療の現場でも診
断を助けてくれる. 血管病変や小さい腫瘍などの検出は難しいが，腸閉塞や虫
垂炎の診断などには非常に有用である（図3-8）.

造影 CT

造影 CT は，非イオン系の経静脈用造影剤を用いて組織のコントラストをつ
け，診断能を上げる方法である. 目的や臓器によって造影後の撮影のタイミン
グを細かく工夫し，大きく四つに分けている.

▶ 動脈早期相　血管のみを強調して早い時期に撮影する相. 動脈瘤や動脈閉塞の
血管病変の診断に有用.

▶ 動脈後期相　動脈早期相より少し遅れて組織が最も染まる相. 原発性肝癌では
非常に血流が多く，膵管癌など血流に乏しい腫瘍では周囲組織より造影が不良
であることを利用して診断する.

▶ 門脈優位相　門脈を介して肝臓が最も染まる時相で，肝転移の検出に適してい
る.

▶ 遅延相　この時期の造影剤は血流でなく，組織間の浸み込みを反映しており，
線維化が強い腫瘍の遅延性の染まりを検出する.

造影 CT 画像を図3-9～図3-12 に示す.

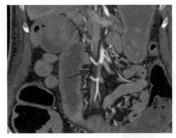

動脈早期相の冠状断．上腸間膜動脈（SMA）が途切れており（→），血栓によるSMAの閉塞と診断できる．SMA血栓症は広範な腸管壊死を来すため，迅速な診断と治療が求められる．

図3-9 ■上腸間膜動脈血栓症の造影CT画像

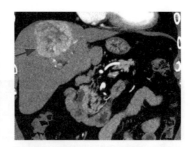

動脈後期相の冠状断．腫瘍が強く造影され（→），動脈血流の多い腫瘍であることがわかる．

図3-10 ■原発性肝癌の造影CT画像

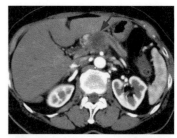

動脈後期相の矢状断．腫瘍の造影効果が弱く（→），血流の少ない乏血生腫瘍であることがわかる．

膵臓癌は血流が少なく，周囲の膵組織と比較して造影効果が少ないことにより腫瘍を認識する．

図3-11■膵臓癌の造影CT画像

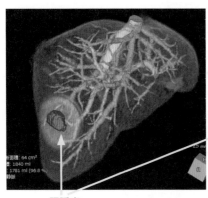

肝腫瘍

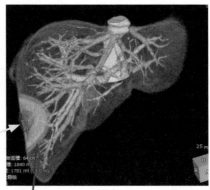

切除ライン

腫瘍の切除計画画像．CT画像をアプリで処理し腫瘍と主要な血管との関係を明瞭にしたもので，青の血管が肝静脈，ピンクの血管が門脈である．血管を傷つけないように切除ラインを決め，手術を計画する．

図3-12 ■肝腫瘍の造影CT画像

2 検査の実際

単純CTの場合は，検査着に着替えた後にCT装置の寝台に横になって撮影する．造影CTの場合は造影剤を注入するため，腕の静脈に点滴のルートを確保してCT装置の寝台に横になり撮影する．

3 禁忌・偶発症・注意点

造影CTは非常に有用な検査方法であるが，造影剤の重篤な副作用には十分に注意を要する．最も重篤で緊急性が高いものに，アナフィラキシーショックがある．処置が遅くなれば生命に危険が及ぶ可能性もあるため，事前の造影剤アレルギーの問診が重要である．気管支喘息もヨードアレルギーの発現頻度が高いため，忘れてはならない疾患である．

また，日ごろから救急カートの確認を含め，急変時の対応のトレーニングも求められる．造影剤による急性腎不全も重篤になりうるため，検査前の腎機能

多くの施設では，CT 撮影後に主治医が画像を確認するとともに，放射線診断医が診断レポートを作成する．そのレポートが未確認になり，病変を見逃す例が報告されている．電子カルテなどシステム的な予防対策がなされているが，医師のみでなく看護師を含めた医療スタッフ全体での情報共有が求められる．

の確認は必須である．単純 CT は副作用が少ないが，不整脈などの植え込み型除細動器（ICD）や一部のペースメーカーでは誤作動が報告されている．CT 撮影時は，ICD やペースメーカーを避けて撮影する必要があるため注意する．

忘れてはならないことに，妊婦の CT 検査による胎児への影響がある．1 回の CT の被曝量では胎児に大きな影響がないとされているが，必要性などを十分に検討し，十分に説明する．

② CT 検査を受ける患者の看護

CT 検査は，ほとんど侵襲のない検査であるが，造影剤による副作用の頻度が 3％程度ある．症状としては，悪心・嘔吐，瘙痒感，蕁麻疹などの比較的軽いものが多い．しかし，重篤な場合にはアナフィラキシーショックを起こし死に至ることもあるため，アレルギー歴や喘息がある患者に対しては慎重に対応する．また，遅発性副作用が出現しないよう，造影剤を体内から速やかに排泄するための適切な水分摂取を促す．

11 MRI 検査

画像検査

magnetic resonance imaging

① MRI 検査とは

MRI（magnetic resonance imaging，**磁気共鳴画像**）検査とは，核磁気共鳴という物理の理論を医学に応用した検査である．難しい理論であるが，要約すると，人体の多くを占める水の中の水素原子が強い磁場に反応する核磁気共鳴（NMR）という性質をもつことを応用し，この原子の反応が元に戻る速さが組織によって異なることをコンピューターで画像化したものが MRI 画像である．

1 種類

消化器領域の MRI 撮像は，①T1 強調画像，②T2 強調画像，③MRCP（MR cholangiopancreatography：MR 胆管膵管撮像）画像，④EOB 造影 MRI 画像，⑤拡散強調画像の撮像法が基本となる．

▌T1 強調画像，T2 強調画像

T1 強調画像は水が黒く（低信号）描出され，T2 強調画像は水が白く（高信

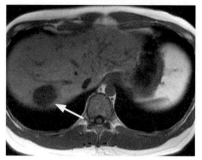

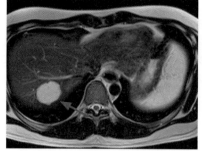

黒く低信号に写っている（⇨）.

白く高信号に写っている（➡）.

良性腫瘍である肝血管腫の MRI 画像. 水成分が多いため肝嚢胞と同じように T1 強調画像では黒く低信号に，T2 強調画像では白く高信号に写る.

図 3-13 ■肝血管腫の MRI 像

号）描出される（図3-13）.

▍MRCP 画像

　MRCP 画像は，強い T2 強調画像で胆管や膵管を強調して描出する. 総胆管結石や胆管癌，膵癌の診断に必須である（図3-14）.

▍EOB 造影 MRI 画像

　EOB 造影 MRI 画像は，肝組織に特異的な造影剤である Gd-EOB 造影剤（EOB・プリモビスト®）を静脈内注射後に動脈相，門脈相，後期相で撮像して腫瘍等の血行動態を調べるダイナミック相と，さらに遅い相の肝細胞相では正常肝には造影剤が取り込まれ，腫瘍細胞には取り込まれない Gd-EOB 造影剤の性質を利用して診断する撮像法である（図3-15a, b）. 肝臓の腫瘍の診断に非常に有用である.

▍拡散強調画像

　拡散強調画像は，悪性腫瘍や炎症で水分子のブラウン運動（拡散）が制限されることを利用して診断する（図3-15c）.

　他領域では，上記以外にもさまざまな工夫により，非常に多くの専門的な細分化された撮像条件がある.

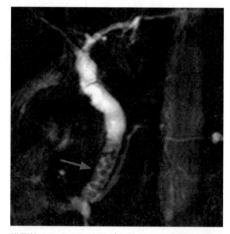

総胆管内に小さな結石が多数あるのが確認できる（➡）. CT 等でも明瞭に確認できない結石や腫瘍の診断に有用である.

図 3-14 ■総胆管結石の MRCP 画像

2 検査の実際

　検査着に着替え，磁性体が含まれる可能性のあるカラーコンタクトやマスカラ等の化粧品を取り除く. その後，専用の検査台に横になり検査を行う. 検査中は工事現場のような大きな音がする. 造影剤を使用する場合は，CT と同様に静脈ラインを確保する.

a EOB 造影 MRI の動脈相	b EOB 造影 MRI の肝細胞相	c 同じ症例の拡散強調画像

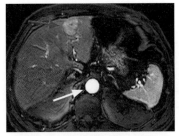 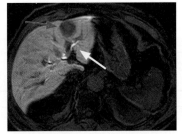 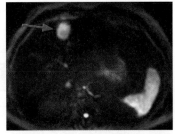

肝左葉の20mmの腫瘍が強く造影されている（→）．⇨で大動脈が強く造影されることから，造影早期の動脈相とわかる．

造影剤が取り込まれず黒く低信号になり，正常肝組織がないことを示す．⇨は正常の肝組織に取り込まれ，排泄された造影剤によって胆管が描出されている．

腫瘍の信号が高く拡散能が低下していることを示す．小さい腫瘍などで造影検査でも腫瘍が不明瞭な場合に，拡散強調画像が有用なときがある．

図 3-15 ■肝臓癌の MRI 画像

3 禁忌・注意点

■ 禁忌

　MRI 検査室内は非常に磁場が強いため，ペースメーカーや人工内耳など体内に金属のある患者は危険であり，MRI 検査は禁忌である．近年では，MRI 対応のペースメーカーも用いられるようになっているが，MRI の実施には厳しい条件が付けられている．

　入れ墨もやけどのリスクがあり注意を要する．点滴棒や酸素ボンベ，ポケットの中のボールペンなどでも予期せぬ事故が起こりうる．

　MRI 造影剤の Gd 造影剤は，腎機能の悪い患者に使用すると腎性全身性線維症という非常に重篤な副作用を発症することがあるため，注意が必要である．

■ 注意点

　MRCP は消化管内容液が画像に影響を及ぼすため，腸管内容液の信号を消すためにマンガンイオンを含む経口の陰性造影剤を内服する．静脈投与ではないため副作用はほとんど見られないが，通過障害で絶食中の場合などは注意を要する．また，改善されてはいるが，閉所恐怖症の患者は検査中に強いストレスを感じることがあるため，配慮が必要である．

2 MRI 検査を受ける患者の看護

　MRI 検査は検査室内が強磁場であるという特徴を理解し，患者がもつ体内外の金属，電気・磁気的に作動する体内埋め込み物（ペースメーカーや人工内耳，鉄やニッケルを含む止血クリップなど）について十分に問診を行う．磁性体が含まれる可能性のある化粧品等も取り除く．年齢によっては家族からも情報を得ることで，より安全に検査が行える．造影剤を用いて MRI 検査を行った場合には，造影剤の副作用（有害事象）出現の有無を確認し，適切に対応する．

　放射線を用いない検査のため被曝がなく，患者は MRI 検査が安全であるという認識をもちやすいが，実際には検査中の騒音や閉鎖空間という特殊な環境に

耐えられない人もいる．検査終了後はねぎらいの言葉をかけながら，患者の訴えを傾聴することも重要な看護である．

12 核医学検査

radionuclide study

1 核医学検査とは

核医学検査とは，微量の放射線を出す放射性同位元素で目印を付けた薬剤を体内に入れ，薬剤が特定の臓器に取り込まれた際に放出する放射線の分布を画像にする検査である．一方向にガンマ線を放出する放射性同位元素を用いたものが**シンチグラフィー検査**，陽電子（ポジトロン）を放出する放射性同位元素を用いて，陽電子が消滅する際に二方向に放出されるガンマ線を検出する検査が**PET**（positoron emission tomography，陽電子放出断層撮影）検査である．

核医学検査は，CT や MRI が大きさや広がりなどの形を調べるのと異なり，臓器や腫瘍の機能や代謝といった性質を調べる検査である．

1 シンチグラフィー検査

肝受容体シンチグラフィー

肝受容体シンチグラフィーは，GSA（ガラクトシル人血清アルブミン）に放射性同位元素である ^{99m}Tc を標識した薬剤 ^{99m}Tc-GSA（アシアロシンチ®）が肝臓の受容体に結合し，肝臓に取り込まれるのを利用した検査である．アシアロシンチ®を体内に入れた 15 分後の心臓（H15）と肝臓（L15）の測定値から LHL15 などの指標を計算し，肝臓の機能を定量化した数字が肝障害度とよく相関する．

肝機能を評価する ICG（インドシアニングリーン）検査*と異なり，黄疸の場合でも検査が可能なことや，視覚的に肝機能を評価できることから有用な検査である．肝硬変の肝機能の評価や，肝切除の際に，肝臓の予備能力を評価するときに行う．放射性同位元素である ^{99m}Tc の半減期*は約 6 時間である．

肝胆道シンチグラフィー

肝胆道シンチグラフィーは，^{99m}Tc-PMT（ヘパティメージ®）を用いた胆道排泄能を調べる検査である．体内に入った薬剤は肝臓に取り込まれ，胆管を経て十二指腸に排泄される像を描出できる．新生児の胆道閉鎖症などの胆道形成異常や，胆汁排泄機能を調べたいときに行う．

ソマトスタチン受容体シンチグラフィー

ソマトスタチン受容体シンチグラフィーは，神経内分泌腫瘍に対するシンチグラフィー検査である．神経内分泌腫瘍がソマトスタチン受容体を持つことを利用し，ソマトスタチンに似た物質ペンテトレオチドを放射性同位元素 ^{111}In で標識した ^{111}In-ペンテトレオチド（オクトレオスキャン®）を用いて行う．

高分化の腫瘍では注射されたオクトレオスキャン®が集積し，低分化の腫瘍では集積が低下する．後で述べる¹⁸F-FDG-PET/CT は反対に低分化になり悪性度が上がると光ることから，腫瘍の分化度・悪性度の診断に有用とされている．¹¹¹In の半減期は約 3 日である．

2 PET 検査

消化器領域での PET 検査は，主にブドウ糖に近い物質である FDG（フルオロデオキシグルコース）を ¹⁸F（フッ素）で標識した放射性物質で行われる．放射性薬剤を注射し，悪性腫瘍で糖の利用が亢進（嫌気性解糖系が亢進）していることを利用して，CT と併せて ¹⁸F-FDG-PET/CT として全身の悪性腫瘍の進行度や，手術後の再発などを検出する．消化器の領域では食道癌，膵癌，大腸癌，悪性リンパ腫などに ¹⁸F-FDG-PET/CT が適している（図3-16）．

小さな腫瘍やがんの種類によっては検出されにくい病変もあるが，CT や MRIでは見つけることができない想定外の腫瘍が，強く光って発見できる場合もある．炎症でも強く光ることがあり，正常でも糖を大量に消費する脳や心臓は強く光るため，知っておくべき性質である．¹⁸F の半減期は約 110 分である．

3 検査の実際

検査前は絶食にし，水分も糖分が含まれない物にする．検査着に着替え，放射線管理区域内にある検査室で検査前の血糖を確認し，放射性同位元素を静脈内に注射する．薬剤が全身にいき渡るように 1 時間ほど安静にした後，検査台に横になり撮影する．必要に応じて，遅延相として 2 回撮影する場合もある．

4 注意点

核医学検査での被曝量は決して多くなく，半減期も短く放射性物質は数日で尿と共に体外に排出されるが，放射性物質であることを認識しておくべきである．

¹⁸F-FDG-PET/CT の場合は，糖尿病の患者ではうまく病変が検出できないこ

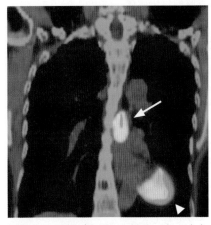
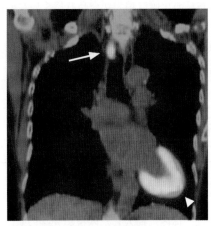

原発である食道癌が強く光って（集積して）いる（⇨）．糖を利用する心臓は正常状態で集積する（△）．

気管支の横の小さなリンパ節（5mm 程度）も強く光り（⇨），リンパ節転移と診断される．

図 3-16 ■食道癌の ¹⁸F-FDG-PET/CT 画像

とがある．血糖が異常に高い場合や，インスリンの皮下注や内服の血糖降下薬を不用意に使用すると，検査の精度が下がる．また，点滴の中には糖を含む物があり，見落としやすいため注意する．

核医学検査の検査薬である放射性物質は高額であり，急な検査のキャンセルがないよう十分に計画して行うようにする．

② 核医学検査を受ける患者の看護

1 肝シンチグラフィー検査を受ける患者の看護

肝シンチグラフィーは侵襲はほとんどないが，放射性同位元素（ラジオアイソトープ，RI）を静脈注射する必要があるため，不安を抱える患者もいる．RIは検査用の放射性医薬品であり，使用する量も少なく体に害はないが，検査終了後しばらくは尿や汗，便から排出されるため，取り扱いや乳幼児と密な接触をしないなどの他者への配慮を指導する．

妊婦や授乳中の女性に対しては基本的にRIの使用を避けなければならないため，妊娠の可能性も含めて検査前にしっかりと確認する．もし，授乳中の女性にRIを使用する場合には，検査後一定期間は授乳できないことを伝え，搾乳の準備などを促す．

2 PET検査を受ける患者の看護

PET検査は，がんの部位の特定や大きさ，悪性度を調べるためなどに行われ，一度に全身の状態を把握でき，侵襲がほとんどない検査である．しかしながら放射線被曝があるため，妊婦（妊娠の可能性も含む）や授乳中の女性には検査前に確認することが重要である．

また，高血糖状態では正確な結果が得られにくいため，糖尿病患者などは事前の血糖コントロールが必要になる．同様の理由で検査当日は禁食となる場合があり，医師の指示を確認し患者の理解と協力が得られるよう関わる．尿が膀胱に充満している場合にも正確な結果が得られにくいため，検査直前に排尿を促す．

検査はFDGを投与後，1時間程度の安静の後に撮影する．この間の安全や安楽を確保することも重要な看護となる．

---

13 内視鏡検査
endoscopy

画像検査

① 内視鏡検査とは

消化管内視鏡検査は，体内に挿入した内視鏡先端のCCDカメラで写した画像を体外のモニターに映し出し，異常を診断し，処置具を使って治療まで行う優れた方法である．19世紀には内視鏡の原型が登場したとされ，今日では体内

にカメラを入れてモニターで観察し，処置をする技術は消化器内視鏡検査や治療だけでなく，外科領域の腹腔鏡手術やロボット手術にまで大きく発展し医療の中心となっている．

基本的な内視鏡検査には，①上部消化管内視鏡検査，②大腸内視鏡検査，③カプセル内視鏡検査，④バルーン小腸内視鏡検査，⑤超音波内視鏡検査，⑥内視鏡的逆行性胆管膵管造影がある．

1 上部消化管内視鏡検査

上部消化管内視鏡検査は，口から内視鏡を挿入し，咽頭から食道・胃・十二指腸を検査・治療する方法である．健診などではより細く，苦痛の少ない鼻から挿入する経鼻内視鏡を使う場合もある．

■ 適応

咽頭から食道，胃，十二指腸のあらゆる疾患が対象になる．食道癌，胃潰瘍や早期の癌の発見から，止血術・早期胃癌の粘膜下層剝離術（ESD）などの治療が行われる．

図3-17aは内視鏡スコープとモニターである．スコープを口から挿入し，モニターを観察しながら診断・治療を行う（図3-17b）．図3-17c は正常胃粘膜の内視鏡画像である．食道・胃・十二指腸のすべての場所を観察する．

診断においては通常の白色光での観察に加えて，青い色素（インジゴカルミン）を散布したり，食道にはヨード染色を行って診断能を上げる．近年では拡大機能を有する内視鏡を用いた画像強調内視鏡観察*が普及し，より質の高い診断が可能になっている．

■ 検査の実際

前日の 21 時以降は絶食とし，脱水を予防するため検査直前まで飲水は可能である．冠動脈拡張薬や降圧薬などの中止できない薬は，検査の 3 時間前まで

plus α

腹腔鏡検査
局所麻酔をしてお腹に小さな孔を開け，その孔から細い内視鏡（腹腔鏡）を挿入して肝臓などを目で観察したり，針生検を行い組織を採取する検査．内科での腹腔鏡検査は手技の習熟を要し実施可能な施設が限られている．

3

消化器の検査と看護

用語解説

画像強調内視鏡観察
NBI（narrow band imaging，狭帯域光観察）等の光源に粘膜表層の血管の情報を強調する波長のみを出すようにフィルターをかけ，表在の血管を強調し，表面構造や表在血管パターンからがんの診断を行う．

モニター

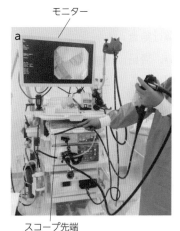

スコープ先端
手元のハンドル部でスコープの先端を操作する．

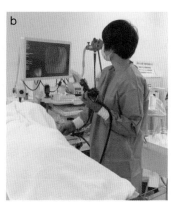

上部内視鏡検査の実際．モニターを観察して検査を行う．

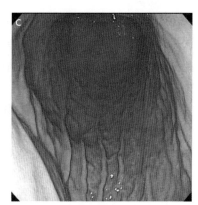

胃体部大弯の正常内視鏡像．

図 3-17 ■上部消化管内視鏡検査

に内服する.

　検査前は，検査で観察しやすいように消化管ガス駆除薬のジメチコンと粘液を除去するプロナーゼを内服し，キシロカインスプレー等で咽頭の局所麻酔を行い咽頭反射を軽減する. また，検査中の胃の動き（蠕動）を抑えるために，ブチルスコポラミン等の鎮痙薬を使用する. キシロカインは，まれではあるが重篤なアレルギーが生じる恐れがあるため，過去に歯科麻酔などで気分が悪くなったことがないかといった問診も忘れないように行う. ブチルスコポラミンは心疾患，前立腺肥大，緑内障のある患者には禁忌であり，十分な問診が必要である. これらの疾患がある場合は，グルカゴンを使用する.

　検査終了後は，組織を取った後などに出血し黒色便になる場合があるため注意するように指導し，次回の受診日を確認する. 治療の場合は穿孔，出血などの合併症の可能性があるため腹痛，吐血，下血などの観察が必要である. 外来検査では黒色便，腹痛などがあると緊急を要する状況になる場合があるため，速やかに受診するように指導する.

2 大腸内視鏡検査

　大腸内視鏡検査は，経口腸管洗浄液を用いて大腸を前処置できれいにし，肛門から内視鏡を挿入してS状結腸，下行結腸，横行結腸，上行結腸の全大腸と直腸，回腸の一部を観察する検査である.

▌適応

　大腸癌や大腸ポリープ（腺腫性），炎症性疾患の診断を行う検査方法である. 健診で便潜血が陽性の場合の精査なども適応となる. 大腸腫瘍の診断には，上部消化管内視鏡検査と同様にNBIなどの画像の拡大観察によって，表面の模様や血管の模様から良性のポリープかがんであるかの診断が可能である.

　検査だけでなく，大腸ポリープのEMR（内視鏡的粘膜切除術）や早期大腸癌のESD（内視鏡的粘膜下層剥離術）等の内視鏡治療も行う.

▌検査の実際

　前日は繊維質や脂肪成分の少ない，消化の良い食事にする. 21時以降は絶食だが，水分摂取は直前まで可能である. 夜に下剤を内服する施設も多い. 当日も絶食で，朝から2Lの腸管洗浄剤を2時間程度かけて飲む. 便が透明にならないと詳細な観察ができないため，前処置は非常に重要である. 腸をきれいにする際，大腸に狭窄などがあると腸閉塞になることがあるため，洗浄剤を飲む際に腹痛などがないか問診することも大事である.

　検査にあたっては，上部消化管内視鏡検査と同様に腸の動きを抑える鎮痙薬の禁忌疾患がないか，また抗血栓薬の内服の有無などを確認する. 術後の癒着がある患者などには鎮静薬を使用する場合があり，バイタルサインを確認し呼吸抑制などに注意する.

　まれではあるが，ベンゾジアゼピン系の鎮静薬で健忘などの副作用（有害事象）が起こる場合があるため，検査後も行動などに目を配るようにする. また，

腸管洗浄剤
主にポリエチレングリコール製剤であるニフレック®，ムーベン®などが用いられている. 等張液でありほとんど吸収されず，循環動態の影響が少なく腎不全や心不全の患者にも使用可能である.

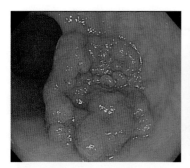
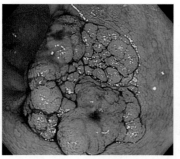
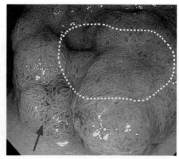

通常光での観察で，大腸に約25mmの表面型腫瘍を認める．

インジゴカルミンの色素散布により表面の凹凸が明瞭になり，分葉状の表面であることが確認できる．

NBIによる画像強調内視鏡観察で，→部は表面の規則的な管状の模様が確認でき大腸腺腫と診断される．○部は表面の構造が不明瞭であり，早期の大腸癌が疑われる．

図3-18 ▥大腸の表面型腫瘍

鎮静薬を使用した場合は車の運転は禁止であり，事前に十分に説明する．

　検査のみであっても，生検で組織をとった後の出血などがあり，治療後は穿孔・出血などの危険があるため，腹痛・下血の有無を確認する．

　図3-18に大腸腫瘍の画像を示す．

3 カプセル内視鏡検査

　カプセル内視鏡検査は，上部・下部内視鏡検査を行っても原因不明な消化管出血や，クローン病などの小腸疾患が疑われる患者が適応となる検査法である．約3cm程度のカプセルを飲み，画像データを無線で体外の受信機器に送り解析する．

　狭窄があるとカプセルが詰まってしまい手術で取り出す必要があるため，狭窄が疑われる場合は100～200時間で自然に溶けるパテンシーカプセルを先に飲み，狭窄がないことを確認してから，カプセル内視鏡検査を行う．ただし，パテンシーカプセルはバリウムの成分が含まれており，バリウムのアレルギーがある患者には使用できない．

▥ 検査の実際

①前日の夕方から絶食．水・透明な液体は摂取可能である．

②身体の表面にセンサーを取り付けた後，体外の記録装置と接続する．

③カプセルを少量の水で内服する．

④検査終了後に画像を解析する．排出したカプセル内視鏡は回収し，医療廃棄物として処理する．カプセル内視鏡は金属であり，MRI検査は禁忌である．検査施行中に，うっかり他科が依頼したMRI検査を行うといったことのないように注意する．

4 バルーン小腸内視鏡検査

　バルーン小腸内視鏡検査は，カプセル内視鏡やCT検査などで小腸に病変があった際に，先端に膨張収縮機能をもつバルーンが付いたオーバーチューブの中を内視鏡スコープを通し，上部小腸は経口的に，下部小腸は前処置を行い経

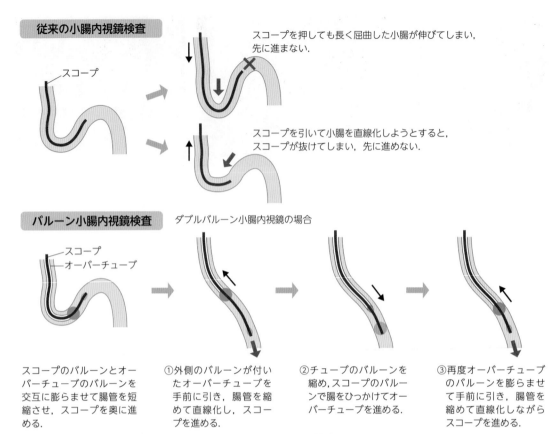

従来の小腸内視鏡検査

スコープ

スコープを押しても長く屈曲した小腸が伸びてしまい，先に進まない．

スコープを引いて小腸を直線化しようとすると，スコープが抜けてしまい，先に進めない．

バルーン小腸内視鏡検査　ダブルバルーン小腸内視鏡の場合

スコープ
オーバーチューブ

スコープのバルーンとオーバーチューブのバルーンを交互に膨らませて腸管を短縮させ，スコープを奥に進める．

①外側のバルーンが付いたオーバーチューブを手前に引き，腸管を縮めて直線化し，スコープを進める．

②チューブのバルーンを縮め，スコープのバルーンで腸をひっかけてオーバーチューブを進める．

③再度オーバーチューブのバルーンを膨らませて手前に引き，腸管を縮めて直線化しながらスコープを進める．

図 3-19 ■従来の小腸内視鏡検査とバルーン小腸内視鏡検査

肛門的に行う検査である．クローン病の小腸病変や小腸癌，小腸悪性リンパ腫などを診断する際に行う．以前は小腸の観察が困難だったが，バルーン内視鏡の登場により小腸病変の観察が可能になった．

　バルーン小腸内視鏡には，スコープにもバルーンが付いたダブルバルーン内視鏡と，オーバーチューブのみにバルーンが付いたシングルバルーン内視鏡がある．バルーンのない従来の小腸内視鏡では，曲がりの強い小腸にスコープを進めるのは困難だったが，バルーンのついた内視鏡では小腸を直線化し，スコープを進めることができるようになった（図3-19）．

▌検査の実際

　経口的検査の場合は，上部消化管内視鏡と同様の前処置，経肛門的検査の場合は，大腸内視鏡と同様の前処置を行う．

　バルーン小腸内視鏡検査では検査時間が長くなり，疼痛が強い場合もある．鎮静薬や鎮痛薬などを使用する場合が多いため，バイタルサインなどの観察が重要である．

5 超音波内視鏡検査

　超音波内視鏡（endoscopic ultrasonography：EUS）検査は，通常の観察で

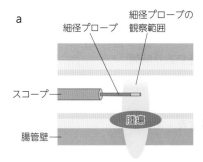

a

細径プローブ

細径プローブの
観察範囲

スコープ

腸管壁

腫瘍

細径の超音波プローブをスコープの中に通
し，腸管壁の腫瘍等を観察する．管腔を膨ら
ませるために水をためて検査する．

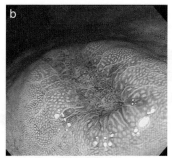

b

10mm 大の早期胃癌の NBI による特殊
光観察．陥凹部に不整な血管を認め，
形態より深達度が粘膜下層に及ぶがんが
疑われた．

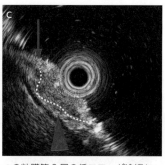

c

➡の粘膜第 2 層の低エコーが途切れ，
粘膜下層に低エコー腫瘤が浸潤（……）し
ている．粘膜下層浸潤癌で，小さい腫
瘍ではあるが外科手術となる．粘膜内癌
であれば内視鏡治療の適応であり，深達
度の診断で治療方針が変わる．

図 3-20 ■細径プローブによる超音波内視鏡検査

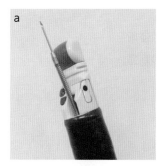

a

先端に超音波装置が搭載されたコン
ベックス型の超音波内視鏡専用機
と，スコープの中を通る穿刺針

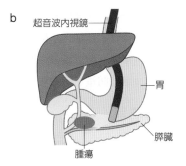

b

超音波内視鏡

胃

膵臓

腫瘍

体外からの超音波で見るより，胃や
十二指腸から胆道・膵臓の病変をより
詳細に観察できる．

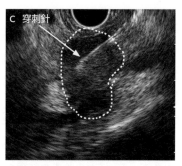

c 穿刺針

実際の超音波内視鏡画像．低エコーの膵臓
の腫瘍に針を刺し，細胞を採取している
（◯）．

図 3-21 ■超音波内視鏡の検査法

は診断できない消化管の壁内や，壁外の膵臓・胆囊・胆管の状態を観察するた
めの検査である．超音波内視鏡には，スコープの中を通す細径プローブと，上
部消化管内視鏡の先端に超音波装置が搭載された超音波内視鏡専用機（コンベッ
クス型，ラジアル型）がある．

　細径プローブは，スコープの中を通して胃や大腸などの消化管や胆管の壁を
観察する（図3-20a）．高い周波数で画質が良いが，深い部位の観察は苦手であ
る．早期癌の深さの診断や粘膜下腫瘍の診断など，比較的小さい病変に用いら
れる（図3-20b, c）．

　一方，コンベックス型の専用機は，スコープの先端が超音波装置になってお
り，中に穿刺針が通る仕組みになっている（図3-21a）．膵臓や胆管は十二指
腸，胃に近接しており，体外からの超音波で見るより，より詳細に胆道・膵臓
の病変を観察できる（図3-21b）．図3-21c のように専用の穿刺針で膵臓の腫
瘍から組織を採取して診断したり（EUS-FNA，超音波内視鏡下穿刺吸引細胞
診），胆管の場合は ERCP の手技を応用してドレナージチューブや金属ステン

トを挿入したり，手技が目覚ましく進歩している領域である．

■ 検査の実際

上部消化管内視鏡検査と前処置などは同じだが，EUSは精密検査であり時間を要する場合があり，鎮静薬を使用することが多い．

6 内視鏡検査・治療すべてに共通する留意点

以下のようにさまざまなことに留意し，安全で質の高い内視鏡検査・治療が行われるようにする．

①検査・治療の十分な説明と文書での同意取得を医師が行い，検査前に同意書を確認する．

②禁忌疾患（心疾患，前立腺肥大，緑内障）およびアレルギーの有無，抗凝固薬の内服状況を確認する．

③医療事故防止対策を行う．消化器外科・内科は検査数が多く，また検査の種類や処置具も多様で忙しい部署であり，手技による合併症など以外にも，患者の間違いや禁忌薬剤の確認ミスなどにも十分に注意する．

④感染防止対策を行う．内視鏡スコープの洗浄などに加え，検査・治療で使用する処置具などを扱うことが多い．医療従事者への患者の血液・体液の曝露対策として手袋，マスク，ガウンなどの標準予防策を徹底する．

2 内視鏡検査を受ける患者の看護

内視鏡検査は，医療の発展に伴い低侵襲なものから高侵襲のものまでさまざまある．それぞれの検査の特徴を理解した上で，患者の苦痛や不安に寄り添い，援助する必要がある．ここでは，消化器の検査の中でも診断等に広く活用されている上部消化管内視鏡，ならびに下部消化管内視鏡の検査を受ける患者の看護について述べる．

1 上部消化管内視鏡検査を受ける患者の看護

上部消化管内視鏡検査は，上部消化管疾患の診療において重要なものであるが，検査を受ける患者の多くはさまざまな苦痛を感じる．身体的な苦痛としてスコープの咽頭通過時の違和感や圧迫感，それらに伴う嘔吐反射と苦痛，検査中の消化管の過伸展や牽引（けんいん）による胃部不快感などが挙げられる．特に，咽頭部が敏感な患者は嘔吐反射が連続的に生じるため，耐えがたい苦痛を抱える．咽頭部不快感に影響する因子はさまざまあるが，それらを踏まえた援助が重要になる(表3-7)[1]．また，心理的な苦痛として，身体的な苦痛を想起することによる不安もある．

これらの苦痛に対して，咽頭麻酔や鎮静薬の静脈投与による前処置を行うことが一般的になりつつある．そのような処置に対する看護も含めて，検査前から安全に検査を遂行できるよう支援する必要がある．

表3-7 ■上部消化管内視鏡検査に伴う咽頭部不快感に影響する因子

○内視鏡挿入時の咽頭部不快感への影響要因
年齢，予期不安の程度，嘔吐反射頻度，検査時間

○内視鏡挿入後から検査中の咽頭部不快感への影響要因
唾液の貯留量，検査時間の長さ，嘔吐反射頻度

▌ 検査前

▶ 患者への説明，オリエンテーション

　上部消化管内視鏡検査を受ける患者は，咽頭部不快感などの苦痛を想起するため検査前の不安が強い．特に初めて検査を受ける患者や若年者，過去の検査で嘔吐反射を経験した患者は不安がより強いため，検査前の詳細な説明や，過去の経験を傾聴するなどの十分なオリエンテーションが求められる．

　オリエンテーションでは，不安の軽減と合わせて安全，確実に検査が行われるよう，患者の検査目的の理解度を確認し，必要であれば補足の説明を行う．検査前夜の食事の注意点や，抗凝固薬・抗血小板薬の内服に関する医師の指示に対する理解の確認，補足説明を行うことも重要である．

▶ フィジカルアセスメント

　検査は呼吸・循環状態等に影響を及ぼすことがある．事前に丁寧なフィジカルアセスメントを行い，特に出血，凝固能，薬剤アレルギーなどに留意する．

▌ 検査中

　内視鏡の挿入時には一過性に血圧が上昇し，脈拍数も増加する．また，咽頭麻酔薬に対するアナフィラキシーショックや，鎮静薬の影響による呼吸抑制等が生じることもある．検査中はモニターを装着し，注意深く観察する．また，さまざまな苦痛の出現に備え，患者に対して積極的に声掛けやタッチを行う．

▌ 検査後

　検査が終了後しても1時間程度は咽頭麻酔が覚めないため，飲食を禁止し，唾液も飲み込まないよう指導する．また，バイタルサインを測定し，悪心や腹痛，めまいなどの有無や程度も観察しながら，出血を疑う徴候に注意する．

2 下部消化管内視鏡検査を受ける患者の看護

　下部消化管内視鏡検査は，大腸に発生するがんやポリープ，潰瘍を内視鏡で直接観察し，組織診断を行う目的で施行される．大腸は便を貯留する臓器であるため，確実な検査遂行には下剤の内服や絶食などの前処置が重要な意味をもつ．また，検査終了後は，大腸を伸展させるための送気に伴う腹部膨満感や生検後の出血に注意が必要なため，検査前から十分なオリエンテーションを行い，患者の理解や協力を得ることが求められる．

▌ 検査前

▶ 患者への説明，フィジカルアセスメント

　検査前には，大腸に貯留した便を排出するために経口腸管洗浄剤が用いられる．経口腸管洗浄剤は医師の指示で決められるが，大量の水で服用するものや複雑な内服方法が決められているものがあり，患者の負担感は強い．洗浄剤を内服する目的などを丁寧に説明し，患者が経験するつらさに理解を示し，ストレスを軽減する必要がある．

　腸管狭窄や腸閉塞などの疑いがある患者は，腸管内圧上昇による腸管穿孔を起こす危険性があるため洗浄剤の内服は禁忌であり，フィジカルアセスメント

を行うことも重要である.

▶ 経口腸管洗浄剤の内服

経口腸管洗浄剤の内服方法は薬剤により異なるため，添付文書等を確認する．一般的にはゆっくりと時間をかけて飲む（1 時間当たり 1L 程度）ものが多く，排便に伴う腸管内圧の変動によってめまいやふらつき，一過性の血圧低下が起こる可能性があるため注意する．腸管内の水分量を増やして便を排出させる作用がある洗浄剤は，脱水に陥ることがあるため洗浄剤を飲み始める前に，十分に水分を摂取するよう促す．

ほかにも，腹痛や悪心・嘔吐，血圧低下，アレルギー反応，腸管穿孔などの副作用（有害事象）があり，十分な観察が求められる．自宅で内服する患者にはリスクのある副作用について説明し，病院に連絡する症状の程度を伝えておく．

また，排便回数が増えるため柔らかいトイレットペーパーや温水洗浄便座の使用などを勧めると患者ができる対処が増え，前向きな気持ちになることもある．丁寧な関わりを心がける．

▶ 排便の確認

経口腸管洗浄剤服用後は，早いと 30 分程度で下痢様の排便が始まる．その後，7 ～ 8 回程度便が排出され，最終的に浮遊物や沈殿物のない透明な黄色の便になると検査可能な腸管の状態になる．これらのことも事前に患者へ伝え，見通しを立てられるよう支援する [2, 3]．

排便は看護師が直接確認し，内視鏡室に報告できるようブリストル便性状スケールなどを用いて記録しておくことが望ましい．在宅で前処置を行う場合には，患者や家族に写真やイラストで排便や排液について説明し，来院した際に看護師に報告できるよう指導する．

➡ブリストル便性状スケールについては，p.62参照

▌検査中

検査は内視鏡を盲腸まで挿入するが，到達するまでの間はタッチングなどにより苦痛の緩和につとめる．内視鏡を進めたり観察するために患者の体位を変換する必要があるため，適宜介助する．

▌検査後

検査終了後は，送気に伴う腹部膨満感が出現するが，自然に軽減するため患者の苦痛の訴えに合わせて説明し，タッチングなどの安心を与えるケアを行う．鎮痛薬を使用した場合には安静臥床が必要となるため，医師の指示に従いバイタルサインの測定などを行いながら，覚醒まで観察する．生検を行った場合は出血に注意が必要であり，検査後初めて排便するときは必ず確認するよう患者に説明する．

14 腹部超音波検査

abdominal ultrasonography

画像検査

1 腹部超音波検査とは

人間の耳で聞こえない高い周波数である超音波をプローブから発生させ，生体内での臓器や組織に反射して戻ってきた超音波を受信し，画像化したものが超音波検査である．**腹部超音波（腹部エコー）検査**は肝，胆嚢，膵臓，脾臓，腎臓，腸管と幅広く検査が可能である．動きの速い赤血球の超音波信号を描出し，血流を評価できるドップラー検査（カラードップラー，パワードップラー検査など）を組み合わせて，腫瘍の血流や血管の異常なども描出できる．

超音波の表示には，BモードとMモードがある．腹部超音波は断層像が得られるBモードがほとんどであり，心エコーのように動きのある臓器の観察にはMモードが使われる．

1 適応

肝臓

肝臓では，慢性肝炎などの肝癌のリスクがある患者は定期的にエコーでスクリーニングを行う．良性の病変としては肝囊胞や良性腫瘍として肝血管腫が，悪性のものとしては肝臓癌や転移性肝癌が多くみられる．日常臨床で多くみられる脂肪肝は，肝臓のエコー輝度が上がり白く見える．

図3-22aに，肝臓の超音波画像を示す．

胆嚢，膵臓

胆嚢や膵臓は食事の影響を受けるため，検査は絶食で行う．図3-22bに正常の胆嚢の画像，図3-22cに胆嚢結石の例を示す．胆嚢内の小さい結石やポリープ，胆泥などはCTやMRIなどよりもエコーのほうが詳細な観察が可能である．

📖*用語解説

音響効果
（acoustic shadow）
超音波ビームが超音波を強く反射または減衰する構造物に当たると，この構造物より奥には超音波が伝わらず，後ろに影をひくように無エコーが生じる現象．

a 肋骨の間からみた肝臓の画像

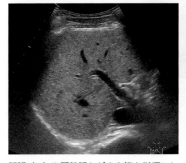

門脈（➡）や肝静脈などの血管を指標にして，肝臓の区域を確認する．

b 正常の胆嚢の画像

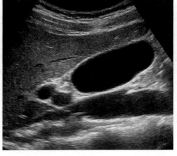

胆嚢内は胆汁の水成分であり，黒く無エコーに描出される．

c 胆嚢結石の画像

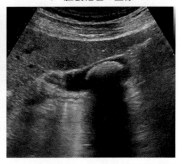

結石の前面に白いストロングエコーを認め，結石で超音波が跳ね返され，後方は音響効果*で黒く抜けて見える．

図3-22 ▓腹部超音波画像

図3-23は膵臓の超音波画像である．膵腫瘍にもエコーは有用であるが，膵頭部や膵尾部の一部は観察が困難な場合があるため留意する．

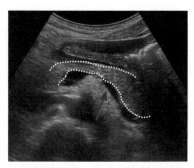

点線部が膵臓．脾静脈（➡）を目印に膵臓を描出する．

図3-23 ■膵臓の超音波画像

▌利点と欠点

腹部エコー検査は，虫垂炎や腸閉塞などの消化管も検査が可能である．被曝などの身体への影響がなく簡便で，小型の装置は持ち運びができベッドサイドでも実施できる．妊婦にも安全でリスクもなく，日常診療から救急診療まで幅広く行われている．その一方で，以下のような欠点もある．

・客観性に乏しく，検査術者の技量による差が大きい

・脂肪の多い患者や呼吸の息止めなど，患者の条件に左右される

・臓器のすべてが検査できない場合がある

2 注意点

検査自体には大きなリスクは伴わないが，暗い検査室のベッド上で行うため，状態が悪い患者の観察が不十分になったり，ベッドからの転落など思いもよらない事態が起こりうるため，注意を要する．

3 造影超音波検査

肝腫瘍の精査に用いられる有用な検査である（図3-24）．血流を見る血管相と，正常肝に取り込まれる相を見る後血管相がある．

造影には，マイクロバブルを卵黄の成分で覆った静脈造影剤ソナゾイド®が用いられるため，卵アレルギーの患者には禁忌である．

造影前の超音波像

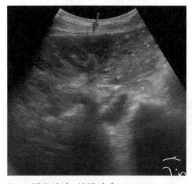

5cmの腫瘤だが，輪郭がぼんやりとしており不明瞭である（➡）．

造影後の後血管相像

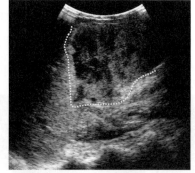

腫瘍の輪郭が明瞭に描出されている（‥‥）．

図3-24 ■肝内胆管癌の造影超音波画像

4 特殊検査

特殊な検査に，超音波ガイド下穿刺術がある．エコーで病変を確認し腫瘍に針を刺して組織をとる肝生検や，エコー下に穿刺針で腫瘍を焼灼するラジオ波

焼灼術など，肝疾患の診断や治療にも使用される.

胆管が詰まった閉塞性黄疸では，拡張した胆管に針を刺してチューブを挿入するPTCD（経皮経肝胆管ドレナージ）なども行われる. 近年は，中心静脈栄養などの太い血管を穿刺する際にも，血管損傷などの偶発症を減らす目的でエコー下穿刺が用いられるなど，幅広く応用されている.

5 外傷患者のFAST

FAST（focused assessment with sonography for trauma）は，外傷初期診療における超音波検査のことで，外傷患者に致命的な臓器損傷による出血がないかを迅速に評価する. ①心嚢，②モリソン窩（肝下面と右腎の間），③右肋間，④左肋間，⑤脾臓，⑥ダグラス窩（男性の直腸膀胱，女性の直腸子宮窩）の6カ所をすばやく観察し，早急に処置が必要な出血を評価する.

肝硬変などの腹水は黄色透明であり，超音波検査では完全な無エコーとして見えるが，血性の癌性腹膜炎や外傷後すぐの血性腹水は，もやもやとした像を伴った無エコーに見える（図3-25）.

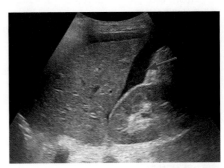

モリソン窩にたまった癌性腹膜炎の腹水で，内部がもやもやとした無エコー域として描出されている（➡）.

図3-25 ■癌性腹膜炎の腹水腹部超音波画像

2 腹部超音波検査を受ける患者の看護

超音波検査は，基本的に痛みや被曝のない非侵襲的なものであり，小児や妊婦，高齢者など幅広く適用される. 一部造影剤を用いて検査する場合もあるが，CTやMRIで使用される造影剤よりも副作用（有害事象）が少なく，アレルギー反応を示す患者に対しても適用される.

前処置として，上腹部超音波検査の場合は絶食とする. 下腹部超音波検査の場合には，2〜3時間前から水分摂取を促し，検査終了後まで排尿を我慢してもらう必要がある. 検査中は，暗い検査室のベッド上にいる患者の安全に留意する. 基本的には同一体位だが，検査技師や医師から息を止めたり，体位変換を指示されることがあるため，患者の認知機能をアセスメントすることも重要である. また，腹部を露出するため，羞恥心に配慮しタオルなどでプローブが当たらない部分は覆うようにする.

引用・参考文献

肝生検

1）Rockey, D.C. et al. Liver biopsy. Hepatology. 2009, 49（3），p.1017-1044.

2）消化器病診療（第2版）編集委員会編. 消化器病診療. 第2版. 医学書院，2014，528p.

腹腔穿刺

1）Runyon, B.A. et al. The serum-ascites albumin gradient is superior to the exudate-transudate concept in the differential diagnosis of ascites. Ann Intern Med. 1992, 117（3），p.215-220.

2）大村和弘ほか編. 専門医が教える研修医のための診療基本手技. 医学書院，2018.

3）Runyon, B.A. Evaluation of adults with ascites. UpToDate, https://www.uptodate.com,（参照2023-12-13）.

腹部単純 X 線検査

1）宗近宏次. 腹部単純 X 線読影：プログラム演習. 大沢忠編. 中外医学社, 1983.
2）大場覚. 腹部単純 X 線読影テキスト. 文光堂, 1991.
3）西野徳之. ココまで読める！実践腹部単純 X 線診断. 第 2 版, 中外医学社, 2015.
4）Valentin, J. ed. Annals of the ICRP（ICRP 年報）ICRP Publication 105：医療における放射線防護. https://www.icrp.org/docs/p105_Japanese.pdf,（参照 2023-12-13）.

消化管 X 線造影検査

1）市川平三郎ほか. 胃 X 線診断の考え方と進め方. 医学書院, 1986.
2）中村實監修. X 線造影検査の実践. 医療科学社, 2002.
3）「消化器病診療」編集委員会編. 消化器病診療. 医学書院, 2004.
4）日本消化器がん検診学会, 胃がん検診精度管理委員会編. 新・胃 X 線撮影法ガイドライン 改訂版（2011 年）. 医学書院, 2011.
5）「消化器病診療（第 2 版）」編集委員会編. 消化器病診療. 第 2 版, 医学書院, 2014.

腹部血管造影検査

1）「消化器病診療（第 2 版）」編集委員会編. 消化器病診療. 第 2 版, 医学書院, 2014.
2）中村實監修. X 線造影検査の実践. 医療科学社, 2002.
3）佐藤守男ほか編. 皆伝！IVR の知恵. 第 2 版, 金芳堂, 2018.

胆嚢・胆管・膵管造影検査

1）中村實監修. X 線造影検査の実践. 医療科学社, 2002.
2）宮本敦史. ERCP（内視鏡的逆行性胆管膵管造影）. 消化器外科 NURSING. 2011, 16（9）, p.892-895.
3）松原三郎ほか. "ERCP 内視鏡的逆行性膵胆管造影". 保存版 消化器の手術以外の治療と検査. 瀬戸泰之編. 消化器外科 NURSING2012 年秋季増刊. メディカ出版, 2012, p.52-59.
4）輿儀竜治ほか. 内視鏡的逆行性胆管膵管造影法（ERCP）. 消化器外科 NURSING. 2014, 19（1）. p.38-39.
5）内田博起. ERCP（内視鏡的逆行性膵胆管造影）. 消化器外科 NURSING. 2015, 20（3）, p.217-219.
6）吉田隆久ほか. 消化器内視鏡関連の偶発症に関する第 6 回全国調査報告 2008 年 ～ 2012 年 までの 5 年間. Gastroenterological Endoscopy. 2016, 58（9）, p.1466-1491.

内視鏡検査

1）圓山祥子. 上部消化管内視鏡検査における患者の苦痛に影響する要因の検討. 日本消化器内視鏡技師会会報. 2006, 37, p.137-140.
2）土田美由紀. 内視鏡室ナース・カテーテル室ナースのための誌内誌 内カテ No. 01. 消化器外科 NURSING. 2018, 23（1）, p.73.
3）土田美由紀. 患者説明にも使える！ 図表でひもとく 下部消化管内視鏡検査・治療の前処置 その 1. 消化器外科 NURSING. 2018, 23（1）, p.74-80.

122

4 | 消化器疾患の主な治療・処置と看護

1 | 消化器疾患で行われる主な治療・処置

　消化器疾患における治療は日進月歩で，患者の体質，病態に応じて合理的な方法を選択する必要がある．対象となる臓器や疾患によって外科手術，内視鏡手術，インターベンショナルラジオロジー，薬物療法，放射線療法，食事・栄養療法などさまざまな方法が検討される．侵襲度の低い治療も増え，従来は開胸，開腹していたものが，内視鏡的，経皮的に行われるようになっている．また，複数の治療を組み合わせることで，より低侵襲かつ効果的な治療が可能となりつつある．

1 手術治療

　消化器疾患に対する手術には，さまざまな種類がある（表4-1）．必要最小限の侵襲で安全かつ合理的な治療を行う観点から，開腹手術，開胸手術，鏡視下手術，内視鏡手術，顕微鏡下（マイクロ）手術，ロボット支援下手術のいずれかが選択される．手術を成功に導くためには，周術期の看護，手術の介助，患者・家族の心理社会的支援を含めた看護師の役割は大きく，手術は外科医と看護師の共同作業といえる．患者を中心に据えて，外科医と看護師が互いに専門職種として意見を言い合い，切磋琢磨し合えることも，手術の成否を決める要因の一つである．

表 4-1 ■主な消化器手術の種類

・切除術	・解除術
・除去術	・生検
・修復術	・切開
・剥離術	・再建
・止血術	・吻合
・造設術	・移植
・ドレナージ術	

　手術を受ける患者は心身ともに試練の中にあり，看護師として周術期の患者に寄り添うためには知識，技能，態度のすべてが要求される．その積み重ねが看護師の看護観と看護倫理を育むことにつながる．

2 内視鏡手術

　内視鏡手術の進歩は目覚ましく，以前は開腹して行っていた手術も，デバイスの進歩で内視鏡下に安全に行えるようになってきた．内視鏡的止血術，深達度が浅い上皮性悪性腫瘍に対する内視鏡的切除術，食道・胃静脈瘤に対する内視鏡的治療，胆石や黄疸，慢性膵炎に対する内視鏡的治療，経皮的内視鏡下胃瘻造設術（PEG）などがあるが，詳細は4節を参照されたい．内視鏡治療も施行医と看護師の共同作業であり，日進月歩の技術の習得には日本消化器内視鏡学会の認定技師制度などを活かした生涯学習も有効であろう．

3 インターベンショナルラジオロジー

　インターベンショナルラジオロジー（interventional radiology：IVR）とは，X線透視やCT，血管造影，超音波などの画像診断装置のガイド下で体内にカ

plus-α

消化器内視鏡技師
日本消化器内視鏡学会が認定している内視鏡技師の資格．助産師・保健師を含む看護師，准看護師，臨床検査技師，臨床工学技士，診療放射線技師，衛生検査技師，薬剤師が対象となっており，実務経験や講義の受講など一定の要件を満たすと受験することができる．

テーテルや治療器具を挿入して行う，開胸・開腹をしない治療法である．肝細胞癌に対する経カテーテル肝動脈化学塞栓療法（transcatheter arterial chemoembolization：TACE），経皮的ラジオ波焼灼療法（radiofrequency ablation：RFA），経皮的エタノール注入療法（percutaneous ethanol injection therapy：PEIT），急性胆嚢炎に対する経皮経肝胆嚢ドレナージ（percutaneous transhepatic gallbladder drainage：PTGBD），経皮経肝胆管ドレナージ（percutaneous transhepatic cholangio drainage：PTCD）などが該当する．

➡詳細は各疾患の治療参照

4 薬物療法

消化器疾患の薬物療法では，消化管運動を調整するもの，消化性潰瘍や悪性腫瘍に対するもの，ヘリコバクター・ピロリや肝炎ウイルスなど感染症に対するもの，抗炎症作用のあるもの，蛋白分解酵素阻害などさまざまな種類の薬剤が使用される．薬物療法は患者が服用しやすい剤形や服薬コンプライアンスに配慮して行う必要があり，薬剤師と連携した看護師の服薬支援が求められる．

5 放射線療法

放射線治療は，固形がんに対する局所治療として効果の高い治療法である．食道，直腸，肛門，肝胆膵などの悪性腫瘍に行われることがある．がん薬物療法と併用すると効果が増すことから，化学放射線療法（chemoradiotherapy）〔ケモラジオセラピー〕として行われることも多い．がんの骨転移にも有効で，放射線治療によりがん性疼痛が消失したり，骨破壊による脊髄損傷を未然に防ぐ効果もあることから，がんの緩和ケアにも応用される．

plus α

がん薬物療法
がん薬物療法には，従来の化学療法（殺細胞性抗がん薬），分子標的治療薬，ホルモン療法，がん免疫療法が含まれる．

6 食事・栄養療法

食事療法

食物の消化・吸収は消化器のもつ大きな働きの一つであり，食生活が疾患の原因となる場合や増悪の原因になることも多い．歯科医や栄養士と連携して，患者に寄り添い適切な食事療法を支援することも看護師の大切な役割である．

経腸栄養・経静脈栄養

栄養療法は，**経腸栄養**（enteral nutrition：EN）と**経静脈栄養**（parenteral nutrition：PN）に大別される．消化管が機能している場合は，経腸栄養が原則である．脳性麻痺児のために1980年に米国で開発された経皮的内視鏡下胃瘻造設術（percutaneous endoscopic gastrostomy：PEG）は日本でも30年近い歴史があり，簡便で良い方法であるが，認知症患者や虚弱高齢者への適応を巡って倫理的な問題が提起されている．食事は患者のQOLに大きく関わるものであり，「人生の最終段階における医療・ケアの決定プロセスに関するガイドライン」[1] に沿って，本人の意思決定を支援することも看護師には求められる．

経静脈栄養には**末梢静脈栄養**と**中心静脈栄養**があり，長期にわたる場合は後者が選択される．在宅医療の普及と患者のADL向上を目的として，中心静脈カテーテルのデバイスを皮下に埋め込む**中心静脈ポート**が近年，広く行われている．

plus α

中心静脈ポート

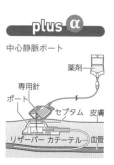

薬剤
専用針
ポート
セプタム 皮膚
リザーバー カテーテル 血管

2 開腹術

① 開腹術とは

開腹術とは，メスやはさみを用いて腹壁を切開し，目的とする臓器，部位を直視下に操作する手術であり，臓器の切除などに伴って行われる．

開腹を要さない腹腔鏡や消化器内視鏡による低侵襲手術が年々普及しているが，疾患と病態によっては開腹して腹腔内に侵入し，手術が行われる．開腹に限らず，すべての手術は健康な組織に創をつくることであり，創の痛みや瘢痕，癒着，また精神的な苦痛などが生じることを十分に認識する必要がある．

開腹術には3原則がある（表4-2）．第1は安全な方法であることで，できる限り皮膚や腹膜の割線に沿って開腹し，腹壁の神経や血管，筋線維を離断しないことが望ましい．

第2は術野に到達しやすいことである．切開線の長さを延ばせば，腹腔内では正中切開によって到達できない臓器はないが，肝臓のように移動性が乏しい臓器の手術では，術野に直接到達する開腹法を選ぶ必要がある．

第3は術野を拡大し得る，創を延ばし得るということで，術中に他疾患の併存がわかった際にも，切開線の延長によって必要な処置ができるように開腹法を選択する必要がある．

上記の3原則を踏まえた上で，手術を行う臓器によって開腹法が選択される．以下に代表的な開腹法を示す．

表 4-2 ■ 開腹術の原則

1．安全な方法であること
2．術野に到達しやすいこと
3．必要に応じて術野を拡大し得ること

1 正中切開

正中切開は，消化管（食道，胃，十二指腸，空腸，回腸，結腸，直腸），胆嚢，胆管，膵臓，脾臓などの手術で行われる．腹壁の神経や血管，筋線維をほぼ傷つけずに腹腔内に到達できること，切開線を上下，あるいは横方向に延長することで術野を拡大できる利点があり，消化器外科で多く用いられる開腹法である．剣状突起から恥骨までの範囲で，術式に応じて必要十分な皮膚切開を行う．例えば，幽門側胃切除術であれば剣状突起から臍までの上腹部正中切開（図4-1a），S状結腸切除術であれば臍の約5cm上から恥骨までの下腹部正中切開（図4-1b）を選択する．なお，臍は十分に消毒すれば，必ずしも避ける必要はないとされる[1]．

再手術においては，開腹術創に腹腔内臓器が癒着する可能性を考慮して，前回の術創から若干の距離を置いて再開腹するのが一般的である．

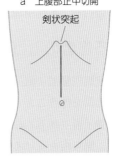
a 上腹部正中切開

剣状突起

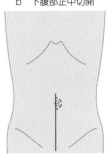
b 下腹部正中切開

図 4-1 ■ 正中切開

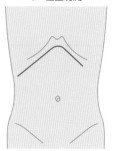

a 山型切開

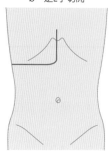

b 逆L字切開

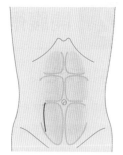

右上前
腸骨棘

図 4-2 ■上腹部切開　　　　　　　図 4-3 ■交差切開　　　　図 4-4 ■傍腹直筋切開

2 上腹部の山型切開・逆 L 字切開

　上腹部の山型切開・逆 L 字切開は，肝臓の手術などで行われる．切除部位が肝臓左側の場合は山型切開（図4-2a），肝臓右側の場合は逆 L 字切開（図4-2b）などが用いられる．

3 横切開

　横切開は脾臓や副腎の手術，小児外科，婦人科手術などで行われる．臓器と術式によって，皮膚，腹膜ともに横に切る場合と，皮膚を横に，腹膜を縦に切る場合とがある．皮膚割線が横方向であることから，正中切開に比べて創痛が少ないとする考え方もある[2]．婦人科手術では美容上の利点がある．

4 交差切開（マクバーニー法）

　交差切開とは，臍と右上前腸骨棘を結んだ直線の下 3 分の 1 の部位を切開する方法である（図4-3）．虫垂切除術でよく用いられる開腹法である．十分な術野を確保する目的で，腹直筋の右外側縁に沿って縦に開腹する傍腹直筋切開（レンナンデル法）（図4-4）を選択する場合もある．美容上は，一般に交差切開が選択されることが多い．

5 閉腹，腹壁瘢痕ヘルニア

　腹腔内の操作が終わったら，閉腹術を行い，手術を終了する．

　閉腹時に縫合・修復した筋膜がのちに離開し，腹腔内の臓器が開腹術創の瘢痕から膨隆することがある．これを**腹壁瘢痕ヘルニア**という．腹壁瘢痕ヘルニアが嵌頓*するのはまれであるが，気になる場合や痛みがある場合，大きくなる場合などは，補強材を用いてヘルニア修復手術を行う．

2 開腹術を受ける患者の看護

　開腹術では，開腹して腹腔内臓器に直接触れて手術操作を行う．切除する臓器周辺の剥離やリンパ節郭清を伴うこともあり，臓器が外気に触れる時間が長いことや，低侵襲の腹腔鏡手術（➡ p.140 参照）と比べて出血量も多く，手術侵襲が大きい．ここでは，開腹術を受ける患者に共通した看護の要点，留意すべきことに焦点を当てて述べる．

1 術前の看護

　近年，在院日数の短縮化により，手術を受けるに当たり大きな問題がなければ，1〜2日前に入院することが多い．患者が最善の心身の状態で手術に臨めるよう外来と病棟，他職種とも連携・協働し，患者・家族の不安の軽減や，術後合併症の予防のための援助を行う．

術前オリエンテーション

　手術が決定すると，外来で手術についての説明書が渡され，術前オリエンテーションが始まる（表4-3）．外来では，主に手術の概要や，手術までに必要な物品や身体の準備について説明される．患者・家族は，「手術は成功するのか」といった生命への脅威や，「どんなことをされるのか不安」といった未知への脅威，また麻酔の作用・副作用（有害事象）への懸念や術後の身体的苦痛への心配，術後の状態や回復過程への心配など，さまざまな不安を抱いている[3]．また外来において，生命を脅かすような病名の告知から治療方法の決定までが短期間に行われることもあり，いったん手術を受ける決心はしたものの迷いや気持ちの揺れが生じることもある．こうした患者・家族の不安や心配事，疾患・手術の受け止めやその理解を確認しながら，術前オリエンテーションを行う．外来・病棟・手術室看護師は適宜情報を共有し，丁寧でわかりやすい術前オリエンテーションを通して患者・家族の不安の軽減に努める．

　入院後，病棟では外来で説明された内容の患者・家族の理解状況や，過度の緊張や不安がないかなどを確認しながら，個々の患者に合わせた術前オリエンテーションを継続して行う．患者・家族のニーズや精神・心理状況をみながら，改めて術後の回復促進に向けた取り組みや，手術後の経過などを具体的に説明する．術後の回復促進に向けた取り組みについては，その目的や必要性，方法を確認しながら一緒に実施することで，より効果的な方法を指導する機会となり，術後の安全・安心・安楽の保証にもなる．

表 4-3 ■看護師による術前オリエンテーションの例

手術の概要	手術日，術式，麻酔法，手術時間，入院期間など
手術までに必要な物品の準備	T字帯，腹帯，弾性ストッキング，吸い飲み，ティッシュペーパー，タオルなど
手術に向けた身体の準備 術後の回復促進に向けた取り組み	・禁煙，禁酒，口腔ケア ・深呼吸法，喀痰喀出法（含嗽・咳嗽），呼吸訓練法 ・ベッド上での下肢運動，離床の進め方など
手術前日の予定	臍処置，除毛，入浴，食事と飲水，下剤の内服など
手術当日の予定	禁食，浣腸，着替えなど
手術室の様子	手術室への入室から帰室するまでの流れなど
手術後の状態	装着物（酸素マスク，心電図モニター，弾性ストッキング）， 挿入物（輸液ライン，硬膜外カテーテル，膀胱留置カテーテル，胃管，ドレーン類）など
疼痛緩和の方法	痛みの伝え方，鎮痛薬の投与方法（PCA*装置），疼痛の少ない身体の動かし方など

*PCA：patient-controlled analgesia．患者管理鎮痛法

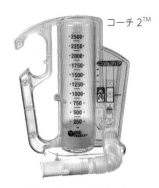
コーチ2™

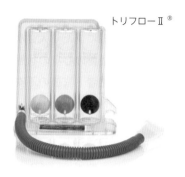
トリフローⅡ®

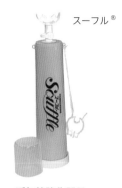
スーフル®

吸気筋強化器具（容量型）
フロートの目盛りにより，吸気容量を確認する．

吸気筋強化器具（流量型）
上がるボールの数と持続時間により，吸気流量を確認する．ボールが筒の最上部まで上がっているときの吸気流量は，1個：600mL/秒，2個：900mL/秒，3個：1,200mL/秒である．吸気流量に持続時間を掛けると吸気容量も算出できる．

呼気筋強化器具
呼気時に抵抗を与えることで呼出時間を延長し，残気量を減らす．さらに，自分の呼気の一部を再吸入することによって血中の炭酸ガス濃度を高め，呼吸中枢を刺激して一回換気量を増加させる．

図4-5 ■呼吸訓練器具の例
<画像提供：コーチ2™…スミスメディカル・ジャパン株式会社，トリフローⅡ®…テレフレックスメディカルジャパン株式会社，スーフル®…株式会社ポーラファルマ>

　ただし，退院までの一連の経過を含めたすべての内容を詳細に説明しようとすると，特に高齢者の場合は，かえって混乱させ不安を助長することもある．術前訪問での主治医や麻酔科医，手術室看護師などの説明内容や術前のスケジュールも考慮に入れながら，誰が，何について，いつ，どのように説明するかを具体的に検討し，シミュレーションしておくことが大切である．

▌肺合併症予防

　術後合併症予防の援助として，深呼吸法や咳嗽による排痰法などの肺合併症予防の指導と練習を行う．呼吸機能が低下している患者や高齢者には，入院前から呼吸訓練器具（図4-5）を用いて呼吸機能を向上させるトレーニングをすることがある．行っている呼吸練習を視覚や音で確認し，積極的に取り組めるようにするため器具を使用することもある．喫煙者の患者には，禁煙ができているかの確認と継続の指導をする．

▌術前のアセスメント

　術前のアセスメントでは，心血管疾患・呼吸器疾患などの既往，喫煙歴，高血圧・糖尿病などの併存疾患，肥満／低栄養状態，ステロイドや抗凝固薬の使用，高齢など，術後合併症を起こしやすい状態かを把握し，術後予測される合併症のリスクアセスメントを行う．原疾患による食欲不振や消化吸収能の低下などにより栄養状態が不良な場合は，感染防御機能の低下による術後感染や縫合不全のリスクが高くなるため，術前に総タンパク（Tp），アルブミン（Alb），BMIなどの栄養状態を評価しておくことが重要である．

呼吸機能が低下している患者
呼吸機能検査（スパイロメトリー）の%肺活量が80%以下あるいは1秒率が70%以下の場合．

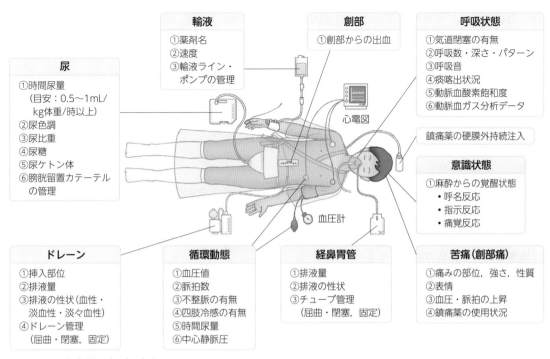

輸液
① 薬剤名
② 速度
③ 輸液ライン・ポンプの管理

創部
① 創部からの出血

呼吸状態
① 気道閉塞の有無
② 呼吸数・深さ・パターン
③ 呼吸音
④ 喀痰喀出状況
⑤ 動脈血酸素飽和度
⑥ 動脈血ガス分析データ

尿
① 時間尿量
（目安：0.5～1mL/kg体重/時以上）
② 尿色調
③ 尿比重
④ 尿糖
⑤ 尿ケトン体
⑥ 膀胱留置カテーテルの管理

心電図

鎮痛薬の硬膜外持続注入

意識状態
① 麻酔からの覚醒状態
・呼名反応
・指示反応
・痛覚反応

血圧計

ドレーン
① 挿入部位
② 排液量
③ 排液の性状（血性・淡血性・淡々血性）
④ ドレーン管理（屈曲・閉塞，固定）

循環動態
① 血圧値
② 脈拍数
③ 不整脈の有無
④ 四肢冷感の有無
⑤ 時間尿量
⑥ 中心静脈圧

経鼻胃管
① 排液量
② 排液の性状
③ チューブ管理（屈曲・閉塞，固定）

苦痛（創部痛）
① 痛みの部位，強さ，性質
② 表情
③ 血圧・脈拍の上昇
④ 鎮痛薬の使用状況

図 4-6 ■術直後の観察ポイント

中村美鈴編．すぐ実践に活かせる 周手術期看護の知識とケーススタディ．日総研出版，2004，p.14 より改変．

2 術後の看護

　術後は，異常や術後合併症の徴候の早期発見，疼痛緩和，術後合併症予防のための援助が重要である．

術直後の異常の早期発見

　術直後は，特に呼吸循環動態の変動に注意し，バイタルサインや尿量，創部などの全身状態を慎重に観察する（図4-6）．術後24時間以内は**後出血**を発症する可能性があるため，創部からの出血や腹腔内ドレーンからの排液量，排液の性状に留意する．また，胃切除術の場合は，吻合部の減圧と吻合部出血を監視する目的で挿入されている経鼻胃管から，血性の排液が持続して流出していないかの観察も必要である．100mL/時以上の血性排液がみられるときは後出血の可能性が高いため，直ちに医師に報告する．

➡開腹術後の腹腔内のドレーンの挿入位置と管理は p.132 3節参照

安全・安楽の援助

　開腹術の直後は，図4-6のように複数のドレーンやカテーテル，輸液ライン（以下チューブ類），酸素マスクなどによって体動が制限されることが多い．術直後から離床までの安静臥床が必要な間は，同一体位による身体的・心理的苦痛が最小限になるよう，疼痛の増強やチューブ類に注意しながら患者の安楽を考慮した筋緊張が和らぐ体位変換，良肢位の保持を行う．また，足関節底背屈運動などの下肢の運動は，下肢深部静脈血栓症の予防のためにも重要である．

　術直後は意識清明であった患者が，チューブ類による拘束や安静臥床などを

伴う環境の変化，不安や緊張などが誘発因子となり，急激に興奮，錯乱，幻覚，妄想などの症状が現れ，一過性の意識精神障害（術後せん妄）を発症することがある．高齢者や男性に多く，発症するとチューブ類の自己（事故）抜去やベッドからの転落・転倒の危険も増大し，非常に危険である．挿入されているチューブ類は，患者の治療や早期回復のために必要なものである．チューブ類の安全かつ適切な管理を徹底するとともに，夜間の睡眠の確保，また術前からの不安の軽減，安心感を与える関わりが重要である．

▌術後合併症の予防と早期回復のための援助

開腹術後は，肺合併症や術後イレウス発症のリスクが高いため注意が必要である（表4-4）．特に，肺合併症の中でも**無気肺**は頻度も高く，肺炎の原因となる重要な合併症である．創部痛や仰臥位による横隔膜運動の抑制の影響から，術後2日以内に発症することが多い．肺合併症予防の基本は，十分な痰の喀出である．鎮痛薬を効果的に使用して疼痛緩和を図り，含嗽や咳嗽（ハフィング）により痰の喀出を促す．

また，横隔膜運動がしやすいセミファウラー位やファウラー位をとり，深呼吸を促すことや，生活行動を好機とした早期離床・ADL拡大のための援助は，肺への酸素の取り込みを増加させ，肺合併症の予防だけでなく，呼吸機能・運動機能の早期回復においても効果的である．

開腹術では腸管・腹膜への機械的刺激が

表4-4 ▌術後肺合併症を来しやすい因子と発生の頻度

因　子	合併症の頻度など
慢性肺疾患の併存 　気管支喘息 　肺気腫 　慢性気管支炎など	3倍（健康者と比べて）
喫煙歴	6倍（非喫煙者と比べて）
年齢	65歳以上で頻度が高い．
肥満	術後，機能的残気量（FRC）が減少し，横隔膜の挙上により無気肺になりやすい．
上気道感染の存在	
低栄養状態 （低アルブミン血症） 糖尿病の合併 ステロイド使用者	感染防御機構が低下しているため，頻度が高い．
手術部位 　開腹手術 　上腹部手術	4倍（非開腹手術と比べて） 2倍（下腹部手術と比べて）
手術時間	3時間以上で頻度が高い．

下間正隆．"呼吸管理"．まんがで見る術前・術後ケアのポイント．照林社，2000, p.12（エキスパートナースMOOK, 36）より転載．

加わることにより，腸管の蠕動運動が一時的に停止し，術後腸管麻痺の状態となる．これを生理的腸管麻痺（生理的イレウス）といい，通常は術後2〜3日すると自然に腸蠕動が再開し，排ガスがみられる．長時間の手術や高齢者では回復が長引くこともあるが，術後4〜5日以上経過しても腸蠕動音が聴取できず，排ガスもなく，腹部膨満や腹痛，悪心・嘔吐，経鼻胃管からの排液量の増加，腹部単純X線写真で腸管内ガス像の増加や鏡面像（ニボー）が確認された場合は，**術後イレウス**が疑われる．腸蠕動音や排ガス，排便状況を確認し，生理的腸管麻痺からの回復状況をアセスメントしながら，腸蠕動運動を促進・早期回復するため，術後早期から離床・ADL拡大のための援助を行う．また，温罨法による温熱刺激は自律神経を副交感神経優位にし，腸管の蠕動運動を促進させることが報告されており[4]，開腹術を受けた患者への腰背部温罨法の効果が明らかにされている[5]．ただし，腸閉塞の患者への温罨法は，消化管穿孔を

術後イレウス
術後イレウスは麻痺性イレウス，閉塞性イレウス，絞扼性イレウスに分類されるが，術後1カ月以内に起こる早期イレウスは，麻痺性イレウスと癒着による閉塞性イレウスが大部分である．

痛みに寄り添う看護

　開腹術の看護では痛みのアセスメントが基本となる．術創の痛みは開腹の程度，創の位置，創の状態によって異なり，横切開では肋間神経痛などの神経障害性疼痛が生じやすい．正中切開では，創痛は起床時や咳嗽時に増強し，無気肺や肺炎などの呼吸器合併症を生じることがあり，周術期の呼吸訓練が重要である．創感染は術後3〜5日目以降に出現することが多く，創の発赤や腫脹，疼痛，熱感などがみられる．創感染は腹腔内の感染の有無と程度，患者の栄養状態，血糖値等と密接に関わっている．

　痛みがある場合，その原因は創痛とは限らない．開腹術後の合併症（後出血，縫合不全，術後膿瘍など）のメカニズムに照らして，痛みの発現時期，ドレーンの状況，体位との関係，食事との関連，排便・排ガスの状況，発熱や炎症所見の有無，バイタルサインなどを注意深く観察し，アセスメントを行う．バイタルサインに異常があるときは敗血症，循環不全，呼吸不全，DICなどの重篤な病態の可能性があり，医師とともに呼吸と循環動態の安定化に努める．

　また，看護師には患者の尊厳を守り，心身の安楽を促す大切な役割がある．患者の言動や表情に絶えず気を配りコミュニケーションを図るとともに，体位変換による痛みの緩和と褥瘡の予防，睡眠と休息の確保，適切な鎮痛薬の使用に努める．

　痛みは患者にとって大きな苦痛であり，体力の消耗や離床の遅れにつながり術後回復に与える影響は大きい．痛みによる交感神経の緊張は高血圧や不整脈，心筋梗塞，血糖値上昇の要因となり，長期臥床は深部静脈血栓や術後イレウスの誘因となる．痛みによる不安や恐怖は睡眠を障害し，昼夜のリズムが乱れ術後せん妄が発生するリスクが高まる．痛みのアセスメントは極めて重要であり，なぜ痛いのか臨床推論しながら看護する姿勢が大切である．

　痛みの感じ方は人それぞれに異なり主観的であるため，スケールを用いることによって評価に客観性をもたせ，看護師間や多職種間で共通の認識をもって経時的に把握できる（図）．

　周術期の全人的な看護ケアは，開腹術後の患者の回復過程に大きく寄与する．身体的，精神的，社会的，霊的な痛みに対する共感的態度とセルフケア支援が何よりも大切であり，聴く看護の研鑽が求められる．

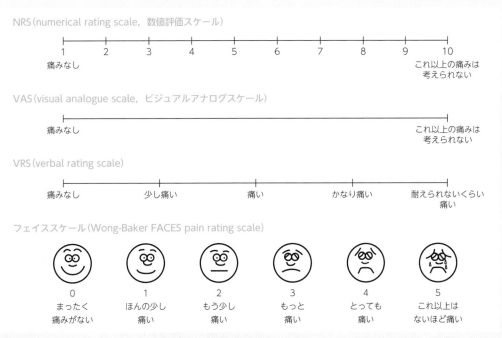

図■疼痛スケール

起こす可能性があるため禁忌である．患者が温罨法を行ってもよい状態にあるかをアセスメントし，実施する．

▌疼痛緩和の援助

術後疼痛は交感神経が優位となることから，呼吸運動の抑制だけでなく腸蠕動運動も低下させる．また，疼痛による体動の抑制や離床の遅れは，消化管運動の低下を助長することにもなる．積極的な疼痛緩和は，術後の合併症を予防し，生理機能の早期回復を促進するための前提条件として重要である．

▌社会復帰のための支援

消化器疾患の開腹術では，食生活や排泄様式の変更を余儀なくされることも少なくない．近年，入院期間は短縮の一途をたどっているため，術後の身体の回復状態をみながら計画的に退院指導・退院調整を行っていく．

plus α

腰背部温罨法の効果
大腸癌と胃癌の患者の術後1〜3日目に，70℃の湯で作成した蒸しタオルによる腰背部温罨法（20分間）を実施し，通常のケア群と比較した結果，術後初めての排便日数が通常のケア群4.07日，温罨法実施群2.88日と有意に短縮された[5]．

3 ドレナージ

① ドレナージとは

ドレナージとは，外科手術や疾患によって体内に貯留した血液やリンパ液，消化液，膿などを体外へ誘導，排液することにより生体に有害な反応を回避し，創傷治癒を促すとともに生体の恒常性維持を図る処置である．

1 ドレナージの目的と種類

ドレナージはその目的によって，情報ドレナージ，予防的ドレナージ，治療的ドレナージの3種類に分類される．ドレナージに用いられる器具（チューブ）を**ドレーン**と呼ぶ．

▌情報ドレナージ

情報ドレナージは，手術後の異常を早期発見するために行われる．消化管再建術後の縫合不全，切除断面からの出血，消化液の漏れ，**感染などを早期発見**する目的で，吻合部や切除断面の近くにドレーンを留置する．ドレーンの留置は，吻合部や臓器を損傷する可能性を考慮し，慎重に行う．留置期間は，必要最小限とする．情報ドレーンからの排液の状況によっては，再手術が検討される．縫合不全が生じた際などには，情報ドレーンが治療的ドレーンとして利用されることがある．

▌予防的ドレナージ

予防的ドレナージは，手術後に腹腔内に生じる血液やリンパ液などが培地となって**感染が生じるのを予防**する目的で行われる．体液の貯留を予防するためのドレナージであり，貯留しやすい部位にドレーンを留置する．腹腔内に留置されるドレーンの主な部位を図4-7に示す．いずれも腹腔内の深部や底部に当たり，ここにドレーンを留置すれば効果的に体液の貯留を予防することができ

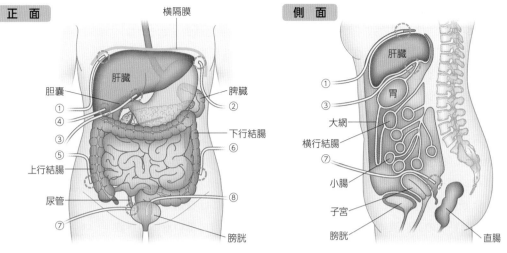

部　位	適　応
①右横隔膜下（肝右葉と右横隔膜の間）	肝胆道系の手術や汎発性腹膜炎の術後など
②左横隔膜下（脾臓と左横隔膜の間）	脾臓・膵臓の手術，胃全摘，汎発性腹膜炎の術後など
③ウインスロー孔（胃と肝臓の背側）	胃切除，肝切除，膵頭十二指腸切除，胆嚢摘出後
④モリソン窩（肝臓と右腎臓の間）	胆嚢摘出，結腸切除，胃切除後
⑤右傍結腸溝（上行結腸の外側）	虫垂切除，回盲部切除後
⑥左傍結腸溝（下行結腸の外側）	左半結腸切除後など
⑦ダグラス窩　男性：直腸と膀胱の間　女性：直腸と子宮の間	S状結腸切除や汎発性腹膜炎術後など
⑧仙骨前面	直腸の術後

図 4-7 ■腹腔ドレーンの留置部位

る．術式ごとに，体液が貯留しやすい部位にドレーンを留置する．

　情報ドレーンと同様に，予防的ドレーンも吻合部や臓器を損傷する可能性があるため，画一的に留置するのではなく，術中所見や患者の状態に応じて臨機応変に留置するのが原則である．留置期間は必要最小限とする．情報ドレーン，予防的ドレーンのいずれの管理にも解剖学，生理学，術式の理解が必須であり，排液の量と性状の正確なアセスメントが看護師には求められる．

■ 治療的ドレナージ

　治療的ドレナージは，生体に悪影響を及ぼしている血液や消化液，膿などを体外に排出し，**感染や炎症を改善**する目的で行われる．腸閉塞に対するイレウス管，腹腔内膿瘍に対する腹腔内ドレナージ，閉塞性黄疸に対する胆道ドレナージなどが該当する．情報ドレナージや予防的ドレナージよりも長期間実施されることが多い．体外から治療的ドレーンを挿入する際は，X線CTや超音波ガイド下で行う．

2 ドレナージの方法

　ドレナージの方法は，開放式（オープン）ドレナージ，半閉鎖式（セミクローズド）ドレナージ，閉鎖式（クローズド）ドレナージの３種類に分類され，その原理を知っておく必要がある

開放式ドレナージ（オープンドレナージ）

　開放式ドレナージはドレーンの先端が開放されており，ガーゼに吸収させて排液する方法である．簡便で，患者も体を動かしやすいが，ドレーンの先端が外気に触れているため，逆行性感染の懸念がある．ドレーンには，ガーゼやフィルム型（ペンローズ型，多孔型）などが用いられる（図4-8d, e）．フィルム型ドレーンは断面積が小さく，毛細管現象*を利用した排液には有効であるが，血液や膿など粘度の高い液体の排液には不向きであり，粘度の低い液体の排液に利用される．フィルム型ドレーンは柔軟性に優れ，痛みや侵襲が少ない一方，屈曲しやすく（閉鎖はしにくい），固定が不十分だと体内に迷入する危険がある．

半閉鎖式ドレナージ（セミクローズドドレナージ）

　半閉鎖式ドレナージは，ドレーンの先端をガーゼの代わりに袋（パウチ）などで覆う方法で，逆行性感染が起こりにくい利点がある．ガーゼの吸湿力を利用できないためドレナージ効率が低下すること，パウチ内の排液がドレーンを逆流する危険があること，パウチによる皮膚障害が起こりやすいことが欠点である．ドレーンにはフィルム型（ペンローズ型，多孔型）などが用いられる．

閉鎖式ドレナージ（クローズドドレナージ）

　閉鎖式ドレナージは，ドレーンの先端を排液バッグなどに接続する方法で，逆行性感染が起こりにくいこと，排液やパウチが皮膚に直接触れないため皮膚障害が起こりにくいことが利点である．排液がドレーンを逆流しないように，常に排液バッグをドレーン挿入部よりも低い位置に保つ必要がある．ドレーンにはチューブ型が使用されることが多い（図4-8a, b, c）．チューブ型はフィルム型より折れ曲がりに強く，内腔が閉鎖しにくいため血液や粘度の高い膿のドレナージに適している．ガイドワイヤーを用いた入れ替えも可能である．

　持続吸引ドレナージ（サクションドレナージ）は閉鎖式ドレナージの一つで，ドレーンの先端を持続吸引バッグに接続し陰圧をかけて確実に排液を図る方法である．ドレーンにはチューブ型のほかにサンプ型，マルチスリット型などが使用される（図4-8 f, g）．サンプ型ドレーンは管の内腔が外気吸引用と排液用の腔の二つの腔に分かれており，ドレーン先端の周囲に外気による層が常に形成されるため，吸引口に組織が当たって損傷したり組織が詰まって閉塞することが防止される．経鼻胃管やイレウス管も２腔型のサンプ構造となっている．

3 胸腔ドレナージ

　食道，噴門および横隔膜の手術などで開胸する際は，予防的ドレナージとして胸腔内にドレーンを留置するのが一般的である．胸腔内に血液やリンパ液，膿などが貯留すると無気肺，肺炎，膿胸を併発して呼吸不全を呈したり，拘束

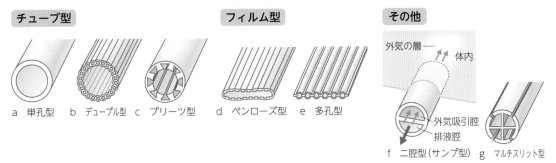

チューブ型　　　　　　　　フィルム型　　　　　　その他

a　単孔型　b　デュープル型　c　プリーツ型　d　ペンローズ型　e　多孔型

外気の層　　　　　体内

外気吸引腔
排液腔

f　二腔型（サンプ型）　g　マルチスリット型

図4-8 ■ドレーンの種類

性換気障害*などの後遺症が残ることが
あるため，確実にドレナージを行う必要
がある．また，上腹部の手術後に胸水が
貯留することがあるため，治療的ドレ
ナージとして胸腔穿刺を行い，胸腔内に
ドレーンを留置することがある．胸腔ド
レナージは肺の虚脱防止と拡張，排出し
た空気や液体の逆流防止，胸腔内の陰圧
保持などの目的で持続吸引ドレナージが
不可欠である．

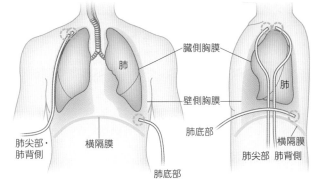

臓側胸膜

肺

壁側胸膜

肺底部

横隔膜

肺尖部・
肺背側

横隔膜

肺尖部 肺背側

肺底部

図4-9 ■胸腔ドレーンの留置部位

　胸腔ドレーンは，肋骨の内側を覆う壁側胸膜と，肺を覆う臓側胸膜の間の胸
腔内に留置される（図4-9）．空気をドレナージするには，肺尖部のドレーンが
効果的であり，血液やリンパ液などの液体をドレナージするには，肺背側や肺
底部のドレーンが効果的である．通常，肺尖部のドレーンは鎖骨中線上の第2～
3肋間から，肺背側と肺底部のドレーンは中腋窩線上の第6～8肋間から挿入
する．

② 手術後ドレナージを受ける患者の看護

　ドレーンの適切な管理により合併症を予防し，異常を早期に発見することは，
看護師の役割の一つである．

1 ドレーンと排液バッグの固定

　ドレーンが適切な位置に留置されるよう確実かつ安全に固定し，固定状況や
皮膚の状態を定期的に確認する．排液バッグは効果的にドレナージされ，かつ
患者の体動やADLに影響しない位置で固定する．開胸術，開腹術では複数の
ドレーンが挿入されることもあるため，テープを用いてルートや排液バッグに
ドレーンの種類を記入するなど，容易に整理できるように工夫する（図4-10）.

2 ドレーン排液の観察

　術後，ドレーンからの排液は日を追うごとに変化する．看護師は排液の正常

plus α

正常排液

膵液

胆汁

正常な膵液・胆汁は写真の
ような色をしていることが
多い．胃液は無色透明，腸
液は無色～黄色である．

135

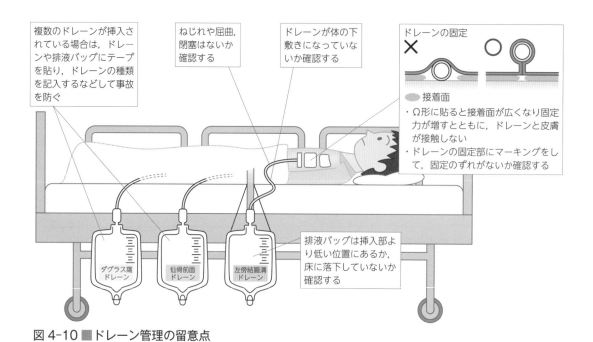

複数のドレーンが挿入されている場合は，ドレーンや排液バッグにテープを貼り，ドレーンの種類を記入するなどして事故を防ぐ

ねじれや屈曲，閉塞はないか確認する

ドレーンが体の下敷きになっていないか確認する

ドレーンの固定
✕ ○
● 接着面
・Ω形に貼ると接着面が広くなり固定力が増すとともに，ドレーンと皮膚が接触しない
・ドレーンの固定部にマーキングをして，固定のずれがないか確認する

ダグラス窩ドレーン
仙骨前面ドレーン
左傍結腸溝ドレーン

排液バッグは挿入部より低い位置にあるか，床に落下していないか確認する

図 4-10 ■ドレーン管理の留意点

表 4-5 ■排液の色と性状

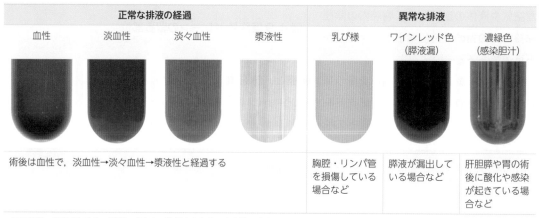

正常な排液の経過				異常な排液		
血性	淡血性	淡々血性	漿液性	乳び様	ワインレッド色（膵液漏）	濃緑色（感染胆汁）
術後は血性で，淡血性→淡々血性→漿液性と経過する				胸腔・リンパ管を損傷している場合など	膵液が漏出している場合など	肝胆膵や胃の術後に酸化や感染が起きている場合など

< 写真提供：麻野泰包先生，滝沢一泰先生，瀧藤克也先生，中森幹人先生 >

な変化と異常を知っておかなければならない（表4-5）．一般的なドレーン排液の性状は，血性，淡血性，淡々血性，漿液性へと変化し，排液量は徐々に減少する．消化管内に留置されたドレーンでは，消化液によって排液の性状や色が異なるため，消化液の性状を理解しておく必要がある．

　突然，排液が流出しなくなった場合は，ドレーンの閉塞・屈曲や抜去が疑われる．急激に排液量が増加した場合は，出血や体液漏出を疑わなければならない．また，ドレーンの排液に変化がみられた場合は，排液の性状・量だけでなく，バイタルサインや検査データの観察およびアセスメントが必要である．

3 感染予防

　ドレーン挿入部の発赤や腫脹，熱感，疼痛，排液の性状やにおい，発熱，炎症所見のある検査データは感染の徴候である．これらを綿密に観察し異常を早期に発見するとともに，感染予防を徹底する．排液バッグはドレーン挿入部よりも低い位置に保ち，ミルキング*などの予防を行う．特に，排液が血性で粘稠度が高い時期には，閉塞しないようミルキングを行い，ルートにたまった排液が感染の培地とならないようにする．

<table>
<tr><td>

用語解説

ミルキング
手指やローラーなどを用いて，ドレーン内の排液や血液を押し流すこと．ドレーン内の閉塞を防ぐ上で重要である．

</td></tr>
</table>

4 苦痛緩和

　ドレーン挿入中の患者は，ドレーン挿入に伴う違和感，痛みを感じることも多い．痛みがある場合は，程度，持続時間，性質などの問診だけでなく，排液，バイタルサインも観察し，ドレーン挿入そのものによる痛みなのか，感染徴候なのかなどをアセスメントする．加えて，ドレーン挿入による活動制限や羞恥心といった苦痛もある．看護師は，身体的苦痛だけでなく，精神的・社会的な苦痛にも配慮し，固定位置の変更，鎮痛薬の使用など，患者の苦痛に応じた対応を行い，可能な限り苦痛緩和に努めることが重要である．

5 自己（事故）抜去の防止

　自己（事故）抜去は治癒遅延や感染などにつながる．固定方法を工夫したり，ドレーン挿入中の注意点について患者に説明し，自己（事故）抜去の予防に努める．認知力が低下していたりせん妄を来している患者に対しては，ドレーンを見えない位置に固定するなど，さらなる工夫が必要である．また，不要になったドレーンはできる限り早期に抜去することが何よりの予防となる．

4　内視鏡手術

1　内視鏡手術とは

　内視鏡手術には，上部・下部消化管内視鏡を用いて腹部に傷をつけずに行う**内視鏡的治療**と，数個の小さな傷で外科手術が可能な**腹腔鏡手術**がある．内視鏡手術にはさまざまなものがあるが，ここでは消化管の良性・悪性腫瘍の切除術について解説する．

1 内視鏡的治療の種類

　消化管腫瘍に対する内視鏡的治療は大きく分けて，内視鏡的ポリープ切除術，内視鏡的粘膜切除術，内視鏡的粘膜下層剥離術の三つがある．

▌内視鏡的ポリープ切除術

　内視鏡的ポリープ切除術（ポリペクトミー，polypectomy）は，消化管にできたポリープを切除する方法として最も利用されている．ポリープの基部がはっきりしている場合は，その基部にスネアをかけて把持し，高周波装置で切除す

る（図4-11）．最近では10mm以下の良性ポリープに対して，高周波の熱を用いずに，スネアで絞り切るcold polypectomy*も行われる．

📖*用語解説

cold polypectomy
高周波の熱を用いないポリペクトミーのこと．熱によるポリペクトミーを"hot"というのに対して"cold"と呼んでいる．冷やすわけではない．

内視鏡的粘膜切除術

ポリペクトミーではスネアで把持できるくびれた部分が必要であるが，平坦な病変や少し大きな病変ではスネアによる把持が困難となる．その場合に，内視鏡的粘膜切除術（endoscopic mucosal resection：EMR）を行う．粘膜下層に生理食塩水などを注入して人工的に膨隆を形成し，スネアで把持して高周波装置で切除する（図4-12）．

しかしEMRで一括切除できる腫瘍のサイズは，スネアを開いたときにできるループの大きさで規定されるため，一般的に2cmまでが限界である．2cmを超える病変を完全に切除する場合で，病変全体の一括切除が困難なときは，計

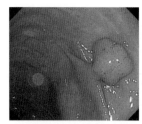 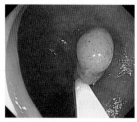 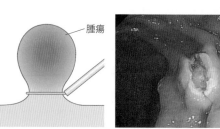

腫瘍

基部がはっきりしたポリープ． ①基部をスネアで把持する． ②高周波装置で切除する．

図4-11 ■内視鏡的ポリープ切除術

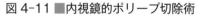

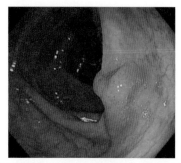 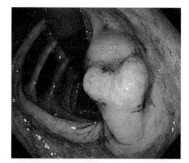

平坦な病変で，スネアで把持することが困難である． ①生理食塩水などを注入して膨隆を形成する．

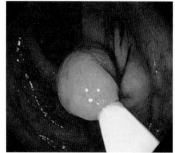 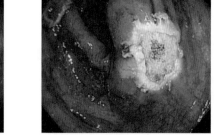

②スネアで把持する． ③高周波装置で切除する．

図4-12 ■内視鏡的粘膜切除術

画的に分割して切除を行う.

内視鏡的粘膜下層剝離術

一般的に大きさが2cmを超える病変，がんなどで一括切除が必要な病変に対しては，近年積極的に内視鏡的粘膜下層剝離術（endoscopic submucosal dissection：ESD）が行われている．この治療法の最大の利点は，病変のサイズにかかわらず高い確率で一括切除が行えることである．前述のEMRで切除できない大きさであっても，ESDで一括切除が可能である．

治療の手順としては，切除する病変を内視鏡でよく観察して範囲を同定し，病変から少し離して全周にマーキングを施す．マーキング部位の粘膜下層にヒアルロン酸ナトリウム液などを十分に局注し，マーキングに沿って粘膜を切開する．さらに粘膜下層に十分な局注を施し，粘膜下層を剝離することで一括切除が可能となる（図4-13）.

2 内視鏡的治療の適応

内視鏡的治療の大原則は「リンパ節転移の可能性がほとんどなく，腫瘍が一括切除できる大きさと部位にある」ことである[1]．食道，胃，大腸ではそれぞれガイドラインにより適応が定められている．

食道癌

食道の内視鏡的切除術は，がんの浸潤によるリンパ節転移の可能性がほとんどないとされる粘膜固有層までにとどまるものが絶対適応である．粘膜切除の

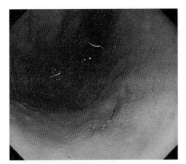
①内視鏡で病変の範囲を同定する.

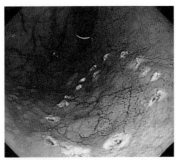
②病変から少し離れたところで全周にマーキングを行う.

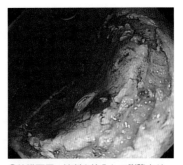
③粘膜下層に液剤を注入して膨隆させ，切開する.

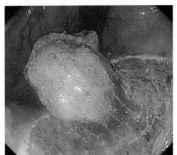
④さらに粘膜下層に液剤を注入して粘膜下層を剝離する.

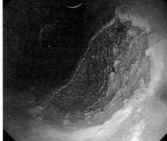
剝離した組織

図 4-13 ■内視鏡的粘膜下層剝離術

範囲が4分の3以上に及ぶ場合は，切除後に食道の瘢痕狭窄を来すため，治療前に十分な説明と予防が必要である[2]．

■ 胃癌

胃癌では，2cm以下の肉眼的粘膜癌（cT1a）で潰瘍を伴わない分化型癌であれば，EMR・ESD両方の絶対適応となる．ESDのみでは，2cmを超える肉眼的粘膜内癌（cT1a）で潰瘍を伴わない分化型癌，3cm以下の肉眼的粘膜内癌（cT1a）でびらんを伴う分化型癌も適応病変となる．また，2cm以下の肉眼的粘膜内癌（cT1a）で潰瘍を伴わない未分化型癌であれば，適応拡大病変となる[3]．

■ 大腸癌

大腸癌では，粘膜内癌または粘膜下層への軽度浸潤癌が内視鏡治療の適応とされる[1]．

腫瘍の治療については，色素染色や特殊光による内視鏡検査でESDの適応を判断する．しかし，最終診断は切除後の病理診断の結果により決定されるため，治療前に適応病変と判断されていても治療後に内視鏡治療適応外と判明することもあり，その場合は追加の外科手術が必要となる．

3 腹腔鏡手術

一般的な開腹手術では，図4-14aのように腹部に15〜25cm程度の大きな傷ができる．このような開腹手術では術後疼痛を伴い，美容も損ねる上，腹腔内の癒着も広範囲に起こりやすくなる．一方，腹腔鏡手術は，腹部に3〜15mm程度の穴（ポート）を数カ所開けて手術道具を挿入し（図4-14b），腹腔鏡で映し出された画像を頼りに手術を行う方法である．一般的に，開腹手術よりも腹腔鏡手術のほうが身体的負担が少なく，術後回復も早いという特徴がある（表4-6）．

a 開腹手術

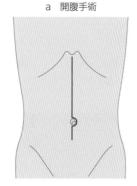

b 腹腔鏡手術

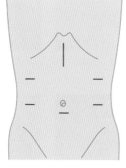

図4-14 ■術創

表4-6 ■腹腔鏡手術の特徴

長　所	短　所
・腹部にできる傷が小さい ・術後の痛みが少なく，回復が早い ・早期の退院，社会復帰が可能 ・腸閉塞の頻度が少ない ・内視鏡で視野が拡大され，手術部位がよく見える	・手で触った感覚がない ・手術の難易度が高く，可能な手術が限られる ・開腹手術よりも時間がかかる傾向がある

② 内視鏡手術を受ける患者の看護

1 内視鏡手術を受ける患者の看護

内視鏡手術にはさまざまな方法があるが，ここでは，食道，胃，大腸の早期がんの治療に用いられる内視鏡的粘膜切除術（EMR），内視鏡的粘膜下層剝離術（ESD）に共通する看護について述べる．

▌術前の看護

内視鏡手術を行う前日および当日の注意点は，内視鏡検査と大きくは変わらない．そのため，内視鏡検査の延長上にあるようにとらえている患者も多いが，内視鏡手術には合併症がないというわけではない．看護師は，患者が治療法の利点と欠点，合併症などをどの程度理解しているのかを確認する必要がある．また日帰り手術となる場合は，帰宅後に術後出血があったらすぐに連絡・来院するなど，術後の注意点や生活について十分に説明する．

▌術中・術後の看護

内視鏡手術は，局所麻酔で行われることが多い．つまり，術中の患者は意識があるため，悪心や嘔吐などがある場合は遠慮せずに術者か看護師に伝えるように説明し，つらいときは手を挙げるなど意思表出の方法を事前に確認しておくとよい．術後2～3日は出血などのリスクがあるため，バイタルサインや排便の性状などに注意する．食事は術式などによって違いはあるが，24時間は絶食で，水分のみ摂取可能となる．食事制限について患者に説明し，守れているか確認する．食事開始後1週間程度は消化の良い食事を心掛け，刺激物などは控えるよう説明する．

2 腹腔鏡手術を受ける患者の看護

▌術前の看護

腹腔鏡手術の術前の看護は開腹手術に準じるが，腹腔鏡手術のような低侵襲の治療では，開腹手術に比べて入院期間が短い．そのため，外来部門と連携し，入院前から術前オリエンテーションを行い，術後のイメージをもてるように支援する．また，まれではあるが手術中に開腹手術に移行する可能性があることも念頭に置かねばならない．

▌術後の看護

ここでは腹腔鏡手術に特徴的な合併症と看護について述べる．

▶ 高炭酸ガス血症

気腹操作を伴う腹腔鏡手術では，高炭酸ガス血症に注意が必要である．代表的な手術に腹腔鏡下胆囊摘出術がある．高炭酸ガス血症では動脈血二酸化炭素分圧（$PaCO_2$）や呼気終末炭酸ガス濃度（$EtCO_2$）が上昇していることがあるため，深呼吸を促し，十分に換気できるよう支援する．

▶ 術後出血

視野の狭さや遠隔的な手術操作が影響して止血が十分に行われないと，術後

出血を来すことがある．ドレーンが挿入されている場合は，ドレーンの排液を観察する．鮮血 50 ～ 100mL/ 時以上の出血が，止血術の検討基準となる．ドレーンが挿入されていない場合は，腹部膨満感などの自覚症状やバイタルサイン，全身状態を綿密に観察する．

▶ 無気肺

無気肺とはさまざまな原因で，肺の含気性が失われ容積が少なくなった状態である．無気肺を予防するために，患者に排痰を促し，気道の浄化を図る．また，排痰を促すために，できる限り早期に離床できるよう支援する．

▶ 皮下気腫

腹腔鏡手術に伴う皮下気腫は，気腹のために送気した炭酸ガスが皮下組織に吸収される過程で生じる．皮下気腫では術創やその周辺に握雪感や痛みが生じるため，痛みの緩和を図る．通常，数日以内に自然消失するが，部位や範囲を経過観察するとともに，原因や経過を患者に説明し，不安の軽減に努める．

5 薬物療法

① 薬物療法とは

消化器は食道・胃・小腸・大腸・膵臓・胆嚢・肝臓など広い範囲の臓器を扱う領域であり，それぞれの臓器に疾患が存在するため，薬物療法も幅広いものとなる．ここでは代表的な消化器疾患治療薬と抗悪性腫瘍薬について概説する．

1 消化器疾患治療薬

消化性潰瘍治療薬

胃・十二指腸潰瘍，逆流性食道炎，ヘリコバクター・ピロリの除菌の補助などに用いられる**プロトンポンプ阻害薬（PPI）**は経口薬と注射薬があり，胃酸分泌を抑制する．PPI は肝臓で代謝されるため，肝障害のある患者や高齢者には慎重に投与する[1]．PPI に次ぐ胃酸分泌抑制作用をもつ**H_2受容体拮抗薬（H_2ブロッカー）**は胃・十二指腸潰瘍，逆流性食道炎や急性胃炎，慢性胃炎の急性増悪期の胃粘膜病変の改善に用いられる．腎代謝型であるため，腎機能障害のある患者には投与間隔を延長または減量する．高齢者への投与は慎重に行う．**防御因子増強薬**は，H_2ブロッカーと同様に胃・十二指腸潰瘍，逆流性食道炎や急性胃炎，慢性胃炎の急性増悪期に胃粘膜病変の改善を目的に用いられる．

健胃消化薬

上部消化管の不定愁訴（胃痛，胃もたれなど）に用いられ，重篤な副作用（有害事象）が少なく，比較的安全に使用できる薬剤が多い．健胃薬は，種々の目的の成分が混ざった薬剤で「胃散」と称される．**消化酵素薬**は，膵疾患などによる消化異常症状の改善に用いられる．**消化管運動機能改善薬**は，上部消化管

plus α

PPI の小児適応
2018 年にエソメプラゾール（ネキシウム®）が PPI として国内初の小児適応を取得し，1 歳以上の幼児および小児の用法・用量が追記された．またカプセルに加えて，懸濁用顆粒分包が新たに発売されたことで，小児患者だけでなく高齢者など嚥下が難しい患者の服薬アドヒアランスの向上や，胃管や胃瘻患者への投与の簡便化が期待されている．

症状（食後の膨満感，早期飽満感，心窩部痛，心窩部灼熱感）を来す**機能性ディスペプシア**（functional dyspepsia：FD）*や便通異常などを含めた機能性消化管障害が良い適応である[2]．アコチアミドは2013年6月，世界で初めて機能性ディスペプシアへの適応が承認された．胃運動の低下，および胃からの食物排出遅延を改善することで，上部消化管症状を改善する[3]．

整腸薬・止痢薬・炎症性腸疾患治療薬

整腸薬には，乳酸菌製剤，ビフィズス菌製剤，酪酸菌製剤などがあり，病原菌増殖を抑制し腸内細菌叢を整えることで下痢を改善する．止痢薬は腸粘膜の刺激緩和，抗炎症作用，腸管運動抑制などにより下痢症状を改善する．

急性の下痢の場合は，下痢によって失われた水分を経口的あるいは輸液で補い，脱水を予防する治療が基本となる．感染性腸炎による下痢は，細菌やトキシンを体外に排出する生体防御反応であるため，感染性腸炎が疑われる場合には安易に止痢薬を投与してはならない．

炎症性腸疾患（潰瘍性大腸炎やクローン病）の治療には，重症度に応じてサラゾスルファピリジン，メサラジン，ステロイド，免疫調節薬，生物学的製剤（TNFα阻害薬や抗ヒトIL-12/23p40抗体など）が用いられる．特に近年，生物学的製剤の登場で炎症性腸疾患の治療戦略は大きく変化している．

下剤・浣腸薬

便秘は大腸癌や瘢痕狭窄などによる器質性便秘と，それ以外の機能性便秘，いわゆる通常の便秘に分けられる．器質性便秘には原因疾患の治療を行う．機能性便秘には，便を柔軟化・潤滑化する**機械的下剤**（**緩下剤**）もしくは腸蠕動を誘発・促進する**刺激性下剤**が用いられる．機械的下剤の代表的な薬剤である酸化マグネシウムは，腸管内に水分を移行させ，糞便をやわらかくして排便を促す．酸化マグネシウムは，高マグネシウム血症を来す恐れのある腎機能障害の患者や高齢者への投与は注意を要する．センナやセンノシド（プルゼニド®）は長期連用により耐性が生じやすく，低カリウム血症などの電解質異常や妊婦への投与は原則禁忌である．

浣腸薬（グリセリン）は1回30〜60mLの使用が一般的であるが，腸管穿孔を生じる恐れがあるため，先端ノズルの挿入は愛護的に行う．

近年，日本では下剤の新規発売が続いており，「慢性便秘症診療ガイドライン2017」が発刊されるなど，注目されている領域である[4]．

鎮痙薬・制吐薬

消化管攣縮に伴う疼痛緩和や消化器検査の前処置に用いられる鎮痙薬は，副交感神経を抑制することで，胃酸の分泌や消化管平滑筋の運動亢進を抑制する．多くの鎮痙薬は抗コリン作用を有するため，緑内障，麻痺性イレウス，前立腺肥大，重篤な心疾患のある患者には禁忌である．

嘔吐は，延髄にある嘔吐中枢が刺激されて生じる．第四脳室底部には**化学受容器引金帯**（chemoreceprora trriger zone：**CTZ**）が存在し，その刺激が嘔吐

用語解説

機能性ディスペプシア
胃・十二指腸潰瘍や胃癌などの器質的疾患がないにもかかわらず，胃もたれや胃痛といった症状を呈する疾患であり，多種の病態で発症する（➡ p.219参照）．

plus α

鎮痙薬の作用
鎮痙薬のもつ副交感神経の抑制効果により，眼圧の上昇，消化管運動の抑制，排尿困難の増悪，頻脈などの副作用が起こる．

中枢へ伝達される．制吐薬は中枢性または末梢性に嘔吐刺激経路を遮断することで効果を発揮する．ドパミン受容体拮抗薬であるメトクロプラミドは長期連用や大量投与で錐体外路症状*が出現しやすく，褐色細胞腫*では禁忌である[5]．抗悪性腫瘍薬であるシスプラチンなど嘔吐を来す恐れの高い薬剤を投与している場合の制吐薬は，アプレピタント（もしくはホスアプレピタントメグルミン），5-HT₃受容体拮抗制吐薬，デキサメタゾンの3剤併用が推奨されている．

肝疾患治療薬

C型慢性肝炎の治療法には，C型肝炎ウイルスを体の中から排除して感染からの治癒を目指す**抗ウイルス療法**と，肝機能を改善して肝炎の悪化・進展を予防する**肝庇護療法**がある．抗ウイルス療法では，以前はインターフェロンが用いられていたが，最近ではインターフェロンを使用しない**インターフェロンフリー治療**が主流となっている．

一方B型肝炎ウイルスは，C型肝炎ウイルスとは異なり，現在の治療薬ではウイルスを完全に排除することができない．そのためB型慢性肝炎の治療は，インターフェロンや核酸アナログ製剤を用いて肝炎を鎮静化させることが目的となる．インターフェロンでは，発熱や倦怠感，好中球と血小板低下などの投与開始直後の副作用だけでなく，うつ病などの精神症状，眼症状，甲状腺疾患などの中長期的な副作用にも注意を要する．

肝性脳症（➡ p.73参照）には，ラクツロース，非吸収性抗菌薬の経口投与，分岐鎖アミノ酸製剤の点滴などを用いる．

胆道疾患・膵疾患治療薬

経口胆石溶解薬であるウルソデオキシコール酸（ウルソ®）は，症状がある胆石発作や胆嚢摘出術になる頻度が減少するとの報告があり，以前は多用されていたが，日本人では欧米人ほど効果がないことや，腹腔鏡下胆嚢摘出術の普及により，使用機会は減少した．

急性膵炎には，蛋白分解酵素阻害薬であるガベキサートメシル酸塩（エフオーワイ®），ナファモスタットメシル酸塩（フサン®），ウリナスタチン（ミラクリッド）の使用を検討する．慢性膵炎の膵外分泌機能（脂肪分解酵素であるリパーゼなどの消化酵素）の低下に対しては，パンクレリパーゼ（リパクレオン®）を用いることで脂肪吸収率が改善される．膵内分泌機能（**インスリン**）の低下による糖尿病があれば，その治療が必要となる[6]．

2 抗悪性腫瘍薬

消化器がん（食道癌，胃癌，大腸癌，膵臓癌，胆管癌，肝癌など）で用いられる代表的な抗悪性腫瘍薬（抗がん薬）には，以下のような薬剤がある．

代謝拮抗薬

代謝拮抗薬として代表的なフルオロウラシル（5-FU）は，細胞が分裂・増殖する際に必要な代謝物質に似た構造を持っており，がん細胞に取り込まれるこ

錐体外路症状
錐体外路と呼ばれる大脳基底核を中心とする大脳皮質との神経回路が障害されて出現する症状．手が震える，体が硬くなるといった症状を呈する．

褐色細胞腫
副腎髄質，腹部大動脈周囲の傍神経節などのクロム親和細胞が腫瘍となったもの．副腎髄質ホルモンであるカテコールアミンの産生過剰が起こり，高血圧や高血糖，発作性の異常などが現れる．

とで，その DNA の合成を阻害する．大腸癌，胃癌などの消化器癌のほか，子宮癌，卵巣癌，皮膚癌などのさまざまな種類のがんに対して用いられる．副作用（有害事象）としては，食欲不振や下痢，悪心・嘔吐などの消化器症状や全身倦怠感などが比較的多い．

S-1（ティーエスワン®）は，フルオロウラシルの効果を高め，副作用を軽減することを目的に開発された経口薬である．大腸癌や胃癌，頭頸部癌，非小細胞肺癌，膵癌，胆道癌に対して用いられる．副作用には骨髄抑制，悪心・嘔吐，全身倦怠感や色素沈着障害などがある．黄疸を伴う重篤な肝障害には注意が必要である．

カペシタビン（ゼローダ®）は乳癌，大腸癌，胃癌に用いられる．手足症候群，食欲不振や下痢，悪心・嘔吐，注射部位反応などの副作用に注意を要する．

もう一つの代表的な代謝拮抗薬であるゲムシタビン（ジェムザール®）は，膵臓癌，胆道癌をはじめ，さまざまな種類のがんに対して用いられる．血圧上昇，呼吸困難，下痢，嘔気・嘔吐，食欲不振，倦怠感などの副作用に注意する[7-9]．

▌ 微小管阻害薬

代表的な微小管阻害薬であるドセタキセル（タキソテール®）は，細胞分裂を阻害することでがん細胞の増殖を抑える．食道癌，胃癌，乳癌，非小細胞肺癌，頭頸部癌，卵巣癌，子宮体癌，前立腺癌に対して用いられる．骨髄抑制，間質性肺炎，肝障害，腎障害などの副作用に注意する[7]．

▌ 分子標的治療薬

分子標的治療薬は，がん細胞内外に発現する特定の分子を標的にして，それを狙い撃ちがん細胞自体を直接攻撃するため，正常な細胞へのダメージを小さくすることができる．ベバシズマブ（アバスチン®），セツキシマブ（アービタックス®），パニツムマブ（ベクティビックス®）などが消化器がんに対して用いられている[8]．

▌ 免疫チェックポイント阻害薬

がん細胞を攻撃するリンパ球（T 細胞）には，免疫応答にブレーキをかける**免疫チェックポイント**という分子（CTLA-4，PD-1 など）が存在する．免疫チェックポイント阻害薬は，ブレーキのスイッチが入らないように抗体を結合させてブロックし，リンパ球が思う存分働けるようにする[7]．

▌ トポイソメラーゼ阻害薬

代表的なトポイソメラーゼ阻害薬であるイリノテカン（カンプト®，トポテシン®）は，DNA の合成に関わる酵素の働きを妨げ，がん細胞の増殖を抑える．胃癌，大腸癌，膵臓癌，肺癌，子宮頸癌，卵巣癌，乳癌，有棘細胞癌，悪性リンパ腫，小児悪性固形腫瘍に対して用いられる．貧血，下痢，嘔気・嘔吐，食欲不振などの副作用に注意を要する[7, 8]．

▌ 白金製剤

代表的な白金製剤であるシスプラチン（ブリプラチン®，ランダ®）やオキサ

plus α

日本に最初に登場したオプジーボ®
ニボルマブ（オプジーボ®）は，メラノーマに対する薬剤として承認された．2018年12月現在では胃癌，非小細胞肺癌，腎細胞癌，ホジキンリンパ腫，頭頸部癌，悪性胸膜中皮腫に承認されている．今後さらなるがん種への拡大や，新たな免疫チェックポイント阻害薬の承認が期待されている[7]．

4

消化器疾患の主な治療・処置と看護

145

リプラチン（エルプラット®）は，DNAなどの生体成分と結合して抗がん効果を発揮する．食道癌，胃癌，胆道癌などさまざまながんに対して用いられる．シスプラチンの主な副作用として，嘔気，腎障害，骨髄の機能障害，神経への障害がある．シスプラチンの点滴の前後には，腎臓へのダメージを軽減するため1～2Lの輸液を行い，尿量を増やすようにする[7]．

② 薬物療法を受ける患者の看護

1 消化器疾患治療薬を服薬している患者の看護

看護師は薬剤の目的と作用を把握し，患者の症状が緩和しているか，副作用が出現していないかを観察する．処方された薬剤の服用方法，量，時間が適切に守られているかを観察し，**アドヒアランス**＊が高まるよう支援する．

▌下剤・浣腸薬を使用している患者の看護

消化管の狭窄などにより通過障害が生じている患者には，刺激性下剤の使用は慎重に行う．肝硬変のある患者では排便コントロールが重要であり，糖類下剤であるラクツロースを用いる．慢性便秘の場合には，作用機序の異なる下剤を併用すると，排便をコントロールしやすい．また，便秘患者で麻薬性鎮静薬（オピオイド）を内服している場合は，オピオイド誘発性便秘症治療薬ナルデメジントシル酸塩の併用を考慮する．看護師は排便状態を観察し，内服する下剤の量を調整することにより便秘改善を支援する．

▌制吐薬を使用している患者の看護

悪心・嘔吐の発生メカニズムは複雑であるため，悪心・嘔吐の状況や食事との関連，随伴症状および制吐薬の効果をアセスメントし，制吐薬が適切に使用されるように支援する[10]．嘔吐時には内服できない場合があるため，投与経路を検討する．

2 抗悪性腫瘍薬による治療を受けている患者の看護

抗悪性腫瘍薬（抗がん薬）による治療は化学療法とも呼ばれ，補助療法として手術前後に実施されたり，延命やQOL向上を目的として実施される．目的は患者によって異なるため，医師から説明された治療方針を確認し，患者が病状や治療法・目的を適切に理解しているか，どのように受け止めているかを把握して，意思決定を支援する．

▌治療前の看護

治療開始前には，腎機能や肝機能，栄養状態などの身体状態，睡眠や排泄状態などの日常生活の状態についての情報を収集し，治療の結果や副作用（有害事象）の出現がどのような影響を与えるのか，アセスメントする．初めて抗悪性腫瘍薬による治療を受ける患者には，治療にかかる時間や出現する副作用の種類と時期，対応の方法を説明し，安心して治療に臨めるようにする．

近年，抗悪性腫瘍薬による治療は入院から外来へ移行し，外来で実施されることが多くなっている．退院後，患者自らが副作用に対応するためにはセルフケ

plus α

免疫抑制・化学療法に伴うB型肝炎の再活性化
B型肝炎の再活性化とは，B型肝炎ウイルス（HBV）のキャリアや既往感染者が免疫抑制・化学療法を受けることによって，HBVが再増殖することである．HBV再活性化のリスクは，ウイルスの感染状態と免疫抑制の程度に左右される．免疫抑制・化学療法をする際は，肝機能異常の有無にかかわらずHBV感染の有無をスクリーニングする必要がある．

用語解説

アドヒアランス
服薬や生活習慣の改善などの養生法を患者が自分の意思で正しく守ること．以前はコンプライアンスという言葉がよく用いられていたが，コンプライアンスが患者が医療者の決定や指示に従うという意味合いであるのに対し，アドヒアランスは患者自身が病気を理解し，治療方針の決定にも参加しながら主体的に行うことを指す．

➡インターフェロン療法を受ける患者の看護については，p.297参照

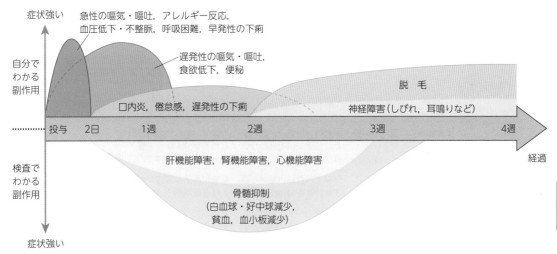

図4-15 ■殺細胞性の抗悪性腫瘍薬による主な副作用の出現時期
抗がん薬による主な副作用の出現時期の例. 抗がん薬の種類や組み合わせにより副作用は異なる.

ア能力を高めることが重要であり, 看護師による教育的支援が必要となる.

■ 治療中の看護

抗悪性腫瘍薬による治療は長期にわたり, 場合によっては身体症状が悪化する可能性もあることを念頭に, 不安や心配などの精神状態, 仕事や家族の状況等の社会状態を把握し, 継続的に精神的支援を行う.

■ 副作用に対する看護

抗悪性腫瘍薬の副作用（有害事象）は, 投与する薬剤の種類および投与開始からの時期によって発現する症状が異なるため, 発現時期に応じた観察, 看護が必要である（図4-15）. 副作用の重症度は, 有害事象共通用語規準 v5.0 日本語訳 JCOG 版 [11] を用いることにより, 多職種間で評価を共有できる（表4-7）.

▶ アナフィラキシー

アナフィラキシーは, 呼吸困難やめまい, 血圧低下, チアノーゼ, 意識消失を呈し（**アナフィラキシーショック**）, 死に至ることもある [11]. 消化器疾患に用いられる抗悪性腫瘍薬のうち, **ゲムシタビン**, **シスプラチン**, **ドセタキセル**で生じやすく, 発症しやすい投与後5〜10分間はバイタルサインの測定など注意深い観察が必要である. 予防薬がある場合には確実に投与し, 早期発見のために患者に前もって特徴的な症状を伝え, 異常があるときはナースコールで知らせるように指導する. 症状発現時には迅速に対応できるよう, 救急物品や救急薬品を準備しておく. また, 分子標的治療薬であるセツキシマブの初回投与時は, **インフュージョンリアクション***と呼ばれるアナフィラキシー様症状が生じる可能性が高いため, 同様に看護を提供する.

▶ 消化器症状（悪心・嘔吐）

悪心はむかむか感や嘔吐の衝動など主観的な症状であり, 嘔吐は胃の内容物が口から逆流性に排出される客観的な症状である. 消化器疾患でよく用いられる

用語解説

インフュージョンリアクション
infusion とは点滴を意味しており, 分子標的治療薬などを投与した際に起こる過敏反応である. 症状はアレルギーやアナフィラキシーに似ているが, インフュージョンリアクションは投与から24時間以内に発現し, 投与回数が増えるにつれ発現頻度が下がり症状も軽くなるなど前の二つとは異なる特性がある.

4

消化器疾患の主な治療・処置と看護

147

表 4-7 ■抗悪性腫瘍薬による副作用

	Grade 1	Grade 2	Grade 3	Grade 4
アナフィラキシー	—	—	蕁麻疹の有無によらず症状のある気管支痙攣；非経口的治療を要する；アレルギーによる浮腫／血管性浮腫；血圧低下	生命を脅かす；緊急処置を要する
悪心	摂食習慣に影響のない食欲低下	顕著な体重減少，脱水または栄養失調を伴わない経口摂取量の減少	カロリーや水分の経口摂取が不十分；経管栄養／TPN／入院を要する	—
嘔吐	治療を要さない	外来での静脈内輸液を要する；内科的治療を要する	経管栄養／非経口栄養／入院を要する	生命を脅かす
好中球数減少症	＜ LLN -1,500/mm³；＜ LLN -1.5 × 10e9/L	＜1,500～1,000/mm³；＜ 1.5～1.0×10e9/L	＜ 1,000～500/mm³；＜ 1.0～0.5×10e9/L	＜ 500/mm³；＜ 0.5 × 10e9/L
脱毛	遠くからではわからないが近くで見るとわかる50%未満の脱毛；脱毛を隠すために，かつらやヘアピースは必要ないが，通常とは異なる髪形が必要となる	他人にも容易にわかる50%以上の脱毛；患者が脱毛を完全に隠したいと望めば，かつらやヘアピースが必要；社会心理学的な影響を伴う	—	—

※1　LLN：lower limit of normal，（施設）基準範囲下限．
※2　Grade1：軽症；症状がない，または軽度の症状がある；臨床所見または検査所見のみ；治療を要さない
　　　Grade2：中等症；最小限／局所的／非侵襲的治療を要する；年齢相応の身の回り以外の日常生活動作の制限
　　　Grade3：重症または医学的に重大であるが，ただちに生命を脅かすものではない；入院または入院期間の延長を要する；身の回りの日常生活動作の制限
　　　Grade4：生命を脅かす；緊急処置を要する
※3　説明文中の「；」「／」は「or」の意味．数式内の「e」はべき乗を表す．例）10e9 = 10^9
日本臨床腫瘍研究グループ．有害事象共通用語規準 v5.0日本語訳JCOG版．https://jcog.jp/doctor/tool/ctcaev5/，（参照2023-12-13）．より改変．

　抗悪性腫瘍薬のうち，シスプラチンは悪心・嘔吐を誘発する可能性の高い薬剤，イリノテカン，オキサリプラチンは悪心・嘔吐を誘発する可能性が比較的高い薬剤に分類される[12]．使用される薬剤の悪心・嘔吐の誘発リスクをアセスメントし，制吐薬を使用するなど症状緩和を図る．特に消化器疾患では悪心・嘔吐，食欲不振などの症状が重症化，遷延化する可能性があるため，注意深く観察を継続する．食事に関しては無理して食べなくてもよいこと，食物のにおいが悪心を誘発するため，においの強くないものを選ぶように伝える．

▶ 骨髄抑制（好中球数減少）

　抗悪性腫瘍薬の投与により骨髄の造血機能が障害されると，血液中の好中球数が減少する．一般的に，好中球数は抗悪性腫瘍薬の投与から7～14日で最も減少し，その後回復する．好中球数が減少すると**易感染状態**になるため，骨髄抑制が想定される治療を行う場合は，看護師は治療前に感染源となりうる要因（**う歯**や**歯周病**等）に介入したり，感染予防策を指導したりする．また消化器疾患患者では，栄養状態が悪化している場合に易感染状態となるリスクが高いため，より感染予防に努めることが重要である．

▶ 脱毛

　抗悪性腫瘍薬は活発に増殖する細胞に作用するため，成長期の毛は障害を受けやすい．脱毛は薬剤の投与開始後1〜3週間で生じる．脱毛は頭髪だけでなく，眉毛，陰毛などにも生じるが一過性であり，治療終了後3〜6カ月で再度発毛がみられる．イリノテカン，ドセタキセルは脱毛を生じやすい薬剤である[13]．脱毛は，患者にとって最も心理的苦痛の強い副作用の一つである．脱毛が始まると，大量の抜け毛を目にすることにも苦痛を伴う．粘着テープで抜け毛を処理する方法や，バンダナ等を使って抜け毛の散乱を防ぐ方法など，対処法を伝える．脱毛後は頭皮の清潔を保持し，患者の希望によりウィッグや化粧（眉毛を描く等）などで外見を整えることを促す．

▶ 皮膚症状

　抗悪性腫瘍薬や分子標的治療薬は，さまざまな皮膚症状を引き起こす．例えば，ドセタキセルは**爪の変色**や**剝離**，分子標的治療薬であるセツキシマブ等は，**ざ瘡様皮疹**＊や**手足症候群**＊，**発疹**などを引き起こすことが知られている[13]．症状によって予防や対処法が異なるため，看護師は予防可能な症状は予防に努め，予防が困難な場合には症状を早期に発見し，清潔の保持，保湿剤の塗布，軟膏処置などにより患者がセルフケアできるように関わっていく．

▌ 看護師の安全

　抗悪性腫瘍薬は，取り扱う医療者の健康にも影響を及ぼす薬剤（hazardous drugs：HD）＊であり，安全に取り扱うための対策を講じる必要がある．投薬の準備や与薬，排泄物（尿・便・吐物）の処理，患者の衣類やシーツなどリネン類の取り扱い等において曝露の危険性があるため，手袋やマスク，ガウン，キャップ等の**個人防護具**（personal protective equipment：**PPE**）を使用し，抗悪性腫瘍薬の人体への侵入を防護する[14]．

6　放射線療法

1　放射線療法とは

　放射線療法は，手術やがん薬物療法と並ぶがん治療の重要な柱の一つである．放射線治療ではできる限り病巣に放射線を照射し，正常組織に照射しないようにして，臓器の機能を保ちながら病巣を治療していく．体外から放射線を当てる**外部照射**と，体の内部から放射線を当てる**内部照射**があるが，一般的には外部照射が多い．外部照射はX線，電子線，陽子線，重粒子線などを体外から照射するが，通常の施設で行えるものはX線か電子線である．

　照射方法は，CT検査あるいはX線検査を用いたシミュレーターで計画を立て，放射線治療医によって決定される．患者の体格と病巣から，治療のエネル

放射線

| 正常細胞 | がん細胞 | 両方とも傷害される | 回復 | 未回復 | 傷害 | 壊死 |

図4-16 ▓放射線療法
正常細胞が回復し，がん細胞が回復する前に複数回放射線を当てると，正常細胞は殺さず，がん細胞のみ壊死させることができる．

ギーや照射方向，照射野，線量の分割方法などが決定される．できるだけ正常組織への照射量を下げるために，定位放射線治療*や強度変調放射線治療*（intensity-modulated radiotherapy：IMRT）などが行われることがあるが，これらの計画のためにはCT検査を用いた三次元放射線治療計画が必須である．

　計画をもとに正確に照射するためには計画時と同じように患者を固定する必要があり，治療が終わるまで患者の皮膚表面や固定具に印を付けておく．放射線治療からの回復は病巣よりも正常組織のほうが早いとされ，そのために照射は複数回に分割して行われる（図4-16）．通常は1日1回（平日5回土日休み）のことが多いが，1日2回の照射方法もある．

　放射線治療はあくまで照射範囲内にのみ効果があり，病変が照射範囲内に限定しているときが良い適応となる．効果を高めるためにがん薬物療法を併用することが多く，条件によっては根治・治癒が目指せる治療である．一方で，照射範囲外にも病変がある場合に，症状緩和の目的で行われることもある．

　放射線の感受性は組織によって異なり，一般的に未分化で細胞分裂頻度の高いものは感受性が高く，分化し細胞分裂頻度の低いものは感受性が低い．正常組織では皮膚や腸上皮，骨髄などで感受性が高く，筋肉や脳，脊髄で感受性が低い．腫瘍組織では悪性リンパ腫，未分化癌などは感受性が高く，腺がんや悪性黒色腫では感受性が低い．

1 食道癌の治療

　日本の食道癌のほとんどは，放射線治療が効きやすいとされる扁平上皮癌である．食道は腹部に比べて手術が難しいとされ，放射線治療の果たす役割を大きくしている．放射線治療は，一般に1日1回1.8〜2.0Gyで週5日，合計28〜30回で行われ，がん薬物療法として**シスプラチン**と**5-FU**が併用される．

2 直腸癌の治療

　直腸癌の治療の主軸はあくまで外科手術であり，放射線治療は術前・術後の補助治療で，薬物療法として5-FUまたはカペシタビンを併用する．適応は，術前は深達度T3*以上，リンパ節転移陽性の場合で，術後は上記に加えて，外科剥離面へのがんの浸潤が考えられる症例とされる．

⇒ p.178 参照.

▌*用語解説

定位放射線治療
照射範囲の狭い放射線を多方面から照射し，放射線が当たる正常細胞の面積を少なくする．

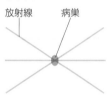

放射線　　　病巣

強度変調放射線治療
放射線の強度が高い部分と低い部分をつくり，高い部分が病巣に集中するように調整することで，正常細胞に当たる放射線の強度を下げることができる．

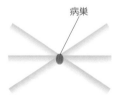

病巣

▌*用語解説

深達度T3
がんが直腸壁の固有筋層を越えて浸潤している状態．

急性合併症としては悪心，下痢，膀胱炎，肛門痛や放射線皮膚炎など，術後の場合には腸閉塞や吻合部離開などが挙げられる．晩発性合併症としては頻便や瘻孔形成，腸閉塞，潰瘍形成，頻尿などがある．

3 肛門癌の治療

肛門癌は放射線治療が効きやすいとされる扁平上皮癌が多い．肛門括約筋の温存が可能なことから，（化学）放射線治療が選択されることが増えている．病変が2cm以下でリンパ節転移や遠隔転移がない場合には放射線治療単独で，2cmを超える場合には5-FUとマイトマイシンCを併用する．腫瘍の残存を認めた場合には，追加手術を考慮する．合併症は直腸癌に類似する．

4 肝細胞癌の治療

肝細胞癌に対しては，放射線治療を含むさまざまな治療を用いた集学的治療* が行われている．5cm以下の原発性肝癌に対しては，定位放射線治療が保険適応である．急性合併症として肝硬変が多いことから，血球減少や消化管出血に注意する．肝臓の表面に近い病変では放射線皮膚炎に，胃・十二指腸などに近接する病変では胃・十二指腸潰瘍に注意し，胃薬などを用いる．晩発性合併症としては消化管潰瘍や消化管閉塞，胆管狭窄などが挙げられる．

用語解説

集学的治療
がんに対して一つの治療だけ行うのではなく，がんの種類や状態に応じて複数の治療法を組み合わせた治療を行うこと．

5 膵癌の治療

切除不能な局所進行膵癌に対する放射線治療に，従来使用されていた5-FUを主体とした**ピリミジン代謝拮抗薬**のがん薬物療法を併用する有用性は示されているが，現在主に使用されているがん薬物療法に対して放射線治療を併用することの有用性については，評価が定まっていない．

2 放射線療法を受ける患者の看護

放射線療法はがんの三大治療の一つであり，治癒を目的とする**根治的照射**，QOL向上や症状改善を目的とする**姑息照射**，がんの再発予防を目的とした**予防照射**がある．放射線治療の適応は，放射線腫瘍医によって判断され，照射方法や照射範囲，照射量などが決定され，その内容が患者に説明される．看護師は，患者が放射線療法の目的・方法を適切に理解しているか，放射線療法に対してどのように認識しているかを把握する．患者は放射線療法に対して表4-8に示すような，さまざまな不安を経験している．不安を把握するとともに，パンフレット等を用いて治療の実際や副作用（有害事象）とその対処法について説明し，不安軽減に努める．

放射線療法の開始時には，治療位置を決めるためペンで皮膚にマークがつけられる．このマークを入浴等で消さないように説明する．治療は2週間から3カ月程度の時間が必要であり，照射線量の増加にしたがって症状が緩和したり，有害事象が発現する．看護師は，このような変化を適

表4-8 ■放射線療法に関連した不安

①被ばくに関する漠然とした不安
②治療の副作用（有害事象）に対する不安
③治療の後遺症に対する不安
④機械や治療室に関する不安
⑤治療中の隔離に対する不安
⑥医療過誤に関する不安
⑦病気が進行しているという懸念
⑧治療効果に対する不安

唐澤久美子ほか監修．がん放射線治療．学研メディカル秀潤社，2012，p.12，（がん看護セレクション）より引用．

表 4-9 ■頭頸部および腹部への放射線療法による副作用

照射部位	急性期有害事象	晩期有害事象
皮　膚	皮膚炎，表皮剥離，発赤，色素沈着，熱感，瘙痒感など	色素沈着，汗腺の機能低下（熱感，乾燥，瘙痒感）
咽頭・食道	粘膜炎（嚥下困難，嚥下時痛など）	狭窄（嚥下困難）
小腸・大腸	軟便，頻便，下痢，悪心・嘔吐（腹痛，食欲不振）	消化吸収不良，腸管狭窄・癒着，潰瘍（頻便，腹痛）
脊　椎	骨髄抑制	—
全身への影響	放射線宿酔（倦怠感，疲労感，食欲不振，悪心）	—

切にアセスメントし介入を行う.

　放射線療法終了時は，急性期の有害事象による症状が最も強い時期であるため，対処法を伝え，精神的支援を行う．さらに，晩期症状の内容や出現時期を説明し，異常を感じたときの連絡先を伝え，継続的に支援する．

1 有害事象に対する看護

　放射線療法による有害事象は，標的となる腫瘍細胞だけではなく，その周囲の正常細胞への有害事象の可能性を考慮する．有害事象には，照射開始後2〜3週間で発症する急性期有害事象と，照射開始後6カ月以降に発症する晩期有害事象がある．頭頸部や消化器に生じる有害事象は表4-9の通りである．

▌皮膚炎

　20〜30Gy照射後から出現する．衣服のこすれによる皮膚への刺激を避けるため，綿素材の柔らかい衣類の着用を勧める．熱感がある場合には，保冷剤等による冷罨法を行う．皮膚炎が増強し表皮の剥離や潰瘍が生じた場合には，ステロイド軟膏などを塗布し皮膚を保護する．

▌食道粘膜炎

　20Gy程度から出現し，ほとんどの患者で発症する．症状は治療終了時にピークとなり，その状態が1〜2週間程度続くが，その後1カ月ほどで改善していくことが多い．嚥下時痛に対しては，食事前に粘膜保護剤を服用したり，硬いものや熱いものなどを避け，刺激の少ない食事形態へ変更したりする．痛みが増強する場合には，鎮痛薬でコントロールする．食事の摂取状況を観察し，嚥下困難があれば嚥下機能を評価して，誤嚥性肺炎に注意する．

▌軟便・下痢

　下痢がひどい場合には，整腸薬や止痢薬を用いる．肛門粘膜が炎症を起こして排便時に痛みがある場合は，トイレットペーパーの使用を避け，微温湯で洗浄して清潔を保つことや，下痢によって脱水が生じるリスクが高まるため，水分や電解質を積極的に摂取することなどを指導する．食事は，食物繊維が多く含まれるものや冷たすぎるものは腸蠕動を促進するため，避けるように説明する．

▌その他の副作用

　放射線療法開始後，倦怠感がある場合は十分に休息を取ること，骨髄抑制が生じる可能性がある場合には，感染予防に努めるように指導する．

7 食事・栄養療法

1 食事・栄養療法とは

　食事・栄養療法とは，水分や栄養素，電解質といった栄養成分の補給量を是正し，摂取カロリーを調整して栄養状態の維持・改善をはかる治療法である．絶食，栄養制限食など栄養成分の摂取量を制限する方法，不足する栄養成分を補充する方法などがある．栄養の投与経路は，経腸栄養（enteral nutrition：EN）と経静脈栄養に大別される（図4-17）．投与エネルギーは，さまざまな公式があるが，ASPEN（American society for parenteral and enteral nutrition，米国静脈経腸栄養学会）ガイドラインでは25 〜 30kcal/kg/ 日を推奨されている[1]．

▌適応

　消化管機能が保たれている場合，経口摂取が可能であれば経口栄養，不可能であれば経管栄養を選択する．消化管機能に問題があれば経静脈栄養を開始する．腸管を使った栄養管理は，腸管の物理的・免疫的バリア機能を維持し，肝臓や腹腔内の免疫細胞の機能を保つことができる[2]．投与経路として，正常に近い状態で安全面やコスト面でも有利なのは経口栄養であり，次いで経管栄養，経静脈栄養が投与法の優先順位となる．短期間で済む場合は末梢静脈栄養でよいが，2週間を超えると予想される場合には栄養状態の増悪を回避するため，早期に中心静脈栄養カテーテル（CVC）を留置し，高カロリー輸液（total parenteral nutrition：TPN）に切り替える．

　消化管機能に問題がなければ，短期の場合には経鼻経管栄養を，長期の場合には胃瘻もしくは空腸瘻による栄養を行う．

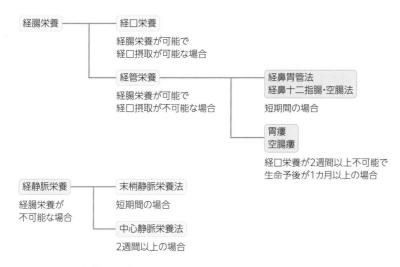

図 4-17 ▌栄養の投与経路

1 経腸栄養

経口栄養

経口摂取が可能な患者では，経口栄養を選択する．ただし，摂食・嚥下障害や咀嚼障害などがあれば口腔ケア，摂食・嚥下訓練，食形態の工夫が必要である．

経管栄養

経口摂取が不可能な場合は，消化管に異常がなければ経管栄養を行う．経管栄養は経鼻経管栄養（経鼻胃管），胃瘻，空腸瘻に分けられる（図4-18）．原疾患の病態によって，投与法や摂取カロリー，栄養素補給量，投与速度を考慮する．合併症として，チューブの閉塞，下痢，逆流・誤嚥が考えられる．

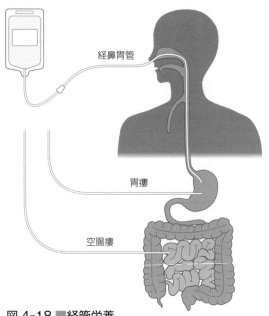

図 4-18 ■経管栄養

経鼻胃管

チューブの挿入は，手術後や狭窄がある場合は医師が行うが，看護師やまれに患者自身が行うこともある．

▶ 経鼻胃管留置手順

①経鼻チューブの挿入時は，上半身を45°挙上する座位（ファウラー位）で正面を向いた体位が望ましい．顎を引いた状態で行う．

②患者が指示に従える場合は，チューブ先端が咽頭部に到達したところで唾を飲み込むようにしてもらうと，自然に食道に進めることが多い．

③経鼻チューブを45～55cm進める．

④チューブが消化管に挿入されていることを，次の四つの方法で確認する．

口腔内観察：とぐろを巻いていないか確認する

聴診法：注射器で空気を注入し，胃内に空気が流入する音を確認する

胃内容物の吸引：胃液など胃内容物が吸引できるか確認する．

X線撮影：チューブ先端が胃内にあることをX線撮影で確認する．

⑤鼻翼部分にチューブをテープで固定する．

⑥経管栄養剤を接続し，注入を開始する．

胃瘻

胃瘻は医師が内視鏡を用いて，局所麻酔で造設手術を行う（経皮的内視鏡下胃瘻造設術，PEG）．カテーテルは，胃内と体外のストッパーで留められている．内部ストッパーにはバルーン型とバンパー型，外部ストッパーにはボタン型とチューブ型がある．この組み合わせによって4種類のカテーテルがあり，患者に合ったタイプのものを使用する[3]．食道癌などがあり内視鏡で胃の中を観察できない場合には，開腹による胃瘻造設術を行うが，合併症のリスクやコスト面などの点でPEGのほうが優れると報告されている[4]．

■ 経静脈栄養

内視鏡治療後などの短期間の絶食であれば，末梢静脈栄養の適応となる．2週間以上絶食になる場合は，TPNの適応である．CVC留置の絶対適応は短腸症候群，腸閉塞，縫合不全が原因の消化管瘻，急性膵炎や炎症性腸疾患の重症例などである．ほかにも末梢静脈が脆弱で頻繁な末梢静脈穿刺が必要な場合は，苦痛を減らす目的でCVCを留置することもある（図4-19）．合併症としては，高血糖を来しやすいこと，カテーテル感染のリスクが増すこと，腸管を使用しないため腸管免疫機能が低下し，消化管粘膜のバクテリアルトランスロケーション（BT）*を引き起こしやすいことが挙げられる．

長期間の静脈栄養が必要な患者や，がん薬物療法で頻回にCVルートが必要な患者では，血管内に刺入したカテーテルを皮下に留置する皮下埋め込み型のCVポートも頻用されている．

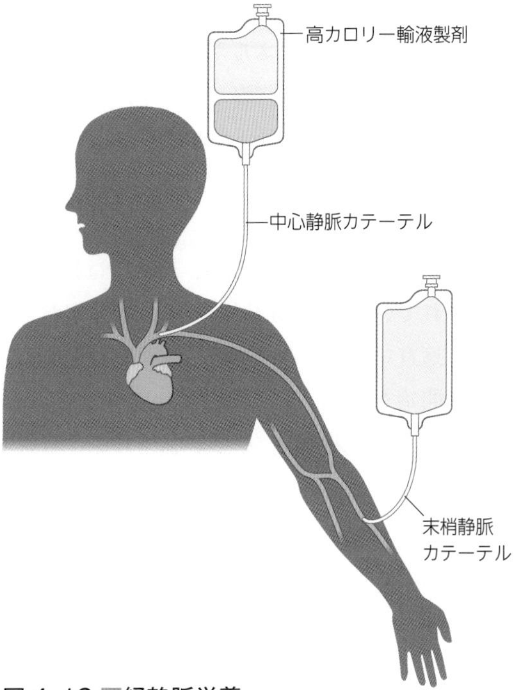

高カロリー輸液製剤

中心静脈カテーテル

末梢静脈カテーテル

図4-19■経静脈栄養

② 食事・栄養療法が必要な代表的消化器疾患

食事・栄養療法では，疾患ごとの病態に応じた方法を検討する．また，症状の経過に応じて適宜調整していくことが重要である．ここでは，代表的な消化器疾患の栄養療法について述べる．

■ 炎症性腸疾患

クローン病では，経腸栄養療法において寛解導入効果が報告されている．クローン病の食事内容は高カロリー・低残渣・低脂肪食を基本とするが，総摂取カロリーの半分を成分栄養剤で摂取すると寛解維持効果が高いことも報告されている[5]．一方，潰瘍性大腸炎では，栄養療法そのものに寛解導入効果はない[6]．

■ 膵炎

慢性膵炎で注意しなければならないのは，脂肪である．BTの予防や安全性，経済性の観点から重症患者の栄養投与法の第一選択は経腸栄養とする意見が主流となりつつあり，重症の急性膵炎でも経鼻空腸チューブを介したENが推奨されている．摂取エネルギーは30〜35kcal×標準体重（kg）／日を目安とする．膵炎では，特に脂肪の消化吸収および必須脂肪酸や脂溶性ビタミン（ビタミンA，D，E，K）の吸収が不良となるため，消化酵素の十分な補充が必要である[7, 8]．

■ 消化器外科手術周術期

消化器疾患の周術期では，術前の低栄養状態と術後の絶食期間を要することが多く，栄養療法の重要性が高い．術前に10%以上の体重減少があれば低栄養

📖＊用語解説

バクテリアルトランスロケーション
bacterial translocation：BT．腸内細菌などが腸管壁を通過して，腸間膜リンパ節や門脈などに侵入し，他の臓器へ移行する現象．消化器疾患などによって絶食や非経口・経腸栄養が続くと腸粘膜が萎縮し，BTが生じるリスクが高まる．

155

状態と考え，積極的に栄養管理を行う．術後は 1 週間以上経腸栄養が開始できない場合や，十分なエネルギー量が投与できない場合に静脈栄養を加える[2]．上部消化管の術後でも空腸からの早期経管栄養が可能であるが，虚血を来す可能性があるため 10〜20mL/ 時で開始し，5〜7 日かけて必要量に到達するように行う．

短腸症候群

小児では残存小腸75cm以下，成人では残存小腸150cm以下が小腸大量切除と定義されている．短腸症候群では，栄養素および水分の吸収が共に障害されており，適宜ロペラミドなどの止痢薬を利用する．水様性下痢が改善すれば経腸栄養を開始するが，成分栄養剤（elementary diet：ED）の継続投与が必要な症例では在宅経腸栄養が，中心静脈栄養から離脱できない症例では在宅静脈栄養が導入される[7]．

慢性肝炎・肝硬変

肝硬変患者の低タンパクエネルギー状態は予後に影響するため，経口栄養剤などを使用し，分岐鎖アミノ酸製剤が推奨される．200 〜 300kcal の**就寝前軽食**（late evening snack：LES）は，肝硬変患者のエネルギー代謝を改善する．耐糖能異常では食物繊維に富み，グリセミック指数（glycemic index：GI）*の低い食事にする[9]．

NASH

NASH（非アルコール性脂肪性肝炎）とは，飲酒歴がないにもかかわらずアルコール性肝炎に類似した肝組織病変を示す疾患（➡ p.298 参照）であるが，治療の原則は運動と食事療法である．急激な減量は病態を増悪させることがあり，2〜3kg/ 月程度の体重減少を目標とする．

グリセミック指数（GI）
炭水化物が糖に分解される速さを，同量の炭水化物を含む食品と比べて相対的に表した数値．GI が高い食品は食後急速に血糖値を上げるため，血糖コントロールのためには GI の低い食品が推奨される．しかし GI の低い食品ばかり取っていると栄養価が偏ってしまうので注意する．

② 食事・栄養療法を受ける患者の看護

① 食事療法を必要とする患者の看護

消化器疾患はさまざまな栄養代謝障害を引き起こし，その結果生じる症状により食生活やライフスタイルに影響を及ぼす．食事療法では，医師によって栄養主成分別の制限量が指示される．例えば，糖尿病では**エネルギーコントロール食**，肝疾患では**タンパク質コントロール食**，膵炎等では**脂質コントロール食**が検討される．嚥下障害や通過障害がある場合は食事形態も検討する．

消化器疾患によって食生活や食行動の変容が必要な患者は，病気に向き合い生活上の変化に折り合いを付けながら，新たな食生活や食習慣を獲得する必要がある．食生活や食習慣を継続的に改善していくためには，食生活に関わる要素を明確にし（表4-10），患者のセルフマネジメント能力を高めることが鍵になる．看護師には健康教育モデルや行動変容理論を用いた介入が求められる．

エンパワメント理論

エンパワメント（empowerment）とは，個人や集団が対話を通して自身の問

表4-10 ■食生活に関わるアセスメント項目

食欲に影響する要因	年齢，口腔内の状態，心理状態，食事環境，食べ物の特性など
食事行動	食事回数，摂取量，食事内容，咀嚼回数
消化器症状の有無	下痢，悪心・嘔吐
活動・日常の活動の程度	歩行の程度，日常生活活動度
食事行動の自立の程度	麻痺の程度・部位，加齢に伴う嚥下・消化機能の変化，補助具使用の有無
適切な食事に関する理解	年齢，認知能力，教育水準，アドヒアランス
食事援助のサポート	家族の支援，地域のサービス，経済状態

表4-11 ■エンパワメントを高める方略

①環境調整：患者が自分の考えや意見を言いやすい環境を整える
②目標設定：患者が現実的に達成可能な目標を設定できるよう支援する
③情報提供：何か行動を起こすのに必要な知識や情報を提供する
④患者の反応の観察：疾病になったことによる無力感を注意深く観察する
⑤感情の言語化：患者が現状をどう感じているかを言葉で表現することを促し，理解を深める

安酸史子. 糖尿病患者のセルフマネジメント教育：エンパワメントと自己効力. メディカ出版. 2010. p.80 より引用.

題意識を高め，何をすればよいかを自分で決定し，行動するプロセスである．食事療法においても患者自身が決定者であり，看護師は毎日行うセルフケアに対して患者が十分に情報を提供された上で選択できるように関わる．成人期にある人は，自分の意思で選択した行動は実行に移しやすく維持しやすいことが知られており，患者が本来もっているセルフマネジメント能力を信頼することが重要である．エンパワメントを高める具体的な方略としては，表4-11に示す五つが提唱されている．

▌ 行動変容ステージ理論

行動変容ステージ理論では，個人が食生活や食行動を変える場合は，図4-20に示す五つのステージをたどるとされている．患者の食生活や食行動を変えるには，患者がどのステージにいるかを把握し，次のステージへ上がれるよう関わっていくことが重要である[10]．

▶ 無関心期にある人へのアプローチ

無関心期にある人は，食事療法の必要性を理解できていない，または，食事療法を行うことによって生活にどのような影響がもたらされるのかを考えられていないという特徴がある．つまり，食事療法に対する動機づけが十分ではなく「面倒だ」と負担に感じている．

このステージにいる人へは，食事療法を実践している人から実際に話を聞くことで動機づけを行い，食事療法の知識や情報を提供することにより，食生活をどのようにとらえていたのか，対処していたのかを再評価し，効果的な食事療法についての気付きを促すようにアプローチする．

▶ 関心期にある人へのアプローチ

関心期にある人は，食事療法に関心があり必要性も理解できているが，何か

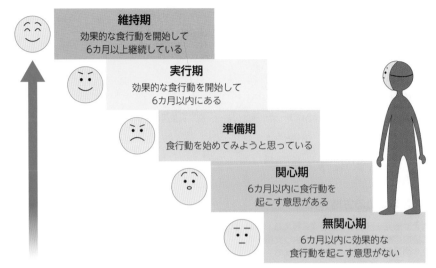

図 4-20 ■行動変容ステージ理論

ら始めればよいかわからず不安や迷いを感じている．また，本音では食事療法をせずに今のままでよいと考えており，その結果食事療法を先延ばしにする傾向がある．このステージにいる人へのアプローチは，食事療法の具体的な行動を設定し，その行動を実行することに伴う負担感を減らし，食事療法に取り組むことでどのような生活が送れるのかを具体的に想像してもらい，継続的に気付きを促していく．

▶ 準備期にある人へのアプローチ

準備期にある人の特徴は，食事療法に前向きに取り組もうとする一方で，始めることに自信がなく，実行にまで至っていないことである．関心期と比べると，負担感よりも恩恵を感じられるようになっている．このステージにいる人へは，実行可能な食事療法の計画を具体的に立案し，自分のやる気を周囲の人に伝えて確実性を高めるとともに，周囲の人から支援が得られるようにする．

▶ 実行期にある人へのアプローチ

実行期にある人は，食事療法に対して時間と労力を費してきているが，前の準備期に戻ってしまう可能性がある．この時期にある人には，食事療法を実行することによる喜びや達成感を感じられるようにプロセスを強化し，食事療法によるストレスフルな状況を回避できるように，前もって対応策を考えておいたり，周囲の支援を認識できるようにする．

▶ 維持期にある人へのアプローチ

維持期にある人は，食事療法を継続していくことに対して自信があり，実行期に戻りにくい状態になっている．**自己効力感***が高く，日記や記録などで自分の現状を振り返ることで，食事療法をやめたくなったときに対処しやすい．予測できないような状況に遭遇した場合を想定し，このステージに到達するまでに受けた支援を見つめ直し，どのような支援に励まされたのか再認識してお

📖*用語解説

自己効力感
ある課題の達成に対して必要な身体的・精神的な行動が効果的なものであり，かつ自分はそれを行うことができるという確信．自己効力感が高ければ，必要な行動を遂行する可能性が高い．

くことが有用である.

さらに，**多理論統合モデル（トランスセオレティカル・モデル）**[*]によると，次のステージへの移行は，①変容プロセスにおける認知的・行動的方略（環境および自己の再評価，強化マネジメント，サポーターの利用，刺激コントロール等），②意思決定バランス（負担感と恩恵のバランス），③自己効力感（効果的なマネジメント行動を習慣として続ける自信）により促進される.

2 経管栄養を受ける患者の看護

経腸栄養は可能だが経口摂取が困難な患者では，経管栄養が選択される．チューブの挿入は看護師が行う場合もあるため，手順をおさえておく.

▶ 経管栄養チューブの固定

経鼻チューブは抜去防止のために，鼻だけでなく頬にも固定する．栄養チューブが鼻腔を圧迫すると潰瘍になることがあるため，固定位置に注意する．チューブの挿入の長さを示すマーキングがテープで隠れないようにする．固定用のテープは原則毎日交換し，皮膚の清潔を保つ．胃瘻・腸瘻の場合は皮膚の状態に留意し，瘻孔周囲炎などの異常の早期発見に努める.

▶ 栄養剤の準備

経腸栄養剤は細菌の増殖を抑えるため，常温保存の場合は常温のまま，冷蔵保存の場合は常温にしてから注入する．また，栄養剤は開封後，一定の時間内に使い切る必要がある.

▶ 栄養剤の注入

栄養剤を注入する際には逆流による誤嚥性肺炎を防ぐため，患者の体位は原則座位とする．座位が困難な場合は30°以上のファウラー位とする．注入の直前には経管栄養チューブからの胃液の逆流を確認し，チューブの先端が必ず胃内に留置されているようにする．聴診による気泡音の聴取のみでは不十分であることに注意する.

注入時は，消化器症状（悪心・嘔吐，腹部膨満感，腹痛）および，呼吸器症状（咳嗽，呼吸困難）に注意して観察する．症状が発現したときは医師に報告する.

▶ 注入後の留意点

栄養剤の注入が終了した後も逆流防止のため30〜60分程度は座位またはファウラー位を保つ．栄養チューブの中に薬剤や栄養剤が残っていると汚染や閉塞の原因となるため，微温湯20〜30mLでチューブ内をフラッシュする．使用した容器および投与ラインは，使用するたびに洗浄・消毒を行い，感染予防に努める.

経管栄養の合併症の中で，最も頻度が高いものが下痢である．下痢症状の原因をアセスメントし，経管栄養に伴うものである場合は対応する（表4-12）.

用語解説

多理論統合モデル
Prochaska（プロチャスカ）らによって開発された健康行動への介入モデル．行動変容ステージ理論，変化のプロセス，意思決定バランス，自己効力感で構成されている．禁煙，運動，減量など幅広いプログラムに適用され，効果が得られている.

表4-12 ■経管栄養注入に伴う下痢症状の原因

①注入速度が速い
②栄養剤の温度が低い
③栄養剤増量のタイミングが早い
④栄養剤の中で細菌が増殖している
⑤栄養剤の脂肪含有量が多い

引用・参考文献

消化器疾患で行われる主な治療・処置

1）厚生労働省．人生の最終段階における医療・ケアの決定プロセスに関するガイドライン．2018．https://www.mhlw.go.jp/file/06-Seisakujouhou-10800000-Iseikyoku/0000197721.pdf，（参照 2023-12-13）．

開腹術

1）大野義一朗．手順が見える！次の動きがわかる！消化器外科の手術看護．医学書院，2018，p.82.

2）手術手技研究会．開腹について 1．手術．1976，30（8），p.845-853.

3）村川由加里ほか．我が国における術前不安の素因と影響要因および看護援助に関する文献考察．日本クリティカルケア看護学会誌．7（3），2011，p.43-50.

4）日本看護技術学会．便秘症状の緩和のための温罨法 Q & A．Ver. 4.0．https://jsnas.jp/system/data/20160613221133_ybd1i.pdf，（参照 2023-12-13）．

5）縄秀志．術後患者に "Comfort" をもたらす腰背部温罨法ケアの効果．聖路加看護大学博士論文．2010.

ドレナージ

1）荒木俊光ほか．ドレーンのキホン．消化器外科NURSING．2017，春季増刊，p.8-24.

内視鏡手術

1）大腸癌研究会編．大腸癌治療ガイドライン：医師用 2019 年版．金原出版，2019.

2）日本食道学会編．食道癌診療ガイドライン 2017 年版．第 4版，金原出版，2017.

3）日本胃癌学会編．胃癌治療ガイドライン：医師用 2018 年 1月改訂第 5 版．金原出版，2018.

薬物療法

1）日本消化器病学会編．消化性潰瘍診療ガイドライン 2015．改訂第 2 版，南江堂，2015.

2）日本消化器病学会編．機能性消化管疾患診療ガイドライン 2014 − 機能性ディスペプシア（FD）．南江堂，2014.

3）菅野健太郎ほか．消化器疾患最新の治療 2015-2016．南江堂，p.135-138.

4）日本消化器病学会関連研究会慢性便秘の診断・治療研究会編．慢性便秘症診療ガイドライン 2017．南江堂，2017.

5）医療情報科学研究所編．薬がみえる vol.3．メディックメディア，2016.

6）医療情報科学研究所編．消化器．第 5 版，メディックメディア，2016，（病気がみえる，1）.

7）日本胃癌学会編．胃癌治療ガイドライン：医師用 2018 年 1月改訂第 5 版．金原出版，2018.

8）大腸癌研究会編．大腸癌治療ガイドライン：医師用 2016 年版．金原出版，2016.

9）日本膵臓学会膵癌診療ガイドライン改訂委員会編．膵癌診療ガイドライン 2016 年版．金原出版，2016.

10）明石惠子ほか．栄養代謝機能障害．野口孝医学監修．第 3版，メディカ出版，2014，（ナーシング・グラフィカ，健康の回復と看護②）.

11）日本臨床腫瘍研究グループ．有害事象共通用語規準 v5.0日本語訳 JCOG 版．https://jcog.jp/assets/CTCAEv5J_20220901_v25_1.pdf，（参照 2023-12-13）.

12）日本癌治療学会．制吐療法診療ガイドライン．http://www.jsco-cpg.jp/guideline/29.html，（参照 2023-12-13）.

13）日本がんサポーティブケア学会編．がん治療におけるアピアランスケアガイドライン 2021 年版．金原出版，2021.

14）日本看護協会．抗がん剤に対するばく露防止対策．https://www.nurse.or.jp/nursing/shuroanzen/safety/koganzai/index.html，（参照 2023-12-13）.

食事・栄養療法

1）McClave, S.A. et al. Guidelines for the Provision and Assessment of Nutrition Support Therapy in the Adult Critically Ill Patient：Society of Critical Care Medicine (SCCM) and American Society for Parenteral and Enteral Nutrition (A.S. P.E. N.). JPEN J Parenter Enteral Nutr. 2016, 40（2）p.159-211.

2）深柄和彦ほか．"消化器疾患の主な治療法"．消化器疾患最新の治療 2017-2018．小池和彦ほか編．南江堂，2017，p.53-57

3）竜田正晴ほか監修．カラー図解 PEG 完全攻略：胃ろうの適応・禁忌から造設・管理・偶発症対策まで．金芳堂，2012，p.14-17.

4）Park, R.H. et al. Randomised comparison of percutaneous endoscopic gastrostomy and nasogastric tube feeding in patients with persisting neurological dysphagia. BMJ. 1992, 304（6839），p.1406-1409.

5）Takagi, S. et al. Effectiveness of an 'half elemental diet' as maintenance therapy for Crohn's disease：a randomized-controlled trial. Aliment Pharmacol Ther. 2006, 24（9），p.1333-1340.

6）日本消化器病学会．炎症性腸疾患（IBD）診療ガイドライン 2020．南江堂，2020，p.36-37.

7）日本静脈経腸栄養学会編．静脈経腸栄養ガイドライン．第 3 版，照林社，2013.

8）日本消化器病学会．患者さんとご家族のための慢性膵炎ガイド．2023，https://www.jsge.or.jp/committees/guideline/disease/pdf/suien_2023.pdf，（参照 2023-12-13）.

9）三田英治ほか．必ず役立つ！肝炎診療バイブル．メディカ出版，2018，p.226-232.

10）津田彰ほか．多理論統合モデル（TTM）にもとづくストレスマネジメント：行動変容ステージ別実践ガイド．久留米大学心理学研究．2010，9，p.77-88.

2

消化器の疾患と看護

5 | 口腔・歯科・頭頸部の疾患

口内炎

口腔内の舌，頬粘膜，歯肉などに発生する炎症性病変の総称

・アフタ性口内炎　　・口腔カンジダ症
・ウイルス性口内炎　・口腔扁平苔癬 など

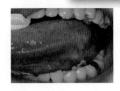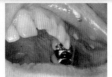

口腔癌

舌に生じる癌が最も多い　**舌癌**

危険因子
口腔の不衛生，飲酒，喫煙

根治切除術・再建術は，成人の構音障害の原因の多くを占める

治らない口内炎には要注意！

扁桃炎

口蓋扁桃の炎症

急性扁桃炎 — レンサ球菌，ブドウ球菌，肺炎球菌などが原因で起こる

慢性扁桃炎 — 自覚症状はないか，咽頭異常感，乾燥感など軽い症状であることが多い

う　蝕

沈着した歯垢内の細菌が産生する酸によって，エナメル質や象牙質などの歯質が脱灰し，欠損を生じる疾患

歯肉炎

歯肉溝の歯垢内の細菌が出す毒素などによって，歯肉に炎症が起こること

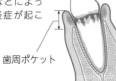

歯周ポケット

歯周病

歯肉炎が進行し，歯垢内の細菌が出す毒素によって歯槽骨が溶けてしまう病変の総称．進行すると歯肉に重度の炎症症状を来し，最終的には歯が脱落する

前頭洞
蝶形骨洞
トルコ鞍
耳管咽頭口
鼻腔
口腔
口唇
歯
舌
咽頭扁桃
軟口蓋
口蓋垂
口蓋扁桃
舌扁桃
喉頭蓋
喉頭口
咽頭鼻部
咽頭口部
咽頭喉頭部
咽頭
喉頭
声帯ヒダ
気管
食道
頸椎

危険因子 **喫煙**

喉頭癌

喉頭粘膜由来の悪性腫瘍
高齢の男性に好発する

喫煙者が嗄声を訴えた場合は喉頭癌を疑う！

⬇

喉頭全摘出術を受けると
発声と気道保護の機能を失う

咽頭炎

咽頭粘膜の炎症

急性咽頭炎 — ウイルスや細菌感染で起こる

慢性咽頭炎 — 自覚症状はないか，咽頭異常感，乾燥感など軽い症状であることが多い

咽頭癌

上咽頭・中咽頭・下咽頭に発生する悪性腫瘍

自覚症状が乏しく，進行癌になって発見されることが多い　　咽頭喉頭食道摘出術が適応になると，発声と気道保護の機能を失う

1 口腔内の疾患

1 口内炎　stomatitis

1 口内炎とは

1 病態

口内炎は口腔内の舌，頬粘膜，歯肉などに発生する炎症性病変の総称である．原因によって症状や治療法が異なる．種類としてはアフタ性口内炎，ウイルス感染やカンジダ症による口内炎，そのほか口腔扁平苔癬（たいせん）などがある．

2 症状

口腔内の患部にびらんや潰瘍，水疱を生じ，周囲は発赤や疼痛を伴うことが多い．発熱や倦怠感などの全身症状を来すこともある．口腔癌の初発症状として治癒しない粘膜潰瘍を生じることもあるため，難治性口内炎は注意が必要である．

3 診断・治療

■ アフタ性口内炎

「アフタ」とは直径数ミリの円形の有痛性の潰瘍で，表面は灰白色の偽膜で覆われ，潰瘍の周囲は赤くなる（図5-1）．アフタ性口内炎は，最初接触痛が強いが，特に処置を行わなくても1～2週間で治癒する．治療は副腎皮質ステロイド含有の軟膏，含嗽薬，口腔粘膜貼付錠を使用する．

再発を繰り返すアフタ性口内炎を再発性アフタと呼び，ベーチェット病の一症状として再発性アフタがある．

■ ウイルス性口内炎

ウイルス性口内炎は，単純ヘルペスウイルス，水痘帯状疱疹ウイルスなどの感染によって生じる口内炎である（図5-2）．全身症状として発熱，倦怠感が生

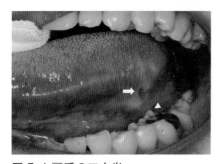

図 5-1 ■舌の口内炎
左舌側縁のやや下面に直径4mmの潰瘍を認める（⇨）．左下第一大臼歯の内側に歯のやや尖ったところ（△）があり，潰瘍と一致している．

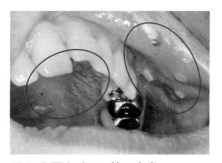

図 5-2 ■ウイルス性口内炎
水痘帯状疱疹ウイルスにより，三叉神経の上顎神経の支配領域に一致して，左硬口蓋から左頬粘膜，上唇にかけて水疱状発疹を認める（◯）．

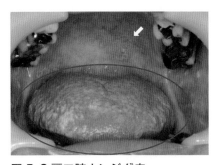

図 5-3 ■口腔カンジダ症
舌背には白苔が付着しており（◯），硬口蓋から軟口蓋にかけて粘膜の白苔，発赤（⇨）を認める.

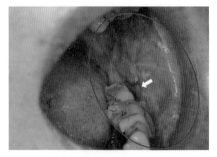

図 5-4 ■口腔扁平苔癬
左頬粘膜にレース状の白斑，周囲に発赤（◯），左下顎大臼歯の外側の頬粘膜にびらん（⇨）を認める.

じる．口腔粘膜には多数の口内炎ができ，全体に発赤や腫脹が出現する．口腔内は不潔となり，口臭が強くなる．口腔内に自発痛や接触痛が強く，顎下リンパ節が腫脹することもある．全身状態によっては入院が必要となる.

治療は栄養管理と抗ウイルス薬の投与を行い，口腔内は含嗽薬やトローチで清潔を保つ.

▌口腔カンジダ症

口腔カンジダ症は，カンジダ・アルビカンスという真菌によって起こる口腔感染症である．乳白色の点状，線状の白苔が粘膜表面に付着する（図5-3）．白苔の生じない口腔カンジダ症もあり，舌乳頭の萎縮や粘膜の紅斑などの病状に疼痛を伴うことがある．口角の発赤，びらんを認める口角炎も口腔カンジダ症が原因となることがある.

治療は抗真菌薬の内服，口腔内の清掃，含嗽薬を使用する.

▌口腔扁平苔癬

口腔扁平苔癬は，口腔粘膜の炎症性角化性病変である．頬粘膜に多く，舌や口唇にも生じる．粘膜の角化しているところにレース状の白色病変，周囲粘膜の発赤やびらんを認める（図5-4）．治療は含嗽剤や副腎皮質ステロイド含有の軟膏を使用する．歯科の金属によるアレルギーが原因となることもあるため，金属アレルギー検査を行うこともある.

そのほかに，頭頸部癌に対する放射線療法，がん薬物療法（抗がん薬，分子標的治療薬）の副作用（有害事象）として生じる口内炎がある．軽症の場合もあるが重度の口内炎を起こすこともあり，病状に応じた対応が必要である.

② 口内炎の患者の看護

口内炎はさまざまな要因で生じる．口腔ケアは，口腔内の清潔と保湿が重要であり，ブラッシングと含嗽が主体となる.

口内炎に伴う疼痛によって口腔ケアを継続できなくなると，食欲や治療への意欲を減退させ，二次感染のリスクを高めることになる．柔らかめの歯ブラシ

表 5-1 ■がん治療による口内炎・乾燥の場合の食事の注意点

●禁酒，禁煙とし，刺激の強い食事を避け，薄味を心がける
●水分を多く含む，軟らかくて口当たりの良いものを食べる
●細かく刻む，とろみで包むなど食べやすく，飲み込みやすい形態にする
●柑橘系のジュース，角のある氷を避ける
●食事ができない時は，栄養補助食品を利用する

や刺激の少ない歯磨き剤，スポンジブラシを使用するなど，低刺激に口腔環境を整えられるセルフケアを提案する．疼痛の程度によっては適宜鎮痛薬を用いて管理し，適切な口腔ケアを継続できるよう多職種で連携しながら支援する．また，口内炎は口腔清掃状態の不良，う蝕や歯肉炎があると生じやすいため，そのような患者には歯科受診を積極的に勧める．

がん治療（放射線療法，がん薬物療法）による口内炎の場合は，口腔内乾燥を伴っていることもあり，口腔内の保湿に留意する．舌へのケアとして舌ブラシの使用などを提案し，口腔粘膜に刺激の少ない食事を工夫する（表5-1）．

plus α

がん治療による重度の口内炎
頭頸部癌に対する放射線療法，がん薬物療法による重症の口内炎では歯磨き剤によって疼痛を生じることもあり，歯磨き剤を使わないブラッシングなども提案する．

2 う歯，う蝕 carious tooth, dental caries

1 う歯，う蝕とは

1 歯の各部の名称

歯はエナメル質，象牙質，セメント質，歯髄から形成されており，歯髄には神経や血管などが通っている（図5-5）．

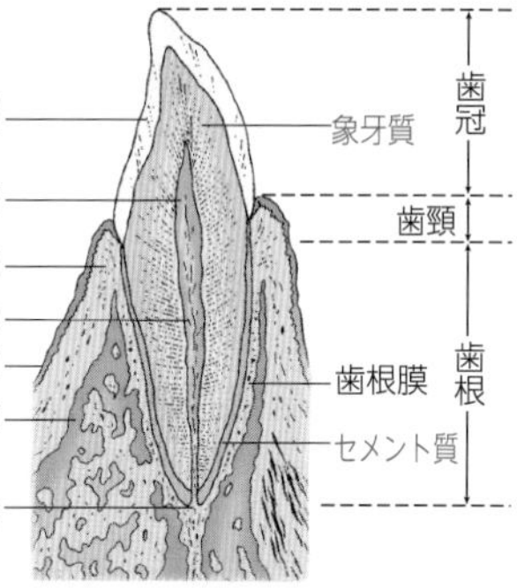

2 病態

口腔の清掃状態が不良になると歯の表面に**歯垢**＊が沈着する．**う蝕**は，沈着した歯垢内のストレプトコッカスミュータンスなどの細菌が糖質から酸を産生し，エナメル質や象牙質などの歯質が酸によって脱灰し，歯質の欠損を生じさせる状態である．う蝕が進行し，歯に欠損が生じた部分を**う窩**と呼ぶ．

う蝕は，進行度によって4度に分類される（図5-6）．

3 症状

通常，う蝕は自然治癒することはなく，放置すると，う窩が大きくなる．C1う蝕はほとんど症状はなく，C2う蝕は冷水の刺激に対して疼痛が生じることもある．C3う蝕のようにう蝕が歯髄まで達すると，強い疼痛を生じる．

4 診断・治療

▌診断

う蝕の診断は，う窩が形成されている場合には視診，プローブを用いた触診およびX線検査を行う．根管治療を行う際には，X線検査と歯髄の生死の判定

図 5-5 ■歯の各部の名称

エナメル質
歯髄腔
歯肉
歯髄
歯肉上皮
歯槽突起
根尖
象牙質
歯根膜
セメント質
歯冠
歯頸
歯根

用語解説

歯垢
一般に，歯牙表面に付着した黄白色を帯びた粘着性の物体のことで，多量の細菌が含まれている．デンタルプラークとも言う．

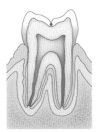
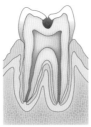
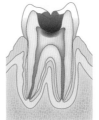
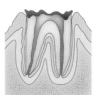

う蝕第1度 (C1)
エナメル質に限局
したう蝕

う蝕第2度 (C2)
象牙質に達したう蝕

う蝕第3度 (C3)
歯髄に達している
う蝕

う蝕第4度 (C4)
歯根のみが残り残根
状態となったう蝕

図5-6 ■う蝕の進行度による分類

用語解説

電気歯髄診断
歯髄に電気的刺激を与えて
誘発させた痛みによって，
歯髄の生死を診断する方法.

を行うために電気歯髄診断*が有効である.

■ 治療

　治療法は，C2までのう蝕に対しては感染した歯質を除去し，その部分をグラスアイオノマーセメント，コンポジットレジン，歯科用金属で修復する．初期う蝕（C1）に対しては切削を行わず，フッ化物の歯面塗布が有効であるとの報告もある．C3う蝕は根管治療が必要となる．根管治療とは，感染した歯髄を除去して，根管を注意深く清掃し，無菌状態になったところで根管内に充填剤を緊密に詰める処置である．C4う蝕は，通常抜歯となる.

　う蝕は予防が重要である．歯垢が原因となるため，患者に正しい歯磨き方法を習得させ，歯垢を除去し口腔内の細菌量を減らすプラークコントロールが必要である．また，食生活の改善，歯科医院でのフッ素の歯面塗布なども有効である.

② う蝕の患者の看護

　う蝕は歯垢が原因で生じるため，予防も含めて必要なケアを理解し，患者指導を行う．特に，手術を受ける患者は術後の肺炎予防，抗がん薬治療を受ける患者は歯性の感染症予防，がん放射線治療を受ける患者は抜歯による骨髄炎予防のため，治療を受ける前にう蝕の治療を受ける必要がある.

　口腔ケアの基本は，口腔内の清潔に関する日々のセルフケアと，歯科医師や歯科衛生士などの専門家による定期的なケアである．セルフケアには歯ブラシに加え，デンタルフロスや歯間ブラシなども使用した丁寧な歯磨きと，甘味飲食物の過剰な摂取を制限する食事への配慮が必要であり，患者の生活に合わせて指導する．専門家によるケアは，歯石の除去やう蝕の治療に加えて，患者へのブラッシング指導が重要である．セルフケアと専門家による定期的なケアは，予防や治療後の再発防止に有効であることが明らかになっており，患者の受診行動を促すような教育的介入が求められる.

plus α

骨吸収抑制薬による顎骨壊死
骨粗鬆症のためビスホスホ
ネート製剤を長期間投与さ
れている患者，がんの骨転
移に対しデノスマブを投与
されている患者に抜歯を行
うことによって，顎骨壊死
を生じることがある．これ
らは骨吸収抑制薬関連顎骨
壊死と呼ばれている．骨吸
収抑制薬を用いる場合には
投与前に歯科受診を行い，
歯周病のチェック等が必要
である．投与後も口腔内の
セルフケアと専門家による
定期的なケアが重要である.

3　歯肉炎，歯周病　gingivitis, periodontal disease

①　歯肉炎，歯周病とは

1　病態・症状

　歯肉溝（歯と歯肉の間の溝）に残存した歯垢には，歯周病に関わる細菌が多数含まれている．細菌が出す毒素などによって歯肉に炎症が起こることを，**歯肉炎**という．歯肉炎を放置しておくと歯垢や歯石が沈着し，歯肉溝が深くなり3mm以上の歯周ポケットを形成する（図5-7）．歯周ポケットは歯垢や歯石の沈着により，さらに炎症が進み深くなる．その結果，歯垢の中の細菌が出す毒素で歯を支えている歯槽骨が溶けることによって，歯が動揺する．

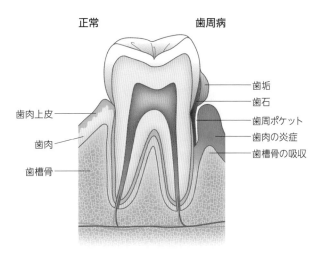

正常　　　　　　　　歯周病

歯肉上皮

歯肉

歯槽骨

歯垢
歯石
歯周ポケット
歯肉の炎症
歯槽骨の吸収

図 5-7 ▇歯周病

　歯周病は初期の段階では疼痛などの自覚症状に乏しいが，進行すると歯肉の腫脹，発赤，疼痛などの炎症症状を繰り返し，膿の流出，口臭が出現する．最終的には歯が脱落する．

2　診断・治療

▌診断

　歯周病は，歯科医院で行う歯周ポケット計測，歯垢の付着状態（プラークスコア），歯肉出血の有無などの歯周病の検査，X線検査等で診断する．

▌治療

　歯肉炎の段階であれば，付着した歯垢を除去するプラークコントロールによって正常な状態に戻る．歯周病の治療は歯や根の表面の歯垢，歯石を器械で取り除く処置（スケーリング）や，歯根の歯垢，歯石，毒素や微生物で汚染されたところの除去（ルートプレーニング）を行う．歯周病が進行して歯が動揺し，咬み合わせた際にほかの歯と強く当たる場合には，負担を軽減するために歯の表面を削る処置（咬合調整）を行う．歯の動揺が強い場合には，歯科用の接着剤で隣の歯と接着し，歯を固定する．

　かかりつけの歯科医院を定期的に受診し，歯周病の評価および治療を継続することが必要である．また歯周病も，う蝕と同様に予防が重要である．

3　周術期口腔機能管理

　周術期口腔機能管理とは，がん患者などの全身麻酔下での手術やがん薬物療法・放射線療法の前後に，誤嚥性肺炎や，薬剤投与等によって免疫力が低下して生じる口内炎などの口腔の合併症を予防するために，歯科で専門的に行う管

理である.

　具体的には，治療前に口腔内の歯周病などの診査を行い，歯科医師や歯科衛生士による口腔衛生指導，スケーリング，機械的歯面清掃などの歯周基本治療，セルフケアを行う．周術期口腔機能管理を行うことによって，肺炎・重症感染症などの合併症の予防や，入院日数の短縮などの効果が報告されている.

② 歯肉炎，歯周病の患者の看護

　歯周病は，う蝕と共に歯を失う二大要因の一つである．歯肉炎，歯周病の予防は，う蝕と同様に口腔内のセルフケアと専門家による定期的なケアである．歯肉炎であれば歯の汚れを落とし，歯肉マッサージをすることで元の健康な状態に戻すことができるため，ブラッシング指導を行う．歯周病は毎日のセルフケア，定期的な歯科受診が必要である．また，糖尿病や肥満，喫煙習慣なども歯周病の進行に影響を及ぼす．患者の既往歴や生活習慣に合わせて，教育的介入を行うことが重要である.

4 扁桃炎，咽頭炎　tonsillitis, pharyngitis

① 扁桃炎，咽頭炎とは

1 急性扁桃炎の病態と治療

　急性扁桃炎は咽頭痛，嚥下痛，発熱，全身倦怠感，耳への放散痛などを主症状とする口蓋扁桃の急性炎症である．起炎菌はレンサ球菌，ブドウ球菌，肺炎球菌などで，A群β型溶血性連鎖球菌によるものでは炎症が激しい．口蓋扁桃の発赤腫脹，咽頭全面の発赤を呈するほか，扁桃陰窩に膿栓の付着を認める．頸部リンパ節炎を伴うことも多い.

　治療は抗菌薬の投与と消炎治療である．通常は1週間程度で改善するが，のちにリウマチ熱，糸球体腎炎を併発することがある．強い炎症が周囲に波及すると，扁桃周囲炎や扁桃周囲膿瘍を来す．扁桃周囲膿瘍では，開口障害や軟口蓋の発赤腫脹が認められ，切開による排膿が必要になり，消炎後は口蓋扁桃摘出術の適応となる．急性扁桃炎を年に3～4回繰り返す状態を，習慣性扁桃炎と呼ぶ．小児期に多いが，成人以降もみられる．急性増悪期は，急性扁桃炎の症状や所見を呈する．扁桃摘出術の適応となる.

　扁桃周囲炎や扁桃周囲膿瘍と同様に咽頭痛，摂食困難を来す疾患として急性喉頭蓋炎がある．急性喉頭炎の特殊型で，インフルエンザ菌の感染によることが多い．上気道炎症状が急に悪化し，強い咽頭痛や摂食困難のほか，吸気性喘鳴を伴う呼吸困難に進行するため注意を要する．発症から数時間で窒息に至ることもある．球形に腫脹している喉頭蓋所見で診断は容易であり，頸部側面X線像が参考になる．気道確保のため直ちに気管挿管や気管切開を要することも

センタースコア
A群β型溶血性連鎖球菌による咽頭炎の可能性を推測するスコアリングシステム．6項目の合計点で判定し，2点以上で迅速抗原検査を施行する.

体温38度以上	＋1
咳嗽がない	＋1
前頸部リンパ節	
有痛性腫大	＋1
扁桃の腫大・膿苔付着	＋1
年齢15歳未満	＋1
年齢45歳以上	－1

あり，原則入院が必要である．気道管理のほかに抗菌薬，副腎皮質ステロイド投与，ネブライザーを併用する．

2 慢性扁桃炎の病態と治療

慢性扁桃炎は口蓋扁桃に慢性的に炎症が起きている状態であるが，自覚症状はないか，あっても咽頭異常感や乾燥感，微熱などの軽い症状であることが多い．しばしば，疲労や過労を誘因として急性炎症を反復することがある．口蓋扁桃圧迫による疼痛，膿栓排泄により診断する．保存的には陰窩洗浄を行い，必要があれば口蓋扁桃摘出術を行う．

病巣感染は，身体のどこかに限局した慢性の感染性炎症病巣（原病巣）があり，それ自体はほとんど無症状であるか，または時に軽微な症状を呈しているにすぎないのに，原病巣から離れた諸臓器に反応性の器質的あるいは機能的障害（二次疾患）を起こすものとされる．扁桃が原因の場合を，扁桃病巣感染症という．IgA 腎症，掌蹠膿疱症，胸肋鎖骨過形成症，関節リウマチなどが挙げられる．治療は口蓋扁桃摘出術であり，術後一過性の病状悪化をみる．

3 急性咽頭炎の病態と治療

急性咽頭炎は発熱，咽頭痛，嚥下痛，異物感を主症状とする咽頭粘膜の急性炎症である．原因はウイルスや細菌感染であり，咽頭粘膜の発赤腫脹を認める．急性扁桃炎と同様に消炎治療を行うが，原因としてウイルス感染が疑われる場合には抗菌薬は投与しないことも多い．

4 慢性咽頭炎の病態と治療

慢性咽頭炎は，咽頭粘膜に慢性的に炎症が起きている状態であるが，自覚症状はないか，あっても咽頭異常感，乾燥感などの軽い症状であることが多い．治療は含嗽や吸入を主とする．

2 扁桃炎，咽頭炎の患者の看護

扁桃炎や咽頭炎の患者は外来などで頻繁に遭遇するが，重症化すると生命を脅かす疾患であるため，十分なアセスメントや教育的介入が求められる．

扁桃炎の患者に対しては，疼痛・開口障害の有無と程度，経口摂取量や呼吸状態などを確認し，アセスメントすることで重症度を把握する．咽頭や喉頭の診察の際は，義歯があれば取り外し，適切な姿勢（上体を真っすぐに伸ばしたまま少し前屈みにさせ顎を突き出すような姿勢）を促して保持するように介助する[1]．

教育的介入としては処方薬を必ず内服すること，うがいや手洗い，マスクの着用，禁煙などの健康予防行動，安静や水分摂取を促すなど，患者の年齢や役割に合わせて丁寧に実施する．食事摂取量の低下がみられる患者に対しては，治癒に向けて栄養をとる必要性を説明し，エネルギー・ビタミン類の補給，刺激物・硬い物・熱い物の回避などについて提案する．

睡眠時無呼吸症候群

　睡眠中の無呼吸・低呼吸の回数が1時間当たり5回以上で，日中の眠気や倦怠感など睡眠呼吸障害よる症状を伴うもの．上気道，特に咽頭の狭窄，閉塞により生じる閉塞型と，慢性心不全などに合併する中枢型に大別されるが，ほとんどが閉塞型である．肥満は閉塞型の最も重要な危険因子であるが，口蓋扁桃肥大も原因となる．

　診断はポリソムノグラフィーを行い，無呼吸・低呼吸の程度と型を判定する．治療は重症度により異なるが，減量，持続的気道陽圧（CPAP）療法，口腔内装置療法を行う．口蓋扁桃肥大が明らかなものは手術適応である．重症例では心血管疾患や心房細動を合併するリスクが高い．交感神経活動の亢進により血圧変動性の増大を特徴とする神経因性高血圧を引き起こす．特に夜間の無呼吸発作時に血圧変動が起こり，心血管イベントのトリガーとなる．

2　頭頸部癌

1　口腔癌　oral cancer

1　口腔癌とは

1 病態

　口腔には種々の腫瘍が発生するが，その多くが癌であり舌に生じるものが最も多い．**舌癌**の発生頻度は，頭頸部領域の腫瘍の中でも上位である．

　舌癌の危険因子は口腔の不衛生，飲酒，喫煙である．世界的には，噛みタバコの習慣のあるインドやスリランカに多い．初発症状は局所の腫瘤，疼痛であり，治らない口内炎には注意を要する．舌縁に発生することが多く，3～4割に頸部リンパ節転移を認める．

2 治療

　治療は，手術治療と術後放射線療法（＋がん薬物療法）を行う．舌癌の根治切除術・再建術は，成人の構音障害の原因の多くを占める．切除術は切除範囲により舌部分切除，舌半側切除，舌亜全摘，舌全摘に分類できるが，術後の構音機能は舌可動部，口腔底の筋群の切除に伴う舌可動制限，舌容積減少，再建皮弁の代償性機能，皮弁形態に影響を受ける．

　下顎骨は，骨髄浸潤がなければ辺縁切除に留めたほうが術後の機能が良い．舌根部，口腔底の切除範囲が増大するに伴い，構音機能は低下する．

　再建皮弁には外側大腿皮弁，腹直筋皮弁，前腕皮弁などが用いられる．広範囲の切除が行われても，容量の大きな皮弁で再建し，喉頭挙上などの嚥下機能改善手術を併用すれば経口摂取が可能である．しかし，高齢者などすでに術前から嚥下機能が低下している場合には，代替栄養から離脱できない場合もある．

　口腔底癌や下歯肉癌に対する原発巣切除で下顎区域切除，下顎半側切除など

によって硬性な連続性が失われる場合には，腓骨皮弁や肩甲骨皮弁，チタンプレートを用いた再建を行う．硬性再建なしの場合に比べると，さらに嚥下機能や構音機能が低下する．

② 口腔癌の患者の看護

口腔癌患者の看護は治療内容によって機能障害の程度が異なるため，残存機能をアセスメントし，患者・家族の強みを生かして食事やコミュニケーションに関する支援を行う．手術療法の場合には摂食・嚥下機能や構音機能が障害されるため，他職種とも協働しながら支持・教育的介入を行う．再建術などにより顔貌の変化が生じる患者も多く，ボディイメージに関する訴えを傾聴し，苦痛に寄り添うことが求められる．

術後は放射線治療を受ける患者も多く，機能障害への対処を獲得しようとしている一方で，新たな有害事象による苦痛が増悪することにも注意しなければならない．機能障害による生活への影響をアセスメントし，家庭や職場での役割が果たせるよう患者・家族と共に考え，調整することが重要である．

2 咽頭癌　pharyngeal cancer

① 咽頭癌とは

咽頭癌は上咽頭，中咽頭，下咽頭に発生する悪性腫瘍である．いずれも初期は自覚症状が乏しく，進行癌になって発見されることが多い．

1 上咽頭癌の病態と治療

上咽頭癌は中国南部や台湾，香港に多く，EBウイルスが関連するといわれている．年齢は40～60代に多いが，10代の若年者にも少なからず発生する．頸部リンパ節腫脹，耳症状，鼻症状が初発症状である．進行すると複視，顔面神経麻痺，嚥下障害，嗄声などの下位脳神経症状を認める．

治療は，放射線治療（＋シスプラチンがん薬物療法）を行う．

2 中咽頭癌の病態と治療

中咽頭癌は喫煙や飲酒，口腔の不衛生が危険因子であるが，近年，ヒト乳頭腫ウイルス*（16型）が関与するものが増加の傾向にある．咽頭の違和感，進行すると嚥下時痛や構音障害，耳への放散痛，開口障害を起こす．重複癌が多い．

治療は，進行度や患者の年齢・全身状態によって決定する．早期癌で経口法による切除が可能であれば，手術が第一選択になる．それ以外は放射線治療が選択される．進行癌に対しては，手術あるいはシスプラチン併用放射線治療が選択される．手術の場合は原発巣の位置と大きさによって頸部からのアプローチが必要であり，下顎正中離断や皮弁による再建手術が行われる．口腔癌の術後と同様に，切除範囲および再建方法によって術後の嚥下障害と構音障害の程

用語解説

ヒト乳頭腫ウイルス
（human papilloma
virus：HPV）
パピローマウイルス科に分類される，エンベロープを有さない球状のカプシド内に環状二本鎖DNAを持つ直径55nmのウイルス．ヒトに感染するパピローマウイルスは120種類以上が報告されており，このうち発癌に関与する粘膜ハイリスク型は15種類程度とされる．

171

度が左右される.

3 下咽頭癌の病態と治療

下咽頭癌は，過度の飲酒・喫煙歴を有する中高年男性に多い．初発症状は咽頭痛，嚥下異常感，耳への放散痛，頸部リンパ節腫脹である．粘膜下のリンパ流が豊富でリンパ節転移が非常に多く，遠隔転移も多い．治療は手術あるいはシスプラチン併用放射線治療が主体である．上部消化管内視鏡検査の施行時に偶発的に発見された早期癌で，経口法による切除が可能であれば手術が第一選択になる．

進行癌では，喉頭機能を喪失する咽頭喉頭食道摘出術が適応となる．摘出後は咽頭端と食道端の連続性が失われるため，遊離空腸を用いて咽頭を再建し，食物の通過腔を形成する．気管の断端は頸部に永久気管孔とするため，気管と食道は分離される．この手術を受けると，発声と気道保護の機能を失う．

咽頭癌に対するシスプラチン併用放射線治療では，口腔ケア，粘膜炎対策，疼痛管理，栄養管理などの支持療法が治療完遂のために重要である．

2 咽頭癌の患者の看護

咽頭癌は部位や進行度によって治療法が異なり，生じる機能障害や有害事象もさまざまである．特に手術療法では話す，食べる，呼吸するといった人らしく生きるための機能が障害され，ボディイメージの大きな変化も強いられる．患者の苦悩を理解し，寄り添い，苦痛の緩和とセルフケア支援を行う．

顕著な機能障害が生じなくても，放射線療法による皮膚粘膜炎や口腔乾燥などによって QOL が低下する場合があり，継続的な支援が求められる．家族も機能障害や再発に対する不安が強く，認識を確認しながら丁寧な説明を繰り返し，心理・社会的支援を行う．

➡咽頭摘出術の看護については，喉頭癌の看護（p.174）を参照

3 喉頭癌　laryngeal cancer

1 喉頭癌とは

1 病態

喉頭癌は喉頭粘膜由来の代表的な悪性腫瘍であり，高齢の男性に好発する．99％が扁平上皮癌であり，部位別には声門癌が約6割と最も多く，次いで声門上癌が多い．喫煙が最も強い危険因子であり，異形成上皮などの前癌病変を引き起こす．

声門癌

声門癌は早期から嗄声が生じるが，リンパ管網の発育が乏しいため転移の頻度は比較的少ない．腫瘍の増大に伴い，喘鳴や呼吸困難が生じる．

plus α

食道癌の合併
中咽頭癌・下咽頭癌の約2割に，同時性あるいは異時性に食道癌が合併するとされるため，頭頸部癌と診断された場合には上部消化管内視鏡検査によるスクリーニングを行う必要がある．また食道癌治療後の経過観察中に偶発的に無症状の中咽頭癌・下咽頭癌（特に早期癌）が発見され，内視鏡下の経口的手術等の低侵襲治療が行われる機会が増えている．

気管切開と気道確保

　舌癌や咽頭癌の術直後では，気道確保が必要となる場合がある．気道確保は，気道の物理的な閉塞を予防，解除することにより窒息を回避し呼吸管理を行うための処置である．心肺蘇生の ABC の A（Airway）に相当し，第一に行われるべき処置とされる．頭部後屈，下顎挙上，経口ないしは経鼻エアウェイの挿入，ラリンジアルマスクの装着，気管挿管などが試みられるが，これらの非外科的な方法で気道確保が困難な場合や，長期にわたる気道確保が必要な場合には気管切開術が行われる．気管切開術は頸部皮膚を切開し，気管を開窓し，気道を作成する方法である．

　適応として，①気管より上方の気道閉塞，②下気道の貯留物への対処，③人工呼吸器による加圧呼吸を要する呼吸不全が挙げられる．気管切開時期の判断は時に困難であるが，「気道閉塞あるいは呼吸不全の状態が持続し，改善徴候がなく，将来緊急気管切開が必要になると思われるときは気管切開を行え」という格言があり，早期対応の重要性を示している．

　局所麻酔下，気管挿管による全身麻酔下のいずれでも施行しうるが，医療安全上の観点からは全身麻酔下がより安全である．

　実際の術式としては，触診で輪状軟骨の位置を確認し，その下方に縦方向または横方向に皮膚を切開し，皮下組織および前頸筋群を左右に分けて甲状腺峡部に達し，これを上方あるいは下方に避けるか，結紮切断して気管前壁に到達する．通常は第 2 〜 4 気管軟骨の高さで，気管前壁を切開する．この際，気管内腔の確認のため注射針を刺入し，空気が吸引されることを確認する．合併症・後遺症予防のため，切開した気管前壁は皮膚に縫合する．気管切開部に気管カニューレを挿入し，終了する．

　症例の状態に応じ，それぞれの過程で臨機応変な対処が必要である．

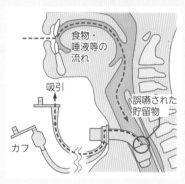

図■気管カニューレ

声門上癌

　声門上癌は異物感・嚥下痛が認められるが，早期には症状に乏しく，頸部リンパ節転移が初発症状のこともある．進行すると，声門癌と同様の症状を呈する．食道癌や肺癌，咽頭癌を併発していることがあるため，注意を要する．

2 診断

　中高年の男性，特に喫煙者が持続する嗄声を訴えた場合は，喉頭癌を疑う．生検による確定診断を行い，CT，MRI 等の画像検査で臨床病期を決定する．

3 治療

　喉頭癌の治療は，進行度や患者の年齢・全身状態によって決定する．根治性と喉頭機能温存のバランスが重要となる．

　早期癌に対しては，放射線治療または喉頭温存手術を行う．5 年生存率は 70 〜90 ％である．進行癌に対しては，以前は喉頭全摘出術が標準であったが，QOLの観点から年齢や全身状態が許せば，化学放射線同時併用療法も考慮される．それでも制御できない場合は，喉頭全摘出術が行われる．

　喉頭全摘出術は喉頭蓋，甲状軟骨，輪状軟骨，気管や喉頭後壁を構成する下咽頭粘膜全面を，喉頭の枠組みごと一塊に摘出する術式である．摘出後は残存

喉頭癌患者の患者会

喉頭癌患者の多くは喉頭全摘により発声機能を失う. 声を失うと会話によるコミュニケーションが図れず, 他者との意思疎通が困難になる. 日本では, このような患者に対する音声リハビリテーションを患者会が担っている現状がある. 代用音声には食道発声や電気喉頭などがあるが, 失声という障害を受容し, 日常生活や社会に適応するためには, さまざまな困難や心理的葛藤を乗り越える必要がある. 患者会は, 体験者や医療者などによって構成され, リハビリ支援のみならず, 苦痛を抱える患者と共に情報交換や情緒交流を行い, 前向きに過ごす原動力を養う場として活用されている. 失声を抱える患者は, 内にこもり, 職を辞す, やりがいを喪失するなど心理社会的な苦痛を抱えやすいため, 参加可能な患者会を積極的に紹介し, 継続を支援する必要がある.

した咽頭後壁の粘膜を縫縮して食物の通過腔を形成し, 気管断端は頸部に永久気管口とするため, 気管と食道は分離される.

この手術を受けると, 発声と気道保護の機能を失う. また, 吸気が鼻腔を通過しないため嗅覚が低下し, 声門の括約機能がなくなるためいきむことができず便秘がちになるなどの障害を伴う. コミュニケーションの手段としては電気喉頭, 食道発声, シャント発声*がある.

② 喉頭癌の患者の看護

喉頭癌の患者は手術療法で喉頭を摘出し, 呼吸を確保するための永久気管孔を造設するため, さまざまな機能障害や心理的苦痛を抱え, 生活への影響も大きい. 特に失声に対する受け入れが困難な場合には, 心理・社会的な面で問題を抱えやすい.

看護師には, 失声に伴う新たなコミュニケーションスキルの獲得, 永久気管孔造設に伴う対処の獲得, 身体障害者認定の手続きなどのセルフケア支援, リハビリテーションや心理的サポート, 社会復帰の調整等が求められる. 家族もさまざまな苦痛を抱える場合があるため, 患者と同様に具体的な説明を行い, 機能障害への理解と, そばにいる者としての心構えなどを理解してもらえるよう援助する.

📖*用語解説

シャント発声（気管食道瘻発声）
喉頭摘出術後の代用音声の一つ. 一方向性の弁を有するボイスプロテーゼを気管食道瘻に挿入することにより, 呼気を気管から咽頭に誘導する. 圧源は肺, 音源は咽頭粘膜（新声門と呼ぶ）. 長所は音声獲得率が高く, 声質が良いことであり, 短所は発声時に片手が塞がることと定期的な交換が必要で, 経済的負担もあることが挙げられる.

⚠ 臨床場面で考えてみよう

Q1 救急外来に口内炎で食事摂取が困難な患者が来院した. 発熱, 倦怠感も伴っている. 何を考え, どのような検査が必要か.

Q2 骨髄移植前あるいは全身麻酔下での手術前に歯科での周術期口腔機能管理が重要であるがなぜか.

Q3 舌癌のため, 化学放射線治療を予定している患者がいる. 今後考えられる副作用と対処法について, 看護師として何を考えるか.

Q4 就学前の小児が咽頭痛と発熱で受診し，口蓋扁桃に白苔と発赤を伴う腫脹が認められた．保護者にどのような提案を行うか．

Q5 成年男性が発熱と嚥下困難を訴え受診した．4日前から発熱と咽頭痛があったが放置していた．昨日から開口障害が出現．患者にどのような提案を行うか．

Q6 50～60代の男性が，3カ月前から口内の痛みが徐々に増悪するとのことで受診した．舌縁に浅い潰瘍があり，硬結を触れる．患者にどのような説明を行うか．

Q7 60代の男性が徐々に増大する頸部腫瘤を訴え受診した．頸部に2.5cm大の腫瘤を触知した．患者にどのような提案を行うか．

Q8 70代の男性が半年前からの嗄声を訴え受診した．他院で風邪として治療を受けて少し症状が改善した気もするが，再び増悪してきた．現在はタバコを吸わないが，以前はヘビースモーカーだった．患者にどのような説明を行うか．

考え方の例

1 全身疾患に由来する発熱，口腔内の症状，もしくはウイルス感染，細菌感染，歯性感染（歯に由来する感染）による全身および口腔内の症状が考えられる．既往歴，併存疾患の有無を聴取し，血液検査，ウイルス抗体検査，血液培養，口腔内の細菌検査等を行う．

2 歯周病の検査を行い感染源となる歯のチェック，術後の誤嚥性肺炎予防，全身麻酔の気管挿管時の動揺歯に対する対処（抜歯あるいはマウスピースの作成）が可能となることから有用である．

3 化学放射線治療による口内炎，それに伴う食事摂取の低下から対処法を考える．自宅では口腔内の清潔を保つため口腔清掃の指導，かかりつけ歯科医院あるいは病院の歯科口腔外科における周術期口腔機能管理を勧める．発熱を含めた全身状態や食事摂取量，医師からの投薬，特に鎮痛剤の服用状況などを確認する．

4 A群溶連菌を起炎菌とする急性扁桃炎を考える．外来で行える迅速検査により，数分で溶連菌感染症の診断が可能である．対症療法（消炎治療）だけでなく，抗菌薬治療が必須である．症状が消えても抗菌薬は5～10日間飲み続ける必要がある．これを怠ると心臓弁膜などに障害を起こすリウマチ熱や，急性糸球体腎炎といった続発症につながることがある．登園の目安については，厚労省のガイドラインに『抗菌薬内服後24～48時間経過していること．ただし，治療の継続は必要』との記載がある．腎炎合併の検査として，発病2週と3～4週後頃に尿検査を勧める．

5 急性扁桃炎に続発した扁桃周囲膿瘍を考える．多くは入院治療が必要であるため，専門医の受診を勧める．治療は抗菌薬の点滴と膿瘍穿刺／排膿であり，脱水に対して十分な補液も必要である．消炎後は口蓋扁桃摘出術を行うよう勧める．

6 舌癌の可能性を考慮し，生検による確定診断が必要であることを説明し，治療設備の整った総合病院の受診を勧める．悪性腫瘍であった場合には，超音波，CT，MRI，PET-CT検査などで頸部リンパ節転移や遠隔転移の有無を確認したうえで，治療方針が決定されることを説明する．

7 咽頭腫瘍の可能性が否定できないため，専門医の受診を勧める．紹介先では原発巣探索のため喉頭内視鏡検査や生検による確定診断を行い，超音波，CT，PET-CTなどの画像検査で臨床病期と治療方針が決定されることを説明する．

8 喉頭癌の可能性があり，専門医の受診を勧める．紹介先では喉頭内視鏡検査を行い喉頭に腫瘤性病変を認めれば，生検による確定診断を行う．CT，PET-CT等の画像検査で臨床病期が決定され，治療方針が提示されることを説明する．

引用・参考文献

1）吉野和美ほか．救急外来での看護：急性扁桃炎，扁桃周囲膿瘍．JOHNS．2011，27（3）．p.437-440.

6 食道の疾患

食道癌　食道に生じる悪性腫瘍

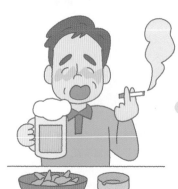

- ・90%以上が扁平上皮癌（欧米ではバレット食道に生じる腺癌が半数以上）
- ・胸部中部食道が約半数
- ・中高年の男性に多い
- ・飲酒（アルコールで顔が赤くなるフラッシャー），喫煙がリスクファクターとして特徴的
- ・食道には漿膜がなく外膜のみのため，浸潤しやすい

症状　初期／ほとんどなし　　進行すると……
→
- ・つかえ感
- ・胸痛
- ・体重減少 など

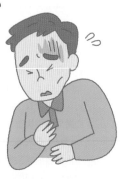

胃食道逆流症（GERD）

逆流性食道炎
食道粘膜傷害がある

非びらん性胃食道逆流症（NERD）
食道粘膜傷害はないが症状がある

主に胃内の酸が食道に逆流し，不快な症状や食道粘膜傷害を起こす

★食道胃接合部
- ・食道胃接合部には高圧帯があり，胃酸が食道内に逆流しないようになっている
- ・高圧帯は横隔膜の高さにあり，下部食道括約筋（LES）や横隔膜，ヒス角などが共同して逆流を防止している

症状
- ・胸やけ
- ・呑酸（どんさん）　が定型的

胸痛や咳嗽なども起こる

なりやすい人
食道裂孔ヘルニア
肥満
高齢者

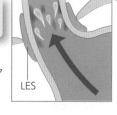
LES

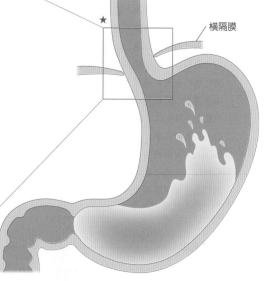
★
横隔膜

マロリーワイス症候群

嘔吐により，食道胃接合部から胃噴門部の小弯側に縦走する裂創が生じる

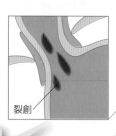
裂創

消化管出血を来すことも．多量の飲酒が誘因になることも多い

原因 門脈圧亢進を来す疾患：
肝硬変，特発性門脈圧亢進症など

症状 なし

危険！！
静脈瘤が破裂すると突然
の吐血などの出血を来す

門脈圧が上昇
➡左胃静脈，後胃静脈，短胃静脈を介する門脈への血流が妨げられる
➡逆行性に食道や胃体上部の静脈を介して，大循環静脈系へ流入するようになる
➡**食道や胃体上部の静脈が拡張したものが食道・胃静脈瘤**

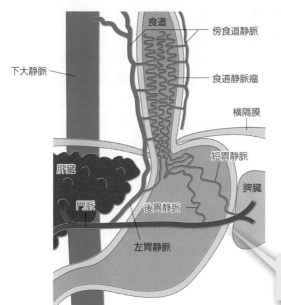

胃・腸・膵臓・脾臓からの静脈血は
門脈を経由して肝臓に流入する

食道アカラシア

蠕動運動と，食道胃接合部の弛緩の両方が
障害され，食道内に食物が貯留する．

症状
・嚥下障害
・つかえ感
・胸痛

内視鏡 食道の拡張・蛇行，
食道胃接合部の狭窄

長期にわたると食道が拡張

食道の蠕動運動

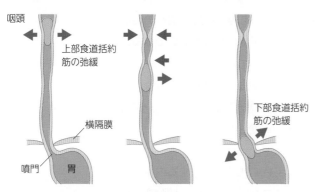

嚥下時は食道胃接合部が一時的に弛緩し，蠕動によって送られて
きた食物が胃内に流入する．

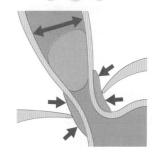

1 食道癌
esophageal carcinoma

1 食道癌とは

1 病態・症状

　食道癌とは食道に生じる悪性腫瘍であり，日本では約90％以上が扁平上皮癌である．欧米ではバレット食道に生じる腺癌が半数以上を占めており，日本と異なっている．2013年に行われた日本食道学会による全国調査では，男女比は約5.4：1と男性に多く，年齢は60～70代に多い[1]．2022年の男性の部位別の死因では肺癌，大腸癌（直腸癌を含む），胃癌，肝臓癌，膵癌，前立腺癌の次の7番目に挙げられている．発生部位は，胸部中部食道が約半数を占める．食道癌では，胃癌や咽頭癌などの多臓器重複癌が約23％にみられる．

　食道の扁平上皮癌のリスクファクターとして，飲酒や喫煙が知られている．特に飲酒時に顔面が赤くなる（フラッシャー）が，飲酒を続けているうちにある程度の量を飲めるようになった人で，食道の扁平上皮癌になるリスクが高い．欧米で多くみられるバレット食道に生じる腺癌は，胃食道逆流症（GERD）との関連性が指摘されている．食道癌の初期ではほとんど症状はみられず，検診で発見されることがある．進行すると，つかえ感や胸痛，体重減少などが出現する．また，食道癌が反回神経に及ぶと嗄声が生じる．

2 検査・診断

　食道癌の診断には上部消化管内視鏡検査，超音波内視鏡検査，食道造影検査，CT検査やPET検査などが行われる．

　上部消化管内視鏡検査では病変を直接評価できるだけでなく，組織も採取できる（図6-1）．近年では拡大内視鏡による拡大観察を行うことで，より詳細に評価できるようになっている．超音波内視鏡検査では，病変の深達度と食道周囲のリンパ節腫大の有無が評価できる．食道造影検査では，病変の大きさや食道の狭窄の有無や狭窄の長さなど，全体的な評価ができる．CTでは主病変の広がりをみるだけでなく，リンパ節転移や遠隔転移の有無，周辺臓器への浸潤の有無など調べられる．PET検査では全身の転移性病変の有無を評価できる．

3 治療

　食道癌の治療は内視鏡手術，外科治療，がん薬物療法，放射線療法およびこれらを組み合わせた集学的治療が行われている．癌の壁深達度（図6-2）や進行度（ステージ）（表6-1，表6-2）によって，治療方針が決められる．

▋ 内視鏡的治療

　内視鏡的切除術には，スネア（金属の輪）を用いて粘膜を切除する内視鏡的粘膜切除術（EMR）と，内視鏡で使用できるナイフを用いて粘膜を切除する内視鏡的粘膜下層剥離術（ESD）がある．

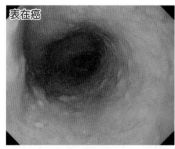

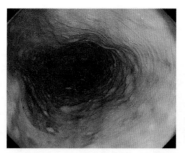

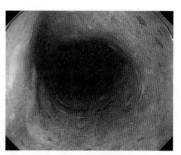

表在癌

食道左壁に軽度発赤調の病変が認められる. ただし，腫瘍の境界は不明瞭である.

Narrow band imaging（NBI，狭帯域光観察）では，病変は brownish area（茶褐色調の領域）として描出され，腫瘍の境界が比較的明瞭となる.

ヨード染色を行うと正常粘膜はヨードで茶色に染まるが，腫瘍は不染帯を呈する. 腫瘍の境界は明瞭となる.

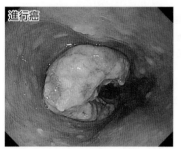

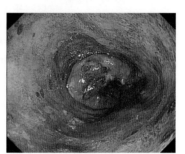

進行癌

進行食道癌の通常観察像. 胸部中部食道に潰瘍を伴う隆起性病変が認められる.

ヨード撒布後. 腫瘍は潰瘍部を除いてヨードに染色されない.

図 6-1 ■食道癌の内視鏡像

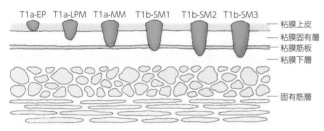

図 6-2 ■食道表在癌の壁深達度亜分類

日本食道学会編. 臨床・病理 食道癌取扱い規約. 第 11 版. 金原出版，2015，p.10 より転載.

EP：epithelium，上皮

LPM：lamina propria mucosae，粘膜固有層

MM：muscularis mucosae，粘膜筋板

SM：submucosal layer，粘膜下層

T1a-EP：癌腫が粘膜上皮内にとどまる病変

T1a-LPM：癌種が粘膜固有層にとどまる病変

T1a-MM：癌種が粘膜筋板に達する病変

T1b-SM1：粘膜下層を 3 等分にし，上 1/3 にとどまる病変

T1b-SM2：粘膜下層を 3 等分にし，中 1/3 にとどまる病変

T1b-SM3：粘膜下層を 3 等分にし，下 1/3 に達する病変

　壁深達度が粘膜層のうち，EP および LPM ではリンパ節転移のリスクは極めて低く，内視鏡的切除術による治療で十分に根治性が得られる. 一方，深達度が粘膜筋板（MM）や粘膜下層浅層（筋板から 200 μm まで）ではリンパ節転移のリスクがあり，相対適応とされている. ESD の普及により，広範な病変も一括切除できるようになったが，広範に切除した場合には切除後に狭窄が生じる可能性があり，注意が必要である.

　内視鏡手術としては近年，光線力学的治療*（PDT）が承認された. 粘膜内病変に対しては，アルゴンプラズマ凝固術*（APC）が行われることもある.

用語解説

光線力学的治療
放射線化学療法後の遺残・再発病変に対して，腫瘍親和性の光感受性物質を注射し，腫瘍に光線を照射することにより壊死に至らせる治療法.

表 6-1 ■食道癌の進行度

転移 壁深達度	N0	N1	N2	N3	N4	M1
T0, T1a	0	II	II	III	IVa	IVb
T1b	I					
T2	II		III			
T3		III				
T4a	III					
T4b	IVa					

日本食道学会編. 臨床・病理 食道癌取扱い規約.
第11版, 金原出版, 2015, p.21 より転載.

表 6-2 ■食道癌の壁深達度とリンパ節転移及び遠隔転移

T因子 (がんの広がり)	T1a	がんが粘膜内にとどまる
	T1b	がんが粘膜下層にとどまる
	T2	がんが固有筋層にとどまる
	T3	がんが食道外膜に広がっている
	T4a	がんが食道周囲の組織まで広がっているが切除できる
	T4b	がんが食道周囲の組織まで広がっていて切除できない
N因子 (リンパ節転移)	N0	リンパ節転移がない
	N1	第1群リンパ節のみに転移がある
	N2	第2群リンパ節まで転移がある
	N3	第3群リンパ節まで転移がある
	N4	第4群リンパ節まで転移がある
M因子 (遠隔転移)	M0	遠隔転移がない
	M1	遠隔転移がある

T4a：胸膜, 心膜, 横隔膜, 肺, 胸管, 奇静脈, 神経
T4b：大動脈（大血管）, 気管, 気管支, 肺静脈, 肺動脈, 椎体
日本食道学会編. 臨床・病理 食道癌取扱い規約. 第11版, 金原出版, 2015より作成.

　食道癌や咽頭・喉頭癌は同じリスクファクターを有することから, 併存することが少なくない. また, 食道癌の内視鏡治療後に異時性多発を認めることも多い. そのため, リスクファクターとして知られている喫煙や飲酒を控えるように生活指導を行うことが重要である.

外科治療

　外科治療としては, 食道を切除する手術が行われる. 胸部食道癌では, 頸部・胸部・腹部の広範囲にリンパ節転移がみられることが多いため, 胸腹部食道を切除し, 頸部・胸部・腹部の3領域のリンパ節郭清を行い, 胃を細長くして頸部食道に吻合する**食道再建術**が行われる（図6-3）. 胃切除術後や胃全摘術後では, 小腸や大腸が代用食道として用いられる.

　頸部食道癌では喉頭合併切除が必要になる場合が多く, 発声機能の喪失による QOL の低下が問題となる. 喉頭温存を目指して, 術前化学放射線療法や根治的化学放射線療法を行うことも少なくない. 喉頭温存手術は発声機能が保たれるが, 誤嚥や肺炎を生じやすいため, 注意が必要である.

　食道胃接合部（腹部食道癌）に対する手術では, 頸部・縦隔・上腹部・腹部大動脈周囲まで極めて広範囲にリンパ節転移を来すことがある. 適切なリンパ節郭清範囲について一定の見解は得られておらず, 現在臨床研究が行われている.

　食道癌の外科治療は侵襲が大きく, 早期発見が非常に重要である.

がん薬物療法

　切除不能進行・再発食道癌に対しては, がん薬物療法（化学療法）が行われる. また, c ステージ II または III の胸部食道癌に対する治療では, 術前化学療法と術後化学療法を比較した検討で, 術前化学療法のほうが全生存期間が有意に良

用語解説

アルゴンプラズマ凝固術
アルゴンガスが高周波電流によりイオン化され, アルゴンプラズマ流となって組織の表層を凝固する非接触型高周波凝固法. 高周波電流は組織抵抗が低い部分に向かう特性があり, アルゴンプラズマ流で表層が凝固されて組織抵抗が上昇した部分への過剰な凝固は生じないことから, 穿孔のリスクは少ない. 非接触型凝固法であり, 同軸方向だけでなく, 接線方向の病変も凝固できる.

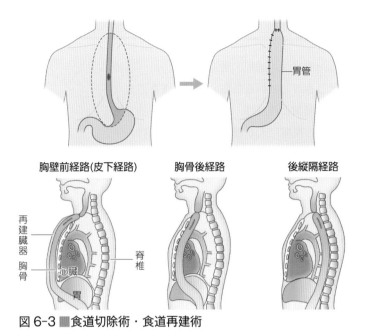

胸壁前経路(皮下経路)　　胸骨後経路　　　後縦隔経路

再建臓器　胸骨　心臓　胃　脊椎　胃管

図6-3 ■食道切除術・食道再建術

好であり，シスプラチン＋5-FU による術前化学療法＋手術療法が標準治療とされている．

放射線療法

　放射線療法としては，根治的治療と緩和的治療があり，根治的治療では化学療法との同時併用が推奨されている．化学放射線療法での総線量は60Gy あるいは50.4Gy で行われることが多い．緩和的治療では，全身状態により放射線療法単独，または化学療法併用が選択される．術前治療として，術前化学療法および外科手術が標準治療となっているが，術前の化学放射線療法の導入も検討されている．

　局所進行食道癌に対する化学放射線療法は，放射線療法単独よりも生存期間を延ばすことが報告されており，手術を行わない場合は標準的な治療と位置付けられている．

2 食道癌の患者の看護

　食道癌の根治治療は，第一義的には手術が行われる．食道癌の手術は，近年では鏡視下での手術もなされているが，侵襲が極めて大きい手術の一つである．がんの根治治療という期待とは裏腹に，切除した食道に伴い消化管を再建するために，さまざまな術後合併症や機能障害を引き起こす．そのため，手術前にはインフォームドコンセントが重要であり，患者とその家族にとって十分な状況の中で医師から説明を受け，意思決定できるように，看護師は教育的に関わる必要がある．また，術後は，食事療法を中心とした健康の回復と生活への適応を支援していく．

6

食道の疾患

1 食道癌切除術を受ける患者の術前看護

▌不安・恐怖への精神的支援

患者は，食道癌と診断されてから治療方法を選択・決定するまでに，手術に関連する漠然とした不安や原因がはっきりしている恐怖心など，さまざまな不安・恐怖を生じやすい．不安・恐怖の種類と程度は，多様であり個別的である（表6-3）．加えて，手術に対する期待も複雑に入り混じりやすい．患者の生きてきた過程や経験によって，期待や不安に影響を与える因子は異なる（表6-4）．その患者を深く広く理解したうえで，家族も含めて不安・恐怖を緩和できるような精神的支援の看護が重要となる．

▌意思決定を支える看護

治療方法について，医師からのインフォームドコンセントを受ける前後において，揺らぐ気持ちや迷いなどはないか，十分な状況で意思決定ができたかどうかを把握する．また，医師からの説明について，本人や家族がどのように受け止めているかを把握し，適宜，内容の補足説明や患者本人の理解を助ける看護も重要である．

▶ 意思決定を必要とする場面

どの医療機関を受診し，どの医療機関で治療を受けるか，診断の結果，どのような治療（手術，補助療法も含め）を受けるか，セカンドオピニオンを受けるべきかどうかなどに加えて，複数の課題を抱え込みながらの意思決定を要する．

▶ 意思決定場面における問題

意思決定場面では，表6-5に示すような多くの問題が生じやすい．このような問題に加え，「食道癌」と診断され動揺したり混乱した状況でもある．看護師は，その患者の問題が一つでも解決できるように一緒に考えていく存在であると，その時々の状況を判断して看護者の存在を明確にする．

▶ より良い意思決定のための看護

患者の気持ちの変化に添った看護，納得して手術を受けるための意思決定への看護，看護職は家族も含めて意思決定を支援する存在であることの明確化が求められる．

▌手術療法の選択を支える看護

それぞれの手術療法のメリット・デメリットを理解したうえで，本人の悔いが残らないような意思決定ができるよう支援する．患者によっては，手術に対する期待が大きく，消化管の再建に伴う術後機能障害の説明を受けていても，具体的な生活のイメージ化につながらず，「手術を受けたが，こんなはずではなかった……」「思うように食べられない」など，手術後の生活になってはじめて愕然とする患者も少なくない[2]．

▌術前の看護

手術前は，患者の身体面，心理・社会面を整えて，心身共に最善の状態で手術に臨めるように準備する．ほか，一般的な術前看護に準じる．

表6-3 ■不安の種類

Ⅰ. 手術に対する不安	①手術はうまくいくのか　②予定通り行われるのか　③裸になる恥ずかしさ ④体力的に耐えられるか
Ⅱ. 麻酔に対する不安	①麻酔が効くか　②麻酔がかかったまま覚めないのではないか ③麻酔はどのようなものか　④麻酔は痛いのか
Ⅲ. 疾病に対する不安	①手術でよくなるのか　②悪性のものではないか　③術後の経過は順調か ④病気の程度はどうなのか
Ⅳ. 痛みに対する不安	①術後の疼痛　②痛みはどの程度なのか　③痛み止めはあるのか
Ⅴ. 術後に対する不安	①いつから歩けるのか　②床上排泄はできるか　③食事・入浴はいつからか
Ⅵ. 家族に対する不安	①自分のために生活が崩れてしまうのでは　②子ども・家族の面倒は誰が見るのか ③家庭崩壊になるのでは　④留守中寂しがったり不安がったりしていないか
Ⅶ. 経済的・社会的不安	①仕事に復帰できるか　②治療費は大丈夫か　③自分がいなくとも生計が立てられるか
Ⅷ. ボディイメージに対する不安	①身体変化の不安　②食事はこれまで通り，どれくらいできるのか
Ⅸ. 医療に対する不安	①医師の腕は確かか　②看護師はやさしいか
Ⅹ. 死に対する不安	①出血して血が止まらず死ぬのではないか　②家族や愛する人との死別の不安 ③死ぬのではないか

表6-4 ■期待や不安に影響をもたらす因子

- ・手術の目的
- ・手術する臓器，器官
- ・過去の手術体験
- ・コントロール感覚，対処
- ・手術の緊急度
- ・疾患，異常の性質や程度
- ・患者の価値体系
  （生活背景・文化背景）

表6-5 ■意思決定場面における問題

- ・患者・家族は，さまざまな不安があるなかで決定を求められる
- ・治療のために職場や家庭との調整をつけられるか
- ・入院日，術式，がん薬物療法や放射線療法の併用など一度に複数の意思決定を求められる
- ・ベッド数の関係で1週間以内に返事を求められるなど，時間的制約があるなかで意思決定を迫られる
- ・何をどこまで決めればよいのか，自己決定の範囲がよくわからない
- ・相談，援助を求めてよいかどうかわからない，その意識が低い

2 食道癌切除術を受ける患者の術後看護

　食道癌の手術は侵襲の大きい手術である．長時間の手術であり，平均して約5~6時間を要する．手術後は一般的に集中治療室（ICU）に入室し，特に呼吸機能・循環機能について3~4日間は治療管理する場合が多い．手術直後は循環動態が不安定なため，綿密な全身状態の観察を要する．全身状態の観察は，原則として帰室直後1時間は15分ごと，その後の1~2時間は30分ごと，それ以降の24時間は状態に応じて2~3時間ごとに行う．

　特に胸腔ドレーンは，脱血用と脱気用の2本が挿入される場合が多く，その観察は重要である（図6-4）．胸腔ドレーンからの血性排液が100mL/h以上を認める場合は術後出血の危険性が高く，止血目的の再手術が必要であるため直ちに医師に報告する．脱気用胸腔ドレーンは，肺から空気漏れ（エアリーク）があるうちは，低圧持続吸引器に気泡が吸引されるため，リークがないかどうか綿密に観察する．胸腔内ドレーンが正しく留置されているかどうかは，低圧持続吸引器の水面に呼吸性移動（フルクテーション）がある（水面が上下する）ことで確認できる（図6-5）．

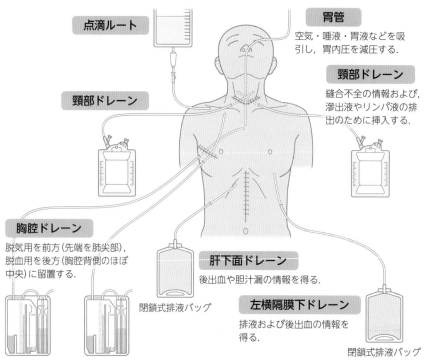

点滴ルート

胃管
空気・唾液・胃液などを吸引し，胃内圧を減圧する．

頸部ドレーン
縫合不全の情報および，滲出液やリンパ液の排出のために挿入する．

頸部ドレーン

胸腔ドレーン
脱気用を前方（先端を肺尖部），脱血用を後方（胸腔背側のほぼ中央）に留置する．

肝下面ドレーン
後出血や胆汁漏の情報を得る．

閉鎖式排液バッグ

左横隔膜下ドレーン
排液および後出血の情報を得る．

閉鎖式排液バッグ

図6-4 ■ドレーンの挿入部位
中村美鈴ほか編．特定行為に役立つ臨床に活かせるドレーン＆チューブ管理マニュアル．永井秀雄監修．改訂第2版，学研メディカル秀潤社，2019，p.147より改変．

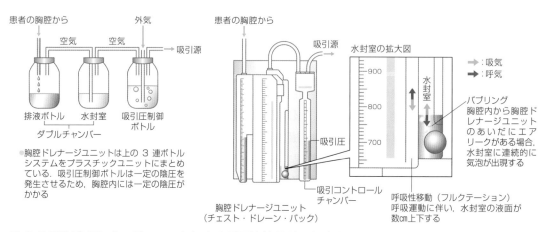

図6-5 ■胸腔ドレナージユニットによる低圧持続吸引のしくみ
中村美鈴ほか編．特定行為に役立つ臨床に活かせるドレーン＆チューブ管理マニュアル．永井秀雄監修．改訂第2版，学研メディカル秀潤社，2019，p.65より転載．

3 食道癌切除術・再建術で生じやすい術後合併症

▌反回神経麻痺

　食道癌術後に特徴的な合併症の一つである．原因は，食道に隣接している反回神経周囲のリンパ節郭清による反回神経損傷である．反回神経麻痺により声帯が麻痺するため，誤嚥性肺炎や声門狭窄への対応が必要である．通常はリハ

ビリテーションによって，3~6 カ月で回復するといわれている.

▍吻合部縫合不全

　高率にみられる合併症で，再建臓器である胃や結腸では再建部位の血流が乏しいことが主な原因である．再手術を要することはまれであり，多くは創傷管理・栄養管理で保存的に治癒する.

▍食道狭窄

　縫合不全が治癒した後に高率にみられる．食道を切除し消化管を再建した場合に，吻合部が癒合せず内腔が狭くなる症状である．食物が通過しにくくなり，通過障害を生じる．食道狭窄に対する対処法としては，食道を拡張するステント手術やバルーンを入れて内腔を広げる方法が用いられる.

▍術後呼吸器合併症

　開胸開腹を伴う長時間手術であるため，高率に発症しやすい合併症である．特に喫煙していた患者は，気道内分泌物の貯留により生じやすい．呼吸不全や肺水腫，肺炎，無気肺などがある．術前の身体リスクと併せて，術後の呼吸機能をアセスメントしながら深呼吸を促す．呼吸訓練器具を使用することで効果的に行える場合もある.

▍ダンピング症候群

　ダンピング症候群は食事開始時に生じやすい．食道癌の手術で胃が胃管として再建され，食べ物を貯留する機能がなくなったために食物が一気に小腸に流れ込み，食後に血圧低下や吐き気，動悸，低血糖などさまざまな症状が現れる．この症状は食道癌だけでなく胃癌の術後にもよくみられる（➡ p.213参照）.

　食事の回数を 1 日 6 回くらいに増やし，1 回の食事量を減らす，一口 30 回ほどよく噛んで，ゆっくり 30 分ほどかけて食べる方法でダンピング症候群を緩和したり予防したりできる．食事の仕方を変えることへの教育的支援が重要となる.

▍逆流性食道炎

　胃酸の逆流によって生じる症状である．胃の入り口には胃液や食べ物の逆流を防ぐための噴門括約筋があるが，手術によって切除されると逆流が防げないため胸やけが起こりやすくなる．逆流した食べ物が誤って気管に入ると誤嚥性肺炎につながる危険性もあり，注意が必要である.

　逆流性食道炎の対処方法としては，食後にすぐ横にならずに約 30 分座位で安静にすることや，寝るときに上半身をやや高くしておくなどして胃酸の逆流を防ぐ工夫をするよう説明する．逆流の症状が強い場合は我慢せず，看護師や医師に相談して適切な対処をし，自分に合った対処方法を見つけていけるよう支援する.

▍循環器合併症

　不整脈，肺梗塞，心筋梗塞，脳梗塞などがある．最も頻度が高い不整脈は心房細動などの上室性頻拍で，ほとんどは術後 2 ～ 4 日目に起こる．高齢者や長

時間の手術など侵襲が大きい場合に発生率が高いため、術前の循環機能と合わせてアセスメントし、異常の早期発見に努める。

4 食道癌術後患者の術後から回復期における看護

食道癌の術後は、これまで述べたようなさまざまな合併症を引き起こしやすいため、療養生活上の看護が重要である。

術後10～14日前後で、心身は安定の方向に向かう。順調な回復であれば術後7日目くらいから、まず水分が開始となる。その後、流動食、おもゆ、全粥、七分粥、三分粥、普通食というように段階的に形ある食事に移行していく。少量ずつの摂取を原則とし、6回食で段階的に進めていく。

この段階の食事支援は、よく噛んで、約30分かけて食事ができるように環境を整える。よく噛むと唾液の分泌が促される。しかし、術後は消化管の再建に伴う吻合部では嚥下機能が従来通りではなく、つかえたり、飲み込みにくさを感じたりする場合も多い。焦らず、自分のペースで食事摂取すればよいことを伝えるなど教育的に関わる。

術後3カ月ごろは、在宅で療養生活となる。6回食が思うように食べられなかったり、食べてもすぐに満腹感を感じたりする。食事摂取量が減り、体重も術前より平均して約10kg減少しやすい。体重減少に伴って体力も低下し、外出する機会が減るなど生活にも影響するため、この点を見据えた看護支援が重要となる。

---

2 胃食道逆流症

gastroesophageal reflux disease：GERD

1 胃食道逆流症とは

1 病態・症状

胃食道逆流症（GERD〈ガード〉）は、胃食道逆流により引き起こされる食道粘膜傷害と煩わしい症状のいずれか、または両者を引き起こす疾患である[1]。食道粘膜傷害を有する逆流性食道炎と、食道粘膜傷害はみられないが、症状を認める**非びらん性胃食道逆流症**（non-erosive reflux disease：**NERD**〈ナード〉）がある。GERDの症状は、**胸やけ**や**呑酸**などが定型とされている。ただし、咳嗽や咽頭の違和感、胸痛などの非定型症状が認められることもあるため、注意が必要である。

食道と胃の間（食道胃接合部）には高圧帯があり、胃酸が食道内に逆流しないようになっている。嚥下時には食道胃接合部が弛緩し、食道内の食物が胃内に流入する。一方、嚥下に関係なく食道胃接合部が弛緩することがあり、一過性下部食道括約部弛緩と呼ばれている。この一過性下部食道括約部弛緩はゲップのメカニズムであり、健常人ではほとんどの胃食道逆流が一過性下部食道括約部弛緩に伴って生じる。また、食道裂孔ヘルニアをもつ患者は食道胃接合部

の防御機構が減弱化しており，容易に胃食道逆流が生じる．

このように，健常人でも胃食道逆流は生じるが，通常は無症状である．一方で，GERD の患者では，胃食道逆流により粘膜傷害や煩わしい症状が生じる．酸性の逆流や食道上部に達する逆流が健常人に比べて多いことが，粘膜傷害や症状を来す原因と考えられている．また，NERD の患者では，食道の知覚過敏が大きく病態に関与していると考えられている．

2 検査・診断

GERD の診断には症状の評価が重要である．自己記入式アンケートは，症状評価に有用である．日本で開発された **FSSG** * は診断だけでなく治療効果判定にも有用であり，日本では広く使用されている．

逆流性食道炎の評価には上部消化管内視鏡検査が行われ，逆流性食道炎の重症度判定にはロサンゼルス分類（図6-6）が全世界で使用されている[2]．上部消化管内視鏡検査は，食道癌などの悪性腫瘍の鑑別としても重要である．

実際に胃食道逆流を検出する方法としては，食道内に pH センサーを留置して逆流を検出する食道内 pH モニタリングが行われている（図6-7）．食道の粘膜は通常は中性であるが，胃酸は強い酸性であるため，胃酸が食道内に逆流す

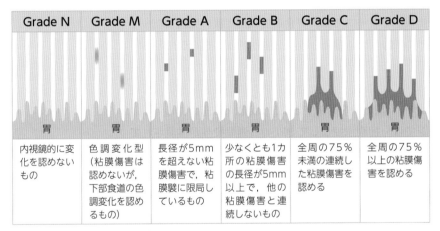

Grade N	Grade M	Grade A	Grade B	Grade C	Grade D
胃	胃	胃	胃	胃	胃
内視鏡的に変化を認めないもの	色調変化型（粘膜傷害は認めないが，下部食道の色調変化を認めるもの）	長径が5mmを超えない粘膜傷害で，粘膜襞に限局しているもの	少なくとも1カ所の粘膜傷害の長径が5mm以上で，他の粘膜傷害と連続しないもの	全周の75％未満の連続した粘膜傷害を認める	全周の75％以上の粘膜傷害を認める

図 6-6 ■ロサンゼルス分類

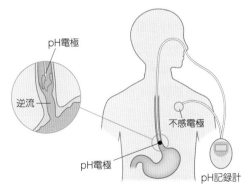

通常，食道内 pH は 5 ～ 6 であるが，胃酸が食道内に逆流すると食道内 pH が 4 未満に低下する．食道内の pH を測定することにより，胃食道逆流イベントを検出することができる．

pH電極

逆流

不感電極

pH電極

pH記録計

22：00/1 22：10/1 22：20/1 22：30/1 22：40/1 22：50/1 23：00/1

図 6-7 ■食道内 pH モニタリング

ると食道内の pH が低下することで，胃食道逆流を検出できる．

食道内 pH モニタリングは有用であるものの，非酸性の逆流は検出できない．GERD の第一選択薬である**プロトンポンプ阻害薬（PPI）**を服用していると，胃酸の分泌が抑制され酸性の胃食道逆流が減少し，非酸性の胃食道逆流が増えるため pH モニタリングだけでは正確な評価ができない．近年，pH センサーに加えて，食道内のインピーダンス（電気抵抗）を測定する食道内インピーダンス／pH モニタリングが開発され，非酸性の胃食道逆流も検出できるようになった（図6-8）．しかし，日本では pH モニタリングやインピーダンス／pH モニタリングは広く普及しておらず，限られた施設でのみ行われているのが現状である．

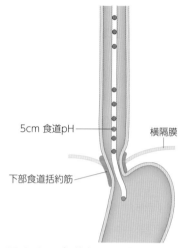

5cm 食道pH

横隔膜

下部食道括約筋

図 6-8 ■食道内インピーダンス／pH モニタリング

酸性の胃食道逆流が症状の原因になっている場合には，PPI の内服により症状が改善する．PPI を投与して症状の改善をみることにより，診断的治療を行うケースも少なくない（**PPIテスト**）．どの施設でも行うことができるため非常に有用であるが，NERD のように知覚過敏により非酸性の胃食道逆流でも症状が出現するケースでは，胃食道逆流が症状の原因になっているにもかかわらず，PPI が効かない場合もあり，注意が必要である．

3 治療

GERD の第一選択薬は **PPI** である．胃酸を含む胃内容物が食道に逆流して症状が引き起こされることから，酸分泌を抑制することで症状の改善が得られる．GERD 診療ガイドラインでは，初期治療として PPI の 8 週間投与が推奨されている．初期治療で症状が改善するものの，PPI を中止するとすぐに症状が再燃してしまうケースでは PPI による維持療法が行われる．重症の逆流性食道炎では，出血や狭窄を予防するためにも積極的な維持療法を行うことが望ましい．PPI のみで十分な改善が得られない場合には，生活習慣の改善，アルギン酸ナトリウムや制酸薬，漢方薬，消化管運動機能改善薬などの併用が有効なケースもある．

前述のように，食道の知覚過敏があると非酸性の胃食道逆流でも症状を引き起こすことがあり（NERD），PPI を投与しても十分な効果が得られない．逆流性食道炎に比べて NERD では PPI が効かないケースが多い．このような場合には，食道内インピーダンス／pH モニタリングによって，正確な病態評価を行うことが必要である．非酸性の胃食道逆流が症状に関与している場合には，逆流防止術で胃食道逆流そのものを抑制することが有効な場合がある（図6-9）．

近年，新しい酸分泌抑制薬であるボノプラザンフマル酸塩が発売された．重症逆流性食道炎では通常の PPI より効果が高い可能性があり，期待されている．

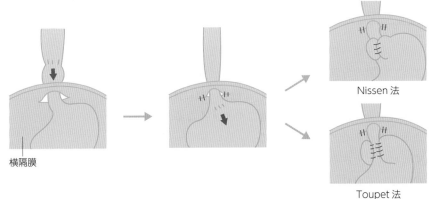

横隔膜

Nissen 法

Toupet 法

図 6-9 ■逆流防止術

多くの胃食道逆流症の患者では食道裂孔ヘルニアを伴っているため，食道裂孔ヘルニアの修復をした後に，食道下部に胃を巻き付けて逆流を防止する．食道を全周性に巻き付ける Nissen 法（ニッセン法）と，一部のみを巻き付ける Toupet 法（トゥーペ法）がある．

② 胃食道逆流症の患者の看護

　改善の乏しい NERD の場合では，漢方薬や消化管の運動を調整するための薬，抗不安薬などが用いられる．このような治療としての薬物療法に関する知識をもち，患者に説明し，内服を自己管理できるよう教育的に関わることが看護師には求められる．

　症状改善のために生活の中でできることとして，肥満の改善（減量），一度に多く食べることを避ける，油っこい食事を避ける，オレンジジュースなどの酸度の高い食品を避ける，睡眠時には逆流を防ぐために上半身を 30°くらい上げておくなどがある．これらの心がけと患者の取り組みは薬での治療と同様に大切であり，患者・家族が十分に理解できるよう対話を通じて反応を見ながら説明する．長期にわたって継続できるよう，その必要性を含めた教育的な説明が重要である．

1 治療に伴う看護

　これらの治療を行っても症状が良くならない場合には，手術治療が行われる場合もあり，多くは腹腔鏡下手術が行われる．噴門形成術などがあり，胃食道逆流を防止できる．ただし，長期的な効果は不明確な点が多い．患者・家族は十分な説明を受けたうえで，手術するかどうか慎重に意思決定する必要があり，看護師はそれを支援する．

　胃癌などで胃の切除術を行っているような場合では，食道を傷害する原因となるのは胃酸ではなく，胆汁や膵液などの十二指腸の内容液である．この場合には，蛋白分解酵素阻害薬のカモスタットメシル酸塩（フオイパン®）が使用されることもある．

2 生活への指導

　食生活の欧米化によって，胃食道逆流症の患者は増加傾向にある．予防のた

めには，食生活などの生活習慣に気をつけることが重要である.

　胸やけを生じやすくする要因として，食べ過ぎや就寝前の食事，高脂肪食，アルコール，チョコレート，コーヒーや炭酸飲料，みかんなどの柑橘類などの摂取がある．これらによって胃酸の分泌が多くなったり，胃と食道の吻合部が緩みやすくなるため，食道に胃酸が逆流しやすくなる．ご飯を一気に食べたり，食事やアルコールを多く摂取することでも胸やけが起こりやすくなる．このほか，喫煙も胸やけも起こしやすくすると言われている.

　胃食道逆流症を起こす要因は，それぞれの患者で異なる．食生活や生活習慣が関係することが明らかになっており，これらを回避できるような日常生活の改善に取り組むことが予防につながる．看護師は，その患者の嗜好や食生活を十分に把握し，患者・家族の現在とこれからの生活と照らし合わせながら，できそうな生活習慣の改善から小さな目標を立て，一つひとつ取り組めるように一緒に考えていく姿勢が大切である．長年の生活習慣を改善することは，一筋縄ではいかない場合も多い．患者の自己効力感を上げられるように，粘り強く一緒に考える関わりが重要である.

3　食道・胃静脈瘤
esophagogastric varices

1　食道・胃静脈瘤とは

1　病態

　門脈圧が上昇すると左胃静脈，後胃静脈，短胃静脈を介する門脈への血液の流入が妨げられ，逆行性に食道や胃体上部の静脈を介して大循環静脈系へ流入するようになる．この際に，食道や胃体上部の静脈が拡張して起こるのが**食道・胃静脈瘤**である[1]．門脈圧亢進を来す疾患には**肝硬変**や**特発性門脈圧亢進症**，肝外門脈閉塞症，バッド・キアリ症候群などがあるが，日本では90％以上が肝硬変である．通常，静脈瘤による自覚症状はなく，静脈瘤が破裂すると突然の大量出血を来す.

2　検査・診断

　静脈瘤は破裂しなければ，それ自体では症状を引き起こさないため，肝硬変などの門脈圧亢進を来しうる疾患を認めた際には，自覚症状がなくても上部消化管内視鏡検査を行い，静脈瘤の有無を確認しなければならない．健診の上部消化管内視鏡検査や上部消化管X線検査，他疾患の精査目的に施行したCT検査などで発見されることもある.

　診断では，上部消化管内視鏡検査で，静脈瘤の占拠部位や形態，発赤所見から静脈瘤破裂のリスクを評価することが重要である(図6-10)．上部消化管X線検査でも存在は確認することができるが，破裂のリスク評価はできない.

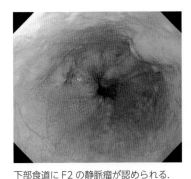
下部食道にF2の静脈瘤が認められる.

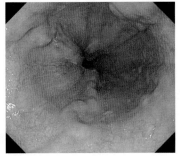
明らかな発赤所見（RC sign）はみられない.

図6-10 ■食道静脈瘤の評価

●内視鏡的食道静脈瘤結紮術（EVL）による内視鏡的止血術〈動画〉

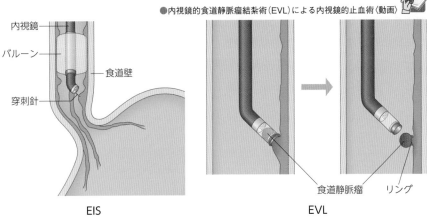

内視鏡
バルーン
食道壁
穿刺針

食道静脈瘤　リング

EIS　　　　　　　　EVL

図6-11 ■内視鏡的硬化療法（EIS）と内視鏡的食道静脈瘤結紮術（EVL）

CT, 特にマルチスライスCTの三次元構築（3D-CT）は, 食道・胃静脈瘤の供血路や排出路などの側副血行路の状況を詳細に把握することができる. 静脈瘤の血行動態を把握するために, 経動脈性門脈造影や経皮経肝門脈造影が行われることがあるが, 診断目的というより治療目的に行われることが多い.

3 治療

食道・胃静脈瘤の治療には薬物療法, 内視鏡手術, 血管造影を用いた治療, 外科手術がある.

▌薬物療法

β遮断薬やバソプレシン, オクトレオチド, ニトログリセリン, スピロノラクトンなどが用いられている.

▌内視鏡手術

食道静脈瘤は内視鏡手術が基本的な治療法であり, 出血例には内視鏡手術が第一選択である. 内視鏡的硬化療法（EIS）と内視鏡的食道静脈瘤結紮術（EVL）（図6-11）, 組織接着剤注入法が行われている. EISは内視鏡下に静脈瘤に穿刺して硬化剤を注入する方法であり, 血管内にはモノエタノールアミンオレイン酸塩（EO）を, 血管外にはポリドカノールを用いる. 一方, EVLは弾性ゴムバンドで静脈瘤を結紮することにより, 機械的に血流を遮断し, 静脈瘤を縮小・

消失させる方法である．EIS，EVL ともに出血時の緊急止血と予防的止血の両者で行われる．EVL は手技的に容易であり緊急止血には便利であるが，EIS に比べて再発率が高い．EIS は食道静脈瘤が胃静脈瘤と交通していて，EO を血管内に十分注入することができれば胃静脈瘤にも効果が得られる．しかし，手技的にEVLより難しく，合併症として血管内溶血や食道裂孔，門脈血栓，ショック，肝不全，腎不全などが生じ得る．組織接着剤注入法は静脈瘤に CA を注入して止血する方法であり，出血性または出血の既往がある胃静脈瘤に対して行う．

▌血管造影を用いた治療

バルーン下逆行性経静脈的塞栓術（B-RTO）と，経頸静脈肝内門脈静脈短絡術（TIPS）がある．B-RTO は右大腿静脈からバルーンカテーテルを挿入し，腎静脈系の短絡路の血流をバルーンで制御して，5% EO を逆行性に胃静脈瘤とその供血路に注入して閉塞する方法である．TIPS は肝静脈から肝実質を貫いて門脈の枝にガイドワイヤーを通し，金属ステントを用いて門脈と肝静脈の間に短絡路を作る治療である．門脈圧の減圧に優れるが，閉塞しやすく，静脈瘤が再発しやすい．

▌外科手術

食道静脈瘤に対する単独手術としては，下部食道を離断して脾臓摘出術と下部食道および胃上部の血行遮断を行う直達手術，または選択的シャント手術が行われる．内視鏡手術との併用手術療法としては，脾臓摘出術と下部食道およ

S t u d y

食道・胃静脈瘤破裂

食道や胃の静脈瘤が破裂すると大量の出血が生じ，生命の危機に陥る（図）．突然の吐血で発症し，出血性ショックに陥る場合もあり速やかに止血術を行う必要がある．しかし，大量に出血していると止血術が困難な場合もあり，破裂する前に治療を行うことが重要である．肝硬変診療ガイドライン 2020（改訂第 3 版）では，食道静脈瘤の出血の危険因子として，静脈瘤の大きさ，RC sign 陽性，肝予備能低下（Child-Pugh C）が静脈瘤出血を増加させる因子として挙げられている．胃静脈瘤に関しては，存在部位，形態，RC sign 陽性，肝予備能低下が出血の危険因子とされている．

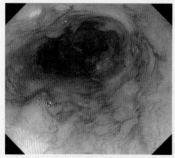 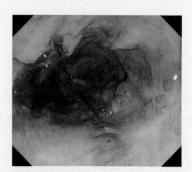

下部食道に食道静脈瘤が認められ，出血している．　　食道全壁の静脈瘤から出血している．

図▌食道静脈瘤破裂

び胃上部の血行遮断術（ハッサブ手術）が行われる．胃静脈瘤に対しては，ハッサブ手術が行われる[2].

2 食道・胃静脈瘤の患者の看護

静脈瘤の破裂や穿孔による出血が疑われる緊急時には，緊急手術となる場合がある．緊急時にはバイタルサインのモニタリング，静脈ラインの確保介助を手際よく，医師と情報共有・連携しながら行う．出血時は色や性状，量などが重要な情報となるため正確に把握し，医師・看護師と情報を共有し，適宜記録したり引き継ぎをする．

家族は目の前の状況に動揺しやすいため，情緒面での支援を行う．家族がそばにいない場合は，家族・キーパーソンへの連絡・説明といった対応も必要となる．

4 食道アカラシア
esophageal achalasia

1 食道アカラシアとは

1 病態

健常人では嚥下をすると，上部食道から下部食道に伝播する収縮が認められる（1次蠕動波）．この蠕動によって，嚥下後に食道に流入した食物は下部食道に運ばれていく．食道胃接合部には高圧帯があり，胃内容物が食道内に逆流しないようになっているが，嚥下時には食道胃接合部は一時的に弛緩し，蠕動により送られてきた食物が胃内に流入できる．

食道アカラシアでは，この蠕動と食道胃接合部の弛緩の両者が障害されるため，嚥下した食物が食道から胃内に流入できず，食道内に貯留してしまう．通過障害が長期にわたると，食道が拡張する症例も少なくない．

食道アカラシアの症状は，**つかえ感**と**胸痛**が主な症状である．通過障害のため，食事を摂取しても胃内に流入せず，つかえ感が生じる．食道の異常収縮を伴うケースでは，胸痛がみられることもある．

2 検査・診断

典型的なケースでは，**上部消化管内視鏡検査**で**食道の拡張・蛇行，食道胃接合部の狭窄**がみられる（図6-12）．スコープが食道胃接合部を通過する際に，抵抗が感じられる場合もある．食道胃接合部の悪性腫瘍により通過障害を来し，食道アカラシア様の病態を呈する場合もあり，上部消化管内視鏡検査による悪性腫瘍の鑑別が重要である．また，食道アカラシアでは食道癌の合併が健常人に比べて多いことが知られており，定期的な内視鏡検査により食道癌の合併の有無を確認する必要がある．

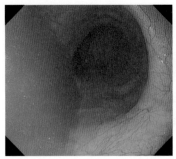
食道は拡張し，食道内に液体が貯留している．

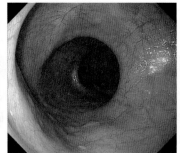
食道が拡張・蛇行している．

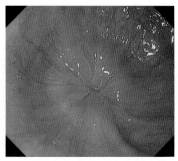
通常は深吸気で扁平円柱上皮接合部（SCJ）が観察できるが，食道アカラシアの患者では深吸気でもSCJが観察されない．

図6-12 ■食道アカラシアの内視鏡像

食道造影検査でバリウムを内服すると，通常では1次蠕動波により食道内のバリウムは速やかに胃内に流入するが，食道アカラシアではバリウムが食道内に貯留する．食道造影検査は多くの施設で施行可能であり，バリウムの貯留の有無だけでなく，食道の運動も観察できるため有用である．

食道の運動を測定するためには，**食道内圧測定**が行われる．食道内の圧を測定することにより，1次蠕動波や食道胃接合部の弛緩を検出できる．近年，**高解像度食道内圧測定***（high resolution manometry：**HRM**）が開発され，より詳細に食道の運動を評価できるようになり，食道アカラシアの診療は大きく変化している．HRMを用いた新しい食道運動障害の分類である**シカゴ分類***では，食道アカラシアを三つのタイプに分類しており，タイプにより治療反応性が異なることが報告されている．

3 治療

残念ながら現時点では，食道アカラシアを根本的に治す方法はない．薬物療法やバルーン拡張術，手術などで食道胃接合部を拡張させ，通過障害を改善する治療が行われている[1]．

▌薬物療法

カルシウム拮抗薬や硝酸薬は筋弛緩作用があり，食道胃接合部を弛緩させて通過障害を改善する．しかし，血圧低下による頭痛やふらつきが生じ，継続できないケースも少なくなく，よく使用されるニフェジピンは食道アカラシアに対しては保険適用がなく，保険診療として用いることができるのはニトロペンのみという問題点もある．

▌バルーン拡張術

食道胃接合部でバルーンを膨らませることにより，機械的に食道胃接合部を拡張する治療法である．保険診療で，多くの施設で行うことができる．欧米の報告では，拡張術後1～2年の有効率は80～90％で筋層切開術と同等の効果があると報告されているが，一時的に症状が改善してもすぐに再発してしまう症例もある．一般的に40歳未満では治療成績が悪い．主な合併症は穿孔で，

*用語解説

高解像度食道内圧測定（HRM）とシカゴ分類
高解像度食道内圧測定は1cm間隔でセンサーを多数配置し，食道の内圧を測定する方法．従来の食道内圧測定では5～7cm間隔で食道内の3～5カ所の内圧を測定していたが，センサー間に局在する運動異常は検出することが難しく測定箇所が使用するカテーテルで異なるため，食道蠕動波の各要素を定量化することが困難であった．HRMではセンサー間の死角がなくなり，食道蠕動波の各要素を定量化し，自動計算できるようになった．
蠕動波の各要素を体系的にまとめたシカゴ分類では，診断フローチャートに自動計算された値を当てはめるだけで食道運動障害が診断できるようになった．

1〜4%とされている.

▌外科手術

外科的な根治術も行われており，食道胃接合部の筋層を切開して逆流防止術を行う．近年では，腹腔鏡下の手術が標準的に行われている．奏効率は 80 〜 95％で，術後 10 年以上の長期成績も良好である．手術の治療抵抗性の要因としては，下部食道括約部圧が30mmHg 未満，シグモイド型，シカゴ分類の Type Ⅲなどが挙げられる.

▌内視鏡手術

近年，日本で経口内視鏡的筋層切開術（peroral endoscopic myotomy：POEM）が開発され，全世界で広く行われるようになった．内視鏡的粘膜下層剝離術の要領で粘膜下層にトンネルを作成し，食道の輪状筋を内視鏡下に切開していく治療である．体表を傷つけず，さらに食道周囲の靱帯なども損傷しないことから，低侵襲治療として注目されている.

短期成績は非常に良好であり，10 年間の長期成績も良好であることが報告されている．手術では逆流防止術を行うが，POEM では逆流防止術を行わないため術後の胃食道逆流の発生が危惧されていたが，現時点では胃食道逆流が生じてもコントロールが可能とされている．現在，内視鏡的に逆流防止術を行う試みも検討されている.

② 食道アカラシアの患者の看護

食道アカラシアの代表的な症状は，食べ物が飲み込みにくいつかえ感，こみ上げてくる吐き気（嘔吐）といった通過障害である．胃食道逆流症と症状が類似しているため，注意が必要である.

症状の長期化は QOL の低下を招くだけでなく，癌発生の頻度が高くなる．また，放置していると症状は悪化する．患者に早期治療の重要性を説明し，理解してもらうことが重要である．我慢せず症状が軽いうちに受診し，治療を開始する重要性を説明する．また，食道アカラシアの患者は，そうでない人に比べると食道癌になるリスクも高い.

食道アカラシアでは特別な食事指導を受けることはない．食事療法で重要な点は，決められた食品を食べないようにというより，食べられる物を少しでも多く食べられるようにする看護支援である．また，再発率の高い疾患であり，再発予防と合併症予防に向けて，症状が悪化する前に早期発見，早期治療を行えるよう表6-6 のような教育的関わりを行う.

表 6-6 ▌食道アカラシア患者の看護ポイント

・治療によって症状が緩和する場合が多いが，機能障害が改善するわけではないことを丁寧に説明する
・食事は食べやすい物を少しずつよく噛んで食べ，水分を多くとり，食道に負担をかけないように注意する
・内科的治療だけではなく，手術治療後も再発防止に十分に注意が必要である
・食道癌の発症リスクが高いと言われているため，定期的に受診および胃内視鏡検査を受けるようにし，早期発見・早期治療の心がけが必要である

マロリー・ワイス症候群

　嘔吐により食道胃接合部から胃噴門部の小弯側に縦走する裂創が生じ，消化管出血を来すことがあり，マロリー・ワイス症候群と呼ばれている．飲酒後の嘔吐に伴って生じたり，上部消化管内視鏡検査中に嘔吐反射が認められた際に生じ，緊急止血術が必要になることも少なくない．上部消化管出血例の約5〜15％を占めており，90％が男性であると言われている[1]．

　裂創の原因としては，嘔吐の際に胃粘膜が食道内に脱出し，大弯側に比べて伸展性の低い小弯側の粘膜に張力がかかり，裂創が生じると考えられている．裂創が生じる部位として Zeifer 分類があり，Ⅰ型：食道限局型，Ⅱ型：胃限局型，Ⅲ型：食道・胃併存型に分類されており，Ⅱ型が最も多い．また，壁在性としては，小弯側が51.5％と最も多く，後壁側が21.5％，前壁側が18.4％とされており，大弯側は少ない．裂創は65％は粘膜下層までにとどまり，30％は固有筋層に及ぶが，漿膜まで達することはまれである．一方，特発性食道破裂は急激な食道内圧の上昇に伴い，食道全層の断裂を来すもので，破裂部位は胸部下部食道の左後壁が多いと言われている．

　消化管出血の原因の精査，および治療目的に上部消化管内視鏡検査を行う．活動性の出血や裂創内に露出血管が認められる場合には，止血術が行われる．止血術は，クリップで露出血管を縫縮する方法や，止血鉗子で露出血管を焼灼する熱凝固法などが行われる．止血術後や，活動性の出血および露出血管がみられない場合には，プロトンポンプ阻害薬などの酸分泌抑制薬を投与する．多くの場合は自然止血するが，出血量が多い場合には輸血が必要になることもある．

！ 臨床場面で考えてみよう

Q1 表在型食道癌に対して内視鏡手術を行った患者が来院した．異時性発癌の予防のために，どのような生活指導を行うべきか．

Q2 食後に胸やけを訴える患者が来院した．生活指導として，患者への適切な提案は何か．

Q3 健診で上部消化管内視鏡検査を受けたところ食道静脈瘤が認められたが，現時点では破裂のリスクは低いと説明された．患者への適切な提案は何か．

Q4 食事を摂取する際につかえ感がある患者が来院した．鑑別疾患と勧めるべき検査は何か．

Q5 逆流性食道炎と診断された患者が，夜間の逆流症状を訴えるようになった．どのような生活指導を行うべきか．

考え方の例

1 早期食道癌患者に対する生活指導：喫煙および飲酒は食道癌のリスク因子であり，食道癌の異時性の癌や多発癌の発生予防には禁酒が重要であることを指導する．

2 肥満は胃食道逆流症のリスク因子であり，ダイエットを勧める．また，症状を起こしやすくする食事要因として，食べ過ぎや高脂肪食，アルコール，チョコレート，コーヒー，炭酸飲料，みかんなどの柑橘類などがあり，食べ過ぎないようにしたり，症状を起こす食事は避けるなどの指導を行う．

3 食道静脈瘤患者への提案：食道静脈瘤の原因としては，肝硬変や特発性門脈圧亢進症などがあり，食道静脈瘤の原因精査目的に医療機関を受診することを勧める．

4 つかえ感がみられる患者への提案：つかえ感の原因疾患としては，食道癌などの悪性腫瘍や食道アカラシアなどの食道運動障害，胃食道逆流症などがある．特に，悪性腫瘍の鑑別が重要であり，上部消化管内視鏡検査を行うべきであると提案する．また，上部消化管内視鏡検査で明らかな原因が特定できない場合には，食道内圧検査が施行できる専門施設への紹介を依頼してみる．

5 夜間の逆流症状に対する生活指導：就寝前の飲食は夜間の胃食道逆流の原因となりうるため，就寝前の食事は控えるように提案する．また，就寝中に頭部を挙上すると，胃食道逆流が生じても食道近位まで到達するのを抑制できるため，症状緩和に有効であり，就寝時の頭部挙上を勧める．

引用・参考文献

食道癌

1）日本食道学会編. 食道癌診療ガイドライン. 2022年版. 金原出版, 2022.
2）中村美鈴ほか. 上部消化管がん患者が手術後の生活で困っている内容とその支援. 自治医科大学看護学部紀要. 2005, 第3号, p.19-31.
3）中村美鈴編著. 周手術期看護の知識とケーススタディ. 日総研出版, 2004, p8-96.
4）中村美鈴ほか編. 特定行為に役立つ臨床に活かせるドレーン＆チューブ管理マニュアル. 永井秀雄監修. 改訂第2版, 学研メディカル秀潤社, 2019.
5）的野吾ほか. 食道癌術後合併症の変遷：過去25年間の成績. 日本外科学会雑誌. 2009, 110（臨時増刊号2）, p.568.
6）藤也寸志ほか. 胸部食道癌手術における反回神経麻痺の予防と対策. 日本気管食道科学会会報, 2009, 60（2）, p.128-130.

胃食道逆流症

1）日本消化器病学会編. 胃食道逆流症（GERD）診療ガイドライン2021. 改訂第3版, 南江堂, 2021.
2）草野元康編. GERD+NERD診療Q&A. 日本医事新報社, 2011.

食道・胃静脈瘤

1）伊藤貞嘉ほか編. 内科学. 矢﨑義雄総編集. 第10版, 朝倉書店, 2013.
2）厚生労働科学研究費補助金（難治性疾患政策研究事業）「難治性の肝・胆道疾患に関する調査研究」班. 門脈血行異常症ガイドライン2018年改訂版. 厚生労働省, 2018.
3）日本門脈圧亢進症学会編. 門脈圧亢進症取扱い規約. 第3版, 金原出版, 2013.

食道アカラシア

1）日本消化管学会編. 食道運動障害診療指針. 南江堂, 2016.

マロリー・ワイス症候群

1）矢碕義雄総編集. 内科学. 第10版, 朝倉書店, 2013.

6

食道の疾患

197

7 | 胃・十二指腸疾患

胃 炎

急性胃炎　急激な上腹部痛，悪心・嘔吐，食欲不振，腹部膨満感，吐血，下血，しばしば心窩部圧痛を認める病態の総称

内視鏡　多発性の浮腫，点状・不整・地図状の発赤，びらん，潰瘍
　➡急性胃粘膜病変（AGML）

原因　薬剤，アルコール，ストレスなど

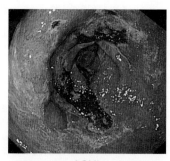

AGML

慢性胃炎　症候性胃炎・内視鏡的胃炎・組織学的胃炎の総称

・心窩部痛，胃もたれ，悪心・嘔吐などの上部消化管
　症状が持続的もしくは間欠的かつ慢性に生じる
・ヘリコバクター・ピロリ感染症と関連

内視鏡　萎縮性変化

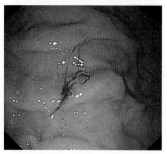

胃アニサキス症

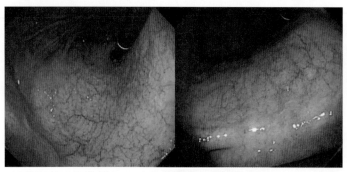

ヘリコバクター・ピロリ感染症による萎縮性胃炎

機能性ディスペプシア

器質的疾患を認めない，胃・十二指腸領域に起因すると考えられる，

つらいと感じる
・食後のもたれ感
・早期飽満感
・心窩部痛
・心窩部灼熱感

の一つ以上を慢性的に有する状態

胃・十二指腸潰瘍

・胃や十二指腸の粘膜が炎症で傷つき，傷が粘膜下層まで
　達する潰瘍を生じた状態
・若年者は十二指腸潰瘍，中年以降では胃潰瘍が多い

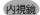

原因　・ヘリコバクター・ピロリ感染症によるものが多い
　　　　・NSAIDs，ストレス，喫煙，飲酒，疲労なども原
　　　　　因となる

症状　心窩部痛，腹痛，吐血・下血，貧血・失神，
　　　　腹膜刺激症状
　　　　無症状のこともある

大量出血していると危険!!

⬇

緊急止血

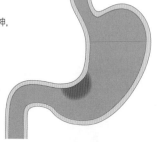

胃潰瘍　　　　　　　　十二指腸潰瘍

胃ポリープ

・胃粘膜上皮が異常増殖して胃内腔に突出した病変
・三つのタイプに分類される
・無症状であることが多い

| 過形成性ポリープ | ・ヘリコバクター・ピロリ感染症と関連
・胃粘膜萎縮を伴う
・腐れイチゴ状が典型 |

| 胃底腺ポリープ | ・胃底部から体部に発生
・正常粘膜とほぼ同じ色調で多発 |

| 腺腫性ポリープ | ・ヘリコバクター・ピロリ感染症と関連
・胃粘膜萎縮を伴う
・白色調の扁平隆起 |

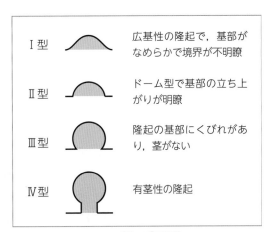

Ⅰ型	広基性の隆起で，基部がなめらかで境界が不明瞭
Ⅱ型	ドーム型で基部の立ち上がりが明瞭
Ⅲ型	隆起の基部にくびれがあり，茎がない
Ⅳ型	有茎性の隆起

ポリープの形態

胃 癌

・胃粘膜の上皮細胞から発生する悪性腫瘍．ほとんどが腺癌
・ヘリコバクター・ピロリ感染症による胃粘膜萎縮と関連

浸潤が粘膜，粘膜下層にとどまる
➡早期胃癌

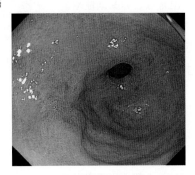

浸潤が固有筋層以下に到達
➡進行胃癌

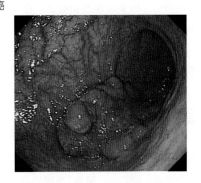

◎胃切除術（①幽門側，②噴門側，③全摘）後の

ダンピング症候群に注意！

| 早期 | 食後30分以内：腹痛，下痢，悪心・嘔吐，動悸，
冷汗，顔面紅潮などが起こる |

腸に食物が急速に流れ込む
➡ホルモン分泌
　➡腸液分泌亢進
　　➡血管内脱水

| 後期 | 食後2～3時間：めまい，脱力感，冷汗，動悸，
手指振戦，空腹感などが起こる |

血糖値が急に上がる
➡インスリンが過剰分泌
　➡低血糖

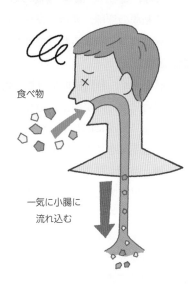

食べ物

一気に小腸に
流れ込む

1 胃 炎
gastritis

1 急性胃炎とは

1 病態・症状

　急性胃炎とは，急激に発症し上腹部痛，悪心・嘔吐，食欲不振，腹部膨満感を訴え，吐血や下血を伴い，しばしば心窩部圧痛を認める病態の総称である．上部消化管内視鏡検査*を行い，多発性の浮腫，点状・不整・地図状の発赤，びらん，潰瘍を認める場合は**急性胃粘膜病変**（acute gastric mucosal lesion：**AGML**）とする．AGML にはびらん性胃炎や急性胃潰瘍が含まれるが，ヘリコバクター・ピロリの持続感染や NSAIDs*の長期投与が原因となる慢性胃炎・胃潰瘍とは病態が異なる．AGML の病因は，薬剤性（NSAIDs，ステロイド，抗菌薬，鉄剤，カリウム製剤，腐食性薬剤），アルコール，ストレス（精神的ストレス，熱傷，外傷，手術などの身体的ストレス），全身性疾患（敗血症，尿毒症，DIC，糖尿病性昏睡，急性呼吸不全など），医原性（内視鏡手術・検査，放射線照射，肝動脈塞栓術など）など多岐に渡るが，NSAIDs などの薬剤性やアルコール，ストレスが多い．

　成人でのヘリコバクター・ピロリ（ピロリ菌）の初感染が AGML の原因となるケースもあり，感染した場合は，フォローアップで持続感染に移行していないかチェックする必要がある．

2 診断

　症状や病歴聴取による詳細な問診により急性胃炎を疑う場合は，速やかに上部消化管内視鏡検査を施行する．AGML では多発性の浮腫，点状・不整・地図状の発赤，びらん，潰瘍*を認める（図7-1）．急性胃炎では，上部消化管内視鏡検査で粘膜の浮腫，発赤・びらんを認める場合があるが，必ずしも内視鏡所見と臨床症状が一致するわけではない．

3 治療

　症状が強く，経口摂取や服薬が難しい場合，内視鏡検査で高度の AGML を認める場合には，入院の上，絶食・補液とし，プロトンポンプ阻害薬（PPI）*で治療する．状況に応じて，粘膜防御因子増強薬を追加する．薬剤が原因の場合は，原因薬剤を速やかに中止する．全身性疾患が原因の場合は，AGML に対する治療と並行して原因に対する治療を行う．アニサキス*による急性胃炎の場合は，内視鏡で虫体を摘除すると速やかに症状が軽快することが多い．アニサキス感染を疑う病歴がある場合は，迅速に上部消化管内視鏡検査を行い，注意深く虫体を探索する（図7-2）．

　内視鏡検査で軽度の粘膜の浮腫，発赤・びらんを認める，あるいは所見を認めない急性胃炎に対しては，経験的治療として PPI や抗コリン薬，粘膜保護

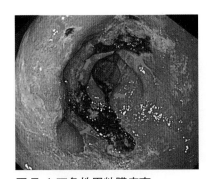

図 7-1 ■急性胃粘膜病変
前庭部に地図状の潰瘍・びらんを認め（➡），
周囲はびまん性に発赤，浮腫を認める．

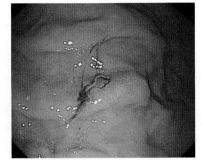

図 7-2 ■胃アニサキス症
虫体の付着部位の周囲に発赤，浮腫，ヘマチ
ンの付着を認める．

薬，漢方薬による内服治療を行う．心窩部痛が PPI による治療では軽快しない
場合は，胆石疝痛（せんつう）や膵炎などの胆膵疾患や冠動脈疾患の可能性もあるため，常
に他の疾患の鑑別を考える必要がある．

2 慢性胃炎とは

1 病態・症状

慢性胃炎はいわゆる**症候性胃炎，内視鏡的胃炎，組織学的胃炎**の三つの概念
が混在する総称である．一般臨床では**胃炎**と称され，消化性潰瘍や癌などの器
質的疾患は認めないが，心窩部痛や心窩部灼熱感，胃もたれ，食後の早期飽満
感，悪心・嘔吐などの上部消化器症状が持続的もしくは間欠的に慢性に生じる
症候性胃炎を指すことが多い．

一方で，内視鏡的胃炎には**ヘリコバクター・ピロリ感染症***の感染初期と密
接に関係がある前庭部優位型萎縮性胃炎（図7-3），自己免疫性胃炎の特徴的な
所見である体部優位型萎縮性胃炎（図7-4）などがあり，特徴的な所見を理解す
る必要がある．組織学的胃炎は胃の生検組織による評価が必要で，ほぼヘリコ
バクター・ピロリ感染胃炎に一致する．updated Sydney system*によるヘリコ

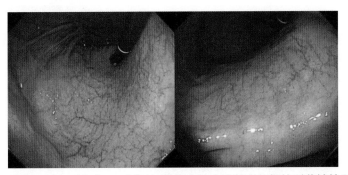

図 7-3 ■ヘリコバクター・ピロリ感染症による前庭部優位型萎縮性胃炎
前庭部および胃体部小弯に，胃粘膜血管の透見像，粘膜色調の褐色調への変化，粘膜皺襞の消
失などの萎縮性変化を認める．

📖用語解説

ヘリコバクター・ピロリ感染症
ヘリコバクター・ピロリ菌
は，グラム陰性のらせん状
もしくは S 字状桿菌．ウレ
アーゼという酵素によりアン
モニアを産生し，胃酸を
中和することで胃内で生息
することができる．慢性萎
縮性胃炎，胃・十二指腸潰
瘍，胃癌，胃 MALT リンパ
腫，免疫性血小板減少性紫
斑病の原因となることが知
られている．

updated Sydney system
1996 年に改訂された組織学
的胃炎の世界標準の評価法．
胃内の5点（前庭部小弯，前
庭部大弯，胃角部小弯，胃
体部小弯，胃体部大弯）の
生検を行い，形態学的に炎
症（単核球浸潤），活動性
（好中球浸潤），萎縮，腸上
皮化生，ヘリコバクター・ピ
ロリの 5 項目について評価
する．none（なし），mild（軽
度），moderate（中等度），
severe（高度）の 4 段階で
評価する．

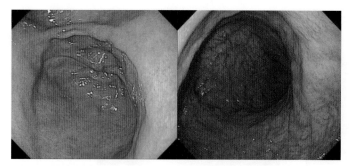

図7-4 ■自己免疫性胃炎による体部優位型萎縮性胃炎
胃体部に萎縮性変化を認めるものの，前庭部に異常を認めない．

バクター・ピロリ感染の有無，炎症・萎縮・腸上皮化生の評価を行うのが国際標準であるが，日本では消化器病医・病理医ともに浸透しておらず，標準的に行われているとは言い難い．

2 診断

　症候性胃炎の診断には，問診による消化器症状の聴取と，上部消化管内視鏡検査による消化性潰瘍や癌などの器質的疾患の除外が必要となる．症候性胃炎の中でも，つらいと感じる心窩部痛，つらいと感じる心窩部灼熱感，つらいと感じる食後のもたれ感，つらいと感じる早期飽満感が少なくとも6カ月以上前に始まり，かつ直近の3カ月間に症状がある場合は，**機能性ディスペプシア**と診断する（➡ p.219 参照）．

　内視鏡的胃炎の診断においては，胃発がんと密接な関係があるヘリコバクター・ピロリ感染症の有無を判断することが，胃癌予防の上でも最重要である．胃炎の京都分類に従って，内視鏡所見からヘリコバクター・ピロリ現感染者，未感染者，除菌後（既感染者）の推測をあらかじめ行い，尿素呼気試験や便中ヘリコバクター・ピロリ抗原法，血中・尿中ヘリコバクター・ピロリ IgG 抗体検査，内視鏡下生検によるヘリコバクター・ピロリ診断（迅速ウレアーゼ試験，培養法，病理組織鏡見法）を適宜行い，感染診断を行う．

3 治療

　症候性胃炎に対しては，症状に応じて治療を行う．プロトンポンプ阻害薬（PPI），ヒスタミン（H_2）受容体拮抗薬などの酸分泌抑制薬が治療の中心となる．PPIは，ヒスタミン H_2 受容体拮抗薬より酸分泌抑制作用が強く，慢性胃炎に対する保険適用は認められていないものの，実臨床では使用頻度が高い．胃もたれ，早期飽満感といった胃運動の低下が想定される場合は，アセチルコリンエステラーゼ阻害薬，セロトニン（5-HT_4）受容体作動薬，ドパミン受容体拮抗薬などの消化管運動機能改善薬（プロカイネティクス）が使用される．六君子湯などの漢方薬も症候性胃炎の症状緩和のために汎用される．

　一方，内視鏡的胃炎におけるヘリコバクター・ピロリ感染症を背景とした萎縮性胃炎に対しては，抗菌薬2種類（アモキシシリン＋クラリスロマイシン）

plus α

ヘリコバクター・ピロリ感染症の診断法
尿素呼気試験や便中ヘリコバクター・ピロリ抗原法，血中・尿中ヘリコバクター・ピロリ IgG 抗体検査，内視鏡下生検によるヘリコバクター・ピロリ診断（迅速ウレアーゼ試験，培養法，病理組織鏡見法）の6種類が使用可能である．特異度が100％である培養法が診断のゴールドスタンダードであるが，感度は高くないため，偽陰性に注意する必要がある．血液や尿は検体を入手しやすいが，特異度は50～91％と高くない．尿素呼気試験や便中ヘリコバクター・ピロリ抗原法は感度・特異度ともに95～98％と高く，感染診断，除菌判定ともに利用される．

ヘリコバクター・ピロリ感染症の治療法
日本では一次除菌としてアモキシシリン，クラリスロマイシン，PPI（P-CABを含む）の三剤併用療法を7日間，一次除菌治療で除菌不成功であった場合，二次除菌としてアモキシシリン，メトロニダゾール，PPI（P-CABを含む）の三剤併用療法を7日間使用して除菌治療を行う．

とPPIを組み合わせた除菌治療が行われる．通常，除菌治療が一度成功すると，再感染することはまれである．

③ 胃炎の患者の看護

胃炎の患者の症状は，胃癌，消化性潰瘍ばかりでなく，胆・膵疾患や心疾患とも鑑別する必要があるため，出血（吐血，下血など），貧血，痛みの性状・強さ・持続や合併症にも常に留意して看護を行う．

1 急性胃炎の患者の看護

急性胃炎は何らかの原因・誘因で引き起こされ，急性に発症する胃粘膜の炎症状態である．看護師は，その原因や誘因を取り除くような関わりが重要である．原因・誘因の大半はストレスや暴飲暴食（特にアルコール飲料），医薬品（NSAIDsなど），急性のヘリコバクター・ピロリ感染，アニサキスなどである．その患者の原因・要因は何か，患者との対話を通じて把握する姿勢が重要である．

食事は，心窩部痛，胃が膨らむような不快感，悪心・嘔吐，吐血，下血などの症状が治まるまで，アルコールやコーヒー，香辛料などの刺激物を控え，悪心や嘔吐の症状がある場合は食事を中止するよう説明する．必要に応じて，栄養補給のため治療として点滴を行う．胃酸分泌抑制薬，胃粘膜防御因子増強薬，制吐薬などが処方されたら，症状を緩和する内服薬の効用と服用について，患者の反応をみながら説明する．安静を心がけると，比較的早期に回復しやすいことも伝える．ストレスが直接的な原因・誘因であるとアセスメントできる場合は，患者の心に寄り添い，親身に話を聴く看護も重要である．時間をかけて安静や休養をとることの必要性も説明する．

2 慢性胃炎の患者の看護

慢性胃炎は何らかの原因・成因で，胃壁に持続的な炎症を生じている状態である．患者に寄り添い，対話を通じてその原因・成因を取り除けるように関わる．急性胃炎と同様にストレスから生じていることが多いため，そのストレス因子を取り除けるように努める．

また，慢性胃炎は胃部不快感，腹部膨満感や胸やけなどの複数の腹部症状を呈する．症状が長期にわたると，食欲低下に伴う体力低下や活動の縮小につながり，QOLの低下を招きやすい．これらの症状の緩和には，消化の良い食事や規則正しい食生活，睡眠を十分にとれるように，その人がリラックスできるような方法を一緒に考える姿勢が重要である．看護師は，患者の不安や気がかりについて良き相談相手になり，その人の生活の背景や今後の望みを見据えて，慢性的な症状を緩和したり，悪化を防止するための方法について対話を通じて考える姿勢が大切である．

2 胃・十二指腸潰瘍
gastroduodenal ulcer

1 胃・十二指腸潰瘍とは

1 病態・原因

　胃や十二指腸の粘膜が炎症により深く傷つき，傷が粘膜筋板を超えて粘膜下層まで達している所見を**潰瘍**と呼ぶ（図7-5）．粘膜内の浅い傷は，**びらん**と呼ぶ．潰瘍の症状には，みぞおちあたりの痛みや，場合によっては吐血や下血があるが，無症状のことも多い．潰瘍が胃の外側を覆う膜（漿膜）を破り胃壁を貫通した状態を**穿孔**といい，胃内容物が腹腔内に漏れ出すことによって**腹膜炎**を引き起こすことがある．

　十二指腸潰瘍と胃潰瘍は年齢によって発症率が異なり，若年者は十二指腸潰瘍を発症することが多く，中年以降では胃潰瘍を発症することが多い．胃・十二指腸潰瘍の大半は，**ヘリコバクター・ピロリ**（*Helicobacter pylori*，ピロリ菌）という胃の中に住む細菌の感染症によるものである．いまだに日常的に関わる頻度の高い疾患であるが，衛生環境の改善によるピロリ菌感染率の低下や，ピロリ菌の除菌治療の普及を反映して，ピロリ菌を原因とする胃・十二指腸潰瘍の頻度は減少傾向にあり，死亡するケースも減っている（図7-6）．

　日常最も多く使われる鎮痛薬であるアスピリンやロキソプロフェンなどの非ステロイド性抗炎症薬（NSAIDs）は，プロスタグランジンという胃粘膜の重要な防御因子の産生を抑制するため，長期間服用するとびらんや胃・十二指腸潰瘍の原因になる．心臓病や脳梗塞の再発予防のために抗血小板薬としてアスピリンを服用している場合も，注意が必要である．

　加えて，ストレスや喫煙，飲酒，疲労などの生活習慣も，消化性潰瘍の発症に影響すると考えられている．近年では早期胃癌の内視鏡治療（内視鏡的粘膜下層剝離術，ESD）が普及しており，治療によって人工的に作成された胃潰瘍からの出血がしばしば起こりうる．糖尿病の合併や，プレドニゾロンなど副腎皮質ステロイド内服は創傷治癒の遅延を引き起こすことがあり，入念に経過を

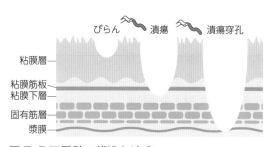

図7-5 ■胃壁の構造と潰瘍

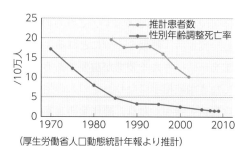

（厚生労働省人口動態統計年報より推計）

図7-6 ■日本における胃・十二指腸潰瘍の年次推移

観察する．その他，まれではあるが，胃酸分泌刺激ホルモンであるガストリンを過剰分泌する腫瘍（ガストリノーマ）によって，重篤な胃・十二指腸潰瘍が生じることがある（ゾリンジャー・エリソン症候群）．

2 症状

▌腹痛

　疼痛は最もよくみられる症状で，痛みの部位が心窩部（みぞおち）からあまり移動しない．疼痛は，焼けるような痛み，さしこむような痛み，なんとなく違和感があるなど多様で，あまり一貫したパターンはとらない．急性腸炎などでよくみられるような，痛みが周期的に強くなったり弱くなったりを繰り返す（間欠痛）症状は，胃・十二指腸潰瘍としては典型的ではない．食事によって症状が変化する場合は，胃・十二指腸が原因である可能性が高く，痛みは軽減することもあれば悪化することもある．食欲不振や空腹感，吐き気，胃もたれなどを伴うこともある．一般的には十二指腸潰瘍のほうが空腹時に痛みが出やすく，食事によって軽減するものの，食後数時間で再発する．一方，胃潰瘍のほうが食後に痛みが出やすいと言われる．

▌吐血・下血

　胃・十二指腸潰瘍の重要な合併症に消化管出血があり，一刻も早い専門医の治療を必要とする．出血した血液は，数十分から数時間が経過すると胃酸によって塩酸ヘマチンに変化し，黒色化する．出血してから吐血までの時間が短いと吐物は鮮血色となり，出血してしばらくしてからの吐血はコーヒー残渣様となる．同様に，消化液によってコールタール様の黒色となった血液が肛門から排出されることをタール便という．一般的には赤色に近い血便ほど，大腸憩室出血など肛門に近い部位での下部消化管出血を疑い，タール便のような黒色便は胃潰瘍など上部消化管出血を疑うが，上部消化管出血でも出血量が多い場合や腸管の通過時間が短い場合などには，赤色の血便がみられることもある．

▌貧血・失神

　消化管出血に伴って，貧血や出血性ショックを合併することがある．ふらつき，息切れ，冷汗，頻脈，血圧低下などの症状は生命予後に関わる重篤な症状であるため，一刻も早い専門医の治療が必要である．

▌腹膜刺激症状

　患者が動けないほどの持続性の非常に強い腹痛があり，腹部の圧痛，反跳痛が著明で，腹筋が硬い（板状硬）といった症状は**腹膜刺激症状**と呼ばれ，腹膜炎を疑う症状である．胃・十二指腸潰瘍が胃壁・腸管壁を穿孔・穿通した場合に生じる．腹膜炎の広がり方やその程度によって，痛みは腹部全体や背部に拡大し，肩などにも痛みが放散することがある．発熱やショックを伴ったり，それに先立って脈拍数増加，血圧低下，尿量減少などが発生する．速やかな外科手術を視野に入れた対応を行う必要がある．

　高齢の患者，重篤な疾患を有する患者，副腎皮質ステロイドまたは免疫抑制

薬を投与している患者などでは症状がそれほど著明でないことがあるが，発見が遅れると予後不良であるため，このような患者で急激に容態が悪化した場合は，消化管穿孔の可能性も考慮すべきである．

無症状

胃壁・腸管壁には粘膜損傷を感知する知覚神経がないため，胃・十二指腸潰瘍を発症しても無症状で過ごしており，X線造影検査など検診で発見されることがしばしばある．重度の貧血などを併発していなければ緊急性はないが，消化管出血のリスクがあるため早期の治療開始が望ましい．

3 検査と診断

胃・十二指腸潰瘍は，上部消化管内視鏡検査によって診断が確定される（図7-7）．胃癌やリンパ腫などの悪性の潰瘍と，良性の胃・十二指腸潰瘍との鑑別は，内視鏡検査に加えて，病理組織学的検査が行われる．潰瘍の病期は，崎田・三輪の分類（表7-1）がよく用いられ，重い順に活動期（A_1，A_2），治癒期（H_1，H_2），瘢痕期（S_1，S_2）の6ステージに分けられる[1]．活動期の潰瘍で出血が観察された場合は，内視鏡下で止血処置を行う必要がある．

胃・十二指腸潰瘍を疑う症状を有する患者が来院した場合に，緊急内視鏡検査を行うかどうかの判断は，臨床的に非常に重要である．緊急止血を要するような重篤な消化管出血を予測するために，最も重要なのはバイタルサインである．脈拍数上昇や血圧低下がみられた場合には，大出血が疑われる．「**心拍数÷収縮期血圧**」はショックインデックスと呼ばれ，これが1を超える症例は高リスクである．

血液検査においては，BUN/Cr比*の上昇が上部消化管出血の可能性を示す所見であることがよく知られている．重篤な消化管出血に対しては緊急赤血球輸血が必要となるが，その適応の判断基準としてヘモグロビン値（Hb）7.0g/dL未満が一般的である．

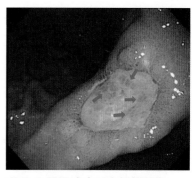

図7-7 ■胃潰瘍の内視鏡画像
粘膜層が欠損し，潰瘍底に白苔（壊死組織）がみられる．再生上皮も出現している（➡）．H_1ステージの胃潰瘍である．

📖*用語解説

BUN/Cr比
BUN（尿素窒素）とCr（クレアチニン）は腎障害の際に上昇する検査値．BUNはタンパク質が分解されてできる物質であり，上部消化管出血を来した場合，出血した血液に含まれるタンパク質が腸内で分解されて小腸で吸収された結果，血液中のBUNのみが上昇しCrは変化しない．BUNの基準値は約8〜20mg/dL，Crの基準値は約1.2mg/dL以下でありBUN/Cr比は通常10〜20ほどであるが，これを上回る場合は上部消化管出血を疑う．

表7-1 ■崎田・三輪の内視鏡的病期分類

活動期	A_1	厚苔をつけていて周囲粘膜部が浮腫状にふくらみ，再生上皮が全くみられない時期．
	A_2	周囲の浮腫が減退し，潰瘍縁が明確にふちどられ，潰瘍縁においてわずかに再生上皮がでている．潰瘍辺縁の紅暈や潰瘍底に純白の苔がみられることが多い．潰瘍縁まで粘膜ひだの集中を追い得るようになった時期．
治癒期	H_1	白苔は薄くなりはじめ再生上皮が潰瘍内へせり出してきている．辺縁部から潰瘍底への粘膜の傾斜は緩やかになる．潰瘍としての粘膜欠損は明らかで潰瘍縁の線は明確にふちどられている時期．
	H_2	H_1がさらに縮小し潰瘍のほとんどが再生上皮で覆われているが，わずかに白苔が残っている時期．
瘢痕期	S_1	白苔が消失し潰瘍の表面が再生上皮で覆われ粘膜の発赤が強い時期（red scar）．
	S_2	発赤が消失し周囲の粘膜と同様か，いくぶん白色気味になった時期（white scar）．

腹膜刺激症状など穿孔を疑う臨床所見がみられた場合は，CT検査での評価が望ましい．本来腹腔内には存在しないはずの空気（遊離ガス，フリーエア）が観察された場合は，消化管が破れて管内の空気が腹腔内に漏れていると判断できる（図7-8）．

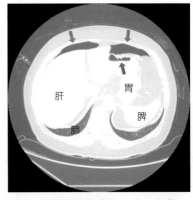

図7-8 ■ 胃潰瘍穿孔のCT画像（肺野条件）

空気はCTでは黒く見える（低吸収域）．肝前面などの腹腔内に低吸収の遊離ガスがみられる（➡）ことで消化管穿孔と診断できる．胃内ガス（➡）や腸管内ガスとの区別が重要．CT画像は縦隔ではなく肺野で確認するとわかりやすい．

4 治療

■ ピロリ菌除菌

ピロリ菌は一般的に小児期に胃内に生着し慢性感染を引き起こすもので，通常の免疫状態であれば成人以降の初感染は生じないとされている．成人後に除菌治療を行えば再感染のリスクは極めて少なく，胃・十二指腸潰瘍の治癒および再発予防の効果に優れている．そのため，胃・十二指腸潰瘍患者に対しては，第一にピロリ菌感染の有無の診断検査を行う．

ピロリ菌の除菌治療は，一次除菌治療としてPPI，アモキシシリン，クラリスロマイシンの3剤を1週間，1日2回内服する．一次除菌で治癒しない場合は，二次除菌としてPPI，アモキシシリン，メトロニダゾールの3剤を1週間，1日2回内服する．2015年に発売された新しい機序のPPIであるボノプラザンは一次除菌，二次除菌ともに90％前後という良好な除菌成績を示しており，ほとんどのピロリ菌感染症は二次除菌までの治療で除菌が可能となった．

除菌が成功したかどうかの判定は，ピロリ菌除菌薬の内服終了から3カ月後以降に行う．この期間が短いほど，除菌が成功しているにもかかわらず誤って不成功と診断するエラーが生じやすくなる．除菌判定は通常，尿素呼気検査もしくは便中ピロリ抗原検査を用いる．ほかの診断法を用いると，誤判定の頻度が上昇する．

■ 酸分泌抑制薬による薬物治療

胃酸は胃・十二指腸粘膜に対する攻撃因子の一つであるため，胃酸の分泌を抑える酸分泌抑制薬の内服が潰瘍の治癒促進に効果的であり，薬物治療の中心となっている．以前はヒスタミン（H2）受容体拮抗薬がよく用いられていたが，近年ではPPI，さらにはP-CABがより高い潰瘍治癒効果を示すことから，薬物治療の中心となっている．ピロリ菌除菌薬内服後，除菌判定までには3カ月のタイムラグがあるため，除菌不成功の可能性を考慮してピロリ菌除菌薬の内服後，さらに3週間ほどPPI内服を継続するといった対応が行われることもある．また，NSAIDsの長期内服が必要な患者の潰瘍発生の予防においても，PPIやP-CABは有効である．

■ 内視鏡的止血術

胃・十二指腸潰瘍に伴う消化管出血に対しては，上部消化管内視鏡を用いてクリップで露出血管を潰したり，熱凝固により止血したり，止血作用のある薬

緊急内視鏡の適応判断

著者らは，ショックインデックス，BUN/Cr 比，およびプロトンポンプ阻害薬（PPI）の内服歴の三つの因子が緊急内視鏡の適応を判断する上で重要であるとして，図に示すようなトリアージシステムを提唱している[2]．PPIの内服は潰瘍からの出血後の予後を改善する効果があるため，1 週間以内の内服歴があればリスクスコアが 1 点下がるように設計している．非常に簡便であるため，上部消化管出血のリスク因子として念頭に置いておくとよい．

1 点	過去 1 週間以内にプロトンポンプ阻害薬を内服していない
1 点	ショックインデックス（心拍数 [回 / 分] / 収縮期血圧 [mmHg]）≧ 1
1 点	尿素窒素（BUN）[mg/dL] / クレアチニン（Cr）[mg/dL] 比≧ 30

合計点	
2 〜 3 点	入院と緊急内視鏡が必要
1 点	入院必要だが緊急内視鏡不要
0 点	外来診療可

図■高リスク群予測スコアシステム

Horibe, M. et al. A simple scoring system to assess the need for an endoscopic intervention in suspected upper gastrointestinal bleeding : A prospective cohort study. Dig Liver Dis. 2016, 48（10），p.1180-1186 より.

剤を粘膜内に注入するといった治療が行われる．内視鏡で止血ができない場合は，血管造影を用いた出血源の塞栓術が行われたり，さらに止血困難な場合には外科手術も考慮される．

■ 外科手術

X 線検査や CT 検査で横隔膜下または腹腔内にフリーエアが認められ，胃・十二指腸潰瘍穿孔と診断された場合は，腹膜炎の程度や全身状態により緊急手術になる場合がある．術式としては腹腔洗浄ドレナージ，穿孔部縫合閉鎖，大網被覆がよく行われる．この際，腹膜炎の治療のために抗菌薬の静脈内投与も行われる．

② 胃・十二指腸潰瘍の患者の看護

1 アセスメントのポイント

胃・十二指腸潰瘍の症状には心窩部痛，悪心・嘔吐，胸やけ，食欲不振，吐血，下血（タール便），貧血などがある．胃・十二指腸潰瘍に特有の症状の有無や程度について，いつごろから出現しているか，症状の変化も含めて観察し，情報を収集する必要がある．

吐血・下血が出現し，明らかに消化管穿孔と診断される場合は，バイタルサインの変化に留意する．患者・家族は目の前の状況に不安を感じたり動揺したりする場合が多いため，その都度，患者・家族に寄り添って不安や心配の緩和

に努める．状況によっては，医師から今後の治療方針や見通しを説明してもらうよう，調整を図る．

2 検査・治療に伴う看護

消化管出血や穿孔が疑われる場合は，緊急手術となることもある．緊急時には，バイタルサインのモニタリング，静脈ラインの確保介助，家族への連絡・説明といった手際のよい対応が求められる．吐血・下血がある場合は色や性状，量などが重要な情報となるため，正確に把握し，医師・看護師と情報を共有し，適宜記録する．最後に食事をとった時間や食事内容も，患者の状況をみて可能であれば聴取する．吐血時には誤嚥や窒息が起こらないよう，顔を横向きにして膿盆を置くなど，体勢を整える．出血がある場合は，絶食にして栄養補給のための輸液を行う．出血が治まれば流動食から開始し，三分粥，五分粥と進め，徐々に普通食に移行する．

上部消化管内視鏡検査を要する場合は，検査の必要性を説明し，患者・家族の協力を得る．検査前，検査中，検査後において，安心・安全に検査が終了するよう援助する（➡ p.116 参照）．

処方された内服薬に対しては，服薬管理の必要性や効用，副作用（有害事象）などを，患者・家族の反応をみながら丁寧に説明する．患者に応じて説明書を作成したり，服薬管理のためのチェックリストを作成したり，工夫するとよい．内服治療を継続している期間は，患者が正しく服薬できるように教育的に関わる．プロトンポンプ阻害薬（PPI）の主な副作用には下痢，腹痛，肝機能異常，光線過敏性反応などがある．これらの症状や消化管出血を示す症状が現れた際は，すぐに来院するよう説明する．胃・十二指腸潰瘍の発見を契機にピロリ菌感染と診断された患者には，除菌治療後にも胃癌のリスクがゼロにはならないことを説明し，定期的な内視鏡検査を勧める．

3 生活への指導

治療・検査後に患者の容態が安定し，療養生活に本人の関心が向くようなタイミングをみて生活指導を開始する．出血がない場合は特別な制限はなく，消化が良く胃酸の分泌を刺激しない食品を摂取するよう指導する．

薬剤の進歩により，厳格な食事内容の制限は必須ではないが，規則正しい生活，バランスの良い食事は大切であり，表7-2 に示す点を説明するとよい．

生活の中でいくつかの制約が加わるため，配慮しながら，患者が「これならできる」という気持ちになれるよう教育的に関わる．

表7-2 ■胃・十二指腸潰瘍患者への生活指導のポイント

①潰瘍の治癒を促進するために，良質なタンパク質を含む高エネルギー食を必要とする．
②長時間空腹にならないように，3食を規則正しく食べたり，1回の食事量を少なくしたり，
　さらに回数を増やすのもよい食事方法である．
③胃粘膜を刺激するアルコールやコーヒー，炭酸飲料，香辛料，タバコなどは控える．
④消化の良い食品を摂取する．
⑤内服薬の管理が重要である．

<table>
<tr><td>**3**</td><td>**胃ポリープ**</td></tr>
</table>

gastric polyp

① 胃ポリープとは

胃ポリープとは，胃粘膜上皮が異常増殖して胃内腔に突出した病変と定義される．主として過形成性ポリープ，胃底腺ポリープ，胃腺腫ポリープに分類される（表7-3）．

▌過形成性ポリープ

過形成性ポリープの発生はヘリコバクター・ピロリ感染と関連があり，胃粘膜萎縮を伴うことが多い．内視鏡検査では発赤を伴う明瞭な隆起として認められ，典型例は「腐れイチゴ状」の外観となる（図7-9a）．多くは無症状であるが，大きくなると出血して貧血の原因となることがあり，20mmを超えると癌を合併するリスクが高くなるため内視鏡治療の適応となる．また，ヘリコバクター・ピロリの除菌により消退，消失することが多い．

▌胃底腺ポリープ

主に胃底腺の領域である胃底部から体部に発生する．正常粘膜とほぼ同じ色調で，多発する傾向がある（図7-9b）．一般的にはヘリコバクター・ピロリ感染は陰性であり，癌化のリスクは極めて低いため治療を行わない．

▌胃腺腫ポリープ

腺腫性ポリープの発生はヘリコバクター・ピロリ感染と関連があり，胃粘膜

表7-3 ▓各ポリープの特徴

	過形成性ポリープ	胃底腺ポリープ	胃腺腫ポリープ
内視鏡像	発赤調・腐れイチゴ状	胃底腺領域に多発	退色調，平坦隆起
ヘリコバクター・ピロリ感染	あり	なし	あり
症状	時に貧血，通過障害	なし	なし
癌の合併を疑うサイズ	20mm以上	まれ	20mm以上

a 過形成性ポリープ

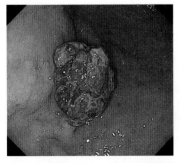

b 胃底腺ポリープ

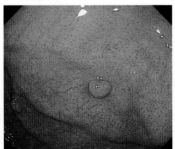

c 胃腺腫ポリープ

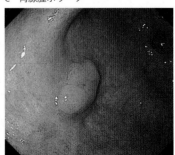

図7-9 ▓胃ポリープの内視鏡像

萎縮を伴うことが多い（図7-9c）．白色調の扁平隆起として認められる．20mm
を超えるとがんを合併するリスクが高くなるため，内視鏡的切除を考慮する．

② 胃ポリープの患者の看護

1 内視鏡検査および内視鏡的切除を受ける患者の看護

　内視鏡検査では，患者が検査を安心かつ安全に受けられるように，看護師は
検査の流れに沿って，目的・方法，準備，処置，検査後の経過についてわかり
やすく説明する．その際，患者が注意すべき点を根拠を示しながら説明すると
よい．検査を適正に受けられるように検査前日・当日は飲食制限があり，前日
21時から絶食，検査当日は3時間前までは少量の水を摂取できる．口紅やマニ
キュアは除去し，義歯や眼鏡，装飾品は外してもらう．

　内視鏡の挿入前は，胃の中の粘液や泡をなくし，粘膜が十分に観察できるよ
うに消化管ガス駆除薬（ジメチコンなど）を飲んでもらう．次に，リドカイン
などで咽頭麻酔をし，鎮痙薬としてブチルスコポラミン臭化物を筋肉注射して
上部消化管の蠕動と分泌を抑制する．医師は，経口や経鼻から内視鏡を胃内に
挿入する．挿入時は左側臥位になり，マウスピースを口にくわえてもらう．

　検査中は，意識はあるが発言できないため，苦痛時のサインを決めておく．
また，緊張すると咽頭が狭くなるため，腹式呼吸を促すとよい．看護師は検査
の進行状況を説明したり，適宜声掛けやタッチングを行い，緊張の軽減や苦痛・
不安の緩和を行う．ポリープが見つかった場合は，内視鏡で生検目的の切除を
する場合もある．また，使用された薬剤の副作用（有害事象）による頻脈や低
血圧，消化管の出血・穿孔が生じた場合は腹痛，悪心・嘔吐，血圧低下や頻脈
の症状が出現するため，検査中の副作用の観察が重要となる．

　検査終了後は安静とし，合併症の早期発見，転倒・転落防止が必要となる．
咽頭麻酔による誤嚥防止のため，検査終了後の1時間程度は禁飲食である．鎮
静薬や鎮痙薬による副作用として，眩暈やふらつき，物がぼやけるなどがない
かを観察し，終了となる．

---

4 胃　癌
gastric cancer

① 胃癌とは

　胃癌は日本における代表的ながんであり，1960年代にはすべてのがんによる
死亡の約40%を占めていた．ほとんどの場合で，ヘリコバクター・ピロリ感染
による胃粘膜萎縮と関連がある．昨今のピロリ菌感染率の低下，およびピロリ
菌感染者に対する除菌療法に伴い，今後減少していくと考えられている．

1 病態

胃癌は胃粘膜の上皮細胞から発生する悪性腫瘍で，組織型は腺癌がほとんどである．肉眼型は，「胃癌取扱い規約」に従い，形態によって0から5型に分類される（図7-10）．また，癌の浸潤が粘膜および粘膜下層にとどまるものを早期胃癌，固有筋層以下に到達しているものを進行胃癌と分類する（図7-11）．胃癌の進行度は壁の深達度とリンパ節転移の程度によって分類され，ステージによって治療方針が決められる（表7-4）．

2 症状

多くの胃癌は無症状である．特に，日本の集団検診で発見される胃癌の約8割は早期癌であり，症状がないことが多い．進行癌に至った場合には，上腹部痛や不快感を呈する．癌から出血した場合には，貧血症状やタール便を認める．肝転移による肝機能異常，腹膜転移による腹水貯留，リンパ節転移や骨転移によるがん性疼痛など，転移巣による症状が診断契機となることもある．

3 診断

胃癌を診断するためには，上部消化管内視鏡検査で生検を行い，病理学的診断をつける必要がある．その後，CTや腹部超音波検査により癌の広がりと転移の有無を確認する．場合によっては，PET-CTやMRI検査が用いられることもある．

4 治療

治療方法には内視鏡的切除，外科的切除，がん薬物療法があり，ガイドラインに基づいて治療方針を選択する．ステージに基づいて胃癌を切除した後に，組織学的な検討により病理学的なステージを決定する．

内視鏡的切除

早期癌のうち，リンパ節転移の可能性がほとんどない場合が適応となる．つ

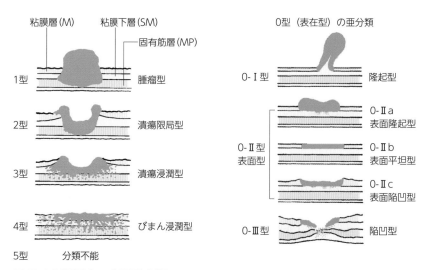

図7-10 ■胃癌の肉眼型分類

早期胃癌　　　　　　　　　　　進行胃癌

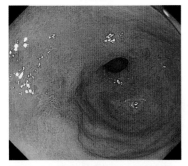

図 7-11 ▉早期胃癌と進行胃癌

表 7-4 ▉胃癌の進行度分類

	N0	N1, N2, N3
T1, T2	I	ⅡA
T3, T4a	ⅡB	Ⅲ
T4b	ⅣA	
T/N にかかわらず M1	ⅣB	

T（壁深達度）
T1　粘膜又は粘膜下組織
T2　粘膜下組織を越えるが，固有筋層にとどまる
T3　固有筋層を越えるが，漿膜下組織にとどまる
T4　漿膜表面に接しているかまたは露出（T4a），
　　あるいは他臓器に及ぶ（T4）

N（リンパ節転移の程度）
N0　領域リンパ節転移なし
N1　1～2 個の転移
N2　3～6 個の転移
N3　7 個以上の転移

M（その他の転移）
M0　領域リンパ節以外の転移なし
M1　領域リンパ節以外の転移あり

日本胃癌学会編．胃癌取扱い規約．第 15 版，金原出版，2017，p.17，20，24，26 より抜粋．

まり，ステージⅠと判断した胃癌の一部に限られる．内視鏡的粘膜切除術
（endoscopic mucosal resection：EMR）および，内視鏡的粘膜下層剝離術
（endoscopic submucosal dissection：ESD）が行われる．近年では，より広範
囲を確実に一括切除できる ESD が用いられることが多い．切除後は，年に 1～
2 回の内視鏡検査による経過観察が望ましい．

▍ 外科的切除

　内視鏡的切除が適応とならない早期癌や，ステージⅡ・Ⅲが適応となる．第 2
群のリンパ節までを郭清して，幽門側胃切除，あるいは胃全摘術を行う定型
手術が基本である（図7-12）．近年では，腹腔鏡手術が選択されることも増え
てきている．胃切除後は，再建術も行われる．根治的な切除が困難な進行癌で
も，通過障害を回避するための緩和的な手段として，胃空腸バイパス術を行う
こともある．

▶ 胃癌手術後の合併症

①ダンピング症候群*

　早期ダンピング症候群は，食後 30 分以内に起こる．腸に食物が流れ込むこ
とにより食後 30 分以内にさまざまなホルモンが分泌され，腸液分泌が亢進し
て血管内脱水になるなどの理由から倦怠感，動悸，冷汗，めまいやしびれ感な

📖*用語解説

ダンピング症候群
胃の幽門機能が失われると
食物が急に腸に流れ込む状
態となり，このために起こ
る症状をダンピング症候群
と呼ぶ．いずれも食事療法
が第一選択で，高タンパク，
高脂肪，低炭水化物食によ
り液体成分を減らし，一回
の食事量を制限して頻回に
摂取するよう指導する．

どが出現する.

　後期ダンピング症候群は，食後2〜3時間後に起こる．食後に血糖値が急に上がることに反応して，インスリンが過剰に分泌されて低血糖となり，倦怠感や動悸，冷汗などが出現する.

②貧血

　ビタミン B_{12} は胃で分泌された内因子と結合することにより，回腸の末端から吸収される．胃切除により内因子との結合が不十分になると，効率的に吸収できなくなるため，ビタミン B_{12} 欠乏を起こして大球性貧血を来す．体内の蓄積がなくなる術後3〜5年後には，注射による補充が必要とされている.

幽門側胃切除術の切除範囲と再建方法

切除範囲　　　　　　　　　　　　　　　再建方法

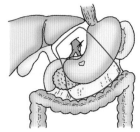
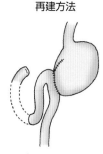
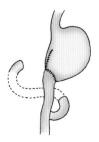

ビルロートⅠ法　　ビルロートⅡ法　　Roux - enY法

胃全摘術の切除範囲と再建方法

切除範囲（脾合併切除の場合）　　　　　　　再建方法

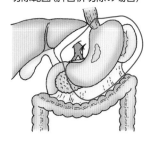
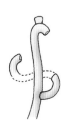
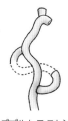
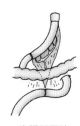

Roux - enY法　　ダブルトラクト法　　空腸間置法

噴門側胃切除術の切除範囲と再建方法

切除範囲　　　　　　　　　　　　　　　再建方法

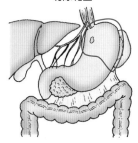
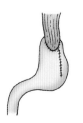
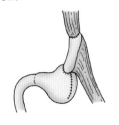

食道胃吻合法　　　　　　空腸間置法

図 7-12 ■胃癌に対する術式と再建方法

■ がん薬物療法

　ステージⅡ・Ⅲでは，外科的切除後の再発を抑制するため，術後の補助がん薬物療法の有用性が示されている．治癒切除が不能な癌や，術後の再発胃癌に対しては，S-1（テガフール・ギメラシル・オテラシルカリウム配合）と白金製剤の併用を中心とした薬物療法を検討する．また，抗がん薬だけでなく，分子標的治療薬として，血管新生阻害薬であるラムシルマブ，およびHER2過剰発現の胃癌に対するトラスツズマブが使用されている．近年，胃癌に対するニボルマブなどの免疫チェックポイント阻害薬などさまざまな薬剤の有用性が示されており，臨床応用されている．

plus α

胃癌に対する免疫チェックポイント阻害薬
腫瘍細胞は免疫チェックポイントを介して免疫細胞からの攻撃を逃れていることが明らかにされてきた．ニボルマブはこれを阻害して免疫活性を高めることにより抗腫瘍効果を発揮する薬剤であり，胃癌では2017年9月に承認された．

Study

ヘリコバクター・ピロリ感染症

　ヘリコバクター・ピロリの感染は，約80%が家庭内感染である．感染時期は主として5歳以下であり，いったん感染すると生涯にわたって感染が持続する．薬物による治療を行わない場合には，慢性的な萎縮性胃炎を起こす．この慢性炎症を背景として胃・十二指腸潰瘍や胃過形成性ポリープ，胃腺腫，胃癌などさまざまな胃疾患を引き起こす．

　内視鏡検査により粘膜萎縮を認めた場合には，ヘリコバクター・ピロリの感染を診断する．診断法としては，内視鏡検査時に組織を採取して行う迅速ウレアーゼ試験のほか，尿素呼気試験や便中抗原検査など，さまざまな生体試料を用いた検査法が広く用いられている．

　日本では，2013年からヘリコバクター・ピロリ感染胃炎が保険病名として認められ，原則として感染者全員が除菌治療の対象となった．除菌されると，胃粘膜の慢性活動性胃炎が消退するため，胃・十二指腸潰瘍の再発は著明に抑制され，胃過形成性ポリープも退縮する．また，胃癌に対する胃切除後には，残存する胃に新たな癌が発生する可能性があるため，術後も定期的な内視鏡検査が必要とされているが，最近の研究では，除菌治療により内視鏡切除後の新たな胃癌の発生率が下がることが明らかにされている．

② 胃癌の患者の看護

1 胃切除術・胃再建術後の看護

■ 胃切除の部位，範囲の把握

　術後は，1病日から早期離床が始まる．術後の疼痛は一般的に術後疼痛自己調節法で管理される．術後3～4日目ごろから術後疼痛は緩和される．このころから早期離床も拡大され，現実の自己や今後の自己に対して関心が向くようになる．術後7日目ごろには，特に創傷に問題がなければ抜糸（スキンステープラー使用時は抜針）される．

　3分の1，あるいは2分の1など，胃のどの部位をどの程度切除したかによって，胃の移送機能の障害の程度が異なる．例えば，正常では幽門括約筋の機能により，胃の中で粥状になった内容物の適量を十二指腸に送り出しているが，幽門側切除を実施した患者は，幽門括約筋の機能が失われるため，十二指腸への胃内容物の移送が急速になる．近年では，機能消失を最小限にとどめるた

め，幽門輪を可能な限り温存するようになってきている．看護師は術式の理解と切除範囲の把握が重要であり，特に以下の点に留意する．

▶ 移送機能の障害に伴う逆流性食道炎

噴門側切除患者の場合は，胃酸の逆流を主とする酸性の液体物が逆流しやすく，患者からは「すっぱいものが上がってくる」という発言が聞かれる．胃全摘術を受けた患者の場合は，胆汁や膵液などアルカリ性の液体物が逆流しやすく，「苦いものが上がってくる」という発言が多い．これらの液体の化学的刺激によって，逆流性食道炎を引き起こしやすい．

▶ ダンピング症候群

ダンピング症候群は，胃切除後の患者に代表的な症状である．ダンピング（dumping）は，ダンプカーのダンプと同じ意味で，「ドカッと落ちる」という意味である．早期ダンピング症候群と，後期ダンピング症候群の2種類がある．

早期ダンピング症候群は，食後約30分に出現する．摂取した食内容物の高張な食物が急速に小腸に移送され，小腸内が高浸透圧となり，組織外液が血管内から腸管内に移行するために腸管が拡張し，循環血液量が減少する．手術後1〜2週間の，ある程度食事が摂取できるようになったころに発症することが多い．主な症状は冷汗，動悸，眩暈（めまい），顔面紅潮，全身倦怠感などである．腹痛や下痢，悪心・嘔吐などの腹部症状を訴える場合もあり，症状が治まるまで横になって安静にしておくことが対処方法である．

後期ダンピング症候群は，食後約2〜3時間に出現する．食物を摂取した後，摂取された糖分が急速に小腸に達し，吸収されると一過性に高血糖となり，インスリンの過剰分泌が起こる．それが続くと，血糖を下げるためにインスリンが過剰に分泌され，その結果として低血糖を生じる．主な症状は低血糖やめまい，脱力感，冷汗などである．病院内であれば糖分の高い点滴の処置がなされるが，外出中であれば，飴などで血糖を上げるなどの対処方法を説明する．

▶ 術後の下痢や嘔吐などの消化器症状

切除した範囲にもよるが，胃面積の縮小により消化・吸収機能障害が生じる．本来の胃には消化と吸収の機能があり，食物から栄養素を取り込むために分解し（消化），消化された物質を栄養素として体内に取り入れる（吸収）．胃切除によりこれらの機能が縮小され，胃液との混和不足や胃液の分泌低下により，下痢や嘔吐を生じやすくなる．特に胆嚢も一緒に摘出した場合，胆汁がそのまま十二指腸へ多量に排出されるため，余分な胆汁酸が腸粘膜を刺激して下痢が生じる．下痢や嘔吐が続くと低栄養となり，体力低下を来す．体重も，一般的に8〜10kgの減少を認める．

▶ イレウス

食事摂取量の低下に伴う水分摂取量の低下と，開腹術後の腸管運動の低下により起こる場合が多い．症状は腹部膨満感や悪心・嘔吐，腸蠕動音の消失・減弱などである．

　胃面積の縮小に伴い，胃粘膜から分泌されるビタミン B12 結合タンパク質内因子の欠如が認められる．また，胃酸の分泌不足によって，栄養やビタミンの吸収不足を引き起こしやすくなる．鉄分とビタミン B12 の吸収が不足すると赤血球の合成に支障を来し，鉄欠乏性貧血やビタミン B12 欠乏性貧血となりやすい．ビタミン B12 は肝臓で蓄えられているが，術後 3 ～ 5 年経過するとその蓄えもなくなり，貧血症状を生じる．

▶ 骨障害

　胃面積の縮小に伴う胃酸の減少によって，カルシウムとビタミン D の吸収が悪くなり，骨密度が落ち，骨粗鬆症を生じる．骨障害は，術後すぐよりも数年後に生じやすく，全体の 30 ～ 40％と報告されている．特に，女性の場合は更年期障害と重なると重症度が増すため留意が必要である．

▶ 小胃症状

　手術後の胃再建により，食後にもたれ感や少し食べただけでおなかがいっぱいという感覚を生じ，食事を十分に摂取できない状況が生じる．症状としては食後の膨満感や腹痛，嘔吐などを起こしやすい．

▊ 必要な看護実践

▶ 生活の調整（食事指導）

　消化の良い食べ物を少しずつ分ける分食とする必要性を説明する．一口を約 30 回噛んで飲み込むことで，消化液の分泌を活発にしたり，食物が急激に腸内へ移送されるのを防止し，ダンピング症候群の出現を予防することをわかりやすく説明する．さらに，食事時間はゆっくり約 30 分かけ，食後は適宜，座ったまま休息を取り，消化を促すよう指導する．

　貧血の予防には，鉄分の多いレバーや卵黄，ビタミン B12 を多く含むチーズや魚介類を用いて，メニューを工夫するとよい．状況によって，ビタミン B12 内服・注射が行われるため，その必要性を説明する．イレウス予防には，食物繊維の多い食品を摂取するとよい．しかし，レンコンやゴボウ，タケノコ，キノコ類は注意を要する．

　骨粗鬆症には，カルシウムを多く含む牛乳，乳製品，ひじき，昆布，小魚，大豆製品などを用いたメニューを工夫するとよいことを，パンフレット等を用いて指導する．栄養士とも連携しながら関わる．

▶ 悪化の予防

　術後は，食べてはいけない食物はないが，消化の良い食物や栄養価の高い食物，メニューを説明したり，予防的な食べ方について，患者や家族の生活と照らし合わせて，教育的な関わりが重要である．ほかに，体力低下予防のためのストレッチや運動の必要性についても説明する．

▶ 苦痛の緩和

　手術に対して，回復を期待して臨んだにもかかわらず，手術後，思うように

食べられない状況や下痢，嘔吐などの腹部症状に悩む患者も多い．焦燥感を感じ，「こんなはずではなかった……」と，術後の症状に苦悩する患者もいる．手術前に，手術後の機能障害について説明されていても，十分にイメージができている患者は少なく，そのときになって，二次的な苦痛を生じやすい．食事に関しては，食べたいものを食べたいときに，自分のペースで少しずつ食べればよいことを，対話を通じて患者に寄り添いながら教育的に説明する．

▶ 不安の緩和

家族と食事のペースが異なったり，職場での会食がおっくうになるなど，自分の殻に閉じこもり，生活そのものが縮小しやすい．患者の話を傾聴し，食事に対する思いを表出させたり，共感的態度で関わる．胃癌術後の患者には，さまざまな困難が生じやすい[1]．患者や家族が望む生活に向けて，どうしたらよりよいかを共に考える姿勢が最も重要である．

胃瘻・空腸瘻造設と看護

胃瘻・空腸瘻は，経口から食物や水分を摂取できなくなった場合に，栄養補給をするために造設される．また，消化管癌に伴うイレウスや消化管狭窄によって貯留した消化液を排出する減圧目的でも造設される場合もある．近年では，胃瘻造設には経皮的内視鏡下胃瘻造設術（percutaneous endoscopic gastrostomy：PEG）が行われる．

胃瘻造設の適応患者：嚥下・摂食障害，脳血管障害・認知症のため自発的に食物を摂取できない患者，神経筋疾患による食物の摂取不能もしくは嚥下障害，頭部・顔面外傷による食物摂取困難，咽喉頭・食道・胃噴門部狭窄，繰り返す誤嚥性肺炎，減圧療法（幽門狭窄や小腸閉塞）など．

胃瘻造設が禁忌となる患者：咽喉頭・食道狭窄のため内視鏡が通過できない患者，出血傾向，急性期のイレウス，腹壁を貫通できない患者（腹水，肥満の状態）など．

空腸瘻は，胃全摘術や食道胃吻合術を受けた患者などで，口からスムーズに食物が摂取できない場合に，空腸に直接カテーテルを挿入する方法である．胃瘻・空腸瘻カテーテルにはボタン型バルーン，チューブ型バルーン，ボタン型バンパー，チューブ型バンパーの4つのタイプがある．どのタイプにするかは，患者の状態によって医師が決定する．看護師は，栄養補給をするための正しい注入手技と家族への支援，空腸瘻の管理が重要となる．

▌胃瘻・空腸瘻造設術を受ける前の看護のポイント

胃瘻・空腸瘻による栄養補給の必要性の理解と，患者・家族が十分に納得したうえで，胃瘻・空腸瘻造設術を受け入れているかを把握する．また，胃瘻・空腸瘻造設後の生活や利用できる社会資源やサービスなどについて，患者・家族の反応をみながら説明する．

胃瘻の手術時間は，10～15分程度である．局所麻酔下で，経口的に内視鏡やカテーテルを挿入して行われる．そのため，肺炎予防として口腔ケアが必要となる．また，便秘による腸管内のガスや便の貯留があると手術が困難なため，手術前には排便状態を整えておくよう説明しておく．手術当日は，術後合併症（出血，腹膜炎，挿入部からの栄養剤の漏出，挿入部周囲皮膚炎，胃食道逆流，下痢，便秘，誤嚥性肺炎など）の予防のため，禁飲食となる．この点も術前から患者・家族に説明し，協力を得る．

▌胃瘻・空腸瘻造設術を受けた後の看護のポイント

胃瘻・空腸瘻の造設は，胃内腔と腹壁外をつなぐ瘻孔をつくりカテーテルを留置するため，手術後の約1週間

は合併症を発症する確率が高いとされている．挿入部を含め，起こしやすい合併症の予防のための綿密な観察が重要となる．造設された胃瘻・空腸瘻は，一時的な造設の場合もあるが，生涯を通じて使用する患者もいる．胃瘻・空腸瘻の位置を十分に確認し，患者・家族にとって管理しやすい胃瘻・空腸瘻をつくること，さらに生涯を通じた自己管理の重要性，気になる点は遠慮なく看護者に報告・相談するよう，わかりやすく説明する看護などが大切である．

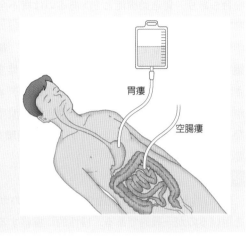

胃瘻

空腸瘻

5 機能性ディスペプシア

functional dyspepsia：FD

1 機能性ディスペプシアとは

1 病態・症状

　機能性ディスペプシア（functional dyspepsia：**FD**）は，器質的疾患を認めない，胃・十二指腸領域に起因すると考えられる「つらいと感じる食後のもたれ感」「つらいと感じる早期飽満感」「つらいと感じる心窩部痛」「つらいと感じる心窩部灼熱感」のうちの一つ以上を有する状態とされている．症状の頻度や程度により Rome Ⅳ* に従って診断，治療を行う．それぞれの症状を患者が「QOL を低下させるほどのつらい，厄介な症状」と感じることが診断の要件とされているが，日常診療では検査で器質的異常を認めないため，医療者からはややもすると異常なしと診断されてしまい，医師と患者関係の構築が難しいケースがあり注意を要する．

　FD の病態は一般的に多因子が相互に複雑に絡み合うケースが多く，単純には原因が特定できないことが多い．胃適応性弛緩の低下，胃排出障害，胃・十二指腸の知覚過敏，十二指腸の微小炎症，精神心理的要因，食事因子，消化管細菌叢などが病因として考えられている．

　食物が胃内に流入したとき，胃の入り口である胃底部は胃内圧を上昇させることなく拡張する．これを**胃適応性弛緩反応**と呼び，胃内容積を増加させて食物を胃内に貯留させるための重要な生理機能である．FD の約 40％でこの胃適応性弛緩が障害されており，精神的ストレスや急性胃腸炎の感染後に多い．また，FD 患者の約 30％は，胃排出遅延を認める．重度の胃不全型麻痺*は，食欲低下や嘔吐の原因となるが，胃不全型麻痺があるにもかかわらず症状がない

Rome Ⅳ
機能性消化管障害（functional gastrointestinal disorders：FGIDs）に対する専門家による国際的コンセンサスガイドライン．1988 年に過敏性腸症候群の診断・治療に対するコンセンサスとして Rome Ⅰ が発刊された．FGIDs に関するコンセンサスガイドラインとして 10 年に 1 度改訂され，Rome Ⅱ，Rome Ⅲ と続いた．最新版は 2016 年に改定された Rome Ⅳ であり，国際的に利用されている．

胃不全型麻痺（gastroparesis）
胃運動が極端に低下もしくは停止した状態．原因としては胃術後，糖尿病，抗精神病薬などによる薬剤性が多い．胸やけ，悪心，食欲低下，腹痛，嘔吐などの症状の原因になることがある一方，自覚症状を認めないケースも多い．

場合もあり，胃運動機能とFDあるいは胃不全型麻痺に関する病態機序は未だ解明されていないことも多い．胃・十二指腸の知覚過敏は，酸や脂質などの化学的刺激が関与していると考えられている．最近では，十二指腸における内視鏡では視認できない顕微鏡的な軽度の炎症性変化がFDと関連することが報告され，注目されている．精神心理的要因はディスペプシア症状に関連することがよく知られており，重要である．さらに消化器症状によって不安やストレスなどの精神症状を悪化させるため，負の循環を来すことから，脳腸相関*の重要性が示唆されている．

2 診断

FDの診断は世界的な機能性消化管障害のガイドラインともいえるRome Ⅳを用いるのが一般的である．慢性的に推移する，前述の**つらいと感じる症状**のいずれか一つを認め，上部消化管内視鏡検査などを含む検査で，症状を説明しうる器質的，全身的，代謝的疾患を認めず，病悩期間として6カ月以上前から症状があり，最近3カ月間は継続して症状を有していることが診断に必要である．さらに，つらいと感じる**食後のもたれ感，早期飽満感**のいずれかを認める場合に食後愁訴症候群（postprandial distress syndrome：PDS），つらいと感じる**心窩部痛，心窩部灼熱感**のいずれかを認める場合に心窩部痛症候群（epigastric pain syndrome：EPS）と診断する(表7-5)．両者を合併している場合は，「PDSとEPSのオーバーラップ症候群」とする．

器質的疾患としては胃癌や胃・十二指腸潰瘍，逆流性食道炎などの除外が重要であるが，ヘリコバクター・ピロリ感染胃炎を認める場合は注意が必要である．ディスペプシア症状を認めるヘリコバクター・ピロリ感染胃炎の中で，一部の症例ではピロリ菌の除菌治療によってディスペプシア症状が改善する．除菌治療により，ディスペプシア症状が改善する場合は，Rome Ⅳでは**ヘリコバクター・ピロリ関連ディスペプシア**（*Helicobacter pylori* -associated dyspepsia：HpD）*としてFDとは別の病態として定義されている．

つまり，FDの診断ではヘリコバクター・ピロリ感染胃炎を含む器質的疾患を上部消化管内視鏡検査でスクリーニングすることと，ヘリコバクター・ピロリ陽性だった場合は，まず除菌治療を先行して行うことが重要である．

3 治療

FDは多因子による疾患群であり，症状から病態を診断し，治療を行う．

PDSの場合，胃排出遅延や胃適応性弛緩障害の改善を目標に，まず消化管運動機能改善薬を使用する．アセチルコリンエステラーゼ阻害薬のアコチアミドは，アセチルコリンの分解を抑制し，アセチルコリンの量を増加することなどにより胃前庭部および胃体部の胃の蠕動運動を増強させ，PDSの第一選択となる．ほかに，保険適用はないが，消化管運動機能改善薬として選択的セロトニン$5-HT_4$受容体作動薬であるモサプリド，ドパミン受容体拮抗薬であるメトクロプラミド，ドンペリドン，イトプリドが使用されることもある．

表 7-5 ■ FD, PDS, EPS の診断基準

B1. 機能性ディスペプシア（functional dyspepsia：FD）の診断基準
1. 以下の項目が 1 つ以上あること
   a）つらいと感じる食後のもたれ感
   b）つらいと感じる早期飽満感
   c）つらいと感じる心窩部痛
   d）つらいと感じる心窩部灼熱感
2. 症状の原因となりそうな器質的疾患（上部内視鏡検査を含む）が確認できない
※ B1a および B1b の診断基準を満たす必要がある
※ 6 カ月以上前から症状があり，最近 3 カ月間は継続して症状を有していること

B1a. 食後愁訴症候群（Postprandial distress syndrome：PDS）の診断基準
少なくとも週に 3 日，以下の 1 つか 2 つを満たす
1. つらいと感じる食後のもたれ感
2. つらいと感じる早期飽満感
上部消化管内視鏡検査などを含むルーチン検査で，症状を説明しうる器質的，全身的，代謝的疾患がない
6 カ月以上前から症状があり，最近 3 カ月間は継続して症状を有していること
補助的基準
・食後の心窩部痛や灼熱感，心窩部膨満感，過剰なげっぷ，嘔気も存在しうる
・嘔吐は別の疾患を考えるべき
・胸やけはディスペプシア症状ではないが，しばしば共存する
・排便や放屁で軽減する症状は一般的にはディスペプシア症状とは考えない
GERD や IBS に由来するような他の消化器症状や症候群が PDS と共存することもある

B1b. 心窩部痛症候群（Epigastric pain syndrome：EPS）の診断基準
少なくとも週に 1 日，以下の 1 つか 2 つを満たす
1. つらいと感じる心窩部痛
2. つらいと感じる心窩部灼熱感
上部消化管内視鏡検査などを含むルーティン検査で，症状を説明しうる器質的，全身的，代謝的疾患がない
6 カ月以上前から症状があり，最近 3 カ月間は継続して症状を有していること
補助的基準
・痛みは食事摂取で誘発されたり，軽減したり，あるいは空腹時に起こる
・食後の心窩部膨満感，曖気，嘔気も存在しうる
・持続性嘔吐は別の疾患を考えるべき
・胸やけはディスペプシア症状ではないが，しばしば共存する
・痛みは胆道痛の基準を満たさない
・排便や排ガスで軽減する症状は一般的にはディスペプシア症状とは考えない
GERD や IBS に由来するような他の消化器症状や症候群が EPS と共存することもある

EPS に対する治療は，酸に対する知覚過敏，胃酸分泌異常を目標として，PPIや H$_2$ ブロッカーなどの酸分泌抑制薬が第一選択である．新しい機序で強力な酸分泌抑制効果を有するカリウムイオン競合型アシッドブロッカー（P-CAB）の FD に対する有用性はまだ明らかではないが，効果発現の速さなども含め FDへの奏功が期待されており，今後の研究と応用が期待される．

FD には精神的ストレスやうつ病，不安障害などが影響を与える場合があり，抗うつ薬・抗不安薬が使用されることがある．

漢方薬は，従来より胃腸症状を含めた身体的症状に対して処方されてきた．六君子湯は，食欲ホルモンとして知られるグレリンの上昇効果があり，FD に対して効果があると考えられ，漢方薬で初めて Rome Ⅳにも有効性が記載されている．

2 機能性ディスペプシアの患者の看護

　機能性ディスペプシア（FD）は，内視鏡や胃バリウム検査などの検査をしても，胃にがんや潰瘍といった病変は認められず，症状を丁寧に問診して診断されるという特徴がある．以前は，慢性胃炎や神経性胃炎，胃痙攣といった診断がつくことが一般的であったが，近年，機能性ディスペプシアという名称がつけられた．ストレスや過労が原因とも言われており，現代病の代表的なものである．そのため，その原因となるストレス要因の除去や休息・睡眠の確保などが大切であることを説明する．看護としては積極的に患者の訴えを傾聴し，その患者の心因的要因・身体的要因をアセスメントして，原因を緩和・削減するような方法を提案する．また，症状があるときは，刺激物を控え，消化の良い食品を食べるよう説明するとよい．その患者の生活と照らし合わせてどうしたらよいかを一緒に考えたり，生活習慣を改善したりするような姿勢をもち，教育的に関わる援助が重要である．

❗ 臨床場面で考えてみよう

Q1 吐血を訴えて救急外来を受診した患者がいる．どのような注意を払うべきか．

Q2 出血性胃潰瘍で入院した患者が退院する．どのような情報を医師記録から読み取り，患者に指導すればよいか．

Q3 胃癌健診を受けたところ，胃ポリープを指摘され心配している患者に対して，どのような説明が必要か．

Q4 胃癌治療として胃全摘術を受けた．食事を開始したところ，食後20分ほどでめまいや動悸が出現するようになった．どのように患者指導を行えばよいか．

Q5 健診で萎縮性胃炎を指摘され，その後ヘリコバクター・ピロリ感染の除菌療法を受けた患者に，今後の胃癌健診の必要性についてどのように伝えるとよいか．

Q6 胃癌治療のために入院した50代の患者から，子どもに胃癌が遺伝しているのではないか心配との相談を受けた．どのような点に注意するとよいか．

Q7 機能性ディスペプシアと診断された患者がクリニックに定期的に通院し，PPIを定期的に処方されているが，胃もたれ症状が改善していない．患者に聴くべきことは何か．

Q8 紹介されてきた患者が前医で慢性胃炎と診断され，粘膜防御因子増強薬の処方を受けていた．どのような問診を行うべきか．

考え方の例

1 第一に，バイタルサインを確認する．吐物の色や性状，量などを把握して伝達する．家族の連絡先も確認する．吐血時には誤嚥や窒息が起こらないよう，体勢などに注意する．

2 医師記録よりピロリ菌感染診断の結果，およびNSAIDs内服歴を確認する．ピロリ菌感染に伴う胃潰瘍の場合は，除菌治療およびその判定スケジュールを確認する．患者がスケジュールを把握できているか確認し，治療における重篤な副作用や再出血を疑う症状がみられた際は，病院へ連絡するよう促す．NSAIDs内服を継続する患者には，PPI等の消化性潰瘍治療薬の併用の重要性の理解度を確認する．

3 健診で指摘される頻度の高い胃ポリープは，過形成性ポリープと胃底腺ポリープである．それぞれの病態と治療法は大きく異なることを説明する．

4 胃が切除されたことにより，食事内容が急速に小腸へと排出されることが引き金となって起こる早期ダンピング症候群と考えられる．まず，よく噛んでゆっくり食べること，食事中の水分摂取を控えることを指導する．

5 除菌療法による胃癌の予防効果は，全例で認められるわけではないため，除菌療法後も胃癌健診を受けるよう提案する．

6 日本において遺伝性の胃癌はほとんど認められないものの，家族歴を聴取し，家系内に若年での胃癌発症がないかを確認する必要がある．また，ヘリコバクター・ピロリ感染はその感染経路の特徴から家族内に集積する傾向があるため，感染診断の必要性について医師と相談するよう提案する．

7 処方される薬は毎日服用しているのか，いつ服用しているのかなどを聴取する．

8「症候性胃炎」としての症状として胃もたれや胸やけ，心窩部痛などの症状があるかどうか，「内視鏡的胃炎」として，今までに上部消化管内視鏡検査を受けているかどうか，ヘリコバクター・ピロリ胃炎の感染診断を今までに受けたことがあるかどうか，その場合は，除菌歴があるかどうかを確認する．

引用・参考文献

胃炎

1）Katz, D. et al. "Gastric Erosions and Acute Gastrointestinal Lesions". InProgress in Gastroenterology（Vol. 1）Glass, G.B.J. ed. Grune, 1968, p.67-96.

2）瀧澤初ほか．急性胃炎・慢性胃炎．綜合臨牀．56（増刊），2007, p.1075-1081.

3）洲崎文男．急性胃炎・急性胃粘膜病変．medicina．52（10），2015, p.1670-1672.

4）高橋信一．上部消化管疾患に対する Helicobacter pylori 除菌療法．日本消化器病学会雑誌．2003, 100（11），p.1285-1294.

5）Dixon, M.F. et al. Classification and grading of gastritis. The updated Sydney System. International Workshop on the Histopathology of Gastritis, Houston 1994. Am J Surg Pathol. 1996, 20（10），p.1161-1181.

6）Fukase, K. et al. Effect of eradication of Helicobacter pylori on incidence of metachronous gastric carcinoma after endoscopic resection of early gastric cancer：an open-label, randomised controlled trial. Lancet. 2008, 372（9636），p.392-397.

7）Stanghellini, V. et al. Gastroduodenal Disorders. Gastroenterology. 2016, 150（6），p.1380-1392.

8）春間賢監修．胃炎の京都分類．2014.

胃・十二指腸潰瘍（医学）

1）崎田隆夫ほか．悪性潰瘍の内視鏡診断：早期診断のために．日本消化器病学会雑誌．1970, 67, p.984-989.

2）Horibe, M. et al. A simple scoring system to assess the need for an endoscopic intervention in suspected upper gastrointestinal bleeding：A prospective cohort study. Dig Liver Dis. 2016, 48（10），p.1180-1186.

胃・十二指腸潰瘍（看護）

1）山田幸宏編著．看護のための病態ハンドブック．改訂版，医学芸術社，2007, p.206.

胃癌

1）中村美鈴ほか編．"第4章消化・吸収能障害をもつ人の看護"．消化・吸収機能障害／栄養代謝機能障害．メヂカルフレンド社，2007,（新体系看護学全書，機能障害からみた成人看護学2）．

2）中村美鈴ほか．"第9章内視鏡手術を受ける患者の看護"．明石惠子ほか編．メヂカルフレンド社，2017,（新体系看護学全書，経過別成人看護学2）．

3）中村美鈴ほか．上部消化管がん患者が手術後の生活で困っている内容とその支援．自治医科大学看護学部紀要．2005, 3, p.23.

機能性ディスペプシア

1）Stanghellini, V. et al. Gastroduodenal Disorders. Gastroenterology. 2016, 150（6），p.1380-1392.

2）森英毅ほか．機能性ディスペプシア．月刊カレントテラピー，2018, 36（7），p.66-72.

3）Suzuki, H. et al. Helicobacter pylori：Helicobacter pylori gastritis-a novel distinct disease entity. Nat Rev Gastroenterol Hepatol, 2015, 12（10），p.556-557.

4）Mori, H. et al. Gender Difference of Gastric Emptying in Healthy Volunteers and Patients with Functional Dyspepsia. Digestion. 2017, 95（1），p.72-78.

8 | 小腸・大腸・肛門疾患

潰瘍性大腸炎 大腸の粘膜に炎症が生じ，びらんや潰瘍を形成する非特異性炎症性腸疾患

クローン病 免疫異常などの関与が考えられる肉芽腫性炎症疾患

症状 下痢，血便，腹痛，発熱，体重減少，栄養障害，貧血，関節痛，皮膚病変

> 潰瘍性大腸炎は主に粘膜に起こる病変であり，固有筋層には影響しないが，クローン病は全層性に病変を来す

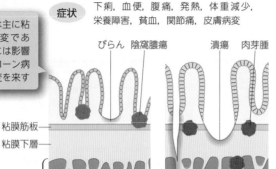

粘膜筋板
粘膜下層
固有筋層
漿膜

潰瘍性大腸炎　　クローン病

腸結核 ヒト型結核菌が腸に感染する腸管感染症

大腸憩室症 大腸の管腔内圧が上昇し，大腸壁が圧迫されて外方に突出する

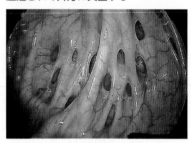

大腸憩室症

虚血性大腸炎 大腸の過剰な収縮で大腸を栄養する血管に血流異常が生じ，大腸粘膜に腫れやびらん，潰瘍が発生する

症状 強い腹痛（特に左下腹部），下血（鮮血）

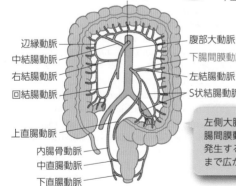

上腸間膜動脈
辺縁動脈
中結腸動脈
右結腸動脈
回結腸動脈
上直腸動脈
内腸骨動脈
中直腸動脈
下直腸動脈

腹部大動脈
下腸間膜動脈
左結腸動脈
S状結腸動脈

> 左側大腸に好発する．下腸間膜動脈の血流領域で発生するため，横行結腸まで広がることはない

過敏性腸症候群 形態的（器質的）な異常がないにもかかわらず，慢性的に下痢や便秘などの便通異常と腹痛や膨満感，腹部不快感などの腹部症状を引き起こす病態の総称

虫垂炎 感染により虫垂が炎症を起こした状態

直腸脱 肛門から直腸（全層）が脱出する

> ここがちがう！

脱肛（肛門粘膜脱） 肛門や直腸粘膜が肛門外に脱出する

薬剤性大腸炎 薬剤によって，大腸や直腸にびらんや潰瘍を発症する

症状 下痢，腹痛，血便，下血，発熱

原因となる薬剤 抗菌薬が多い　ほかに NSAIDs や抗がん薬

裂孔 歯状線より肛門側に傷がついて肛門上皮が裂けたり，痔核が脱出することで周囲の粘膜が引っ張られて起こる

224

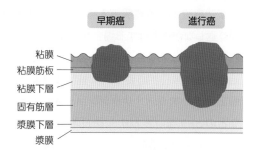

大腸ポリープ 粘膜由来の良性腫瘍

臨床的には，大腸の内側にできるイボのように盛り上がった病変のことをいう

100 個以上のポリープ ➡ **大腸ポリポーシス**

癌化のリスクがある

症状 通常，無症状

大腸癌
・大腸粘膜から発生する悪性腫瘍
・結腸癌と直腸癌に分けられる
・ほとんどが腺癌である

横行結腸癌
上行結腸癌
下行結腸癌
S状結腸癌
盲腸癌
直腸癌

結腸癌

症状
右側結腸：貧血，腹部腫瘤
　　　　　便が液状のため，閉塞症状は起こりにくい
左側結腸：血便，癌による通過障害で，腹痛，腹部膨満感，
　　　　　便秘，下痢

直腸癌

症状
早期：特異症状はない
進行：血便，排便時違和感，便の狭小化.
　　　閉塞症状は起こしにくい

早期癌　進行癌

粘膜
粘膜筋板
粘膜下層
固有筋層
漿膜下層
漿膜

腸閉塞 腸内容の通過が障害され，腹部膨満や腹痛を来す急性の状態

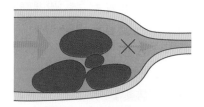

機械的腸閉塞

腸管の狭窄，閉塞による器質的な通過障害

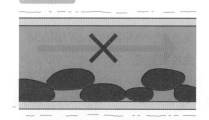

イレウス

腸管の運動麻痺やけいれんによる腸管内容物の停滞

痔 瘻

肛門周囲膿瘍が排膿されるときに，肛門小窩から肛門周囲の皮膚の間に形成されたトンネル状の通路

両方にまたがるものを混合痔核（内外痔核）という

肛門小窩
歯状線
内痔核
外痔核
裂肛
肛門
痔瘻
肛門周囲膿瘍

痔 核

肛門付近に生じる静脈瘤

1 潰瘍性大腸炎

ulcerative colitis：UC

① 潰瘍性大腸炎とクローン病に共通する症状，治療

炎症性腸疾患は消化管にびらんや潰瘍を形成する，免疫異常などの関与が考えられている原因不明の疾患である．若年から中年の発症が多いが，小児や高齢者にもみられる．狭義の炎症性腸疾患には，**潰瘍性大腸炎**と**クローン病**が含まれる．まず，共通する症状，治療等を解説する．

1 症状

主な症状は下痢，血便，腹痛であるが，発熱や体重減少，栄養障害などの全身症状や貧血，関節炎，皮膚病変などの合併症に由来する症状も呈する．

2 治療

薬物療法による**寛解導入療法**と**寛解維持療法**[*]が行われるが，再発・再燃を繰り返しながら進行する場合が多く，社会生活が損なわれることも少なくない．内科的治療は栄養療法と薬物療法が基本となり，速やかな寛解導入による粘膜治癒とその維持が必要で，栄養状態および合併症の改善，QOLの向上，社会復帰を目標とする．メサラジン（5-ASA）や，サラゾスルファピリジン（SASP）などの 5- アミノサリチル酸製剤が基本薬である．

重症および中等症の一部は入院治療となり腸管の安静のために絶食，経腸栄養法，完全静脈栄養，低残渣・低脂肪食・低刺激食，輸液や輸血が行われる．外来治療として在宅での成分経腸栄養法や，完全静脈栄養法が行われる場合は指導が必要となる．

薬物療法は経口薬や坐薬，注腸剤が用いられる．中等症以上では**副腎皮質ステロイド**が用いられ高血糖，骨粗鬆症などの副作用（有害事象）対策が必要となる．難治例では，**免疫調整薬**（アザチオプリン，メルカプトプリンなど），体外循環によって血液中から異常に活性化した白血球を取り除くことで炎症を抑制する**血球成分除去療法**（図 8-1）や**分子標的治療薬**[*]（TNF α阻害薬など）が用いられる．免疫調整薬の副作用として，投与初期の白血球減少や胃腸症状，膵炎，肝機能障害，脱毛などに注意する．TNF α阻害薬では，結核やB型肝炎の再活性化などの感染症対策が必要となる．穿孔，膿瘍，腸閉塞などでは外科的療法が必要となり，術後人工肛門の管理が必要となる場合がある．

② 潰瘍性大腸炎とは

1 病態・症状

病態，分類

潰瘍性大腸炎は，大腸の粘膜に炎症が生じ，びらんや潰瘍を形成する非特異性炎症性腸疾患の一つである（図8-2）．病因は不明であるが，遺伝的素因によ

用語解説

寛解導入療法と寛解維持療法
炎症性腸疾患の治療には，炎症を抑え込む寛解導入療法と，抑え込んだ炎症が再燃しないようにする寛解維持療法がある．治療法には両方に効果のあるものと片方のみの効果のものがある．

分子標的治療薬
体内の特定の分子を狙い撃ちし，その機能を抑えることによってより安全，有効に病気を治療する目的で開発された薬．炎症性腸疾患においては，抗体製剤（TNF α阻害薬，抗IL-12/23抗体，抗α４β７インテグリン抗体）と，低分子化合物（JAK阻害剤）が利用でき，さらに増加していく見込みである．

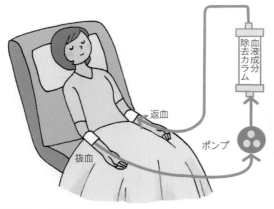

図 8-1 ▇血球成分除去療法

両腕の血管に透析用カテーテルを挿入し，片側から血液を抜き，白血球等を吸着する特殊なフィルターまたはビーズが入った円柱状の容器を通過させることで異常に活性化した白血球等を吸着除去し，吸着後の血液をもう片方のカテーテルから体内に返す．治療時間は約1〜2時間で，回数は疾患と重症度で変わる．白血球除去療法と顆粒球吸着療法の2種類がある．

正常な大腸内視鏡像　　潰瘍性大腸炎の内視鏡像

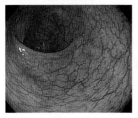
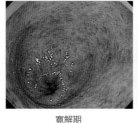
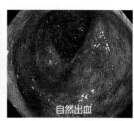

寛解期　　　　　　　中等症　　　　　　　重症

図 8-2 ▇大腸内視鏡像

る免疫異常と腸内細菌，食餌，解熱鎮痛薬の内服を含む環境要因が関与し，慢性炎症を引き起こすと考えられている．

　病期は，**活動期**と**寛解期**に分類される．臨床経過としては再燃寛解型，慢性持続型，急性劇症型，初回発作型に分類され，再燃寛解型が半数を占める．患者数は1970年以降急激に増加しており，2017年度から潰瘍性大腸炎軽症者は助成対象から除外されたため正確な患者数は不明であるが，疫学調査からは約22万人以上と推察されており，世界第2位である．重症度別では，重症3.5%，中等症28.3%，軽症66.1%である．

▎症状

　主な自覚症状として，下痢・軟便，血便，腹痛などが持続的かつ反復的にみられ，症状が悪化すると体重減少や発熱などの全身症状が起こる．腸管合併症として大腸出血，中毒性巨大結腸（図8-3），狭窄，穿孔，大腸癌が発生しうる．

　腸管外合併症としてはぶどう膜炎，原発性硬化性胆管炎，関節炎，結節性紅斑，壊疽性膿皮症（図8-4）などがみられる．

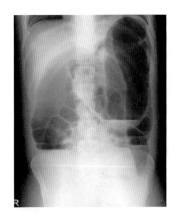

図 8-3 ■中毒性巨大結腸

中毒性巨大結腸は大腸炎が急速に悪化して大腸の動きが止まり，ガスが貯留して大腸が風船のように膨らんでしまう状態をいう（通常6cm以上）．重篤な病態であり，全身性の中毒症状を伴うため，緊急手術が必要になることもある．

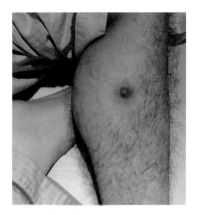

図 8-4 ■壊疽性膿皮症

壊疽性膿皮症は難治性の壊死性皮膚潰瘍で，滲出性紅斑，膿疱，結節などが急速に潰瘍化することで生じる．結節性紅斑も炎症性腸疾患でみられる皮膚所見で，下肢に左右対称に生じる．通常，2～3週間以内に自然に消退する．安静と原疾患の治療が原則となる．

2 検査・診断

診断

診断基準は，臨床症状として持続性または反復性の粘血・血便，あるいはその既往があり，内視鏡検査で，直腸から連続して粘膜びらんや潰瘍を認め，病理組織学的検査で粘膜にびまん性炎症性細胞浸潤，陰窩膿瘍，高度な杯細胞の減少が認められることなどである．注腸X線検査で，潰瘍やハウストラ（大きな襞）の消失を認める場合もある．ただし，感染性腸炎やクローン病，放射線大腸炎，薬剤性大腸炎，リンパ濾胞増殖症，虚血性大腸炎，腸管型ベーチェット病などが除外される必要があるため，薬剤内服歴，CDトキシン*を含む便培養検査や，インターフェロンγ遊離試験（T-spot）などの結核感染の検査などが必要となる．

分類

潰瘍性大腸炎は，病変の広がりにより直腸炎型，左側大腸炎型，全大腸炎型に分類され，臨床的重症度により重症度が判定される（表8-1）．バイオマーカーによる活動性・重症度判定として，近年便中カルプロテクチンが活動性・重症度の判定に参考となり利用されている．ステロイド治療に効果がない抵抗例と，ステロイド漸減中に再燃を来すステロイド依存例，ステロイド以外の厳密な内科的治療下にありながら，頻回に再燃を繰り返すあるいは慢性的に持続するものが，難治性として定義されている．

表 8-1 ■潰瘍性大腸炎の臨床的重症度による分類

	重症	中等症	軽症
排便回数	6回以上		4回以下
顕血便	(＋＋＋)		(＋)～(－)
発熱	37.5℃以上	重症と軽症との中間	(－)
頻脈	90/分以上		(－)
貧血	Hb10g/dL以下		(－)
赤沈	30mm/h以上		正常

3 治療

潰瘍性大腸炎は，**特定疾患治療研究事業**と呼ばれる厚生労働省の難病対策事業の対象疾患に指定されており，認定されると，医療費自己負担（保険診療）の公費助成を受けることができる．治療は，厚生労働科学研究費補助金 難治性疾患等施策研究事業「難治性炎症性腸管障害に関する調査研究」による「潰瘍性大腸炎・クローン病診断基準・治療指針」を参考に，病期や病変の広がり，臨床的重症度，難治かどうかなどを考慮して治療を選択する（図8-5）．

活動期には寛解導入療法を行い，寛解導入療法後は，寛解維持療法を長期にわたり継続する．重症例や全身障害を伴う中等症例に対しては，入院治療が行われる．中毒性巨大結腸のように，外科治療が必要になる場合もある（表8-2，図8-6）．高齢者や免疫抑制状態の患者では，日和見感染などにより致死的となることがある．

中等症以上の症例ではステロイド治療が必要となるが，骨粗鬆症やB型肝炎の再活性化の予防に努める必要がある．難治例や重症例では，血球成分除去療法や免疫調整薬の投与，TNF α阻害薬の投与が考慮される．またJAK阻害薬や，抗α4β7インテグリン抗体などの新薬も導入されている．軽症，中等症の活動期，寛解期には経口，坐薬，注腸により，メサラジン（5-ASA）やサラゾスルファピリジン（SASP）などの5-アミノサリチル酸製剤が用いられる．中等症，重症，劇症では，副腎皮質ステロイド（プレドニゾロンなど）が用いられる．難治例では免疫調整薬（アザチオプリン，6-MP），血球成分除去療法，タクロリムス経口，TNF α阻害薬が用いられる．

その他，食事療法として基本的に高カロリー，低脂肪・低残渣・低刺激食の摂取を心がける．

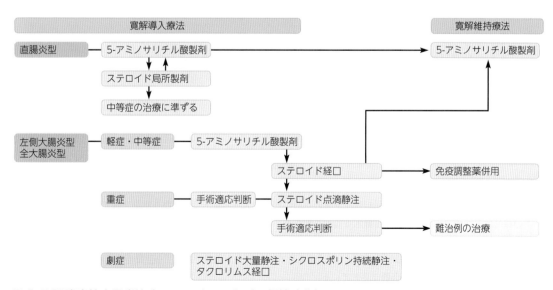

図8-5 ■潰瘍性大腸炎治療フローチャート（一部簡略化）

表 8-2 ▓外科治療

絶対的手術適応

①大腸穿孔，大量出血，中毒性巨大結腸症．
②重症型，劇症型で強力な内科治療が無効な例．
③大腸癌および高度異形成（UC-Ⅳ）．

相対的手術適応

①難治例：内科的治療で十分な効果がなく，日常生活が困難になるなどQOL（便意切迫を含む）が低下した例，
　内科的治療（ステロイド，免疫調節薬）で重症の副作用が発現または発現する可能性が高い例．
②腸管外合併症：内科的治療に抵抗する壊疽性膿皮症，小児の成長障害など．
③大腸合併症：狭窄，瘻孔，軽度異形成（UC-Ⅲ）のうち，癌合併の可能性が高いと考えられる例など．

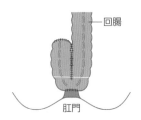

大腸全摘＋回腸嚢肛門吻合術
IAA：ileal pouch anal anastomosis

直腸粘膜切除を行い病変をすべて切除し，回腸
で貯留嚢を作成して肛門（歯状線）と吻合する
術式で，根治性が高い．通常は一時的回腸人工
肛門を造設する．

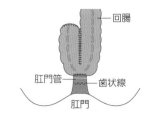

大腸全摘＋回腸嚢肛門管吻合術
IACA：ileal pouch anal canal anastomosis

回腸嚢を肛門管と吻合して肛門管粘膜を温存す
る術式である．回腸嚢肛門吻合術と比べて漏便
が少ないが，肛門管粘膜の炎症再燃，癌化の可
能性については今後の研究課題である．

図 8-6 ▓潰瘍性大腸炎に対する標準術式

③ 潰瘍性大腸炎の患者の看護

　潰瘍性大腸炎は青年期から壮年期に発症し，患者数は年々増えている．炎症
性腸疾患の治療の進歩は目覚ましく，在宅で通院しながら寛解維持療法を受け
ることが可能となり，治療しながら社会生活を営んでいる患者が多い．寛解と
再発を繰り返す疾患で，自己管理により学業や就労ならびに家庭生活を継続し
ていくことが長期目標となる．本稿では，潰瘍性大腸炎患者の看護として，活
動期と寛解期のアセスメントと看護について述べる．

S t u d y

ステロイド治療の副作用対策

　炎症性腸疾患の寛解導入療法で使用されるステロイド治療には，数々の副作用（有害事象）が知られており
予防対策が必要である．まず，骨粗鬆症予防のためにビスホスホネート製剤投与が推奨されているが，投与中
の抜歯は，顎骨壊死の危険性が上昇することが知られており，投与前に抜歯が必要なう歯などがないか確認す
ることが多い．また，B型肝炎ウイルスキャリアや既感染者では，ステロイド治療によりウイルス再活性化に
よる肝炎を発症することが知られており，現感染を示すHBs抗原が陰性であっても，既感染を示すHBs抗体，
HBc抗体を測定することが必要とされている．

1 活動期の看護

大腸・直腸の機能障害の症状として，下腹部痛や下痢，血便，粘液便，発熱，体重減少などの状況を観察し，記録する．便の性状は，ブリストル便性状スケールによる表現が多施設・多職種で共有できる．大量の下血や中毒性巨大結腸，腸穿孔のような重篤な症状を見逃さないように，聴診や触診による腸内のガスの貯留や腸の運動を観察する．中でも下痢の回数と量，性状，下血の有無は特に重要である．

➡ブリストル便性状スケールは p.62 参照

治療に伴う副作用（有害事象）の症状が強い場合は，ステロイドや血球成分除去療法，分子標的治療薬などによる治療が行われる．感染，骨粗鬆症，肝機能障害や皮膚障害など，治療に伴う深刻な副作用が起こっていないか観察およびアセスメントを行う．食事やストレスなど生活上の症状を引き起こす要因については，自己分析できるよう情報収集する．

看護では，以下のように症状を管理することが主な目標となる．

①モニタリング：大量の下血や中毒性巨大結腸，腸穿孔のような重篤な症状を見逃さないようにする．症状は常に医師と共有する．

②苦痛緩和：下痢等の消化器症状に伴う苦痛のコントロールとして，排便や痛みの管理ができるよう，トイレに近い病床やトイレの環境整備を行う．長時間トイレにいても冷えたり疲れたりしないよう室温管理ができ，手すりや背もたれがあるトイレを整える．また，消化管の安静を保つために絶食，または厳しい食事療法が守れるように支援する．

③治療のコンプライアンス支援：治療に伴う副作用や，活動制限と副作用による感染や骨折等を起こさないような生活指導が必要である．患者が疾患や治療中の生活をイメージできるよう，繰り返し説明する．

④自己管理支援：症状が重症化した背景を自己分析し，今後の症状管理の方法について計画できるように支援する．精神的サポートも重要である．

2 寛解期の看護

寛解状態が維持されているかどうかの身体症状と，寛解維持のための自己管理の状況についてアセスメントする．特に下痢や腹痛，下血などの症状を確認する．また，寛解維持のための薬物療法と食事療法，ストレス管理について次のような情報収集をする．①治療薬を指示に従って服用しているか，②食事療法は守れているか，③ストレスや悩みをため込んでいないかなど．

看護の目標は，症状の早期発見と自己管理の継続となる．下痢や腹痛がある場合は，軽度でも再燃の徴候の可能性もあるため医師の診察や検査を勧める．疾患の管理として重要な薬物療法と栄養療法，ストレス管理が指示通りに行えているかを確認し，できていればねぎらい，問題があれば行えるように生活上の事情に合わせた方法を共に考えて支援する．特に，若い食べ盛りの患者が食事療法を順守するには大変な努力が必要であり，料理をする家族や共に食事をする友人等への指導やねぎらいも重要になる．

3 下痢患者の排泄ケア

頻回の排便や水様便に備えて，トイレに近い病床や部屋を選択する．長時間トイレを使っても疲労しないようトイレの室温や手すり等の工夫をする．また，随意的な肛門括約筋が健全でも，排ガスとともに水様便が漏れてしまうことがある．おむつや吸収パッドを使用し，不用意に下着や寝具を汚して尊厳が傷つけられるようなつらい経験をしないように支援する．水様便が多い場合には，便失禁用のパッドを使用する．

肛門部周辺皮膚のスキンケアは，温水洗浄便座や陰部洗浄で清潔にした後，皮膚のバリア機能を保持できるよう肛門周囲の皮膚に撥水性の保湿剤を使用する．下痢は，トイレに長時間こもることになったり，不意に便が漏れたり，人としての尊厳を傷つけられる経験につながる．失便の際に汚れを迅速にさりげなく片づけたり，そのつらさを理解したり，ねぎらったりする言葉がけも重要である．

4 炎症性腸疾患の食事療法

潰瘍性大腸炎やクローン病などでは，消化器に負担をかけず，高カロリー・高タンパクが摂取できるような食事を工夫する．高タンパク，低脂肪，低繊維食を基本として食品を選択し，軟らかくなるまで煮込む，圧力鍋を使う，細かく切ったりミキサーにかけたりするなど消化が良い調理方法を工夫する．炭酸飲料や酢，香辛料は消化器を刺激するため避ける．

活動期では，消化管を休めるために絶食にしたり，経腸栄養に使う栄養剤を飲んで栄養とエネルギーを補給し，徐々に食事を開始するが寛解期よりも厳しい制限がある食事となる．寛解期には，制限を緩めてストレスを和らげ，食事の楽しみを広げるような工夫をする．また，特別な食事の配慮ができない職場などでは，経腸栄養に使う栄養剤を食事替わりにするなど，食事のために生活が制限されないように配慮する[2].

5 炎症性腸疾患患者のライフイベントへの支援

炎症性腸疾患（潰瘍性大腸炎，クローン病など）の患者は，青年期から壮年期の入試や就職，結婚や妊娠を経験する時期に発症する．患者の QOL を支えるために，疾患を管理しながらも学業や仕事を継続し，結婚・妊娠等の生活環境の変化や身体的な負担を伴うライフイベントを乗り越えられるように，継続的な支援が必要である．

炎症性腸疾患は遺伝要素があるため，出産後の育児等にも配慮が必要なことがある．疾患を理由に人生の夢や希望を失うことのないよう，患者を中心として，個別の事情に合った疾患管理ができるように諸々の医療専門職と共に支える必要がある．特に看護師は，患者の生活に最も近い存在としてチームの核となり，支援機能を果たせるよう調整する役割がある．

2 クローン病

Cronh's disease

1 クローン病とは

1 病態・症状

病態，分類

　ここでは，潰瘍性大腸炎と異なる点を概説する．クローン病も原因不明であるが，免疫異常などの関与が考えられる肉芽腫性炎症疾患である．主として若年者に発症し，小腸・大腸を中心に，口腔から肛門まで浮腫や潰瘍を認め，腸管狭窄や瘻孔など特徴的な病態が生じる．

　患者数は年々増加しており，令和3年度特定医療費（指定難病）受給者証の所持者は4万人以上である．若年発症が多く，男女比は約2対1である．病変は非連続性または区域性で，小腸型，大腸型，小腸大腸型に分類される．疾患パターンでは炎症，瘻孔形成，狭窄に，重症度では軽症，中等症，重症に分類される．

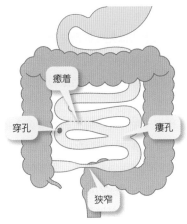

図8-7 ■クローン病の腸管合併症

症状

　臨床症状は腹痛，下痢，体重減少，発熱などがよくみられ，時に腸閉塞や腸瘻孔*（外瘻，内瘻），腸穿孔，大出血を来す場合もある（図8-7）．一方で，腹部症状はなく，肛門病変に伴う症状や不明熱，関節痛などで発見されることもある．多くは外来治療により日常生活や就学・就労が可能であるが，重症では入院や外科的治療が必要となる場合がある．

2 検査・診断

　病歴，身体所見からクローン病を疑い，大腸内視鏡検査と病理組織学的検査を行い，病態把握と鑑別診断を行った後，厚生労働省の「潰瘍性大腸炎・クローン病診断基準・治療指針」を参考に診断する．主要所見には画像所見の縦走潰瘍，敷石像，組織所見の非乾酪性類上皮細胞肉芽腫が含まれる．副所見として，消化管の広範囲に認める不整形潰瘍またはアフタ，特徴的な肛門・胃十二指腸病変がある．

3 治療

治療法の決定

　毎年改訂される厚生労働省の治療指針を参考に治療を行う．クローン病を完治させる治療法はないため，患者と治療法について相談し，寛解導入療法で活動性を下げ，寛解維持療法を続けることで合併症を予防し患者のQOLを高めることが重要である．治療法は上述の病型や疾患パターン，重症度で決定される．

用語解説

瘻孔
瘻孔には外瘻と内瘻がある．外瘻は，病変部の腸管と皮膚（腸管皮膚瘻）が交通する．内瘻は，腸管と腸管（腸管腸管瘻），腸管と膀胱（腸管膀胱瘻），腸管と膣（直腸膣瘻）が交通する．内瘻は外瘻よりも閉鎖しにくいとされる．

内科的治療法

主な内科的治療法には，栄養療法と薬物療法がある．

▶ 栄養療法

経腸栄養療法として，成分栄養剤や半消化態栄養剤を経口もしくは経鼻チューブを用いて投与する．濃度が高すぎる場合や速度が速すぎると，下痢を起こすことがある．1日の維持投与量は，理想体重1kgあたり30kcal以上を目標に投与する．脂肪分の補充や，微量元素欠乏にも注意が必要である．

▶ 薬物療法

薬物療法は免疫抑制を伴うものが多く，結核，B型肝炎再活性化，ニューモシスチス肺炎の予防と，合併に注意が必要である．強い合併症（狭窄，膿瘍，瘻孔など）では外科治療の検討が重要であり，長期経過により癌の合併にも注意する．

軽症～中等症の場合の寛解導入療法を目的とした薬物療法は，全身性の副作用（有害事象）が少ないステロイドであるブデソニド，または5-アミノサリチル酸製剤が用いられる．栄養療法も併用される場合がある．

中等症～重症の場合は，上記のほかに経口ステロイド，抗菌薬が用いられるが，ステロイドは長期投与で副作用が問題となるため漸減・中止される．ステロイドの減量・中止が困難な場合は，免疫調整薬（アザチオプリン，6-MP）が用いられる．ステロイド等が無効な場合は，TNF α阻害薬，抗IL-12/23抗体（ウステキヌマブ）の投与が考慮される．潰瘍性大腸炎同様，血球成分除去療法，抗α4β7インテグリン抗体が併用される場合もある．重症な場合は，外科的治療も検討される．

寛解維持療法としては，在宅経腸栄養療法，薬物療法（5-アミノサリチル酸製剤，アザチオプリン等）が用いられる．消化管狭窄などがあり在宅経腸栄養法が行えない場合は，中心静脈カテーテルを用いた在宅中心静脈栄養法が考慮される．ただし，カテーテル関連血流感染症，血栓症，肝機能障害，微量元素欠乏症・過剰症の発生などに留意する．

外科的治療法

手術の絶対的適応として，①穿孔，大量出血，中毒性巨大結腸，内科的治療で改善しない腸閉塞，膿瘍（腹腔内膿瘍，後腹膜膿瘍），②小腸癌，大腸癌（痔瘻癌を含む）がある．外科治療の目的は内科治療では改善しない合併症の除去であり，術式は長期的なQOLの向上を考慮して選択される．

術式としては，狭窄を伴う小腸病変に対する**小範囲切除術**や，難治性痔瘻に対する**シートン法**などの局所治療が行われる(図8-8)．外科治療では，貧血や低アルブミン血症を合併することが多く，免疫を抑制する薬剤が投与されていることが多いため，周術期の感染性合併症の増加や縫合不全の危険性がある．

---

plus α

TNF α阻害薬

TNF α阻害薬には，注射薬のインフリキシマブと自己皮下注薬のアダリムマブがある．ウステキヌマブは初回のみが注射薬で，2回目以降が皮下注射である．インフリキシマブは投与時反応が発生しうる．3剤とも効果が減弱する場合があり，増量や投与期間の短縮，他剤への変更が考慮される．

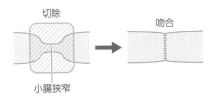

小腸小範囲切除術

切除 　　　　　　吻合

小腸狭窄

狭窄を伴う小腸病変を切除し，吻合する.

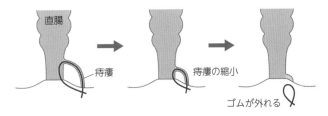

痔瘻根治術（シートン法）

直腸

痔瘻　　　　　　痔瘻の縮小　　　　　　ゴムが外れる

医療用のゴムを瘻管の中に通し，ゆっくり締める.
ゴムが自然に脱落して治る.

図8-8 ■クローン病の手術

② クローン病の患者の看護

　クローン病は下痢や血便を繰り返す炎症性腸疾患であり，治療や自己管理において潰瘍性大腸炎と共通する看護が多い．症状が起こる範囲は小腸から肛門までと広く，深い潰瘍が形成されて腸が穿孔したり，腸や腟などに瘻孔をつくったり，瘢痕化して腸の閉塞を起こすなど，長い間に何回か手術を繰り返すこともある．中でも肛門に病変が生じやすいことが知られており，難治性の肛門潰瘍，裂肛，痔瘻，肛門周囲膿瘍が生じてQOLを大きく低下させることがある．治療・管理も栄養療法のように制限が厳しかったり，瘻孔やストーマの管理のようにやや複雑な技術を要する場合がある．若年で発症するため，社会性を広げるイベントにとけ込めなかったり，ストレスの大きい学業や就職に不利になったり，結婚や出産などの人生の大きな意思決定に影響することもある．

1 活動期の看護

　強い腹痛や継続する発熱は腹膜炎や敗血症など，下血は穿孔や膿瘍や瘻孔形成など生命に関わる重篤な症状である場合があり，特に注意が必要である．腸穿孔や膿瘍が疑われた場合には緊急手術が必要であり，医師に速やかに報告し，共有する．

　治療については，薬物療法や栄養療法が指示通り行われているか観察する．特に症状を引き起こす食品を摂取している可能性があるため，食事の内容や形態（調理方法）を確認する．通常の食事摂取が禁止され，エレンタール®などの半消化態栄養剤による栄養療法が続く場合もあり，人間関係構築のための食事の場を共有できない苦痛の理解やねぎらいも必要である．

　また，肛門周囲の皮膚に撥水性の皮膚保護クリームを塗布するなど，下痢や肛門部病変に伴う皮膚の損傷を予防する．ストレスも症状悪化の原因になるため，ストレスや苦痛の状況，その要因を観察する．経過が長くなり，再燃の回数が重なるほど精神的なストレスに対する支援が必要となる．本人だけでなく，家族への影響も大きいことを念頭に置いて関わる．

➡排泄に伴う苦痛に対するケアはp.232参照

2 寛解期の看護

潰瘍性大腸炎の寛解期の看護（➡ p.231 参照）と共通している部分が多い．クローン病の場合には穿孔や瘻孔などを起こしやすく，より早期により頻回に医療専門職と連携できるようにする必要がある．また，手術となりストーマを造設したり，術後の創部と腸が瘻孔でつながったりすることがある．クローン病では造設されたストーマ周囲に瘻孔や潰瘍が形成されやすく，既成のストーマ用品では対処できず管理が困難になることもあるため，早い段階から創傷・排泄ケア認定看護師と連携する．

クローン病を管理するのに重要なのは，薬物療法と栄養療法の継続である．脂肪は炎症や下痢の原因になるため，脂肪分の少ない食材や脂肪分を減らす調理法の選択や，食事を楽しめるような工夫が効果的である．

3 腸結核

intestinal tuberculosis

1 腸結核とは

1 病態・症状

腸結核は，抗酸菌であるヒト型結核菌が腸に感染して引き起こされる腸管感染症で，年間 300 例程度の報告がある．酸やアルカリに強い結核菌が食物や喀痰とともに嚥下され，胃や空腸を通過して腸管に移行し，その後，粘膜下のリンパ組織に侵入して感染することが多い．

症状は腹痛，下痢，血便，発熱などであるが，いずれも特異的なものではない．また，無症状例や便潜血検査などで発見されるものもある一方で，腸管穿孔で緊急手術が行われた後に腸結核と診断された例や，腸結核の治療に携わった医療従事者の感染例も報告されている．TNF α阻害薬は結核を増悪させるため，炎症性腸疾患の診断での腸結核の除外は必須である．

病変の好発部位は回腸〜上行結腸で，広がりは区域性・非連続性である．リンパ流の分布に沿って進展するため，輪状に不整形の潰瘍が配列する点がクローン病と異なる．

2 検査・診断

糞便や病変組織から，抗酸菌染色や遺伝子診断法である核酸増幅法で結核菌を同定する．また，病理組織学的検査でみられる乾酪性肉芽腫は，腸結核に特異的な所見である．結核抗原刺激によってリンパ球から産生されるインターフェロンγを測定し，インターフェロンγ遊離試験を補助診断として使用する．

3 治療

治療は，抗結核薬物療法を行う．イソニアジド（INH），リファンピシン（RFP），ピラジナミド（PZA），エタンブトール（EB）またはストレプトマイ

シン（SM）の4剤療法を2カ月間行い，その後，INHとRFPの4カ月間投与を原則とする．副作用として，INHは肝障害や末梢神経障害，RFPは皮疹，悪心，EBは球後視神経炎，SMは聴神経障害や腎障害に注意が必要である．

2 腸結核の患者の看護

加齢や病気，治療により免疫力が低下した場合のほかに，抗TNF-α抗体製剤を使用している患者は発症しやすいため，既往歴や治療歴は重要なアセスメント項目となる．治療は長期にわたるため，下痢や腹痛に対する対症的な看護だけでなく，確実な服薬とフォローアップがなされるような精神的支援も大切になる．

肺結核の喀痰を飲み込み，腸結核を発症することも多い．結核感染の既往や喀痰，血痰や咳嗽などの肺結核症状，予防接種（BCGワクチン）の時期を確認する．低栄養が発症の要因である場合もあるため，体重やその変動，血液データ等で栄養状態を観察する．慢性関節リウマチやクローン病などの既往の情報も確認する必要がある．症状は下痢や腹痛，腹部膨満感，発熱，下血等を観察する．腹部の聴診や触診によって，潰瘍からの出血や潰瘍の瘢痕化に伴う腸閉塞の徴候を早期に発見し，徴候があれば緊急手術の可能性もあるため，直ちに医師に報告する．下痢などの症状に対する対症的な看護は，p.232「下痢患者の排泄ケア」に準じて生活調整を行う．

症状が著しい急性期には，腸管の安静のために絶食や流動食になることがある．腸結核に罹患する患者は低栄養である場合が多いため，消化器症状が治まれば栄養士と連携し，栄養状態の改善ができるよう個別の生活で可能な食生活についての指導・支援を行う．原発性の腸結核では飛沫感染の機会はなく隔離されることはないが，およそ半年間という長い期間，服薬とフォローアップをしなければ完治しない．承認や励ましにより患者と家族を動機づけ，服薬とフォローアップを継続できるように支援する．

---

4 虚血性大腸炎

ischemic colitis

1 虚血性大腸炎とは

1 病態

虚血性大腸炎は，大腸の過剰な収縮によって大腸を栄養する血管に血流異常が生じ，大腸粘膜に腫れやびらん，潰瘍が発生するとともに下血を来す疾患である．過剰収縮の程度によって発生する症状はさまざまであるが，最も典型的な症状として，左下腹部を中心とした強い腹痛が出現した後，真っ赤な血液（鮮血）が肛門から出る．肛門からの出血を下血と言うが，患者は腹痛の後に便意

を感じてトイレに行き，水様便だと思ったら真っ赤な血が出るため，驚いて病院を受診する．しかし，下血の原因は腹痛を伴う大腸の強い収縮であるため，来院した際には収縮自体は収まっており，下血も一過性の場合がほとんどである．

2 特徴・症状

虚血性大腸炎の好発部位はS状結腸から脾弯曲部までの左側大腸であり，横行結腸まで範囲が広がることはない．これは大腸を栄養する太い血管が図8-9aのように分布するためと考えられている．つまり，左側大腸の過収縮で起こる血流障害は下腸間膜動脈の血流領域で発生するため，上腸間膜動脈の血流領域である上行結腸や横行結腸には影響しない．また，大腸は右側も左側も強い収縮は起こるはずであるが，左側で虚血性大腸炎が好発する理由として，左側大腸は腸管を灌流する栄養血管が他部位より疎である（少ない）ことなどが指摘されている．

症状の程度は，過剰収縮によってどのレベル（太さ）の血管血流まで障害されるかによって決まると考えられている．過剰収縮が比較的弱く粘膜表層の静脈血流のみが障害されると，うっ血による粘膜の発赤や腫れ（浮腫）のみとなり，さらに強い収縮で図8-9bの①や②のレベルの動脈にまで血流障害が発生すると，粘膜が脱落してびらんや潰瘍が出現し，下血の原因になると言われている．

検査所見としては注腸造影検査で母指圧痕像(図8-10)が特徴的であり，縦走潰瘍が認められることもある．しかし，薬剤性腸炎や感染性腸炎でも，結果的に大腸の血流障害が起これば母指圧痕像が見られるため，診断には慎重さが

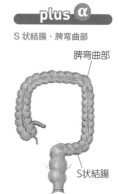

plus α

S状結腸・脾弯曲部

脾弯曲部

S状結腸

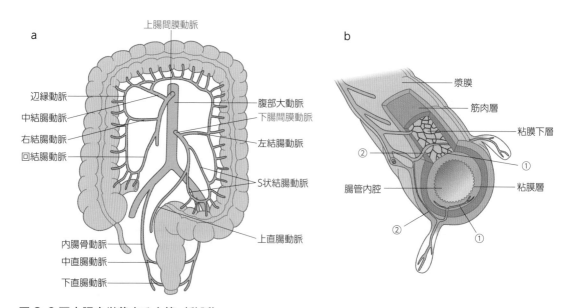

図8-9 ■大腸を栄養する血管（動脈）

必要である．大腸内視鏡検査ではS状結腸から脾湾曲部までの間にうっ血像や浮腫，びらん，潰瘍などを片側性に認めることが多い（図8-11）が，病変の分布や程度は病因である過剰収縮の程度に左右される．

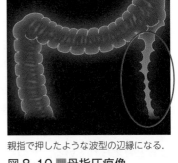

親指で押したような波型の辺縁になる．
図8-10■母指圧痕像

3 治療

ほとんどの症例は一過性型であり，絶食による腸管安静で自然治癒するが，患者の状態によっては入院による安静や点滴が必要となる．また，病因を考えて鎮痙薬が使用されることもある．より太い血管まで影響が及び，腸管の狭窄や壊疽が発生した場合は腸管切除などの手術が行われる．

2 虚血性大腸炎の患者の看護

虚血性大腸炎では一過性型か，緊急手術を要する壊疽型や狭窄型のアセスメントが重要となる．急性期は腸の安静が重要であるが，腸の過収縮や循環不全を予防するために，便秘解消や適度な運動などの健康的な日常生活習慣が大切である．

腸間膜動脈閉塞や重症型虚血性大腸炎では手術が必要となる．痛みや血便，下痢・腹部膨満感ならびに聴診による腸の蠕動音，触診による腹部膨満やガスの貯留状態を観察する．基礎疾患を発症している場合があるため，その存在や重症度もアセスメントする．動脈硬化の観察としては血圧や皮膚の血色などの循環状態，

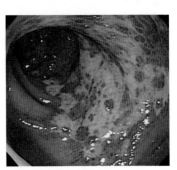

図8-11■虚血性大腸炎の内視鏡像

高齢者の場合にはその経過や服用している薬剤も重要な情報となる．便秘は，下痢と便秘を繰り返すことがあるため，数日内の短期的な症状だけでなく，日ごろの排便の状況を把握してアセスメントする．

看護の目標は，症状緩和と基礎疾患の改善につながる予防的な生活習慣を含む自己管理である．消化管の安静，排泄ケアなどは，下痢の際と同様（➡ p.232参照）である．症状が治まれば，発生要因となる基礎疾患の改善のため，生活を自己管理できるように支援する．例えば，栄養士と協働して好みや炊事の方法を考慮した食生活の改善をしたり，理学療法士と協働して無理なく続けられる運動習慣を提案し，外来や在宅ケアと連携して支援する．

---

5 薬剤性大腸炎
drug induced colitis

1 薬剤性大腸炎とは

1 病態

投与された薬剤によって大腸や直腸にびらんや潰瘍を発症し，下痢や腹痛，

血便，下血，発熱などの症状を引き起こす疾患である．原因となる薬剤は**抗菌薬**が最も多いが，非ステロイド性抗炎症薬（NSAIDs）や抗がん薬によっても生じることがある．

代表的な薬剤性大腸炎としては，抗菌薬によって発生する**偽膜性大腸炎**や**MRSA腸炎**，ピロリ菌除菌治療の際に使用するアンピシリン（ABPC）によって発症する**急性出血性大腸炎**などがある．抗菌薬によって発症する大腸炎のほとんどが，菌交代現象（腸内細菌叢の変化）によって引き起こされるのに対し，NSAIDs によって引き起こされる腸炎は，粘膜の血流障害が発生するために生じると考えられている．そのため，NSAIDs による障害は大腸より胃や小腸に多く発生する．

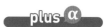

plus α

MRSA 腸炎
その存在を疑問視する研究者もいる．

NSAIDs による粘膜の血流障害
NSAIDs がアラキドン酸カスケードのシクロオキシゲナーゼ（COX）を阻害し，プロスタグランジン類の合成を抑制するために起こる．

2 症状

抗菌薬による薬剤性大腸炎は前述の三つが挙げられるが，発症様式や症状はそれぞれで異なる．偽膜性大腸炎，出血性大腸炎，MRSA 腸炎の特徴を表8-3に示す．偽膜性大腸炎の内視鏡像（偽膜）は非常に特徴的であり（図8-12），出血性大腸炎の内視鏡像（図8-13）とは大きく異なる．

NSAIDs による大腸炎はまれであるが，発症した場合は下痢や発熱，潰瘍性病変による腹痛などが出現する．

表 8-3 ■薬剤性大腸炎の特徴

	偽膜性大腸炎	出血性大腸炎	MRSA 腸炎
原因菌	*Clostridioides（Clostridium）*が主	*Klebsiella oxytoca* など	MRSA
起因薬物	セフェム系が多い	合成ペニシリンなど	ペニシリン，セフェム系
好発	高齢者，重篤な基礎疾患（+）	青壮年	高齢者，胃切除後
発症までの期間	数日〜数週	数日	術後数日
発症様式	緩徐	急激	緩徐
臨床所見	・水様下痢，腹痛，発熱，炎症反応高値 ・CD 毒素（+） ・重症例では麻痺性イレウス，消化管穿孔，中毒性巨大結腸	・突然の腹痛・水様下痢で始まり，血性下痢に至る ・発熱や炎症反応は少ない	・激しい水様下痢，腹痛，発熱 ・麻痺性イレウス
好発部位	直腸，S 状結腸	右側結腸	主に小腸
内視鏡的所見	偽膜（黄白色），浮腫，びらん ＊特徴的な黄色の偽膜が直腸に多発する	発赤，びらん，出血，浮腫 ＊虚血性大腸炎や腸管出血性大腸菌（O-157 など）感染症との鑑別が必要	発赤，浮腫，びらん
治療	・原因薬剤中止 ・バンコマイシン（内服），メトロニダゾール ・輸液 ・院内感染に対する注意が必要	・原因薬剤中止により速やかに改善 ・輸液	・原因薬剤中止 ・バンコマイシン（内服） ・輸液

医療情報科学研究所編．消化器．メディックメディア，2010，p.129．（病気がみえる，1）より改変．

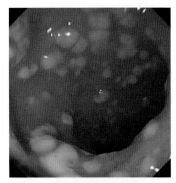

図 8-12 ■多発する偽膜
（偽膜性大腸炎）

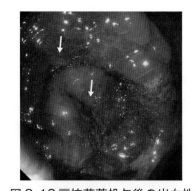

図 8-13 ■抗菌薬投与後の出血性
大腸炎の内視鏡像

全体的な発赤・浮腫とびらん（⇨）を認める.

3 治療

薬剤性大腸炎の治療に関しては，**原因薬剤の中止**が原則であり，偽膜性大腸炎や MRSA 腸炎は，さらにバンコマイシンなどが投与される．NSAIDs による腸管障害には，プロスタグランジン製剤（PG 製剤）の投与のほか，NSAIDs を COX-2 選択的阻害薬に変更するなどの対策が必要である.

2 薬剤性大腸炎の患者の看護

薬剤性大腸炎は薬物療法の副作用（有害事象）の腸炎であり，早期発見および基礎疾患と全身の管理，再発予防が重要となる.

症状と原因となる薬物療法，基礎疾患を主にアセスメントする．下痢や下血，発熱等の観察，中でも下痢は水様で多量となることもあり，体液管理のためにも下痢の量（重さ）を計測しておく．薬剤によっては，皮膚や気道粘膜などに炎症を起こしている可能性もある．日常的には観察しない部位の皮膚も観察し，気道粘膜や喀痰などの状態を確認する．薬物療法の中止により感染や炎症が拡大することも考えられるため，全身状態の観察が必要となる.

看護の目標は，症状緩和と自己管理である．下痢時の排泄ケア（➡ p.232 参照）に加えて，水様便の量が多い場合には，水様便を閉鎖式に回収する便失禁管理システム（フレキシシール®など）を導入することで，感染と陰部皮膚の管理が容易になることもある．治癒後も原因となった薬剤を使用すると再発する可能性があるため，発症に関連のあった薬剤の正確な名称を薬手帳や保険証と一緒に持ち歩くなど，再発予防ができるよう支援する.

院内感染の予防のためには，感染管理のスペシャリストと協働して標準予防策に則り，腸炎を引き起こした菌の性質に応じて他の患者や医療従事者に感染が広がらないように注意する.

院内感染の原因として現在注目されているのは，クロストリディオイデス・ディフィシル*（以下，*C.difficile*）陽性の偽膜性大腸炎である．偽膜性大腸炎

📖*用語解説

クロストリディオイデス・ディフィシル
偽膜性大腸炎の原因菌．健康なときも腸内に存在し，ほかの感染症に対して抗菌薬などを投与したのちに増殖する．以前はクロストリジウム・ディフィシルと呼ばれており，*Clostridioides*（*Clostridium*）*difficile* とも表記される.

の看護においては*C.difficile*の性質を十分に把握し，以下の点に注意する．

　*C.difficile*は糞便内に存在するため，糞便で汚染または汚染した可能性のある器具・機材の表面に付着している可能性がある．大腸内視鏡検査直後の器具およびその周囲環境，肛門鏡，肛門挿入体温計，浴槽，便座，おむつ，ベッド，マットなどは素手で扱わないように注意する．おむつ交換時には手袋を着用し，できるだけ早くビニール袋内に入れて口を閉じ，迅速に汚物処理を行う．また，同一の手袋で複数の患者に対応しないようにする．

　芽胞形成菌のため消毒用アルコールによる殺滅・消毒は無効とされるが，消毒用アルコールを浸した不織布などによる清拭で菌数・芽胞数を減少させることはできる．患者の排泄物（下痢便）で汚染されていなければ，病室・廊下など特別な消毒を行う必要はない．患者の衣服（下着）も通常の洗濯で問題ないが，汚染がひどい場合には廃棄処分が適切である．

　検査には便培養，便の*C.difficile*（CD）トキシンの検査がある．CDトキシン検査には，トキシンA（腸管毒素）とB（細胞毒素）を検出する方法があるが，一般の検査室や検査センターでは前者のみを行っている場合があり，Bを産生する菌がいても陰性となる場合がある．また，より診断率を向上させるために，*C.difficile*に特徴的な「GDH抗原」を同時に検出する迅速キットが使用されることもあるため，どのキットを使用しているか確認する必要がある．培養は*C.difficile*は嫌気性菌であるため，正しい手順で検体を採取しないと検出率が低下する．したがって，偽膜性大腸炎が疑われる場合には，培養で菌が検出されない場合でも菌が存在することを念頭に置き，診療や看護にあたる必要がある．

6 大腸ポリープ，大腸ポリポーシス

colonic polyp・polyposis coli

1 大腸ポリープ，大腸ポリポーシスとは

　大腸ポリープは狭義には粘膜由来の良性腫瘍を指すが，臨床的には，悪性腫瘍であっても粘膜から突出した限局性の隆起すべてを「ポリープ」として説明することがある．ポリープは大腸内に多発することがあり，100個以上のポリープを認める場合を特に**ポリポーシス**と呼んでいる．

1 病態

　ポリープは病理組織学的，形態学的に分類される．病理組織学的には腫瘍性と非腫瘍性に大別されるが，良性の腫瘍性病変，非腫瘍性病変とも癌化する可能性がある（表8-4）．形態学的には茎（基部）の有無により分類されるが，腺腫と癌の区別が容易でないことから，大腸癌の肉眼的分類の表在型が用いられる（図8-14）．

大腸ポリポーシスは遺伝子学的，組織学的に分類される（表8-5）．大腸癌の発生以外に，他臓器の合併症がみられることが特徴である．とくに**家族性大腸ポリポーシス**は，放置すれば40代までにはほぼ100％の確率で大腸癌が発生するため，重要な疾患である（図8-15）．

（表8-5）

表 8-4 ■大腸ポリープの病理組織学的分類

分類		癌化の可能性
腫瘍性	良性　　腺腫	あり
	悪性　　（腺）癌	癌
非腫瘍性	過形成性	鋸歯状病変はあり
	過誤腫	まれ
	炎症性	なし

鋸歯状病変：癌化の可能性から腺腫としても分類される．

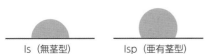

| Is（無茎型） | Isp（亜有茎型） | Ip（有茎型） | IIa（表面隆起型） |

図 8-14 ■大腸ポリープの肉眼的分類

大腸癌研究会編．大腸癌取扱い規約．金原出版，2013より改変．

表 8-5 ■大腸ポリポーシスの分類

	遺伝型	組織分類	疾患	症状・合併症
遺伝性	常染色体優性（APC遺伝子）	腫瘍性	家族性大腸ポリポーシス	大腸癌（100%），骨軟部腫瘍，甲状腺癌，網膜色素斑など
	常染色体優性	過誤腫性	ポイツ・ジェガース症候群	大腸癌，口唇・口腔の黒色色素斑，腸重積，卵巣癌など
	常染色体優性	過誤腫性	若年性ポリポーシス	大腸癌，腸重積
	常染色体優性	過誤腫性	カウデン病	皮膚・口腔乳頭腫，乳癌，甲状腺癌など
非遺伝性		炎症性	潰瘍性大腸炎クローン病，腸結核など	原疾患による
		不明	クロンカイト・カナダ症候群	脱毛，皮膚色素沈着，爪萎縮，タンパク漏出性胃腸症，下痢など

常染色体優性遺伝病：遺伝性の疾患で，2本の常染色体のうち1本でも発病の因子をもっていると発病する遺伝型（優性遺伝）をいう．
APC遺伝子：家族性大腸ポリポーシスの原因遺伝子であり，この遺伝子に変異が起こることで発症するとされている．
過誤腫：新生物である腫瘍と異なり，組織の異常や本来なくなるはずの組織が遺残して形成される腫瘤．

2 症状

大腸ポリープは通常，無症状である．ポリープが大きくなると，血便や下血の原因となることがある．大腸ポリポーシスでは，消化管以外の随伴症状・合併症のほかにも**癌化のリスク**があるため，腹痛，血便や便秘などの消化管症状がみられた場合は，ポリープの増大や癌への進展を考慮する．家族歴，とくに40歳までの若年者の大腸癌歴があれば，**遺伝性ポリポーシス**の可能性も疑う．

3 検査・診断

大腸内視鏡検査時に，偶然に発見されることが最も多い．大腸

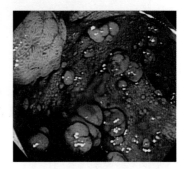

図 8-15 ■家族性大腸ポリポーシス

10代男性の大腸内視鏡色素観察像．大腸内に多数のポリープ（腺腫）を認める．

内視鏡検査はポリープの存在診断だけでなく，生検による組織診断や拡大内視鏡を用いてポリープの表面を拡大観察することで，ポリープの悪性度や癌の場合には深達度の推測も可能である．存在と質的診断が同時にできる点で，最も有用な検査法である．

4 治療

治療は，「大腸ポリープ診療ガイドライン」[1]に沿って行われる．5mm以下で内視鏡的に癌が疑われないポリープは，治療適応にならない．6mm以上で腺腫，癌が疑われる場合には，内視鏡的治療の適応となる．

内視鏡的治療法には，大きめの鉗子による焼灼法（ホットバイオプシー），ポリープ切除術（ポリペクトミー），内視鏡的粘膜切除術（EMR）（図8-16），内視鏡的粘膜下層剥離術（ESD）がある．最近は，10mm程度までのポリープに対し通電を行わずに切除する方法（コールドポリペクトミー*）もある．

内視鏡的切除が困難な例，もしくは切除後の病理組織学的検査の結果によっては外科的切除を選択する．家族性大腸ポリポーシスはほぼ100%癌化することから，癌の合併がなくても時期をみて大腸全摘術が行われる．非腺腫性の大腸ポリポーシスは定期的な経過観察を行い，ポリープの増大や癌化などの形態

plus-α

血便と下血はどう違う？
血液の混じった赤い便を血便，血液の混じった粘稠な黒い便をメレナあるいは下血として使い分けることもあるが，混同して用いられることもある[2]．➡p.44参照

*用語解説

コールドポリペクトミー
通常の内視鏡的ポリペクトミーは，ポリープを絞扼して高周波電流を流し（通電），熱を発生させて切除する．コールドポリペクトミーは絞扼のみで，通電を行わずに切除する．熱発生がないことから，コールドポリペクトミーと呼ばれる．

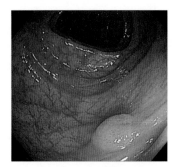
6mm大のポリープ（腺腫）．

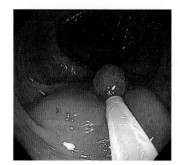
粘膜下に生理食塩水を注入して隆起させ，金属製ワイヤー（スネア）でポリープを絞扼する．

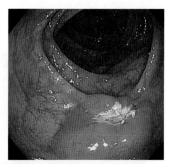
通電して切除する．

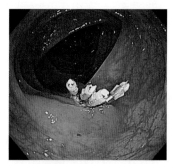
切除部を金属製クリップで縫縮する．

図8-16 ■大腸ポリープの内視鏡的粘膜切除術（EMR）

EMR（内視鏡的粘膜切除術）は病変下の粘膜下層に生理食塩水などを注入（局注）して病変全体を隆起させた後に，スネアで絞扼して高周波電流により病変を切除する方法．ESD（内視鏡的粘膜下層剥離術）は局注まではEMRと同じであるが，スネアではなく専用の電気ナイフを用いて病変周囲の粘膜切開と粘膜下層の切開剥離を行う方法である．

変化がみられれば，内視鏡的治療もしくは外科的切除を考慮する．

5 機能障害

　ポリープ単独では，便秘や下痢などの消化管機能障害の原因となることはない．大腸ポリポーシスでは，消化管以外の臓器合併症による障害に留意する．とくにクロンカイト・カナダ症候群では，脱毛やタンパク漏出による低栄養や下痢症状がみられ，難治性である．

2 大腸ポリープ，大腸ポリポーシスの患者の看護

　大腸ポリープは，出血などの症状を取り除いたり病理検査をするために，大きさや形態によって術式が選択され，内視鏡的に切除（ポリペクトミー）される．その際の看護としては，通常の大腸内視鏡検査の看護のほか，ポリペクトミーの後に出血や穿孔を予防し，異常を早期に発見するための指導がある．術後1週間以内は出血しやすいため飲酒や刺激物の摂取を避け，血便や腹痛の観察を指導する．ポリペクトミーの止血を金属クリップで行った場合は，体内金属となりMRI検査の障害となる場合があるため，事前に申告するよう伝える．

　大腸ポリポーシスは一部を除いて遺伝性であり，若年期から大腸の全摘術が必要なことが多い．回腸ストーマをもった生活の支援は，所属する学校や職場の健康管理担当者や管理者に協力を得ることで可能性が広がる．結婚や出産などもパートナーやその家族の理解が必要となる．疾患に対する社会の偏見や無理解により，ライフイベントのたびに制限やストレスがかかり，負担となる可能性がある．遺伝カウンセラーやサポートグループ等と連携し，患者の事情に応じた支援を行う．

7 大腸癌
colorectal cancer

　大腸は解剖学的に結腸と直腸に区分され，虫垂と肛門管は大腸に含まれない．したがって，**大腸癌**は発生部位により盲腸からS状結腸までにできる**結腸癌**，直腸にできる**直腸癌**に分けられる．大腸癌の多くは遺伝性が明らかでない孤発性であるが，原因遺伝子が解明されている遺伝性腫瘍として家族性大腸腺腫症とリンチ症候群[*]がある．

1 病態

　大腸癌は大腸粘膜から発生する悪性腫瘍で，ほとんどが腺癌である．発生機序として，正常粘膜から腺腫を経て癌化する腺腫－癌連関と，正常粘膜が直接癌化するデノボ癌の二つのルートに加えて，近年では特殊な病変（鋸歯状病変[*]）から癌化するルートも考えられている（図8-17）．発癌の背景因子としては，遺伝的因子のほか，促進因子として肥満や飲酒，喫煙，肉の過剰摂取などの環境・食生活，抑制因子としては適度な運動が挙げられる．

用語解説

リンチ症候群
ミスマッチ修復遺伝子異常による常染色体性優性遺伝子性疾患．孤発性の大腸癌に比べて若年発症で，右側結腸に好発する．大腸癌以外に子宮体部，卵巣，胃，小腸，腎盂・尿管など多彩な臓器にがんが発生する．

鋸歯状病変
非腫瘍性ポリープである過形成性ポリープに類似し，病理学的に鋸歯状の腺管構造を有する病変．癌化の可能性を有すると考えられている．

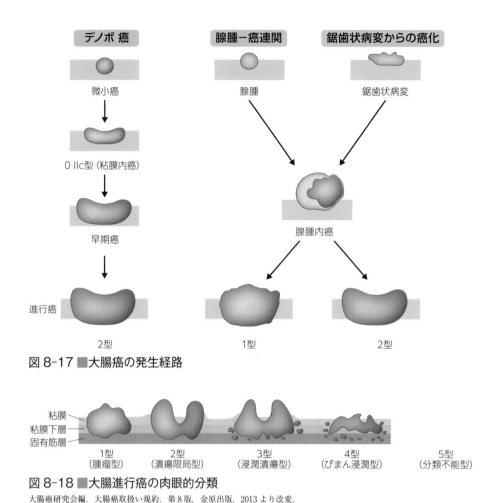

デノボ癌

微小癌

0 IIc型（粘膜内癌）

早期癌

進行癌

2型

腺腫－癌連関

腺腫

鋸歯状病変からの癌化

鋸歯状病変

腺腫内癌

1型   2型

図 8-17 ■大腸癌の発生経路

粘膜
粘膜下層
固有筋層

1型
（腫瘤型）

2型
（潰瘍限局型）

3型
（浸潤潰瘍型）

4型
（びまん浸潤型）

5型
（分類不能型）

図 8-18 ■大腸進行癌の肉眼的分類

大腸癌研究会編．大腸癌取扱い規約．第 8 版，金原出版，2013 より改変．

　大腸癌は大腸壁への浸潤の程度により**早期癌**と**進行癌**に分類され，形態学的に**表在型**（0 型）と**進行型**（1 ～ 5 型）に分類される（図8-18）．早期癌は癌が粘膜から粘膜下層に限局したもので，リンパ節転移の有無は関係しない．進行癌は筋層より深く浸潤したもので，潰瘍限局型（2 型）が 80 ～ 90％で最も多い．さらに，近接臓器への浸潤，リンパ節転移，遠隔臓器への転移などにより，0 ～ IV 期の病期（ステージ）が決定される（大腸癌治療ガイドライン）[1]．早期大腸癌は部位による特徴的な症状はないが，進行大腸癌では結腸と直腸で主症状や治療法が異なる．

1 結腸癌　colonic cancer

1 結腸癌とは

1 症状

　癌が進行するにつれて占拠部位や形態に応じた症状が出現してくるが，右側結腸（盲腸から横行結腸）と左側結腸（下行結腸からS状結腸）では症状が異なる．

　右側結腸では便が液状のため，かなり進行した癌でも閉塞症状を起こすことは少ない．癌からの慢性的な出血により貧血が徐々に進行して初めて気づくことも多い．また，癌が増大しても閉塞症状が生じにくいため（図8-19），腹部腫瘤として発見されることもある．

　左側結腸では病変が肛門に近いため，血便で気づくことが多い．より肛門に近いほど鮮血となる．左側結腸は管腔が狭く，便が液状から徐々に固形化してくるため癌による通過障害を来し，腹痛や腹部膨満感，便秘，便秘と下痢の繰り返しなどの症状を起こす．完全に閉塞して，大腸閉塞の状態で緊急搬送されることもしばしばある（図8-19b，図8-20）．

2 検査・診断

　大腸内視鏡検査が診断のためのゴールドスタンダードであるが，進行癌の状

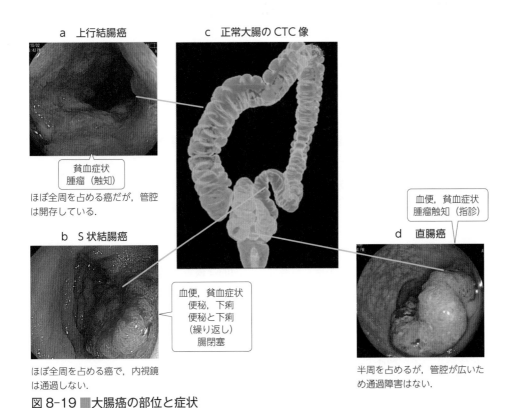

a　上行結腸癌

貧血症状
腫瘤（触知）

ほぼ全周を占める癌だが，管腔は開存している．

c　正常大腸のCTC像

b　S状結腸癌

血便，貧血症状
便秘，下痢
便秘と下痢
（繰り返し）
腸閉塞

ほぼ全周を占める癌で，内視鏡は通過しない．

d　直腸癌

血便，貧血症状
腫瘤触知（指診）

半周を占めるが，管腔が広いため通過障害はない．

図8-19 ■大腸癌の部位と症状

a 左側（脾弯曲部）結腸癌

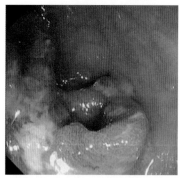

大腸内視鏡は通過しない大腸閉塞の状態.

b 内視鏡下造影

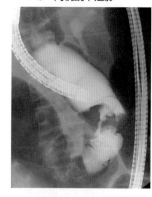

いわゆる"apple core（りんごの芯様）"像を呈している.

c ステント挿入後のCTC像

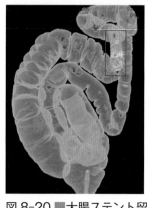

d ステント挿入部の拡大像

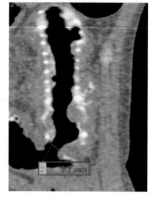

管腔の開存が確認できる.

図8-20 ■大腸ステント留置術
ステントは金属製の細い網状の筒で，内視鏡の鉗子孔から挿入できる．狭窄部に留置した後，自己拡張してその状態を保つため，狭窄が解除できる．悪性の大腸狭窄が適応で，大腸癌の緊急手術の回避や緩和治療を目的に行われる．適切に留置できれば食事摂取が可能なうえに，イレウス管の管理も不要となり，患者のQOLのみならず医師や看護師のQOLも向上させる．

態でも自覚症状に乏しいため，大腸内視鏡検査に至るまでの過程が重要である．特に血便の有無や排便習慣の変化，大腸癌の家族歴に留意する．

▶ 便潜血検査（免疫学的検査）　非侵襲的であり，大腸内視鏡検査のきっかけとして有用である．1日法と2日法があり，1回でも陽性になれば大腸内視鏡検査を勧める必要がある．

▶ 血液検査　貧血の進行が大腸癌発見のきっかけになることがある．特に糖尿病，心疾患などの慢性疾患では癌の合併率が高く，貧血の定期的な検査が必要である．

▶ 腫瘍マーカー　CEA（癌胎児性抗原）やCA19-9が用いられるが，進行癌でも上昇していないことが多く，スクリーニング検査としての有用性は低い．術後の再発や転移，がん薬物療法の効果判定などの経過観察に補助的に用いる．

▶ 腹部超音波検査　非侵襲的検査であり，存在・質的診断ともに有用性は高いが，所見がなくても完全には癌は否定できない．

▶ 注腸造影検査　検査の煩雑さと大腸内視鏡検査の普及で，積極的に検査をすることは少なくなった．透視下で内視鏡検査を行い，同時に造影検査を行うことはある（図8-20b）．

▶ 腹部造影CT検査　早期癌の診断は難しいが，進行癌では存在診断のほか，周囲臓器への浸潤や遠隔臓器への転移の診断に有用である．

▶ 大腸内視鏡検査　直接観察することで，より小さな癌の発見だけでなく，色調や全体の形態，拡大内視鏡による微細形態の観察から，質的評価や直接病変の一部を採る（生検）ことで組織学的診断をすることができる．

▶ MRI検査　囊胞と鑑別できないような肝臓転移や，骨盤内臓器への浸潤の有無を評価するために有用である．

▶ 大腸カプセル内視鏡検査　存在診断およびある程度の質的診断は可能であるが，前処置の煩雑さから，現時点ではあまり普及していない．

▶ CT colonography（CTC）　CT画像を三次元的に再構築して，注腸造影に類似した画像を作成する．病変部位の確認だけでなく，深部へ内視鏡が挿入できない場合でも深部の情報を得ることができる（図8-19c，図8-20c）．

3　機能障害

　大腸は栄養吸収のための臓器ではないため，栄養障害や体重減少が前面に出ることは少なく，これらの症状がなくても癌の存在の否定にはならない．機能障害としては，出血による**貧血症状**と通過障害による**閉塞症状**が重要である．

4　治療

　治療は，「大腸癌治療ガイドライン」に基づいて選択する．早期癌は深達度を評価して内視鏡的切除の適応を決定するが，不完全切除例や切除標本の病理学的検査の結果によっては，追加の外科手術が必要となる．

　進行癌では，手術が第一選択となる．癌の占拠部位により結腸右半切除術，横行結腸切除術，結腸左半切除術，S状結腸切除術が行われる（図8-21）．術後の病期やADLなどにより，補助がん薬物療法の有無を選択する．

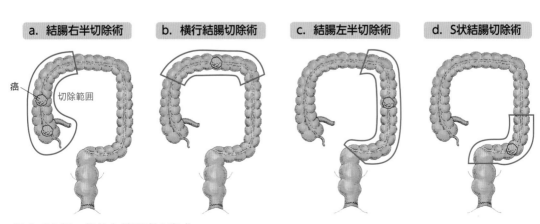

図8-21 ■一般的な結腸癌の術式

大腸閉塞の場合は1期的な根治手術が難しく，まず腫瘍の切除と同時に人工肛門を作成し，その後に腸管を吻合する2期的手術を行うことがある．近年では，狭窄部位に金属ステントを挿入し，閉塞状態を解除した後に1期的に手術を行うこともできるようになった(図8-20c，d)．

② 結腸癌の患者の看護

2021年のがんの死亡数において，結腸癌は女性では膵臓癌に次いで3位，男性では膵臓癌に次いで4位である[1]．死亡者数は男女それぞれ1万8,000人前後であり，最も身近ながんの一つである．死亡する患者は多いが，5年生存率がおよそ70%と生存率が高いがんでもある．多くの結腸癌のサバイバー*が長期間生存して生活しており，病院だけでなく，在宅でも就労先でも支援する機会は多い．

結腸癌は，発見されると内視鏡的切除または外科的切除で完全に切除することが第一選択となる．また，がん薬物療法は進行癌だけでなく，再発予防にも実施されるようになり，手術前後でがん薬物療法を受ける患者が増えている．結腸癌はおよそ30%の患者が5年以内に死亡し，再発や進行の過程，また終末期にある患者も少なくない．これらに関わる看護は他の専門書を参照いただき，ここでは看護を術前，術後（入院中），がん薬物療法に分けて解説する．

1 術前の看護

問題解決への支援

がんは，命に関わる重大な疾患である．患者とその家族の人生設計に大きな影響を及ぼす重大事であり，知識が少ないほど不安は大きく漠然とし，解決の糸口が見つからず思考停止状態に陥りやすい．漠然とした不安は社会的孤立を招き，不必要な退職をしたり，自暴自棄になって治療を拒否したり治療期間を長引かせたりするなど，回復後のQOLを下げることになる．看護師は正確な情報や知識を提供するとともに，現実の生活上の具体的な問題に転換できるよう支援し，可能なところから問題を解決できるように介入する．

手術・術後の説明

手術の内容および術後の段階的な回復状況や生活上の影響について，術前に具体的にイメージできるように説明する．進行癌では切除する結腸が長くなり，術後の便性が変わり，下痢が数カ月続くことになる可能性があることを十分に説明しておく．便失禁を伴うと，尊厳が傷つけられる可能性がある．事前によく説明し，対策を講じておくことで安心感と前向きな気持ちにつながるようにする．

術後回復能力強化プログラム

医療チームに対しては，手術の侵襲を少なくし術後の回復を促進させる術前・術後のケアパッケージ ERAS（イーラス）（enhanced recovery after surgery）*に取り組むことが提唱されている[2]．経口補水療法により術前の点滴がなくなり，患者の

📖*用語解説

がんサバイバー
がん体験者，がん経験者．がんが治癒した人のみではなく，がんと診断された直後から治療中や治療後の患者も含め，がんを経験したすべての人を指す言葉として用いられる．米国がんサバイバーシップ連合（NCCS）の定義では患者だけでなくその家族や友人なども含むとされているが，一般的には患者本人に対して用いられる．

ERAS（イーラス）
術後回復能力強化（ERAS）プログラムと訳され，周術期管理に関して早期回復につながるエビデンスのある手法を総合的に取り入れた管理法．内視鏡手術で術前の下剤は不要，絶食もせず，手術が終われば飲水ができ，翌朝から食事が始まりリハビリで歩行するなど，従来の周術期管理に比較すると食事や離床が早く開始する計画となり，患者への侵襲が軽く入院期間も短くなる．

ストレスの軽減にもつながっている.

2 術後（入院中）の看護

　一般的な開腹術と同様に，術後の合併症として深部静脈血栓症や肺炎，腸閉塞等がある.　腸管には腸内細菌が常在しており，縫合する際に無菌で行うことは困難なため，結腸の手術では特に縫合不全が起こりやすい.

▌縫合不全の観察，ドレーン管理

　縫合不全の予防として術前に腸管プレパレーション*が実施され，腸管の吻合部にはドレーンが挿入される.　術後は，ドレーンからの排液の性状で縫合不全がないかをアセスメントするため，ドレーン管理と排液の観察は，特に重要である.

　術後24時間以内は出血を起こしやすいため，排液が血性でないか，量が増えていないかに注意する.　24時間以降は，感染による縫合不全を起こしやすい.　排液が増えていないか，膿状ではないか，腸液のような緑色や茶色ではないかなどに注意しながら，発熱や痛みの増強などについても観察する.　排液の性状に異常がある場合は，緊急手術や保存的治療が必要となる場合があるため，直ちに医師に報告する.

▌早期離床

　深部静脈血栓や肺炎，腸閉塞の予防には，ERASでも取り組まれている早期離床が有効である.　術前から十分に患者が理解できるようにオリエンテーションを行い，術後は鎮痛薬を使って痛みをコントロールしながら離床を進めるのが，病棟看護師の重要な役割になる.

3 がん薬物療法を受ける患者の看護

　大腸癌におけるがん薬物療法の進歩は目覚ましく，幅広い薬剤の中から治療薬が選択されるため，副作用（有害事象）もさまざまである.　骨髄抑制や悪心・嘔吐といった副作用以外に，皮膚障害や爪甲障害が起こりやすい.　皮膚障害や爪甲障害は，基本的なスキンケアで症状をかなり軽減できることが報告されている[3].

▌基本的なスキンケア

①保清：皮膚の角質を保護しながら汚れだけを取り除く.　低刺激の石けんを使って愛護的に洗浄し，ナイロンタオルなどで強くこすらないよう注意する.

②保湿：十分な量の保湿剤を使用する.　1FTU（finger tip unit）*で手のひら2枚分の広さの保湿が推奨されている.　特に，日ごろ保湿ケアを行っていない男性に対しては，保湿剤の使用量や皮溝に沿って角質に浸透させる方法について，手技を確認して理解を深め，実施の動機づけを行う.　縦線状に凸凹する爪甲縦条や二枚爪，爪割れに対しても，小まめな保湿で症状を軽減できる.　二枚爪や爪割れには，透明なマニキュアを塗り，それ以上剥がれたり割れたりしないよう保護する方法もある.

③刺激軽減：避けるべき重要な刺激に紫外線がある.　帽子や日焼け止めを使用

用語解説

腸管プレパレーション
手術の創感染などによる縫合不全やイレウス等を予防するため，下剤や浣腸によって腸を空にしたり，抗菌薬の服用や静脈投与を行い腸内の細菌数を減らすこと.

1FTU
アトピー性皮膚炎治療ガイドラインにおいて定義されており，人さし指の先端から第1関節までの長さ分で，口径5mmのチューブ（25g入りの軟膏チューブ程度の太さ）から押し出された量，約0.5gを想定している.　手のひら2つ分の面積に塗布し，十分な保湿効果が得られる量の目安とされている.

し，紫外線から保護する．日焼け止めは量や使用時期が適切でないと効果が
ないため，外出前に十分な量を使って日焼けから皮膚を守ることを指導する．
帽子や肌の露出を避ける上着，スカーフも推奨する．衣服は，強いゴムや刺
激のある素材は避ける．医療用テープの使用も最小限とし，可能なら粘着刺
激の少ないテープを選択する．また，靴も圧迫のないゆったりしたものをは
くとよい．

インターネットで入手が可能な，がん専門病院などが発行しているがん薬物
療法に関連した皮膚障害予防についてのハンドブックを用いて説明するのも効
果的である．

2　直腸癌　rectal cancer

1　直腸癌とは

1　症状

早期癌に特異的な症状はなく，血便が診断のきっかけとなることが多いが，
逆に痔出血と考えて診断が遅れることもある．進行すると排便時の違和感，便
の細小化などの症状が出ることはあるが，直腸は管腔が広いため，便秘や腹部
膨満感などの腸閉塞症状は起こしにくい（➡ p.247図8-19d 参照）．

2　検査・診断

肛門に近い部位では指診で腫瘤として触知できることもあるが，結腸癌と同
じく大腸内視鏡検査がゴールドスタンダードである．鮮血便がみられた際には，
無処置もしくは浣腸のみで内視鏡検査を行うこともある．

3　治療

早期癌ではまず内視鏡的切除術を考慮するが，内視鏡での切除ができない場
合や切除後の病理組織検査の結果によっては，外科的切除を追加する．

内視鏡的切除ができない場合や，進行癌では外科的切除が行われるが，病変
と肛門からの距離で術式が異なる（図8-22）．病変の位置が肛門から距離があ
る場合には，肛門機能の温存が可能な切除術（高位前方切除術，低位前方切除
術）を行うが，肛門に近い場合には人工肛門を造設する（直腸切断術，マイル
ズ手術）．

遠隔転移がみられる，または外科的切除が難しい場合は，放射線療法や抗が
ん薬によるがん薬物療法などの補助療法を先に行うこともある．さらに，術後
の病期によりがん薬物療法の有無を決定する．

4　機能障害

直腸は管腔が広いため，便秘や腹部膨満感などの腸閉塞症状は起こしにく
い．残便感，排便回数の増加などの過敏性腸症候群様の症状がみられることが
あるが，過敏性腸症候群では原則，血液の付着はみられないため，血液付着の

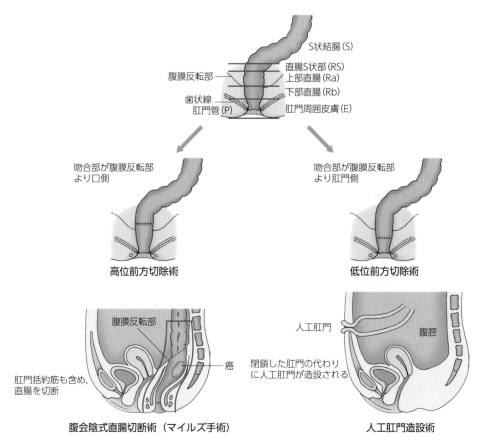

図 8-22 ■直腸癌の術式

有無が重要である。進行癌でも体重減少や食欲低下などのいわゆる"癌症状"は前面に出ない，と考えたほうがよい．

2 直腸癌の患者の看護

直腸が位置する骨盤内には，排便機能だけでなく排尿機能や性機能を司る神経が複雑に走行し，それを支え機能させる骨盤底筋が多数存在している．直腸の病変部を切除すると周囲の神経や組織は損傷を受け，排便機能や排尿機能，性機能に影響を与えることがある．

直腸癌の標準術式である低位前方切除術では，low anterior resection syndrome（**LARS，低位前方切除術後症候群**と訳されることが多い）と呼ばれる排便障害が起こる．LARS の明確な定義はないが，排便を我慢できない，便とガスの識別が困難で下着が便で汚れる，短時間に何度もトイレに通うなど複雑な症状を呈する[1]．術後間もない時期は，頻繁に起こる急な便意を我慢するのが困難であったり，排便後も持続する残便感から解放されたくて何度もトイレに通い，人によっては 30 分もトイレにこもることがある[2]．

低位前方切除術では，自律神経が傷害されると残尿を来し自己導尿が必要と

なる場合があるが，退院後早期に改善し，自己導尿が不要になることがほとんどである．自律神経は繊細な構造であるため，完全温存されても性機能障害が生じることがある．

術前の放射線療法によって術後の排便障害はより強くなるが，開腹と腹腔鏡というアプローチ方法が異なっても，術後に生じる排便障害に変わりはない．ここでは，低位前方切除術を受ける患者の看護について述べる．

1 診断・治療の説明時および術前の看護

病変部位によっては人工肛門を造設する可能性や，術後縫合不全の予防のために一時的人工肛門を造設する可能性を説明され，患者と家族の多くは混乱する．一時的人工肛門を閉鎖するまでの生活をイメージし前向きに暮らしていけるよう，家族も含めて具体的な生活や対処方法を伝える必要がある．

手術操作により，骨盤内臓器を支えている骨盤底筋群の一部である肛門括約筋は脆弱化する．肛門括約筋の筋力回復を目指す骨盤底筋体操*は，術後の排便障害の軽減に期待されているが，排便障害は複雑な要因によって生じるため，その効果は明らかにされていない．しかし，一時的人工肛門を造設した場合，閉鎖までの数カ月間，骨盤底筋体操をすることで肛門括約筋機能の回復の促進が期待できる．

2 退院後の生活に向けた排便障害への看護

術前に，医師から術後の排便状況の変化について説明されるが，患者は手術の成功に関心が向き，術後の排便変化をイメージできないことが多い．術後に体験して初めて，対応困難な排便障害を実感する．

soiling の予防

術後間もない時期は，特に急な便意の我慢が難しく，下着を便で汚してしまう（以下，soiling という）．常食をとれるようになると徐々に固形便になってくるが，術直後は特に軟らかく，肛門括約筋の締まりも弱いため soiling が多くなる．また，肛門管の感覚が低下して便とガスを識別しにくくなり，soiling が生じる．就寝後に便意が生じ，睡眠不足になることもある．

便性を整えると我慢しやすくなり，soiling を予防できる．必要以上に便を軟らかくする緩下剤の内服には注意が必要である．パッドを当てて下着の汚れを予防するとともに，温水洗浄便座やシャワーで肛門周囲の皮膚の清潔を保つ．

患者と家族は，手術が無事に終わったものの排便障害に悩まされ，退院後の生活に不安を抱く．健康時の状態に完全に戻ることは難しいが，長期間は継続せず，目安として3カ月ごとに回復を感じられることを伝える．

食事

食事は暴飲暴食を避け，硬すぎない固形便が排泄できるよう次のことを指導する．①バランスのよい食事にする，②刺激物やアルコールは腸管運動を促進させて便を軟らかくするため注意する，③腸管運動を亢進させ，頻回な便意や下痢を誘発する食品は個人差があるため意識して過ごす．

＊用語解説

骨盤底筋体操
出産や加齢などで骨盤底筋が脆弱化して起こる便失禁や尿失禁に対し，効果が期待できる．効果はすぐに出ないため，毎日継続する必要がある．骨盤底筋を締めているつもりで腹筋に力が入っていることも多く，注意が必要である（⇒ p.67参照）．

■ 精神的援助

爽快感のない排便や残便感があると，すっきり便を出し切りたいという願い
が強くなり頻繁にトイレに通ったり，トイレにこもって力み続けたりすること
がある．トイレに行っても便が出ない場合は便が貯留していないからであり，
2～3分で切り上げることを勧める．何か集中できることに取り組むと残便感か
ら意識をそらすことができるため，意識的に生活に取り入れてみることを指導
する．

活動範囲を広げることで自信が得られる．不安なときはトイレの場所を確認
し，散歩や買い物から始めて外出時間を増やし，少し自信がついたら旅行を計
画するなどして自信を持てるように支援する．排便は家族でも話しづらいテー
マであり，また家族には理解できない症状で患者は悩んでいる．家族を交えた
看護援助が望ましい．

3 外来における看護

排便状況は調子の良い日と悪い日が繰り返され，安定しないながらも徐々に
時間をかけて落ち着いてくる．排便症状の回復を実感できない場合は，3カ月
前，6カ月前を想起し現在の状況と比較すると，まだ排便障害が続いているも
のの回復傾向にあることが実感できる．このような，回復を実感できる支援が
必要である．

また，緩下剤の内服を自身で判断し，効果的に用いて便性を調整できるよう
教育的支援を行う．

---

8 大腸憩室症
colonic diverticulosis

1 大腸憩室症とは

1 病態

大腸憩室症とは，大腸の管腔内の圧が上昇し，大腸壁の脆弱
な部分が外方に圧迫されることによって壁が変形する（外方に
突出する）ことをいう（図8-23）．大腸壁の脆弱な部分とは，
大腸粘膜や粘膜下層を栄養する血管が筋層を貫き，管腔側に
入っていく部分である．腸管壁の全層が外側に突出するものを
真性憩室，壁の層構造の一部だけが腸管壁外（外方）に突出変
形するものを**仮性憩室**と言い，大腸憩室では粘膜と粘膜下層が
突出する（図8-24）．成因による分類では，大腸憩室は後天性
の圧出性憩室に分類される．

大腸憩室は炎症を伴うと**大腸憩室炎**を発症することがあり，
筋層を貫く血管が破綻した場合は，**憩室出血**となる．**憩室穿孔**

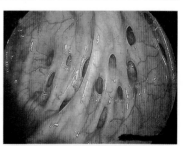
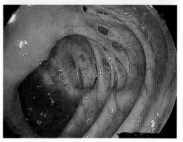

図8-23■大腸憩室の内視鏡所見

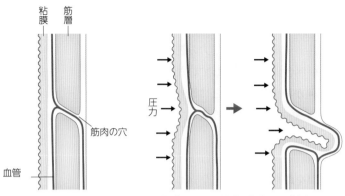

粘膜　筋層

筋肉の穴

血管

圧力

大腸粘膜や粘膜下層を栄養する
血管が筋層を貫いている.

圧力がかかると，粘膜と粘膜下層が突出する.

図8-24 ■大腸憩室の発生機序

から**腹膜炎**に至る例もあり，まれではあるが**管腔狭窄**の原因となることもある（図8-25）.

2 症状

　憩室は大腸壁の突出変形であるため，それ自体が症状の原因になることはない．また，憩室出血も腹痛を来すことはまれであり，無痛性の下血・血便として発見されることが多い.

　大腸憩室炎を発症した場合は，炎症憩室近傍の比較的狭い範囲でピンポイントの圧痛を訴える．穿孔性腹膜炎を合併した場合は腹部全体の圧痛や高熱，反跳痛，かかと落とし試験陽性などの症状や所見が出現する.

3 治療

　大腸憩室症のみでは治療の対象とはならないが，憩室出血を発症した場合は止血処置が必要になることがある（図8-26a）．しかし，大腸内視鏡検査の施行時には，すでに止血していることが多く，出血によって大腸管腔内と憩室内に血液が貯留し，十分な観察が困難なことから，出血源が特定されることは少ない．出血源が同定できる場合は，止血用クリップなどを用いて内視鏡的に処置が行われる（図8-26b）．また，穿孔した場合は，開腹手術で腸管切除となることが多い.

2 大腸憩室症の患者の看護

　大腸憩室症は，45歳以上の3分の1，85歳以上の3分の2に認められる疾患である．大腸憩室症の5％に大腸憩室炎や大腸憩室出血が起こる．保存的な治療で細菌感染や虚血性変性が軽快するが，時に膿瘍形成や腹膜炎，穿孔を引き起こし，手術が必要となる.

　腹痛・下痢，下血，高熱などの症状の観察，触診による圧痛や腹膜刺激症状の観察を行い，まれに起こる外科的な処置が必要な重篤な症状の早期発見に努

大腸憩室炎の超音波所見

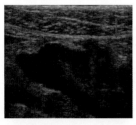

大腸憩室出血の内視鏡所見

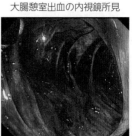

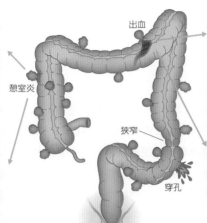

出血

憩室炎

狭窄

穿孔

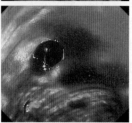

大腸憩室炎の CT 所見

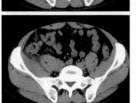

図 8-25 ▎大腸憩室の合併症

a 大腸憩室出血の内視鏡像

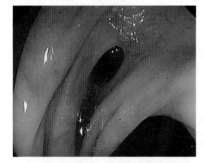

b 大腸憩室出血の内視鏡治療 (クリッピング) 後

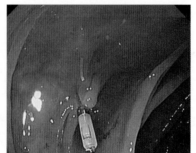

図 8-26 ▎憩室出血の治療

める．高齢者の場合には，痛みの感覚鈍麻や認知症によって症状の発現時期を覚えていない可能性も考慮して，アセスメントする．

　大腸憩室は，無症状の中大腸の内視鏡検査や造影検査で見つかることが多い．治療を必要としない患者が多いが，発症の予防のために食物繊維の摂取を勧めたり，痛みがある場合は早期に受診するよう指導する．特に後期高齢者の場合には，同居している家族や施設の医療・福祉専門職に，憩室の存在および憩室炎や憩室出血の可能性と症状について説明しておく．

9 過敏性腸症候群

irritable bowel syndrome：IBS

1 過敏性腸症候群とは

1 病態

　過敏性腸症候群は，癌やポリープなどの腫瘍性病変や潰瘍性大腸炎やクローン病，細菌性食中毒などを含む炎症性疾患などの形態的（器質的）な異常がないにもかかわらず，慢性的に**下痢**や**便秘**などの便通異常と下腹部を中心とした**腹部症状**（腹痛や膨満感，腹部不快感など）を引き起こす病態の総称である．

　原因となる臓器は小腸および大腸であるが，最終的には腸管内の水分調節能や収縮能，内臓知覚などの機能的な異常が症状を引き起こすと考えられている．また，これらの消化管機能はストレスなどの情動による影響を受けやすく，逆に消化管の調子は情動に影響を与えることから，「脳腸相関」と呼ばれる脳と腸の密接な関連性を持っており，ストレスや不安などによる情動の異常も症状の発症因子として重要である．

　一方，細菌性食中毒などの腸管炎症後に発生する知覚過敏によって発症すると考えられている**感染後IBS**（post infectious IBS：PI-IBS）という病態もあり，IBS全体の5〜25％を占めると言われている．さらに近年は，他の多くの消化管疾患と同様に，IBSの発症にも腸内細菌叢が関与しているとの報告があり，消化管研究のトピックスの一つとなっている．

2 診断

　2016年にグローバルな診断基準として「Rome IV診断基準」が発表されたが，日本の「過敏性大腸炎症候群（IBS）診療ガイドライン2014」は，改訂前の「RomeIII診断基準」を用いて作成されている．RomeIII診断基準では，IBSの診断基準は表8-6のように表現される．IBSの患者は，排便頻度や便性状の変化で症状が始まり，排便によって改善するという特徴がある．しかし，日本の診療ガイドラインでは，声明で「腹痛あるいは腹部不快感とそれに関連する便通異常が慢性もしくは再発性に持続する状態」と簡潔に定義しており，臨床でのIBSとは，「慢性的に便通異常（下痢や便秘，またはその両方）と腹部症状（腹痛や腹部不快感）があり，困っているにもかかわらず病院で検査（大腸内視鏡検査や超音波検査，血液検査など）を受けても症状の原因となる異常を指摘されない患者群」と認識されている．

表8-6 ■ IBSのRome III診断基準

■腹痛あるいは腹部不快感が
■最近3カ月の中の1カ月につき少なくとも3日以上を占め
■下記の2項目以上の特徴を示す
(1) 排便によって改善する
(2) 排便頻度の変化で始まる
(3) 便形状（外観）の変化で始まる

＊少なくとも診断の6カ月以上前に症状が出現し，最近3カ月間は基準を満たす必要がある．
＊＊腹部不快感とは，腹痛とはいえない不愉快な感覚をさす．病態生理研究や臨床研究では，腹痛あるいは腹部不快感が1週間につき少なくとも2日以上を占める者が対象として望ましい．
Longstreth, G.F. et al. Functional bowel disorders. Gastroenterology. 2016, 130 (5), p.1481 より改変．

便秘型（IBS-C） C：constipation	硬便または兎糞状便が25％以上あり，軟便（泥状便）または水様便が25％未満のもの
下痢型（IBS-D） D：diarrhea	軟便（泥状便）または水様便が25％以上あり，硬便または兎糞状便が25％未満のもの
混合型（IBS-M） M：mixed	硬便または兎糞状便が25％以上あり，軟便（泥状便）または水様便も25％以上のもの
分類不能型（IBS-U） U：unsubtyped	便性状異常の基準がIBS-C，D，Mのいずれも満たさないもの

便形状の判定はブリストル便性状スケールを用いる
止瀉薬や下剤を使用していないこと

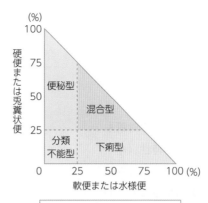

兎糞状便：ブリストル1
硬便：ブリストル2
軟便（泥状便）：ブリストル6
水様便：ブリストル7

図 8-27 ■ブリストル便性状スケールを用いた IBS の分類

Longstreth, G.F. et al. Functional bowel disorders. Gastroenterology. 2006, 130（5），p.1481-1482 より作成

IBS の病型分類としてはブリストル便性状スケール（➡ p.62 参照）を用いた詳細な分類があり，便秘型，下痢型，混合型，分類不能型の四つに分類される（図8-27）．

3 治療

IBS の治療は食事指導・生活指導，薬物療法，精神心理的治療の三つに大きく分けられる．

▮食事指導・生活指導

睡眠と食事，排便のリズムを規則正しくする．食事内容は偏食を避け，過度の香辛料や飲酒を避ける．高繊維食の摂取や適度な運動に努める．

▮薬物療法

止瀉薬や緩下剤，下剤を対症療法的に使用するが，混合型などは高分子重合体を用いて便中の水分含有量を調節し，便の容量を増やすことで腸管の自動能を誘発する．消化管運動機能改善薬や抗コリン薬，漢方薬（大建中湯，大黄甘草湯，麻子仁丸，半夏瀉心湯など）を使い分ける．

▮心理的要因への介入

心理的要因が強い患者には抗不安薬や抗うつ薬を使用するが，心理療法や自律訓練法などを組み合わせることもある．

▮日本における IBS 診療ガイドラインによる治療

第一段階の患者は十分な問診で優勢症状を聞き出し，症状に合わせた指導や薬剤を対症療法的に投与することで改善する．第二段階からはストレスや心理的要因の有無を確認し，心理的異常が確認された患者には心理的な治療介入が必要となる．IBS は心身症の一つであるため，心理的異常を有する患者が一定の割合で含まれる．したがって，それらの患者には，十分な準備と精神力が必

要である.

4 IBS の予防

IBS は心身症であるため，ストレス（ストレッサー）を少なくすることも必要であるが，それに対抗して病的ストレス応答の発生（IBS の発症）を妨げる対策も必要である．個人の生物学的特性（パーソナリティー）を鍛え，友人などの周囲の支援を得やすい環境を整えることが勧められる（図8-28）．

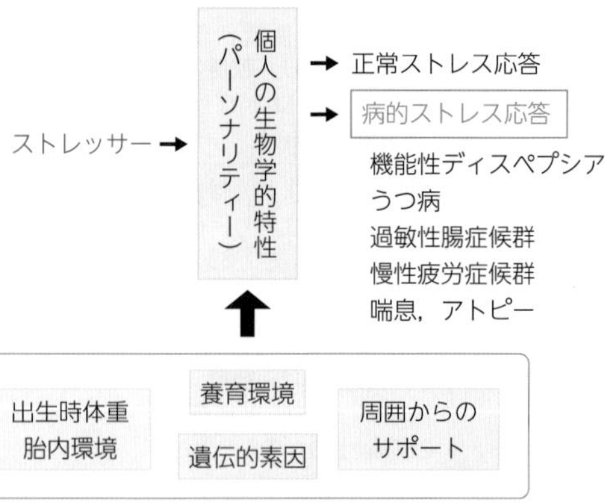

具体策としては，①良き友人や相談相手をもつ，②常に完璧を求めず 75 点主義で生活する，③ストレスを発散できる趣味をもつ，などが考えられる．

図 8-28 ■ストレスに起因する疾患（心身症）の発症

2 過敏性腸症候群の患者の看護

過敏性腸症候群（IBS）は男性は下痢型，女性は便秘型が多く，性差による違いなど人間の心と体の感受性の複雑さや奥深さが顕在化している疾患である．

海外でも日本でも人口のおよそ15％が IBS 患者であると言われており，大変身近な疾患でもある[1]．その4分の1しか医療機関を受診していないことから，下痢や便秘で健康相談があった場合には，IBS を念頭に置いて対応する必要がある．医師の診断過程の「身体症状→精神症状→ストレス反応」と，看護過程の「個別の全体像（身体と生活と環境）→排泄のパターンとストレスコーピングの特性把握→症状緩和と自己管理支援」を統合することで，より早期に効果的な治療的介入ができると考えられる．

仕事や学業などの社会的ストレス管理を含め，食生活や睡眠，排泄など生活全般の自己管理能力を高めることで IBS を改善できることが明らかになっている．心療内科医や心理療法士，職場や学校の健康管理専門職と共に，看護師は患者の生活に寄り添って個別の問題に対応し，ストレスを含め睡眠や食事・排泄等の生活を患者自身が管理できるように支援する．

10 機械的腸閉塞，イレウス，その他

mechanical obstruction, ileus

1 機械的腸閉塞，イレウス，偽性腸閉塞とは

1 病態・分類

腸閉塞とは，腸内容の通過が障害され，腹部膨満や腹痛などの症状を来した急性の状態をいう．機序の上から，腸管内腔の狭窄や閉塞による器質的な通過

障害が原因となる**機械的腸閉塞**と，器質的な通過障害がないのに，腸管の運動麻痺や痙攣によって腸管内容物が停滞する**イレウス**に分類される．

　機械的腸閉塞は，腸管壁の血行障害がなく保存的に管理しうる**単純性腸閉塞（閉塞性腸閉塞）**と，血行障害を認め緊急手術による救命が必要となる**複雑性腸閉塞（絞扼性腸閉塞）**とに分類される．イレウスは麻痺性イレウス，痙攣性イレウス，ヒルシュスプルング病に分けられる(表8-7)．

　イレウスの概念に含まれる**偽性腸閉塞**は，器質的な通過障害がないのに腸管の蠕動運動が障害され，腸管の内容物が停滞して腸閉塞症状を引き起こす疾患である．従来，日本では機械的腸閉塞もイレウスと呼んできたが，海外では腸管麻痺による機能性イレウスのみをイレウスと呼んでおり，急性腹症診療ガイドライン2015においても，同様に定義されていることから，本書でも同定義に準じた記載とした．

　腸管に通過障害が発生すると，上流の腸管内に内容物がたまり腸管が拡張する．このため腹部膨満や間欠的な腹痛（疝痛），嘔吐を来し，排ガスや排便が止まる．停滞に伴い，腸内細菌が増殖し，血中に菌や毒素が流入する．また，腸管内に多量の消化液が貯留するため循環血漿量が減少し，ショックに至る場合もある．複雑性腸閉塞では，腸管壊死に伴って持続痛に変化し，穿孔や汎発性腹膜炎を来し，死に至る場合もある．

2 症状

　機械的腸閉塞では腹痛，腹部膨満，嘔吐，排便・排ガスの停止が急性から亜急性に発症する．単純性腸閉塞の腹痛は間欠的な疝痛発作であるが，複雑性腸閉塞では虚血に伴い激しい持続痛を訴え，時に血便がみられる．嘔吐は，閉塞部位が下部であるほど発生時期が遅くなる．

　イレウスでは，経過はより緩徐である．身体所見としては腹部が膨隆し，鼓

表8-7 ■腸閉塞の分類と原因

機械的腸閉塞	イレウス
1) 単純性腸閉塞（閉塞性腸閉塞） 　※腸管壁の血管障害がない 　a. 腹腔内癒着 　　（術後，子宮内膜症後，放射線照射後，腹腔内炎症後） 　b. 腫瘍（大腸癌，小腸腫瘍，腹部腫瘍） 　c. 炎症（クローン病，癌性腹膜炎，腸結核） 　d. 異物（硬便，胆石，胃石） 2) 複雑性腸閉塞（絞扼性腸閉塞） 　※腸管壁の血行障害がある 　a. 腹腔内癒着 　　（術後，子宮内膜症，放射線照射後，腹腔内炎症後） 　b. 内・外ヘルニア嵌頓 　c. 腸重積 　d. 腸軸捻転	1) 麻痺性イレウス 　a. 全身性硬化症，偽性腸閉塞* 　b. 腹膜炎 　c. 長期臥床，中枢神経疾患，精神疾患 　d. 術後，外傷後 　e. オギルヴィー症候群 　f. 薬剤性 　　（麦角アルカロイド，麻薬，抗コリン薬，向精神薬） 2) 痙攣性イレウス 　a. 鉛中毒 　b. 腹部外傷 3) ヒルシュスプルング病 ＊偽性腸閉塞 1) 急性大腸偽性腸閉塞症（オギルヴィー症候群） 2) 慢性大腸偽性腸閉塞症（原発性，全身性硬化症，アミロイドーシス，パーキンソン病，ミトコンドリア脳筋症）

腹部X線（臥位）	小腸造影	

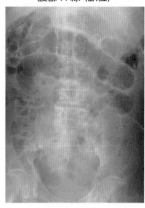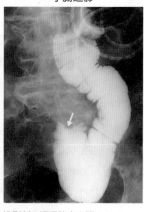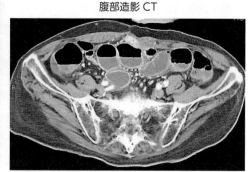

腹部造影CT

造影剤の通過障害を認める　　拡張した小腸とニボー（鏡面像）形成

図8-29 ■腸閉塞の画像

腸*がみられ，時に亢進した蠕動が観察される場合がある．機械的腸閉塞の初期は腸音が亢進し金属音が聴取されるが，時間の経過とともにイレウスと同様に，腸蠕動音が減弱することに注意が必要である．単純性腸閉塞では，圧痛はあっても腹膜刺激症状はなく，複雑性腸閉塞では打診痛，筋性防御などの腹膜刺激症状が確認されるようになる．

3 検査・診断

機械的腸閉塞では腹部単純X線検査で立位時に撮影した画像にみられる鏡面像（ニボー）と，仰臥位におけるガス像で腸閉塞の診断と閉塞部位の推定が可能である．腹部超音波検査は腸管の浮腫と拡張，腸管内容物や腹水の貯留，腫瘍の存在の確認に有用で，腹部CT検査は閉塞部位や原因の同定，絞扼の有無なども評価できる（図8-29）．脱水の程度，酸塩基平衡を確認するために，生化学検査や動脈血ガス分析も行われる．また，小腸閉塞の原因検索として，小腸内視鏡検査が可能になっている．

4 治療

単純性腸閉塞およびイレウスでは保存的治療を行い，複雑性腸閉塞や保存的治療で改善しない単純性腸閉塞の場合は，外科的に治療する．保存的治療は絶飲食の上，輸液による水分・電解質の補正および栄養状態の改善を図る．抗菌薬が投与されることも多い．また，イレウス管・胃管が挿入され，減圧が行われる（図8-30）．S状結腸軸捻転では，大腸内視鏡による整復が治療として行われる．血行障害を伴う複雑性腸閉塞は，腸管粘膜の損傷と腸管内細菌によって敗血症を起こし重症化するため，診断後速やかに緊急開腹手術が行われる．

② 機械的腸閉塞，イレウスの患者の看護

腸閉塞はさまざまな原因で起こるが，消化器外科術後のイレウスは3～12%[1]，大腸癌による腸閉塞は2～24%[2]と報告されるなど，消化器の術後

用語解説

鼓腸
腸管内にガスが貯留し，腹部の膨れる症状．

262

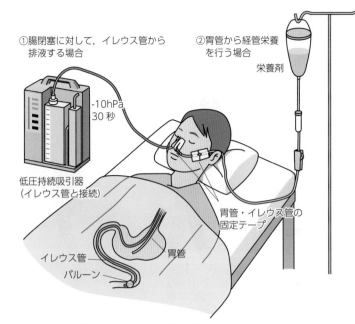

①腸閉塞に対して，イレウス管から
　排液する場合

②胃管から経管栄養
　を行う場合

栄養剤

-10hPa
30秒

低圧持続吸引器
（イレウス管と接続）

胃管・イレウス管の
固定テープ

イレウス管

胃管

バルーン

胃管：鼻から胃に挿入するチューブ．減圧，胃内容物の採取，栄養素の補給，胃の洗浄などの目的で用いられる．用途により長さや太さは異なるが，少なくとも胃管から投与する場合は，X線での位置確認が必須である．

イレウス管：3m程度の長さのチューブ．鼻から胃を経由して小腸まで挿入し，先端にあるバルーンを膨らませ，腸蠕動によって閉塞部位まで進め，減圧を行ったり造影検査を行ったりする．大腸閉塞がある場合は，大腸鏡を用いて肛門から挿入し留置する場合もある．イレウス管は，低圧持続吸引器に接続することが多く，排液量に応じて細胞外液の追加が必要となる．

8

図8-30 ■胃管・イレウス管挿入状態

や大腸癌の看護において症状管理が重要な疾患の一つである．

腸閉塞は，疾患の症状や開腹術の合併症として予想しないところで発生するため，患者のそばで頻繁に観察している看護師のアセスメントは，早期発見に大きな役割を果たす．内科的な治療は時間を要し，イレウス管の挿入は苦痛を伴う治療であり，苦痛の緩和や精神的な支援も重要な看護となる．内科的治療が効果的でない場合や緊急事態では，緊急手術が行われる．

ここでは，アセスメントおよび，内科的な治療時（保存療法中）の看護，症状改善後の生活指導（再発予防）について解説する．外科的治療の看護は，一般的な開腹術の項を参照いただきたい（➡ p.126 参照）．

1 アセスメント

▶ **症状**　繰り返す悪心・嘔吐，強い腹痛，急激な高熱では，複雑性腸閉塞や敗血症の可能性があるため特に注意し，緊急手術の可能性を踏まえて医師に報告する．

▶ **腹部聴診**　腸の蠕動運動の音を確認する．運動が亢進して金属音となったり，蠕動運動が減弱することを聴診で聞き取る．情報を記録し看護師や医師と共有することで，経過により症状改善または悪化のアセスメントが可能となる．

▶ **腹部の触診**　腹部の膨満感や圧痛を観察する．強い痛みがあれば，緊急に手術が必要となる可能性がある．

▶ **嘔吐**　嘔吐の継続や量の増加，血性の嘔吐物，便様の嘔吐物などがみられる場合は，イレウス管や経鼻的減圧チューブの挿入が必要である．

2 保存療法中の看護

腸蠕動の促進

　持続吸引で減圧しながら腸閉塞や滞った腸蠕動を回復するためには，安静にしていては効果が期待できない．イレウス管のようなつらい治療をしながらも，患者が離床して歩行し，腸の蠕動を促進するような行動ができるようにするのが看護師の役割である．

経鼻的減圧チューブ（胃管・イレウス管）の管理

　チューブが抜けないように，鼻や頬にテープで固定する．鼻孔の粘膜や皮膚に当たっていると圧迫創傷を起こすため，圧迫がかからないように注意して固定する．固定には，粘着力が強く容易に切れない伸縮性のある布テープを用いる．粘着部の表皮剥離が起きないように，皮膚被膜剤を塗布してからの貼付が推奨される．

　減圧のための経鼻胃管は，抜けないように鼻に固定する．管が確実に固定されるよう，テープを縦に二つに割くように切れ目を入れ，細くなったほうでテープ

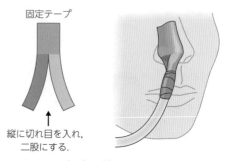

固定テープ

縦に切れ目を入れ，
二股にする．

図8-31 ■経鼻胃管の固定
わかりやすいように，二股の部分を着色して示している

をらせん状に巻き，管との密着面を十分にとる（図8-31）．イレウス管は，腸管に深く入っていけるように鼻に固定せず，挿入部分にゆとりをもって頬に固定する．また，イレウス管が消化管の先に移動している状況を把握するため，挿入された長さがわかるよう印をつけたり，印と鼻孔との距離を記録しておく．

減圧効果のアセスメント

　経鼻的減圧チューブは持続吸引していることが多いが，吸引される排液の性状を観察することで，症状の悪化や改善，消化管出血や脱水，イレウス管の閉塞などがアセスメントできる．

精神的支援

　イレウス管の強い違和感や悪心，持続吸引のわずらわしさ，腹痛や絶食のつらさ，外見の悪さ，罹患による社会的孤立等の苦痛などを理解し，ねぎらい，励ます．また，イレウス管の役割と歩行の効果を，患者のわかる言葉で説明する．

3 再発予防

　発症の経緯を患者と共に振り返り，発症の要因をアセスメントする．その要因を避けるような生活について共に検討し，目標と生活改善の計画を立てる．
　食生活は，消化管に負担をかけないよう指導する．栄養士と協働して個々の食生活で可能な方法を提案し，計画的に繰り返し指導する．また，便秘を予防し，腸蠕動を促す生活を指導する．水分摂取や歩行などの運動を習慣づける．ストレスは，精神的なものや上気道感染症などの身体的なものも含め，日常的なストレスを認識できるようにし，計画的にストレス管理ができるように介入

する.

　予防については，個別の過去の経験から症状の早期徴候を把握し，例えば「悪心を感じたら経口補水液を飲みながら絶食し，消化管を休ませて受診する」など具体的な生活の調整法を決めておき，早期に対処できるようにする.

11 虫垂炎
appendicitis

1 虫垂炎とは

1 原因・病態

　虫垂は盲腸の端から細長く飛び出している大腸の一部であり，右下腹部に位置する．虫垂炎は，感染により虫垂が炎症を起こした状態を言う．

　虫垂の管腔が糞石や異物，腫瘍等により狭窄または閉塞することで虫垂内圧が上昇し，虫垂壁内の小血管が圧排され，虫垂の浮腫を来す．虫垂内部では細菌が繁殖して炎症を起こし，腫れが進行して血流障害を起こした虫垂壁から周囲に炎症が波及する．もろくなった虫垂は，やがて壊死し穿孔する（図8-32）．穿孔を来した場合は虫垂内の細菌や膿が腹腔内に広がり，広範囲の**腹膜炎**が生じる．

2 臨床症状

　初期の症状は食欲不振や微熱，腹部全体の膨満感など漠然としている．悪心・嘔吐や下痢を伴うこともあり，発症早期に受診した場合には急性胃腸炎と診断されることがある．痛む部位は，虫垂炎の進行によって変化する．はじめは虫垂内圧の上昇に伴って心窩部から臍周囲の腹痛が生じ，炎症が進行して虫垂周囲の腹膜に広がるにつれ，痛みは右下腹部に移動する．特にマクバーニー点（臍と右上前腸骨棘を結ぶ線の外側3分の1）の圧痛は，虫垂炎に特徴的である（図8-33）．そのころには発熱を認める．

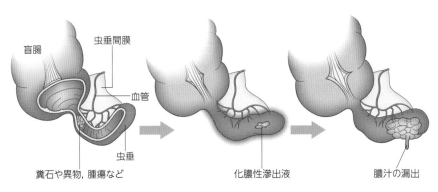

盲腸　虫垂間膜

血管

虫垂

糞石や異物，腫瘍など　　　化膿性滲出液　　　膿汁の漏出

図 8-32 ■虫垂炎の進み方

3 身体所見

マクバーニー点の圧痛やロブジング徴候，腸腰筋徴候（psoas 徴候）は虫垂炎に特徴的な所見ではあるが，必ずみられるわけではないため，これらの所見が陰性であっても虫垂炎を否定することはできない．腹膜に炎症が波及すると腹膜刺激症状がみられ，かかと落とし試験や咳嗽テストで腹痛が誘発される．

虫垂の先端は可動性があり，回腸の前方，後方や骨盤内に位置することがある（図8-34）．虫垂先端の位置によって身体所見が異なるため，診断が難しいことがある．例えば，妊婦の場合は虫垂先端が大きくなった子宮の裏に位置することがあり，虫垂炎になっても腹部表面からの診察では痛みがわかりにくい．

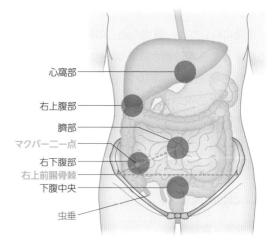

図 8-33 ■虫垂炎で痛みが起こる部位

4 検査・診断

診断には画像検査が用いられる．画像検査には腹部 X 線検査，腹部超音波検査，腹部 CT 検査があるが，腹部 X 線検査では虫垂を描出できず，虫垂炎の診断はできない．腹部 X 線検査でみられる虫垂炎関連の所見としては，右下腹部の糞石や，穿孔した場合では横隔膜下に腹腔内遊離ガス像を認めることがある．

腹部超音波検査や CT 検査では，腫大し壁が肥厚した虫垂が描出されるため診断に用いられる．強い炎症では，腹水の出現を認めることがある．腹部超音波検査は低侵襲の検査ではあるが，検査者の技術や患者の体形に左右されるため，虫垂炎の診断が困難な場合もある．

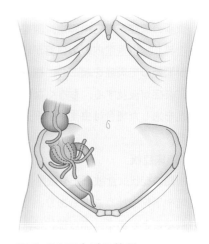

図 8-34 ■虫垂の位置
虫垂の位置には個人差がある．

5 治療

穿孔した症例の 65％は発症から 48 時間経過していたとの報告があり，穿孔を防ぐには早期診断・治療が重要である[1]．

虫垂炎の治療は大きく分けて，外科手術（**虫垂切除術**）と**薬物療法**がある．薬物療法は手術は行わず，抗菌薬のみで治療する．外科手術は開腹手術と腹腔鏡下手術がある．開腹手術の場合は右下腹部に 3～4cm ほどの傷が残り，腹腔鏡手術では 3～5mm 程度の傷が二つ，1cm 程度の傷（臍にできるため目立たないもの）が一つ残る．

現在，虫垂炎の標準的治療は外科治療とされているが，身体への侵襲のない薬物療法も選択肢の一つとされる．薬物療法の場合は，虫垂が体内に残るため再発する可能性がある．入院期間や治療に伴う合併症は外科手術と薬物療法で

外科手術か薬物療法か

　虫垂炎の標準治療については議論が続いている．入院期間，合併症（穿孔率）に有意差はなく，最も明確な違いは手術痕の有無である．薬物療法を受ける90％の患者は外科手術を回避できるが，10％は抗菌薬に対する十分な反応がみられず，虫垂切除術を受けることになる．治療を開始する時点で，抗菌薬への反応を予測することはできない．薬物療法を受けた患者の30％は，1年以内に虫垂炎を再発し虫垂切除術を受ける．また，まれなケースでは，外科手術を受けなかった結果，虫垂を閉塞していた腫瘍が見逃された症例もある．いずれの治療法を選ぶにせよ，患者が双方のリスクを十分に理解している必要がある．

差はないが，薬物療法のみでは再発のリスクがあることから，外科手術が標準となっている．重症度や合併症による手術のリスク等を考慮し，治療法を選択する．

② 虫垂炎の患者の看護

　虫垂炎は日本では毎年10万人前後が罹患する疾患であり，看護師は外来でも入院でも救急でしばしば遭遇する．穿孔して死亡に至る腹膜炎を併発する危険性があり緊急性を有するため，術前や保存療法の際には特に，痛みやバイタルサインのモニタリングが重要となる．

　穿孔や腹膜炎への悪化が考えられるため，痛みや発熱，悪心などの症状が始まった時間とその経過に注意して観察する．また，高齢者は膿瘍や穿孔があっても症状が出にくい場合があり，突然全身症状が悪化する可能性があることも念頭に置く．糖尿病やステロイド治療中など，易感染状態にある場合や，高血圧や貧血など循環状態が悪い場合には悪化しやすいこと，術後の縫合不全が起こりやすいことを念頭に置いて観察する．

▌術前の看護

　虫垂炎は予兆なく発症し，緊急入院・緊急手術となる場合が多いため，患者は症状の経過や治療に対して不安を抱えている．適切な検査や治療を速やかに行うとともに，患者が不安を表出しやすい雰囲気をつくることも重要である．

　痛みに対しては鎮痛薬で管理することになるが，虫垂炎の悪化の症状がわかりにくくなるため，痛みの変化と使用薬剤および使用時間を関連付けて記録・共有し，並行している症状の悪化と痛みのコントロールの両方のアセスメントを慎重に行う．

▌術後の看護

　術後は早期離床を支援し，腸閉塞や無気肺を予防する．虫垂には腸内細菌が存在し，それが感染を起こしている虫垂炎では，術後の創の離開や膿瘍形成が起こりやすい．ドレーンが挿入されている場合には滲出液の性状の観察，ドレーンが挿入されていない場合には，手術創の炎症症状や滲出液，痛み・発熱など

を観察し，縫合不全の予防および早期発見に努める．特に肥満や糖尿病がある患者，高齢者は手術創の治癒が遅延するため，腹圧がかかる動作や姿勢を避け，事故を起こしたりけがをしないように注意する．

　虫垂炎は原則として手術適応であるが，保存的治療が選択された患者は，症状がなくなっても再発するリスクがある．退院後も発症症状の確認と，発症したら直ちに受診することをよく理解してもらう．

12 直腸脱
rectal prolapse

1 直腸脱とは

　直腸脱は肛門から直腸が脱出する状態を言う．直腸壁全層が脱出する**完全直腸脱**と，粘膜層のみが脱出する**不完全直腸脱**（**直腸粘膜脱**ともいう）がある（図8-35）．60歳以上の女性で多くみられ，直腸を支える骨盤底筋群や支持組織の虚弱化が原因と考えられている．小児の場合，腹腔内圧上昇や慢性下痢を来す疾患，嚢胞性線維症や性的虐待等が背景にある可能性があり，原因検索が重要である．

　患者の主な訴えは残便感や肛門腫瘤，直腸出血である．直腸脱は通常排便時に生じ，自然に戻るか，患者が用手的に脱出を戻す必要がある．腸管脱出により粘液が肛門周囲の皮膚に付着し，発赤やびらんなどの皮膚障害が生じる．排便時以外にも常に直腸が脱出している場合は，下着にこすれて出血や疼痛が生じることもあり，生活行動が制限される．

　診断は肛門の診察によって行う．診察時に直腸脱がみられない場合は，トイ

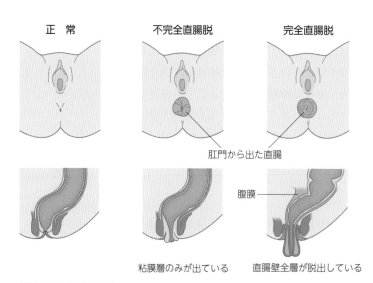

図 8-35 ■直腸脱

レでいきんだ後に診察を行うこともある.

　治療の主流は外科的修復であるが，まずは症状緩和のための内科的アプローチが行われることが多い．排泄を容易にするため水分と食物繊維の摂取を促し，必要に応じて下剤（内服や坐薬）を用いる．骨盤底筋トレーニングを指導することもあるが，有効であるという報告はない.

　外科的治療には，腹腔から直腸をつり上げて固定する経腹腔的アプローチと，直腸や肛門を縫縮する経会陰的アプローチがある．経腹腔的アプローチは再発率が低いが，併存疾患の多い患者には経会陰的アプローチのほうが適している.

② 直腸脱の患者の看護

　完全直腸脱と不完全直腸脱のいずれの場合も，直腸脱があると肛門周囲の皮膚に便や腸粘液が付着し，下着が汚れてしまう．理由は何であれ，便や腸粘液で下着が汚染することは，誰にも知られたくない自尊心が低下する出来事であり，そのために受診が遅れることもある.

　自尊心が保てるように配慮しながら症状や対処について尋ね，排便時に脱出した際には，直腸粘膜を爪などで不用意に傷つけないようにやさしく脱出を戻す方法を指導する．また，アルカリ性である便や腸粘液の刺激による肛門周囲の皮膚障害を予防するために，シャワーや温水洗浄便座を活用したり，肛門周囲の皮膚を清潔に保つ方法を指導する.

　排便時に強くいきむと直腸脱が起きたり増強させたりするため，いきまずにスムーズに排便できるよう，食事指導や緩下剤を調整しながらの生活を指導す

Study

直腸診

　直腸診は直腸指診とも言い，肛門から第2指（人差し指）を挿入して触診する診察方法である．直腸癌や直腸ポリープ，痔核や痔瘻の診断のほか，直腸と隣り合っている前立腺の大きさや硬さを触診することによる前立腺肥大の診断に有効である．通常は肛門縁から10cm程度は触診可能であるが，指を挿入したままいきんでもらうと，もう少し奥まで触診することも可能である.

　医師が直腸診を行う際，看護師は，患者の羞恥心や恐怖心を軽減し安楽に検査を受けられるよう，プライバシーの保護，不用意な露出を避けるなどの環境調整，体位の選択，検査方法を含めた説明の仕方に十分配慮する．緊張すると肛門に力が入り，肛門括約筋が収縮して医師は診察が困難となり，患者は苦痛が増強する可能性があるため，看護師はリラックスできるよう状況に合わせて工夫し，患者を援助する．直腸診を受ける前は排尿を済ませて膀胱を空にするよう，患者の準備を整える.

　直腸診は医学診断をするための検査であるが，看護師が行うフィジカルイグザミネーションの一つでもある．肛門に指を挿入する行為であり，直腸内に停滞した便を摘出する摘便と似ている．排便がないとすぐに緩下剤を用いることがあるが，腹部の視診，聴診，打診，触診などとともに，肛門周囲の触診や直腸診により直腸内の便貯留の有無や便の硬さなどを確認することで，大腸の蠕動運動とともに便貯留の位置を適切にアセスメントでき，状況に合った対処をすることができる.

る．外出時に下着の汚れが気になり，活動範囲が狭まることもある．汚れたら，その都度交換できるようにパッドを用いたり，お尻を拭き取って肛門周囲の皮膚を清潔に保つ方法は，QOLの維持増進に効果的である．便や腸粘液による痛みが強いとき以外は，生活の活動範囲を狭めることがないよう注意を払う．

13 肛門疾患

1 痔核，痔瘻　hemorrhoid, anal fistula

1 痔核，痔瘻とは

　肛門付近には門脈から連なる静脈が多く，体の下のほうにあるためうっ血しやすく，静脈瘤になりやすい．**痔核**は肛門付近に生じる**静脈瘤**のことであり，歯状線より口側にできたものを**内痔核**，外側にあるものを**外痔核**，両方にまたがるものを**混合痔核（内外痔核）**と呼んでいる（図8-36）．

内痔核

　内痔核は便秘や長時間の座位，飲酒，妊娠，肝硬変等の門脈圧亢進が関与しているとされる．内痔核は軽症では外側からは見えないが，主に排便時に出血が認められる．内痔核

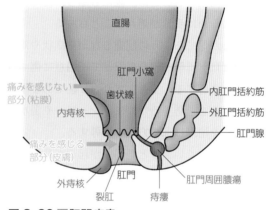

図 8-36 ■肛門疾患

がある歯状線の口側は知覚に乏しく，通常痛みはないが，異物感がある場合がある．進行して肛門括約筋の外に脱出すると痛みを感じるようになり，嵌頓すると血行障害のため暗青色になり，腫脹して激痛を起こす（嵌頓痔核*）．病変の進行に関しては**Goligher分類（ゴリガー分類**，表8-8）がよく用いられている．

外痔核

　外痔核は，肛門外に暗青色の腫瘤として視認できる．歯状線の外側は知覚があり，炎症や血栓性静脈炎を合併すると腫脹して疼痛を感じる．治療としては多くの場合，生活習慣の改善と消炎鎮痛薬の内服，軟膏，坐薬の使用，緩下剤の使用で保存的に改善することが多い．改善しない場合はゴム輪による結紮，

📖*用語解説

嵌頓痔核
脱出した内痔核が肛門括約筋により絞扼されて血流障害を起こし，腫脹して元に戻らなくなったもの．脱出した部分が壊死し潰瘍を形成することもある．

表 8-8 ▓ Goligher 分類

Ⅰ度	排便時に出血するのみで，内痔核は肛門管外に出ない．
Ⅱ度	排便時に内痔核が肛門管外へ脱出するが，排便後に自然に戻る．
Ⅲ度	排便時に内痔核が肛門管外へ脱出して自然には戻らないが，用手的には戻すことができる．
Ⅳ度	脱出した内痔核を用手的に戻すことができず，常に脱出した状態．

薬剤の注入などいくつかの手術療法があり，症例に応じて選択されている．

▌肛門周囲膿瘍，痔瘻

　便中の細菌，主に大腸菌が歯状線にある肛門小窩から肛門腺に入って感染を起こすと**肛門周囲膿瘍**が形成されることがある．それが排膿されるときに，すべてではないが肛門付近に瘻管を形成することがある．細菌が侵入した肛門小窩から肛門周囲の皮膚の間にトンネル状の通路が形成されることになり，これが**痔瘻**である．もともとの病気や免疫抑制薬などの治療の影響で，免疫力が低下したときに起こりやすくなる．また，クローン病などの炎症性腸疾患が原因となることもあるため，複雑かつ難治化しているものは鑑別が必要になる．まれに痔瘻から悪性腫瘍が発生することがあり，注意が必要である．

　肛門周囲膿瘍ができると熱感や腫脹，疼痛が生じ，発熱することもある．その後，肛門部に疼痛や硬結が認められ，粘液や排膿により下着が汚れ臭気を伴うこともある．直腸指診と肛門鏡による視診で診断されるが，病変の広がりをみるために超音波検査やMRI検査を行うこともある．クローン病の鑑別のために，大腸内視鏡検査などの消化管の検査を勧めることもある．治療は瘻管切開術，瘻管切除術などの手術療法を行う．従来は肛門括約筋を切開していたが，近年では肛門括約筋機能を温存する手術が主流になっている．

② 痔核，痔瘻の患者の看護

　痔核の悪化予防には，肛門付近の静脈のうっ血を避けるために，長時間にわたり車やバイク，自転車に乗ったり，同じ姿勢で座位を保ったりする生活を避けるよう指導する．重い荷物を持つと肛門に負担がかかるため，重いものを運ぶ仕事に従事している場合は，作業を再開する時期を医師に相談する．

　また，努責をかけずにスムーズな排便ができるよう支援する．適切に食物繊維をとる，積極的に身体活動を行う，便意を我慢しない，長時間トイレにこもらない，効果的に緩下剤を調整して硬すぎない便を排泄することなどを指導する．便の性状や便意の有無，食生活や生活リズム，痔核の痛みの状況から大腸内の便の貯留状況をアセスメントし，緩下剤の作用機序を踏まえて効果的な内服方法を指導する．

　便の性状を整えることは，痔瘻の予防にもつながる．また，入浴などで肛門周囲を温めると血流が良くなり痛みが和らぐ．座浴やシャワーでも，類似の効果を期待できる．入浴やシャワー，温水洗浄便座などで肛門周囲を清潔に保つことは，痔核や痔瘻の予防としても望ましい．創部や患部の安全のため，温水洗浄便座の水勢は強すぎないよう調整する．

2 脱肛，裂肛　anal prolapse, lacrima

1 脱肛，裂肛とは

脱肛

脱肛とは肛門粘膜脱とも言い，肛門や直腸粘膜が肛門外に脱出した状態であり，多くは内痔核が進行して周囲の粘膜を巻き込んで脱出することで起こる．肛門括約筋が脆弱になり直腸全層が脱出する**直腸脱**（➡ p.268 参照）とは異なる病気である．脱出した粘膜からの分泌物によって，周囲の皮膚に痛みやかゆみを伴う湿疹を生じる．また感染を起こして痛みを感じ，発熱することもある．直腸指診や肛門鏡による視診で診断される．保存的治療としては，軟膏や坐薬で炎症を抑える．また，結紮切除術などの外科的治療を行うこともある．

裂肛

裂肛とは硬い便や太すぎる便，下痢が続くなどの機械的刺激により，歯状線よりも肛門側に傷がついて肛門上皮が裂けることや，痔核が脱出することなどにより周囲の粘膜が引っ張られて起こるとされている．好発部位は後方，前方の順である．排便時の痛みや出血が主な症状であるが，治癒と再発を繰り返すうちに慢性潰瘍になり，肛門管の狭窄が起こることもある．また，裂肛が治癒する際に肛門ポリープや見張りいぼ*などが生じる場合もある．

診断は肛門鏡を使用した視診と直腸指診により行うが，炎症が強い場合など痛みが強く指診が難しい場合があるため，特徴的な症状から急性裂肛として保存的治療を行うことも多い．治療は便の性状を整えるための緩下剤等の投与に加え，軟膏や坐薬による局所の薬物治療が基本である．狭窄が強い場合など，まれに側方内肛門括約筋切開術や裂肛切除術などの手術療法が必要となることがある．

2 脱肛，裂肛の患者の看護

脱出した粘膜からの分泌物はアルカリ性の腸液であり，肛門周囲の皮膚へのダメージが大きいため，温水洗浄便座やシャワー，座浴を用いて肛門周囲の皮膚を清潔に保ち，皮膚炎を予防する．温水洗浄便座の水勢が強いと刺激を与えるため，注意が必要である．その後，皮膚や肛門を乾燥させる際は愛護的に行うことで，皮膚や患部の安静を保ち回復を促進できる．

予防および対処として，便の性状を整えることが重要である．肛門や直腸粘膜への機械的刺激を避けるためには，硬すぎず軟らかすぎず正常の便であることが求められる．便の性状を尋ねるとともに，排便回数と排便困難感の有無，食物繊維を含む食事内容，活動量，痛みなど気を付けていることなどについて情報収集・アセスメントし，食事のとり方や効果的な緩下剤の使い方を指導する．

肛門に過剰な圧が加わると，症状は悪化する．便秘を避けるよう便性を調整

▌*用語解説

見張りいぼ
急性裂肛はほとんどが保存的治療で治癒するが，再発を繰り返すことも多い．治癒と再発を繰り返すうちに随伴病変として，肛門の外側に隆起するような見張りいぼが生じることがある．俗にいぼ痔といわれる内痔核の脱出と混同されることもあるが，異なるものである．

するほか，和式便器にまたがるなど，足をやや広げてしゃがんだ姿勢は避けるように指導する．

14 特論：ストーマ造設術と看護

1 ストーマ造設術の概要

1 ストーマとは

ストーマとは，手術により消化管や尿路が腹壁を貫いて体外に開口されたものであり，それぞれ消化管ストーマ，尿路ストーマといい，開口部から便や尿が排泄される．

2 消化管ストーマを造設する疾患

消化管ストーマには，期間や目的による分類として，永久的なものと一時的なものがある．近年は肛門に近い部位であっても肛門を温存する手術が可能となり，吻合部の縫合不全を予防する目的で一時的に造設するストーマが増加傾向にある．

▌永久的ストーマ（結腸ストーマ）

永久的ストーマ（結腸ストーマ）は，下部直腸や肛門管，肛門周囲皮膚など，病変が肛門およびそれを構成する筋群に近接しており，肛門の温存が不可能な場合に造設される．術後の肛門機能不全により排泄管理が困難となることが予測される場合，ハイリスク症例において腸管の切除後吻合が危険と判断される場合などにも造設される（図8-37）．永久的ストーマを要する疾患には，骨盤内悪性腫瘍（原発性，転移性），骨盤内良性疾患（炎症，狭窄，外傷，機能不全，良性腫瘍など）や，全大腸に及ぶ疾患（家族性大腸腺腫症，潰瘍性大腸炎など）がある．

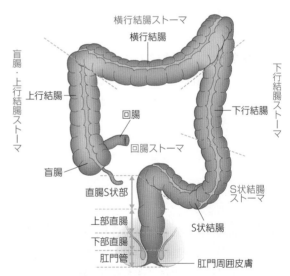

図 8-37 ▌大腸と消化管ストーマの位置と名称

▌一時的ストーマ（回腸ストーマ）

直腸癌では，肛門温存手術の適応が拡大したことに伴い一時的なストーマが増加している．一時的ストーマは腸管吻合部の治癒を促進するため，腸内容を通過させず安静に保つようその口側に造設するもので，数カ月先の閉鎖を予定し造設される．全身状態や腸管の状態により一期的腸管吻合が困難な大腸癌イレウスや，右側結腸の憩室炎などによる穿孔，大腸切除後の縫合不全や直腸腟

表 8-9 ■消化管ストーマの分類

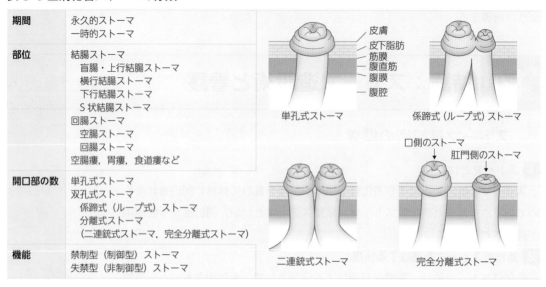

期間	永久的ストーマ 一時的ストーマ	
部位	結腸ストーマ 　盲腸・上行結腸ストーマ 　横行結腸ストーマ 　下行結腸ストーマ 　S状結腸ストーマ 回腸ストーマ 　空腸ストーマ 　回腸ストーマ 空腸瘻，胃瘻，食道瘻など	
開口部の数	単孔式ストーマ 双孔式ストーマ 　係蹄式（ループ式）ストーマ 　分離式ストーマ 　（二連銃式ストーマ，完全分離式ストーマ）	
機能	禁制型（制御型）ストーマ 失禁型（非制御型）ストーマ	

瘻，難治性痔瘻，肛門部外傷などに対しても造設される．

3 ストーマの分類

　消化管に造設されるストーマは，原則的には解剖学的に用いられる消化管の部位や，原疾患と術式により決まる．消化管ストーマは期間や部位，開口部の数，機能などにより分類される（表8-9）．盲腸・上行結腸ストーマ，横行結腸ストーマ，下行結腸ストーマ，S状結腸ストーマをまとめて結腸ストーマといい，空腸ストーマや回腸ストーマは回腸ストーマと分類される．開口部の数では，単孔式や双孔式に分類される．

2 ストーマ造設術の術前看護

1 術前ケアの目標

■ 術前ケアの意義

　近年，在院日数の短縮化が図られ，術前の期間は1〜3日程度と短くなっている．この限られた期間の中でも術前ケアはとても重要な看護である．ストーマ造設術を受ける患者は，がんなどの疾患に罹患したことに加え，ストーマ造設というボディイメージの変化を強いられ，身体的，心理的，社会的にも問題が生じる．術前ケアでは，適切な情報提供および，患者の不安に対するチームアプローチにより術後のリハビリテーションが促進されるため[2]，積極的な介入が大切である．また，術前に行うストーマの位置決め（ストーマサイトマーキング）により，術後のスキントラブルの発生を最小限にすることが可能となり，医療者と患者・家族との信頼関係を構築することにもつながる．

■ 術前ケアの目標

　ストーマを造設した患者とその家族には，この先の生活を乗り越えていく力

が必要になる．術前ケアの目標は，患者および家族が安心・納得した上で手術やストーマ造設術に臨めることである．具体的な管理方法や日常生活がイメージできるように，個別的な悩みや不安を聴き，患者の生活に合わせた関わりを行う．

2 術前のストーマ・リハビリテーション

ストーマ・リハビリテーションとは，「ストーマと合併症の障害を克服して自立するだけでなく，ストーマ保有者の心身および社会生活の機能を回復させること，また，それを促進する技術と方法」[1] である．

ストーマ造設術は排泄経路を変更し，ボディイメージの変化やその後の生活にも影響を及ぼす手術である．手術の説明を受けた患者は，疾患の罹患に加えストーマ造設という衝撃を受け，精神的に不安定な状況に陥ることがある．看護師は患者が経験する身体機能の喪失や外見の変化，排泄に伴う羞恥心などを理解し，心理的段階に応じた援助を術前から心がけていかなければならない．術前から退院後の生活をイメージできるよう支援し，安心して手術に臨めるよう関わっていくことが大切である．

術前における患者の心理面への支援

ストーマ造設術を受ける患者の多くはがんの告知を受け，危機的状況に置かれている．加えて，ストーマ造設という排泄経路の変更を告知され，心理的に大きな影響を受けている．排泄機能が変化することによる身体機能の喪失やボディイメージの変化，社会生活や家族内での役割の喪失を経験し，それらを受け入れることは簡単ではなく苦悩する．術前は，心理的状況をアセスメントし，その時々の状況に合わせた対応が必要である．

術前教育

術前教育は入院前，手術を説明される外来で開始されることが多い．入院前から段階的に関わることにより，患者・家族の治療への参加や術後の適応を促す．表8-10 に示す通り，解剖生理を含めストーマとは何かを説明し，ストーマに対する認識を確認する．このとき，医師からの説明をどの程度理解できているかを確認し，さらに知りたいことや不安な点がないか尋ね，それに応じた術前教育を進めていく．説明の際は，患者だけでなくキーパーソンも同席して実施するのがよい．口頭での説明だけでなく，模型やパンフレットを用いて行うことにより，理解を深めることができる．

表8-10 ■術前教育の内容の一例

①ストーマ造設の必要性
②ストーマとは
③術後のストーマの管理
④術後の一般的な経過
⑤日常生活に関すること（食事・入浴・仕事・運動など）
⑥ストーマサイトマーキングの必要性
⑦オストミービジターや患者会の紹介（必要に応じて）
⑧術後の排尿障害や性機能障害について
⑨社会福祉制度について
⑩ストーマ外来等相談窓口の紹介　など

ストーマサイトマーキング

▶ ストーマサイトマーキングの目的

ストーマサイトマーキングを術前に行う目的は，QOL の維持と合併症予防である．マーキングを行うことにより，患者が自分の生活スタイルに合わせてス

8

小腸・大腸・肛門疾患

275

トーマ管理を容易にする場所, つまりセルフケアが容易でストーマ装具の装着に安定した平面をあらかじめ選ぶことができる. また, 術後のストーマについて, ボディイメージの変容を含めてイメージ化することができる.

マーキングは単なる医療処置ではなく, ストーマセルフケアに関わる重要なプロセスであり, 患者が共に参加することでストーマを受容する第一歩につながる自立するために非常に重要なケアである.

▶ ストーマサイトマーキングの実際

マーキングに際しては, クリーブランドクリニックの原則(表8-11)などを基本に検討する. 手順を図8-38 に示す.

表8-11 ■クリーブランドクリニックの原則 (アメリカ)

①臍より低い位置
②腹部脂肪層の頂点
③腹直筋を貫く位置
④皮膚のくぼみ, しわ, 瘢痕, 上前腸骨棘の近くを避けた位置
⑤本人が見ることができ, セルフケアしやすい位置

1 必要物品を準備する (a).
　①マーキングディスク
　　マーキングディスクがなければ, 二品系装具の面板や厚紙を利用するとよい.
　②水性ペン (下書き用)
　③油性ペンまたは皮膚ペン (ポイントマーキング用)
　　皮膚ペンは, 消毒しても消えにくい放射線治療用スキンインクなど.
　④測定用定規, メジャーまたはノギス
　⑤患者が日ごろ着用しているベルトラインのはっきりしたズボンやスカート
　⑥記録用紙
2 患者にマーキングの方法について説明する.
3 仰臥位で腹部全体を観察し, 瘢痕やくぼみの有無を確認する.
4 水性ペンで①臍の位置, ②正中創, ③肋骨弓下縁, ④腹直筋外縁, ⑤上前腸骨棘, ⑥ベルトラインに線を引く (b).
　腹直筋外縁は, 患者に首に力を入れて臍を見るように頭を持ち上げ, 腹直筋に力を入れてもらうとわかりやすい.
5 ①②③で囲まれた範囲で④⑤⑥にかからない部位にマーキングディスクを置き, 安定した平面を選択し水性ペンで仮の印をつける.
6 しわや瘢痕, くぼみなどの位置を座位, 立位, 前屈位などの体位をとってディスクが安定する位置を確認し, 水性ペンで印をつける (c).
7 患者が見えて触れられる位置であるかを立位, 座位で確認し, 適切な部位に×印をつける (d). 必要時, 可能な範囲で数カ所印をつける.
　ダブルストーマの場合は, 面板を 2 枚貼付するため, ストーマの間は 7 〜 8cm 以上離す.
8 医師にマーキング部位を確認する.
9 普段着用しているズボンやスカートをはいて×印の位置やベルトラインを確認する.
10 最終的な×印を, 油性ペンや皮膚ペンでしっかり印をつける.
11 水性ペンで描いた線を拭き取る.
12 記録する.

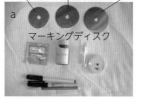

6.0cm 　　　7.0cm 　　　7.5cm
(小児用) 　(標準体重用) 　(肥満者用)

マーキングディスク

必要物品の一例

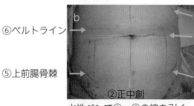

⑥ベルトライン
⑤上前腸骨棘
②正中創
③肋骨弓下縁
①臍の位置
④腹直筋外縁

水性ペンで①〜⑥の線を引く.

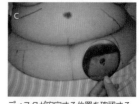

ディスクが安定する位置を確認する.

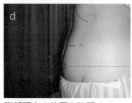

腹部頂点の位置を確認する.

図 8-38 ■ストーマサイトマーキングの手順

③ ストーマ造設術の術後看護

1 術後ケアの目標

　ストーマを造設した患者は，現実に直面しそれを乗り越えていかなければならない．患者の力だけでなく，周囲のサポートが必要である．そのサポートが大きく影響することも忘れてはならない．ケアに関わる看護師は，ストーマの知識や技術をもち，一貫性のあるケアを提供することが大切である．

　術後ケアの目標は，①ストーマ合併症を回避する，②セルフケアを確立する，③退院後の日常生活をイメージできるとし，積極的な介入が大切である．

2 術後における患者の心理面への支援

　手術を終えた患者は，術前教育を受け納得して手術に臨んだものの，ストーマを造設した現実に直面し，喪失感におそわれる．ストーマの話題が出た場面で患者の表情が乏しかったり，言葉数が少なかったり，ストーマケアの場面での様子など，患者の反応から心理状態をアセスメントし，状況に応じた介入をする必要がある．

　術後最初の装具交換は，創部の観察とともに看護師が実施する．その際，患者の心情を理解し決してストーマを無理やり見せることはせず，ストーマがどのように造られているか，どのようなケアを行っているかなどを説明する．患者から質問があれば，その言葉を傾聴し，丁寧に答える姿勢が大切である．

　装具交換時はプライバシーに配慮し，使用後の装具はすぐにごみ袋にまとめ，換気なども行いながら，臭いへの配慮もしていくことが大切である．患者の心理面は複雑であるが，今何が行われているのか，看護師が行う装具交換や発言に着目している．無言で黙々と装具を交換するのではなく，ストーマの状況を説明しながら手際よく，時にはユーモアを交えながら行い，ストーマケアはそれほど大変でないという印象を与えることが大切である．患者は創部痛など身体的苦痛が落ち着いてくると，余裕が持てるようになってくる．ストーマに対しても少しずつ目を向けられるようになってくるため，患者の状況に合わせ段階的にアプローチすることが，セルフケア支援に大切な視点である．

3 術後の合併症

　ストーマを造設する代表的な術式には，**腹会陰式直腸切断術＋ストーマ造設術（マイルズ手術）**と，**ハルトマン手術**がある．

　ストーマ造設術は，全身麻酔による一般的な消化管手術の合併症に加え，ストーマの周りに正中創やドレーンがあることから，排泄物の汚染による創感染を起こすリスクが高い．また肛門や肛門周囲の組織を摘出して会陰創ができるが，この会陰創は身体を動かすことによって創部に緊張がかかりやすくなる．切除した腸が位置していた場所は死腔となり，滲出液が貯留しやすいため，十分なドレナージが行われないと創の癒合に時間を要する場合がある．滲出液が貯留しやすい部位にドレーンが挿入されるが，身体を動かすとドレーン挿入部

の痛みが増強するため，早期離床の妨げとなり，歩行に影響を及ぼすこともある．鎮痛剤での適切な疼痛コントロールを行ってから離床を進め，術後の腸管の回復やその他の術後合併症の予防に努めることが大切である．

4 ストーマの合併症

　術直後のストーマは，図8-39 の通り丸く鮮紅色であり，唇のような弾力性があり多少の浮腫を生じている．浮腫は術後の一時的なものであり，時間の経過とともに消失する．

　ストーマの合併症は，その発生時期により早期合併症と晩期合併症がある．早期合併症は手術の侵襲から完全に復帰しないうちに起こるものであり，晩期合併症は退院後に起こるものである．主なストーマの合併症を表8-12 に示す．

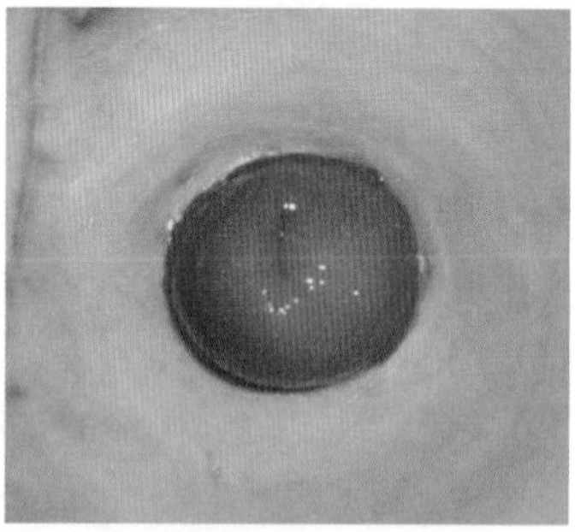

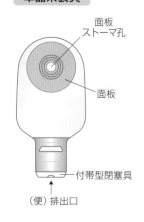

図 8-39 ■術後のストーマ

5 ストーマ周囲のスキンケア

▌スキンケアの目的

　ストーマケアにおける皮膚のケアは，肛門や会陰部周囲の皮膚とは異なる腹部の皮膚のケアであることを理解する必要がある．皮膚の汚れを適切に除去し，予防的スキンケアを考え，皮膚・粘膜のトラブルが発生しないように行う．また，ストーマ周囲の皮膚は装具の装着により閉鎖環境となり，通常の皮膚とは異なる環境にある．スキンケアの目的を理解し，使用する洗浄剤や洗浄方法などの知識をもち，実践していくことが重要である．

▌基本的な装具交換時のスキンケア

①粘着剝離剤（リムーバー）を用いて，愛護的に面板を剝離する．粘着剤の溶解の程度によって皮膚への密着度も異なるため，無理に引っ張って剝がすことのないように注意する．

②皮膚洗浄剤または弱酸性の刺激の少ない石けんをよく泡立て，泡で汚れを包み込むように洗う．洗う際にはガーゼなどでゴシゴシとこすらないようにする．

③十分な微温湯で洗浄成分を洗い流す．流すのが難しい場合には，微温湯で濡らした不織布などで数回拭き取る．

④皮膚に洗浄剤や粘着剤の残りがないかを触って確認する．

⑤皮膚に水分や汚れがないことを確認し，十分に乾燥させてから装具を貼付する．

6 ストーマ装具の選択

　ストーマ装具には図8-40に示すような構造があり，その種類は多様である．基本的には，面板とストーマ袋から構成される．

▌面板

　面板は形状や構造，柔軟性，皮膚保護剤の耐久性，ストーマ孔によって分類されているが，皮膚保護剤の耐久性

単品系装具

面板
ストーマ孔

面板

付帯型閉塞具

（便）排出口

図 8-40 ■消化器系ストーマ装具

表 8-12 ■ストーマの合併症

時期		種類	所見	原因
早期合併症	ストーマ粘膜部	ストーマ壊死（循環障害） 	粘膜が部分的，あるいは全体的に黒色となり，硬く，光沢がない．	ストーマを造設する際に，腸管や腸管粘膜を過度に伸展することによって，腸辺縁の血管に血流障害が生じる．
		ストーマの浮腫 	粘膜が弾力性に欠け，硬い．	腹壁切開口が狭く，腸管が締め付けられて軽度の循環不全が生じる．
	ストーマ粘膜皮膚接合部	ストーマの脱落 	ストーマの壊死が深層部まで進み，腹壁の筋層から腸管が落ち込んでしまった状態．	ストーマの血流不全および壊死と，腸間膜に緊張のあるストーマの状態に努責などの急激な牽引力が加わることで起こる．
		ストーマ粘膜皮膚離解 	ストーマ壊死や創感染などに伴いストーマと皮膚を縫合している糸が外れて離開し，開放創となっている状態．	ストーマ壊死や創感染に続発して生じることが多い．
晩期合併症	ストーマ粘膜部	ストーマ潰瘍 	粘膜が部分的に切れて出血や粘膜壊死を伴う．	ストーマ孔が小さすぎて粘膜を傷つけることで形成する場合がある．
	ストーマ粘膜皮膚接合部	ストーマ肉芽腫 	毛細血管の増殖と拡張により，外傷で容易に出血，潰瘍を形成する．	長時間の排泄物の付着によって生じることが多い．

時期	種類		所見	原因
晩期合併症	その他	ストーマヘルニア	小腸や大腸などが脱出して，ストーマ周囲の皮膚が盛り上がった状態.	ストーマ造設時に腹部に開けた孔が大きすぎる場合や，体重増加・肥満・加齢などによって腹壁がもろくなった場合に起こりやすい.
全般	ストーマ周囲皮膚（皮膚保護剤部）	発赤（紅斑）	皮膚全体の紅斑や毛穴に一致して点在する発赤を伴う.	機械的刺激や皮膚の不十分な保清などのほか，皮膚保護剤の成分によるアレルギーの場合もある.
		びらん	皮膚の真皮層までの損傷であり，出血や滲出液を伴う.	ストーマ孔のサイズが大きいことや，便の潜り込みなどによる排泄物の付着により生じることが多い.

は装具を選択する上で重要である．皮膚保護剤は，排泄物や粘着剤の物理的刺激による皮膚の生理機能の維持が困難な状況に対して，予防と改善を目指す役割がある．皮膚保護剤には，表8-13に示すような役割がある．

▌ストーマ袋

ストーマ袋は閉鎖型，開放型，尿路型がある．消化器系ストーマ用装具としては，排泄物を出す口が開いている開放型を使用する．閉鎖型は入浴用やミニタイプが多く，短時間の使用の際に選択する．袋の閉鎖具にはストーマ袋の排出口を巻いてマジックテープでとめる付帯型と，袋とは別の固有閉鎖具やダブルクリップ，輪ゴムなどで閉鎖するものがある．

▌手術直後に使用するストーマ装具

多種多様な製品があるなか，手術直後のストーマ装具には，皮膚への刺激が少なく粘着力の弱いカラヤガム系の皮膚保護剤を面板に使用した装具を選択することが多い．出血や滲出液の状況に応じて短期間で交換しても，皮膚に負担がかからないようにするためである．ストーマ袋は透明なもので，術後のストーマや粘膜皮膚接合部の観察が可能なものを選択する．

表8-13 ▌皮膚保護剤の役割

- 吸水性・保水性
- pH の弱酸性化
- 緩衝作用
- 静菌（細菌の繁殖を抑制する）作用
- 粘着性
- 保湿性　など

二品系の装具の場合は，面板とストーマ袋を合わせる際に腹部を圧迫することのないよう，浮動型の面板を選択する（図8-41）．回腸ストーマの場合は術後早期から水様便が排出されるため，耐久性のある装具を選択する．また，水様便が排出されやすいように，ストーマ袋の排出口が太い筒状になっている装具を選択する．

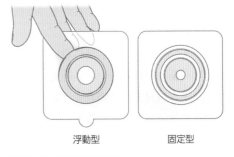

浮動型　　　　　固定型

図 8-41 ■浮動型面板

■ 社会復帰用のストーマ装具

ストーマ合併症などの問題がなく，便の排出があれば社会復帰用装具に変更する．選択する際はストーマの高さ，ストーマ周囲皮膚の状態（しわ，骨突出，皮膚障害など），排泄物の性状，腹壁の硬さなどをもとに選択する．手先の巧緻性，視力障害の有無，理解力の程度など，本人の全身状態や経済面の負担も考慮する．

7 ストーマ装具交換のセルフケア指導

術後，患者は社会復帰に向け，ストーマの一連のケアを習得していく必要がある．昨今の在院日数の短縮化に伴い，セルフケアが不十分なまま退院とならないよう，患者に応じた指導を行う．

■ セルフケア指導の指標

患者への指導の際には，表8-14のような段階的な行動目標の到達に向けたセルフケア指導が必要である．

表8-14 ■セルフケア指導

①トイレでのガス抜き，排泄物の破棄ができる．
②看護師の行うストーマケアを見ることができる．
③ストーマケアを行う準備ができる．
④ストーマ装具を愛護的に剝がすことができる．
⑤ストーマ周囲皮膚を洗浄することができる．
⑥ストーマに合わせて面板を貼付することができる．
⑦ストーマケアの一連の手技を一人で行うことができる．
⑧入浴時の装具交換ができる．

■ 装具交換指導の際の注意点

装具交換は患者にとって初めての体験であり，最初の体験が今後のセルフケアの自立を左右するといっても過言ではない．患者の状況をアセスメントし，どこまで説明を行うか，どの程度実際のケアを行ってもらうかなどを考えて介入する．最初の体験が良いイメージにつながるよう看護師の配慮が大切である．

実際のケアはまず見てもらうことから始めるが，無理やり観察を促すことは適切ではない．また，実際にケアを行う段階になった際には，患者の手先の巧緻性などもアセスメントし，使用する物品を整えていくことも大切である．患者の自己効力感を高めるためにも，一通りのケアができることを優先し支援する．技術的なことは繰り返し行うことで上達するため，外来での継続したサポートにつなげていくことが必要である．

8 退院後の継続的ケア

ストーマリハビリテーションは，術前から始まり入院中のセルフケア支援として継続されるが，在院日数の短縮化により退院後の外来での継続的ケアも重要になる．特にストーマ外来は，ストーマリハビリテーションを継続的に支援していく外来であり，入院前後を通して患者のサポートを行う．以下に退院後

の継続的ケアについて，患者がもつ不安へのケア内容を記す.

▌排泄物のにおい，スキントラブル

ストーマ保有者は，装具装着によるトラブルを抱えている場合が多い．特に排泄物の漏れやにおい，装具装着に伴うスキントラブルなどが挙げられる．退院後はまだ装具交換に慣れず，装具がしっかり装着できていない場合は便の漏れが生じる．漏れが生じるとにおいが発生し，そのまま装具を装着しておけないため，短期間での装具交換となりストーマ周囲の皮膚は刺激を受けやすい状況になる.

便が漏れることに不安を抱くと，外出を控える，食事を控えるなどの行動にもつながるため，適切な対処方法について支援していく．一人での装具装着が困難な場合には，家族など周囲のサポートが得られるよう再調整していくことも大切である．また食品によっては下痢や便秘になりやすいもの，ガスを発生しやすいもの，便臭が強くなるものなどがあるため，これまでの食生活の情報をもとに対処方法を指導する.

▌日常生活

▶ 食事

ストーマ造設に伴う食事制限はなく，食べ物の特徴を理解し上手に摂取することが大切である．体重増加によって腹壁が変化し，ストーマケアが困難になる場合があるため，規則正しい食事を摂取することを心がけるよう指導する．きのこ類や海藻類，こんにゃくなどは消化が悪く，フードブロッケージ（ストーマに食物が詰まる現象）を起こしやすいため，とりすぎに注意しよく噛んで食べるよう指導する.

▶ 入浴

シャワーや入浴は身体を清潔に保つだけでなく，血液循環の促進やリラックス効果がある．ストーマ造設直後は不安が大きいことを察知し，以前より不便な点はあるが，工夫することで入浴は可能なことを伝え，入院中にシャワーや入浴を経験してもらうことも大切である．排便が規則的になれば，装具を剝がしての入浴も可能になる．しかし，ストーマは括約筋がないため入浴中に不意に排泄することがある．公共の浴場を使用する場合には，他の客も安心して利用できるように，マナーとして装具を装着して入浴するよう指導する．入浴用の装具なども紹介する.

▶ 服装

基本的にはストーマ自体を強く圧迫したり，ストーマ袋を塞いだりするような衣類は避ける．ベルトは少し緩めにしたり，サスペンダーを用いたりするなど工夫する．ストーマ袋が皮膚に接触して不快な場合は，ストーマ袋カバーなどを紹介する.

▶ 運動

適度な運動は体力の回復や気分転換にもなるため，ウオーキングなどは積極

的に行うよう指導する．水泳やゴルフ，ジョギングも可能であるが，身体がぶつかり合う競技や腹圧が過度にかかるような運動は，傍ストーマヘルニアなどの合併症を引き起こす可能性があるため避ける．運動により装具が剝がれやすくなったり漏れる心配がある場合は，専用の固定ベルトなどの利用を紹介する．

▶ 仕事

ストーマを保有しての社会復帰は，慣れるまで多くの不安を伴う．安心して職場に復帰できるように，ストーマ外来などで話を聞き，定期的にサポートしていく必要がある．また，通勤途中のトイレを確認しておくこと，万が一に備えて予備の装具と下着を携帯することなどを説明しておくとよい．

▶ 旅行

退院後，自宅以外の環境に出ていくことは，患者の自信にもつながる．旅行中は装具交換の予定がない場合でも，予備を携帯しておく．また，旅行先でトラブルが発生した場合に備え，装具の取扱店の連絡先，製品名や製品番号を控えておくよう指導する．最近は安心して外出や旅行ができるよう，オストメイト対応トイレも普及してきている．あらかじめ場所などを確認しておくことも，情報として伝えるとよい．これは災害時の備えとしても重要である．

▊ 社会保障の活用

ストーマ保有者は，1984年10月から身体障害者福祉法により，内部障害の身体障害者として認定されるようになった．現在は手術直後から，「ぼうこう又は直腸機能障害」の身体障害者手帳を申請し取得することができる．身体障害者手帳が交付されると，日常生活用具としてストーマ装具の給付，税金の控除・免除，交通運賃の割引，各種公共料金の減税，医療費の自己負担額の補助など，取得した等級によって各種サービスを受けることができることを説明する．装具選択の際も，このような制度について説明することが大切であり，それにより本人の負担軽減にもつながる．

▊ 患者会などのサポート体制

ストーマ外来では医療者との交流が図れるが，一人で悩みを抱えている患者も少なくない．ストーマ保有者同士，お互いに情報交換できる患者会を紹介し，自分らしい生活ができる手助けとなるよう情報を提供する．患者会には，**日本オストミー協会（JOA）**，**ブーケ（若い女性オストメイトの会）** などがあり，全国的に活発な活動がなされている．

！ 臨床場面で考えてみよう

Q1 潰瘍性大腸炎患者から，どのようなことを生活の上で気を付ければよいか聞かれた．どのように答えればよいか．

Q2 治療によりいったん症状が改善し，内服や点滴のための受診を忘れ，予約の取り直しが頻回な患者に対し，どのように説明するとよいか．

Q3 虚血性大腸炎の患者の経過をみる場合に，何に注目して観察すればよいか．

Q4 偽膜性大腸炎患者の便から，クロストリディオイデス・ディフィシルの反応が出たと検査室から報告があった．どのようなことに気をつけて患者に接したらよいか．

Q5 機械的腸閉塞に対してイレウス管が挿入され，入院となった患者に対する重点観察項目を考えてみよう．

Q6 虫垂切除術後の入院患者で注意すべきことは何か．

Q7 虫垂炎の保存的加療を行った入院患者で，注意すべきことは何か．

Q8 直腸脱の患者で保存的加療を行う場合，どのような指導が必要だろうか．

考え方の例

1 食事は低脂肪・低残渣・低刺激食の摂取を心がけ，内服などの治療の中断に気を付けるよう伝える．下痢，血便が増悪した場合，原因不明の倦怠感や発熱，食欲不振，咳，意識障害などあれば，特に高齢者や免疫抑制状態の場合は日和見感染などで致死的となることがあるため，予約外でも受診してもらう．寛解期では，ストレスの軽減緩和を図る方法（ストレスマネジメント）の指導が必要である．

2 働き盛りの若年男性に発症しやすく，病変が残存していても腹部症状がない場合が多く，日常生活や就学・就労がいったん可能となると，病識が乏しくなりがちであることに理解を示した上で，薬の飲み忘れや，投与薬の血中濃度の低下により潰瘍の増悪，瘻孔・穿孔，出血を来し，入院や外科治療が必要になる場合が多いことを説明し，どのようなサポートがあれば，現在の日常生活や就学・就労を維持しながら定期受診が可能かを相談する．

3 腹痛や下血が長く続く場合は緊急手術になる場合があるため，症状の持続時間に注目する必要がある．

4 まずどの方法で検出されたかを検査室に確かめる．アルコール消毒だけでは感染を予防できないことを理解し，患者の糞便が付着した可能性のあるものには不用意に素手で触らないようにする．また，検査が陰性となっても菌が存在する可能性があることを念頭に置く必要がある．

5 症状としては，腹痛，嘔吐，排便・排ガスの推移を聴取する．特に，間欠的な腹痛が持続痛になった場合は，複雑性腸閉塞に移行した可能性がある．身体所見では発熱，尿量を含めたバイタルサインの変化，腹部膨隆の程度，金属音の有無，打診痛，筋性防御などの腹膜刺激症状の出現に注意する．イレウス管からの排液量が多い場合は脱水に注意し，少ない場合は腸閉塞が改善しつつある場合と，イレウス管が閉塞している場合とがあることを念頭に置く．

6 注意すべきは腹腔内膿瘍や創感染であり，発熱や腹痛の有無，創部の状態の確認が重要である．

7 虫垂の穿孔や膿瘍形成は手術へ切り替える必要があるため，血圧の低下，発熱や腹痛の変化に注意する．特に，一度消失したものが再度出現した場合は要注意である．

8 排便コントロールのため水分をよくとり，食物繊維の摂取を促す．また，緩下剤や刺激性下剤の適正使用について指導する．肛門周囲の清潔を保つため，座浴や温水洗浄便座の使用を勧める．

引用・参考文献

潰瘍性大腸炎

1）鈴木康夫ほか．潰瘍性大腸炎の診断基準．厚生労働科学研究費補助金 難治性疾患等施策研究事業「難治性炎症性腸管障害に関する調査研究」（鈴木班）平成29年度総括研究報告書．厚生労働省，2018.

2）多田正大．"第6章 食事と栄養療法－適切な食事制限のために"．潰瘍性大腸炎とクローン病．日本メディカルセンター，1999，p.109-140.

3）サナンダ・V・ケイン．"原因についての手がかり"．潰瘍性大腸炎・クローン病の治療・生活まるごとガイド：アメリカ消化器病学会の指針に基づいた自己管理のポイント．福島恒男監訳．メディカ出版，2011，p.9-13.

4）市川佳映ほか．"IAD（失禁関連皮膚障害）予防・ケア"．スキンケアガイドブック．日本創傷・オストミー・失禁管理学会編．照林社，2017，p.231-243.

5）積美穂子．"便失禁のアセスメントとケア"．エキスパート

ナース. 2010, 26（14）, p.95.

クローン病
1）木越舞子. "クローン病患者の看護". 消化器看護ケアマニュアル. 渡邊五郎ほか編. 中山書店, 2014, p.73-76.

虚血性大腸炎
1）北原幸太郎. 虚血性大腸炎. OPE nursing. 32（8）, 2017, p.823.

大腸ポリープ, 大腸ポリポーシス
1）日本消化器病学会編. 大腸ポリープ診療ガイドライン. 南江堂, 2020.
2）日本消化器内視鏡学会用語委員会編. 消化器内視鏡用語集. 第3版, 医学書院, 2011.
3）飯田聡ほか. 大腸ポリープ. 消化器外科ナーシング. 2013, 18（9）, p.758-763.
4）稲見薫ほか. 家族性大腸腺腫症患者のライフイベントに関する調査. 家族性腫瘍. 2013, 13（2）, p.39-43.
5）武田祐子. 多職種で支える家族性腫瘍. 家族性腫瘍. 2015, 15（1）, p.21-23.

大腸癌
1）大腸癌研究会編. 大腸癌治療ガイドライン：医師用 2019年版. 金原出版, 2019.

結腸癌
1）国立がん研究センターがん情報サービス. "最新がん統計". がん登録・統計. https://ganjoho.jp/reg_stat/statistics/stat/summary.html, （参照2023-12-13）.
2）志田大ほか. 大腸の術前術後ケア. 消化器外科ナーシング. 2018, 23（5）, p.413-443.
3）瀧内比呂也ほか. "抗EGFR抗体の皮膚障害". WEBカンファレンス. 医科歯科出版社, 2010, https://www.gi-cancer.net/gi/conference/case19/index.html, （参照2023-12-13）.
4）小林直美. "乾燥（ドライスキン）". スキンケアガイドブック. 日本創傷オストミー失禁管理学会編. 照林社, 2017, p.26-30.
5）静岡県立静岡がんセンター. 抗がん剤治療と皮膚障害. 第6版, 静岡がんセンター, 2018.
6）がん研究会有明病院看護部編. 「がん」になってもあなたらしい生活を過ごすためのハンドブック. 中山書店, 2016.

直腸癌
1）幸田圭史ほか. 排便のメカニズムからみたISR後のLARsyndromeとその対策. 日本大腸肛門病学会誌. 2016, 69, p.507-512.
2）佐藤正美. 低位前方切除術後の排便障害の特徴：3事例の排便記録と面接から. 日本ストーマ・排泄リハビリテーション学会誌. 2007, 23（3）, p.89-96.

大腸憩室症
1）新倉量太ほか. "大腸憩室症". 上村直実監修. 今日の臨床サポート. https://clinicalsup.jp/contentlist/257.html, （参照2023-12-13）.
2）安田聖栄ほか監修. "結腸憩室症". 消化器系の症状・疾患の理解と看護. 中央法規, 2012, p.222, （新ナーシングレクチャー）.

過敏性腸症候群
1）Drossman, D.A. et al. Irritable Bowel Syndrome：A Technical Review for Practice Guideline Development. Gastroenterology. 1997, 112, p.2120-2137.
2）三輪洋人. 過敏性腸症候群IBS患者の現状と対応：正しい診断・治療を行う体制の整備を. Nursing BUSINESS. 2012, 6（1）, p.58-59.

機械的腸閉塞, イレウス, その他
1）樅山将士ほか. 結腸癌手術におけるEnhanced recovery after surgery（ERAS）の導入と現状. 癌の臨床. 2017, 63（1）, p.19-25.
2）橋爪正ほか. 閉塞性大腸がんのOver View. 日本腹部救急医学会雑誌. 2005, 25（3）, p.495-498.
3）今野開ほか. 消化器外科患者の術後イレウスに対する理解と予防行動. 日本看護学会論文集. 急性期看護. 2018, 48, p.105-108.
4）Ellozy, S.H. Early postoperative small-bowel obstruction：a prospective evaluation in 242 consecutive abdominal operations. Dis Colin Rectum. 2002, 45（9）, p.1214-1417.

虫垂炎
1）Temple, C.L. et al. The natural history of appendicitis in adults：A prospective study. Ann Surg. 1995, 221（3）, p.278.
2）林寛之ほか. "腹痛". Dr. 林のワクワク救急トリアージ：臨床推論の1st step！. メディカ出版, 2014, p.116-126.
3）木越舞子. "虫垂炎患者の看護". 消化器看護ケアマニュアル. 中山書店, 2014, p.86-89, （ケアマニュアルシリーズ）.

特論：ストーマ造設術と看護
1）日本ストーマ・排泄リハビリテーション学会編. ストーマ・排泄リハビリテーション学用語集. 第3版, 金原出版, 2015.
2）O' connor G. Discharge planning in rehabilitation following surgery for a stoma. British Journal of Nursing. 2003, 12（13）, p.800-807.
3）ストーマリハビリテーション講習会実行委員会編. ストーマリハビリテーション 基礎と実践. 第3版, 金原出版, 2016.
4）ストーマリハビリテーション講習会実行委員会編. ストーマリハビリテーション−実践と理論. 金原出版, 2006.
5）日本ストーマ・排泄リハビリテーション学会／日本大腸肛門病学会編. 消化管ストーマ関連合併症の予防と治療・ケアの手引き. 金原出版, 2018.
6）松原康美編. ストーマケア実践ガイド：術前からはじめる継続看護. 学研メディカル秀潤社, 2013.
7）穴澤貞夫ほか編著. ストーマ装具選択ガイドブック. 金原出版, 2012.

9 | 肝臓の疾患

肝 炎　肝臓全体にみられる壊死炎症反応

・ウイルス性肝炎が代表的
・多くは一過性であり6カ月以内に治癒するが，
　一部は慢性化する
・急性肝炎の1〜2％で劇症化がみられ，予後不良
　となり肝移植が必要になることもある

肝炎の種類
ウイルス性肝炎
アルコール性肝障害
薬物性肝障害
自己免疫性肝炎

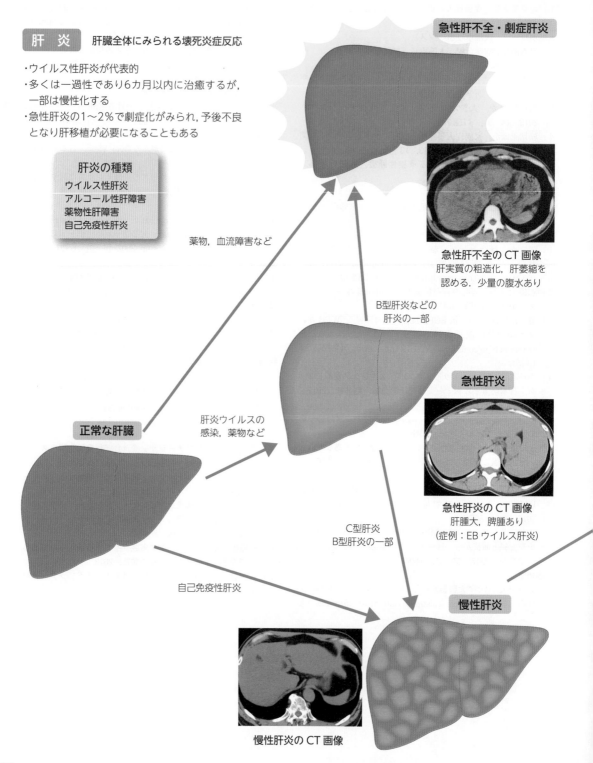

急性肝不全・劇症肝炎

急性肝不全のCT画像
肝実質の粗造化，肝萎縮を
認める．少量の腹水あり

薬物，血流障害など

B型肝炎などの
肝炎の一部

正常な肝臓

肝炎ウイルスの
感染，薬物など

急性肝炎

急性肝炎のCT画像
肝腫大，脾腫あり
（症例：EBウイルス肝炎）

C型肝炎
B型肝炎の一部

自己免疫性肝炎

慢性肝炎

慢性肝炎のCT画像

肝不全
・急性，慢性に起こる重篤な肝障害で肝機能が低下し，黄疸，肝性脳症，腹水，出血傾向を来す症候群
・急性肝不全は劇症肝炎，慢性肝不全は肝硬変などの慢性肝障害の終末期に認められる

肝硬変
・肝細胞の壊死・脱落による高度の線維化，びまん性の再生結節形成を伴うあらゆる慢性肝疾患の終末像
・肝表面の凹凸が不整になり，肝全体が硬くなって萎縮していく

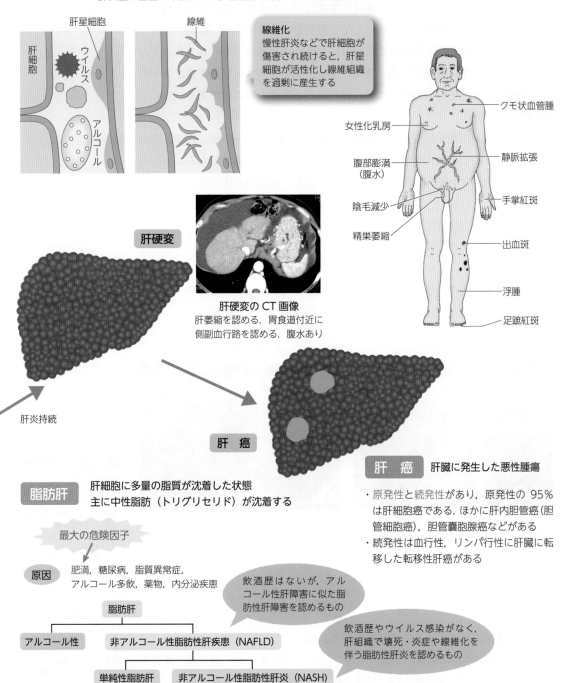

肝星細胞　　　　　　線維

肝細胞　　　ウイルス

アルコール

線維化
慢性肝炎などで肝細胞が傷害され続けると，肝星細胞が活性化し線維組織を過剰に産生する

クモ状血管腫
女性化乳房
腹部膨満（腹水）
静脈拡張
陰毛減少
手掌紅斑
精巣萎縮
出血斑
浮腫
足蹠紅斑

肝硬変

肝硬変の CT 画像
肝萎縮を認める．胃食道付近に側副血行路を認める．腹水あり

肝炎持続

肝癌

肝癌　肝臓に発生した悪性腫瘍
・原発性と続発性があり，原発性の 95%は肝細胞癌である．ほかに肝内胆管癌（胆管細胞癌），胆管嚢胞腺癌などがある
・続発性は血行性，リンパ行性に肝臓に転移した転移性肝癌がある

脂肪肝　肝細胞に多量の脂質が沈着した状態
主に中性脂肪（トリグリセリド）が沈着する

最大の危険因子

原因　肥満，糖尿病，脂質異常症，アルコール多飲，薬物，内分泌疾患

飲酒歴はないが，アルコール性肝障害に似た脂肪性肝障害を認めるもの

脂肪肝

アルコール性　　非アルコール性脂肪性肝疾患（NAFLD）

飲酒歴やウイルス感染がなく，肝組織で壊死・炎症や線維化を伴う脂肪性肝炎を認めるもの

単純性脂肪肝　　非アルコール性脂肪性肝炎（NASH）

1 肝 炎

hepatitis

1 肝炎とは

1 病態

肝炎とは，肝臓全体にみられる壊死炎症反応で，ウイルス性肝炎がその代表である．通常は予後良好で，症状として全身倦怠感や食欲不振，嘔気，黄疸，発熱などがみられるが，軽微なことが多い．多くは一過性であり6カ月以内に治癒するが，一部は慢性化する．また，急性肝炎の1～2%で**劇症化**がみられる．劇症化すると予後は不良となり，肝移植が必要となることがある．

2 検査・診断

肝炎の種類・程度を把握するためAST，ALT，LDH，γ-GTP，ALP，ビリルビン（Bil）などの生化学検査を行い，肝炎の重症度を評価するためにプロトロンビン時間，アンモニア測定などを行う．また，肝炎の原因を特定するための肝炎ウイルス抗体や，自己抗体検査などが行われる．超音波やCTなどの画像検査で，胆石や腫瘍性病変などによる肝障害の除外や，肝実質のパターン，腹水など，重症化の徴候がないか確認される（図9-1）．

3 治療

多くは無症状であるが，症状があるときは治療対象となる．薬物療法としては肝庇護療法があるが，肝障害の原因に応じた治療が原則である．

急性肝炎（EBウイルス肝炎）

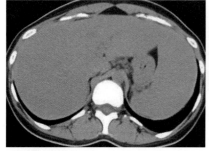

肝腫大，脾腫あり

慢性肝炎

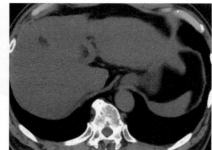

左葉腫大，肝表面不整

図9-1 ■肝炎のCT画像

2 急性肝炎

1 病態

急性肝炎は，肝炎ウイルスの感染に加え，EBウイルス*やサイトメガロウイルス*などのウイルス感染，薬剤，アルコールの摂取後などに起こる．急性肝炎患者の約1～2%は重症化し，プロトロンビン活性に低下がみられる際は注

意が必要である．症状出現から 8 週以内に高度の肝機能障害によってプロトロンビン活性が 40％を下回った場合に，**急性肝不全**と診断される．

　急性肝不全は明らかな肝性脳症を伴わない**非昏睡型**と，明らかな肝性脳症を伴う**昏睡型**に分類される．昏睡型の急性肝不全はさらに，症状出現から脳症出現までの時間が 10 日以内の**急性型**と，11～56 日以内の**亜急性型**，8～24 週の**遅発性肝不全**（**LOHF**）に分類される．昏睡型の急性肝不全のうち，肝炎由来のものが**劇症肝炎**とされる．昏睡型の急性肝不全の場合，その経過で予後は異なるが，肝移植以外では救命困難なことも多く，肝臓の専門医療機関へ搬送するなどの対応が必要である．

2 治療

　多くは無治療で自然に軽快する．治療としては安静，高タンパク・高カロリーの食事療法を行い，重症化が危惧される場合は入院適応となる．薬物療法としては肝庇護療法があるが，肝障害の原因に応じた治療が原則である．重症化した場合は肝炎の沈静化のためにステロイド投与などが行われる場合もあるが，劇症化した場合は肝移植を含めた治療の検討が必要であり，肝臓専門医療機関での対応となる．

③ 慢性肝炎

1 病態

　慢性肝炎は，肝炎が慢性（通常 6 カ月以上）に経過した病態をいう．自覚症状はほとんどみられないことが多い．肝炎が持続すると徐々に肝臓の**線維化**が進行し，やがて**肝硬変**に至る．肝線維化の進展の予防と，肝癌の早期発見が重要である．自覚症状がないため，年 2 回程度の血液検査や，画像検査を含めたフォローアップが必要となる．

　肝線維化の進展を抑えるには，肝細胞の破壊に伴う ALT の上昇をできるかぎり低く抑えておくことが重要である．肝線維化の進展の診断は，肝生検による組織検査がゴールドスタンダードであるが，近年は超音波検査や MRI 検査などによる非侵襲的な肝線維化診断法が開発されており，また血液検査による診断法も用いられている．

2 治療

　肝障害の原因に応じた治療や肝庇護療法を行い，ALT の上昇をできるだけ低く抑える．

④ ウイルス性肝炎

1 病態

　ウイルス性肝炎は A，B，C，D，E 型肝炎ウイルスが肝細胞に感染して起こるが，肝炎ウイルス自体に肝細胞への直接的な障害作用はほとんどなく，感染した肝細胞に対する宿主の免疫反応により炎症が引き起こされる．

肝炎時の食事療法
海外のエビデンスにおいては「高タンパク・高カロリー」の表記が多かったが，近年，「特に制限しない」との記載も増えつつある．急性肝炎の場合，厳格な食事療法は課さず，消化の良い栄養価の高いものをバランスよく摂取することが望ましい．ただし，有症状時や蛋白不耐などの際には，適宜，制限を要する．

表9-1 ■各肝炎ウイルスの特徴

種類	感染経路	感染源	特徴・感染形式	潜伏期間
A型肝炎ウイルス (HAV)	経口	便, 生水, 食品 (魚介など)	一過性感染	2～6週
B型肝炎ウイルス (HBV)	血液	血液, 体液	通常一過性感染, 欧米株で 慢性化の可能性 出生時・乳幼児期の感染で 慢性化	6～24週
C型肝炎ウイルス (HCV)	血液	血液	約70%で慢性化	2～24週
D型肝炎ウイルス (HDV)	血液	血液, 体液	通常一過性感染, 日本では みられない HBVと重複感染の形で感染	4～24週
E型肝炎ウイルス (HEV)	経口	便, 生水, 食品 (鹿肉, 豚肉など)	通常一過性感染	2～8週

表9-2 ■B・C型肝炎ウイルスの感染様式

B型肝炎ウイルス		C型肝炎ウイルス
垂直感染	水平感染	
・出生時・乳幼児期の母子感染 ・乳幼児期の父子感染	・性行為 ・静注薬物乱用 ・入れ墨, ピアス ・不衛生な医療器具 ・出血を伴うような民間療法 ・グループホームなどの集団生活 など	・不衛生な医療器具 ・審査が不十分な輸血 など

　各肝炎ウイルスの特徴を表9-1に示す. 基本的には一過性感染で症状も軽微なことが多いが, C型肝炎ウイルス, 出生・乳幼児期のB型肝炎ウイルスの感染で慢性化がみられる. B型肝炎ウイルス, A型肝炎ウイルスなどの急性感染では重症化（劇症肝炎）がまれにみられる.

　A型肝炎はアフリカ, 東南アジア, 中南米などの熱帯, 亜熱帯に多く, そうした地域に行く際は**生水**や**生鮮食品**の摂取を避ける, ワクチンを予防的に投与するなどの対策が重要である. B型肝炎は**血液・体液**を介して感染する（表9-2）. 体内のウイルスが活発な状態の患者の血液, 体液は感染力が強く, 感染のリスクがある場合, 予防的ワクチンを投与する. B型肝炎ワクチンは2016（平成28）年10月から, 出生時に全員を接種対象とする**ユニバーサルワクチン**[*]に指定された. E型肝炎は日本では少ないとされてきたが, 診断法の進歩により日本に生息する**鹿肉**や**猪肉**, **豚肉**などによる感染が知られるようになった.

2 検査・診断

　ウイルス性肝炎は感染の形式に違いがあり, 詳細な病歴聴取が必要である. トランスアミナーゼの上昇により肝細胞障害の程度を推測する. プロトロンビン時間の低下, アンモニアの上昇などがみられた場合は劇症化の可能性を考え, 肝臓専門医療施設での対応が必要となる. 各種抗体検査, 遺伝的検査などによ

📖*用語解説

ユニバーサルワクチン
国民全員が受けるワクチン. 日本では0歳児を対象に定期接種を行っている. B型肝炎ワクチンは180カ国以上でユニバーサルワクチンとされており, 小学校の入学条件としている国もある.

り診断確定，治療法の決定を行う（➡ p.82 参照）.

3 治療

ウイルス性の急性肝炎

通常の肝炎と同様に安静，食事療法，食欲不振時の補液などが治療の中心である. 肝炎は，肝炎ウイルスに感染した肝細胞を排除する正常な体の応答であり，安易な肝機能改善薬の投与や副腎皮質ステロイドの投与は行わない. 重症化が危惧される急性 B 型肝炎では，核酸アナログ製剤を投与することもあるが，肝臓専門医療機関での対応が必要である.

慢性 B 型肝炎

肝炎活動性を有する場合と，線維化の進展がみられるキャリア状態の場合に，治療対象となる. 35 歳未満の若年者では完全な B 型肝炎ウイルス（HBV）の排除を目的として**インターフェロン療法**を行うが，その効果は 10 ～ 20%前後と低い. 35 歳以上の患者またはインターフェロン治療での HBV コントロールが困難な患者には，**核酸アナログ治療**が行われる. 副作用（有害事象）は比較的少なく用いやすい薬剤であるが，耐性化の可能性があること，中止すると再燃する確率が高いことから，その開始・中止には肝臓専門医の判断が必要である. また，一部の抗ウイルス薬には長期投与による腎障害や骨軟化症などの副作用が知られており，注意が必要である.

HBV に対する抗ウイルス療法は医療費助成制度の対象であり，月 1 万円または 2 万円の自己負担で治療を受けることができる.

C 型肝炎

急性肝炎の病態を呈することはほとんどなく，多くは慢性化する. 急性肝炎の場合は自覚症状がほとんどないことが多く，慢性 C 型肝炎が治療対象となる. 慢性 C 型肝炎の治療には以前はインターフェロンが使用されていたが，副作用が多いこと，効果が十分でないことから使用されなくなってきている. 今日では**直接作用型抗ウイルス薬（DAAs）**による治療が中心であり，短期間で極めて高率に C 型肝炎ウイルス（HCV）を排除することが可能となっている. HCV に対する抗ウイルス療法も医療費助成制度の対象であり，月 1 万円または 2 万円の自己負担で治療を受けることができる.

⑤ アルコール性肝障害

1 病態

アルコール性肝障害は，長期にわたる過剰の飲酒が原因と考えられる肝障害である. 通常はエタノール換算で 1 日 60g 以上の飲酒でみられるが，女性や遺伝的にアルコールの代謝が悪い場合は，1 日 40g 程度の飲酒でも起こりうる（表9-3）. 症状としては，ほかの急性肝炎と同様に倦怠感や食欲不振などがみられることがあるが特徴的なものはなく，自覚症状がない場合も多い.

アルコールの過剰摂取により**アルコール性脂肪肝**となり，さらに飲酒を続け

plus α

肝炎治療医療費助成制度
肝炎の抗ウイルス治療に対する助成制度. B 型肝炎ではインターフェロン治療，核酸アナログ製剤が，C 型肝炎ではインターフェロン治療，インターフェロンフリー治療が助成の対象となっている. 市町村民税の年間総額によって，月額原則 1 万または 2 万円の自己負担となる.

表 9-3 ■各種アルコール飲料のアルコール換算表

種類	単位	量 (mL)	アルコール度数	エタノール換算量
ビール	中瓶	500	約 5%	約 20g
日本酒	1 合	180	約 15%	約 22g
焼酎	1 合	180	約 35%	約 50g
ワイン	1 杯	120	約 10%	約 12g
ウイスキー	ダブル	60	約 40%	約 20g
ブランデー	ダブル	60	約 40%	約 20g

ることにより**アルコール性肝炎，アルコール性肝硬変**に至る．重症化したアルコール性肝炎では著明な肝腫大がみられ，白血球上昇（好中球上昇）や血小板減少，腎不全，消化管出血など重篤な合併症を伴うこともあり，予後は不良である．

2 検査・診断

飲酒歴の聴取と，肝炎ウイルス感染や自己免疫性肝障害などの**他の要因の除外**が必要である．血液検査では AST，ALT の上昇，γ-GTP の上昇，中性脂肪，IgA の上昇，また AST/ALT 比の上昇がみられる．禁酒による血清 AST，ALT，γ-GTP の改善も特徴的である．画像検査では**肝腫大と肝脂肪化**を認めることが多い．重篤な場合は腹水を認めることもある．

飲酒歴の聴取は診断において重要であるが，患者は実際の飲酒量より少なく申告することも多く，家族など第三者からの聴取も大切である．**アルコール依存症**を合併していることもあり，その場合には精神科と連携した対応が必要となる．

3 治療

治療の基本は**断酒**であり，ほかのすべての治療に優先する．対症的に肝庇護療法を行うこともある．アルコール依存症の場合は精神的，社会的アプローチが必要である．慢性アルコール性肝障害患者では栄養欠乏状態となり，高タンパク・高エネルギー食および，ビタミン，微量元素などの補充を必要とする．長期間のアルコール摂取では，ビタミン B1 欠乏による**ウェルニッケ脳症**などを来すことがある．慢性的な大量アルコール摂取者に意識障害や眼球運動障害，運動失調などがみられた場合は，ビタミン B1 の大量投与を行う．

➡ p.289 plus α「肝炎時の食事療法」参照

⑥ 薬物性肝障害

1 病態

薬物性肝障害は，薬剤の投与後に起こる肝障害である．**抗菌薬・消炎鎮痛薬**などで起こることが多いが，どんな薬剤でも原因となりうる．漢方薬や健康商品などでの報告もあり，病歴聴取の際に注意が必要である．

表9-4 ■薬物性肝障害の診断基準（DDW-J2004基準）と病型による肝障害の特徴

	肝細胞障害型	胆汁うっ滞型または混合型
発症までの期間	短め 1～2週前後	やや長め 1～12週前後
薬物中止後の経過	速やか 2～4週のことが多い	やや長め 6カ月程度要することもある
危険因子	飲酒	飲酒または妊娠
他の原因の有無	ウイルス肝炎の除外，胆道疾患の除外，血流障害の除外 EBウイルス，サイトメガロウイルス感染の除外	
過去の肝障害の報告	過去の報告，添付文書を確認	
好酸球増多	好酸球増多がみられることあり	
リンパ球刺激試験	陽性の場合，診断の補助となる	
偶然の再投与での反応	再投与は禁忌であるが，偶然の再投与により反応がみられた場合	

2 検査・診断

　薬剤摂取の病歴および薬剤投与前後の経過の聴取，他の原因の除外が重要である．肝障害のパターンによって肝細胞障害型，胆汁うっ滞型，混合型に分類される．診断には，DDW-J2004基準が用いられることが多い（表9-4）．薬剤を用いたリンパ球刺激試験*が行われることもあり，診断基準にも取り入れられている．

3 治療

　被疑薬剤の中止が原則であり，肝障害の程度に応じて肝庇護療法を行う．通常は，薬剤の中止により数日から数週で改善がみられる．重症例では，ステロイド投与が行われる場合もある．

7 自己免疫性肝炎

1 病態

　自己免疫性肝炎は，中年以降の女性にみられることが多く，自己免疫機序で発症し，慢性に経過する肝炎である．男女比は1：6で女性に多く，発症年齢は60代が多いが，若年や高齢での発症もみられる．ウイルス感染や薬剤投与をきっかけに発症することもある．ほかの自己免疫疾患の合併が3分の1程度にみられ，**慢性甲状腺炎**，**シェーグレン症候群**，**関節リウマチ**などの合併頻度が高い．特徴的な症状はないが，発熱，関節痛などを伴うこともある．また，妊娠，出産によって症状が出現したり増悪する場合もあるため，注意を要する．

2 検査・診断

　AST，ALTの上昇に加え，IgGの上昇，抗核抗体*の出現が特徴的である．ステロイドの投与で症状が改善することも診断の補助になるが，治療的診断*になるため基本的には治療開始前に肝生検を行う．

📖*用語解説

リンパ球刺激試験
肝障害の原因とみられる被疑薬物と患者のリンパ球を混合し，リンパ球の増殖反応の有無を判定する試験．

抗核抗体
自身の細胞核中にある抗原物質に対する抗体．自己免疫疾患患者の血中に存在することが多く，自己免疫性肝炎では患者の15～30%が抗核抗体陽性である．

治療的診断
原因が不確かな症状に対して，可能性の高い疾患を想定して試験的に治療を行い，その結果をみて診断すること．特異的な治療法のある疾患で有効である．

　副腎皮質ステロイドであるプレドニゾロンの投与が第一選択である．プレドニゾロンは，0.6mg/kg/ 日以上（重症例では 0.8mg/kg/ 日以上）から投与を開始し，徐々に減らす．血清 AST，ALT の正常化，IgG の正常化を指標に投与する．副腎皮質ステロイドの投与中は，**満月様顔貌**（ムーンフェイス），**易感染性**，**糖尿病**，**骨粗鬆症**などの副作用が出現する可能性があり，そのリスクについても十分な説明と患者の理解が必要である．代謝異常の出現を予防するため，高カロリー食は避け，体重が増加しないように管理する．また，感染予防のため，外出時のマスク着用や手洗いなどの対策を行う．リスクに応じて，ST 合剤や骨粗鬆薬などを予防投与することもある．

　通常は，長期にわたる副腎皮質ステロイドの維持療法が必要となるが，2 年以上 AST，ALT，IgG の正常化が維持できた場合は，ステロイドを中止できる場合もある．しかし，治療を中止した症例の多くで 1 年以内に再燃がみられ，治療中止後は慎重な経過観察が必要である．再燃時はプレドニゾロンの増量で改善する場合もあるが，反応不良な場合や副腎皮質ステロイドが投与しにくい場合は，アザチオプリンなどの免疫抑制薬の投与が有用である．アザチオプリン投与時には，無顆粒球症などの血液障害に注意する．また，ウルソデオキシコール酸の投与が AST，ALT の持続正常化に有用な場合があり，プレドニゾロンの減量時や再増量時に併用されることもある．

　副腎皮質ステロイドや免疫抑制薬の投与中は，麻疹，風疹，流行性耳下腺炎（おたふくかぜ）などの生ワクチンは原則接種できない．インフルエンザ，肺炎球菌，B 型肝炎などの不活化ワクチンは接種可能だが，予防効果が減弱することがある．

8　肝炎の患者の看護

　肝炎とは，肝炎ウイルスやアルコール，薬剤などの原因によって生じる肝臓全体にみられる炎症性の疾患である．

1 急性肝炎の患者の看護

　炎症性の急性肝障害で治癒が可能であるが，劇症化すれば生命の危機的状況を招く．肝性脳症が出現した際の安全管理（➡ p.75 参照）や，劇症化の徴候を早期に発見することが重要である．

▌アセスメントの視点

▶ **身体的側面**　症状の進行を見逃さないために，全身倦怠感や食欲不振，発熱，黄疸などの症状と，肝性口臭（アンモニア臭：甘酸っぱい独特のにおい）やつじつまの合わない言動といった肝性脳症の徴候，血液検査・画像検査の結果から，肝機能障害の程度をアセスメントする．

▶ **認知的・心理的側面**　急性肝炎の原因や予後，安静療法やアルコール制限などについての理解を把握するとともに，安静に伴うストレスの有無を観察する．

ウイルス性肝炎の場合は，感染予防についての理解を確認する．

▶ **社会的側面**　治療に伴う経済的負担や社会生活の中断による影響，感染経路と社会生活を送りながらの感染予防の実行性についてアセスメントする．

▌安静療法の保持

　肝血流を確保することで肝細胞の再生・修復を図るため安静が原則であるが，症状が改善してくるなどして患者が活動できる状態では特に必要性を十分に説明し，安静が保たれているか確認する．また，時間や方法を本人と相談しながら清拭や洗髪などの保清を行い，快刺激が得られるようにする．ベッド上安静に伴う腰痛などの苦痛に対してはクッションなどで体位を工夫する．

▌悪化徴候の早期発見

　劇症肝炎は，症状出現から8週以内に肝性脳症第Ⅱ期（肝性脳症の昏睡度分類）以上，プロトロンビン活性40%以下になるものである．劇症化すると凝固因子などの低下により消化管出血や播種性血管内凝固症候群（disseminated intravascular coagulation：DIC）などを生じ，重篤な状態になる．肝性脳症は劇症化の診断指標でもあり，日ごろの注意深い観察によってその徴候をつかむことができる．劇症化の徴候を早期に発見し，集中的な治療が行えるようにする．

➡肝性脳症の昏睡度分類は
p.74 参照

▌アルコール制限

　ウイルス性肝炎，アルコール性肝炎の場合は**断酒**をする．しかしアルコールは嗜好性が高く，断酒によるストレスや離脱症状が出現する場合もある．肝臓への影響を十分に説明し，断酒が継続できるよう支援する．

▌症状マネジメント

　全身倦怠感に対しては，患者と相談して安楽が得られる体位を工夫し，体位変換を介助する．患者の状態に合わせて全身清拭や足浴といった保清や，更衣，排泄など日常生活の援助を行う．悪心には，清涼感が得られるようなレモン水や冷水での含嗽，悪心・嘔吐を誘発する可能性のあるにおいを除去・軽減するための小まめな換気，腹部を圧迫しない衣類の選択や体位の工夫などを行う．嘔吐した場合は速やかに片付け，含嗽により口腔内を清潔にする．

▌感染拡大の予防

　ウイルス性肝炎の場合は，患者と家族やパートナーに感染経路や感染予防の方法を説明する．患者にとって，自身が感染源になると認識することは精神的な苦痛を伴う．プライバシーに配慮するとともに，誤った認識をもたないよう次のことを説明する．

　A型肝炎は糞便中にウイルスが排泄されるため，糞便に触れた可能性がある場合は手洗いを行い，アルコール製剤で**手指消毒**する．B型・C型肝炎は血液や粘液の接触に注意が必要であり，かみそりや歯ブラシを共有しない，出血した際の処置は本人が行う，性交時にはコンドームを使用する，家族やパートナーが**HBVワクチンの接種**を行うなどの説明をする．

9

肝臓の疾患

2 慢性肝炎の患者の看護

　自覚症状に乏しく，健康診断などで発見されることも多い．肝硬変に進行する可能性があり，長期の治療をいかに効果的に継続できるよう支援するかが重要となる．

▌アセスメントの視点

▶ **身体的側面**　血液検査や画像検査，肝生検などの検査結果と，全身倦怠感や浮腫，腹部膨満，黄疸などの自覚症状を観察し，肝炎の進行を推測する．

▶ **認知的・心理的側面**　長期にわたる治療，また苦痛を伴う治療を行うこともあり，病気や治療に対する理解，治療への意欲とストレスなどを把握する．

▶ **社会的側面**　定期的な受診や長期にわたる治療による社会生活継続への影響と経済的負担，サポートの有無についてアセスメントする．

▌治療継続への支援

　自覚症状に乏しいため，定期的な受診や治療の中断が起こりやすい．病気や治療の必要性について患者が十分に理解できるまで説明し，肝機能が維持または改善していることを伝えるなどして治療継続の動機付けを行う．治療の継続に伴うストレスや，肝硬変・肝癌への不安が生じることも考えられる．適切に情報を提供し，訴えを傾聴する．

▌日常生活の調整

　肝機能を悪化させないよう規則正しい生活を送る必要がある．過食や肥満は脂肪肝への移行の恐れがあり，アルコールの摂取も肝機能を低下させるため，バランスの良い食事と禁酒を勧める．運動制限はないが，激しい運動は肝臓の負担になるため避け，負担を感じない程度の有酸素運動を継続するよう支援する．

▌感染拡大の予防

　慢性肝炎の原因はB型肝炎とC型肝炎が最も多く，ウイルス性肝炎の感染予防は，急性肝炎の感染拡大の予防方法に準じる．B型肝炎ウイルスの場合は母子感染の可能性があるが，予防策がとられるようになったため，現在ではほとんど認められなくなっている．

▌心理的ケア

　感染性の病気であるという認識から，結婚や出産などのライフイベントに対して不安を抱くことが考えられる．治療計画や予防方法などについて適切に情報を提供し，安心して生活できるよう支援していく．家族も，患者と同様に病気の経過や今後の生活に不安を抱くと考えられる．病気や治療について十分に説明し，患者のサポートができるよう家族の支援を行う．

3 肝庇護療法を受ける患者の看護

　肝庇護療法は肝炎の活動性を抑え，進行を阻止する目的で行われ，肝炎ウイルス増殖を抑制する効果はない．**ウルソデオキシコール酸**はALT値を低下させ肝細胞を保護する効果がある．副作用（有害事象）が少なく，長期間の投与が行われることが多いため，服薬継続の指導を行う．**グリチルリチン製剤**は抗炎

症作用を主な目的に使用され，静脈注射での投与の場合では投与間隔が週3回から連日という場合もあり，社会生活への影響を考慮する必要がある．

　C型肝炎の場合は，肝細胞内での鉄過剰状態が長期間持続するとALT値の上昇を招くため，フェリチンが高値であれば**瀉血療法***を行うことでALT値を低下させ，発癌抑制効果も期待できる．瀉血療法そのものは，一般的な献血と同様で副作用は認めないものの，貧血には注意が必要であり血液検査により状態を把握する．瀉血療法を行う場合は，その効果を維持するために**鉄分摂取制限**を行う．肉や魚の赤身には鉄分が多く含まれるため，鶏肉やささみ，白身魚などを利用する．また海藻類，特にヒジキは鉄の含有量が多いため摂取は控えるなど，本人と調理者に鉄含有量の多い食品を具体的に伝え，日常生活で実践できるよう支援する．

4 インターフェロン療法を受ける患者の看護

　インターフェロンの副作用（有害事象）として，投与開始直後からほとんどの患者に38℃以上の発熱，頭痛，関節痛，全身倦怠感などの**インフルエンザ様症状**がみられる．しかし，これらの症状は1～2週間程度で徐々に軽くなることを説明し，症状が顕著に出現している間は解熱鎮痛薬を積極的に使用し，症状の緩和を図る．また，治療開始1週間前後から貧血，好中球減少，血小板減少がみられることがあり，血液検査で状態を把握するとともに，感染予防対策の指導と呼吸器症状などの出現にも注意する．

　中長期的な副作用としては，精神症状や脱毛などがある．うつ状態や不眠などの精神症状は，2週間～3カ月後に出現する場合がある．不眠，不安や焦燥感といったうつ状態のほかに，**自殺企図**に至る恐れもある．言動や表情に注意し，医師と相談して抗うつ薬の投与や，場合によっては**治療の中止**も検討する必要がある．脱毛の症状は個人差が大きいが6カ月前後で徐々に元に戻るため，一時的な症状であることを説明し，ウィッグや帽子などの使用を勧める．

5 抗ウイルス薬による障害

　抗ウイルス薬の中でも，インターフェロンは副作用（有害事象）が顕著であり苦痛を伴う治療であるが，B型肝炎の抗ウイルス薬である核酸アナログ製剤も長期投与により腎障害や骨軟化症などの副作用が認められる．定期的に腎機能を評価し，骨軟化症の症状である血中リン濃度の低下や骨の痛みを観察する．C型肝炎治療の中心となってきている直接作用型抗ウイルス薬（DAAs）は，副作用は比較的少ないとされるものの，一過性の肝機能障害や皮疹などの副作用が認められる場合があるため，血液検査による状態把握とともに皮膚症状の観察を行う．

🔖*用語解説

瀉血療法
C型肝炎では鉄過剰が病変進行の一因となるため，瀉血により鉄を体外に排出させ，症状悪化を防ぐ補助療法．副作用により抗ウイルス療法ができない患者や抗ウイルスの排除ができなかった患者，抗ウイルス療法を希望しない患者などが対象となる．

2 脂肪肝
fatty liver

1 脂肪肝とは

1 病態

脂肪肝とは肝細胞に多量の脂質が沈着した状態で，主に**中性脂肪**（トリグリセリド）が沈着する．原因は肥満，糖尿病，脂質異常症（高脂血症），アルコール多飲，薬物，内分泌疾患などがあるが，最大の危険因子は肥満である．

飲酒歴はないが，アルコール性肝障害に類似した脂肪性肝障害を認める症例をまとめて，**非アルコール性脂肪性肝疾患**（non-alcoholic fatty liver disease：**NAFLD**）と呼んでいる（図9-2）．脂肪性肝疾患は組織診断で肝細胞の脂肪沈着のみを認める単純性脂肪肝と，脂肪化に壊死・炎症や線維化を伴う脂肪性肝炎に分類される．

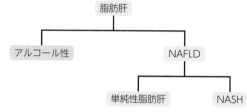

図9-2 ▉脂肪肝の分類

明らかな飲酒歴やウイルス感染がなく，肝組織で壊死・炎症や線維化を伴う脂肪性肝炎を認める症例を**非アルコール性脂肪性肝炎**（non-alcoholic steatohepatitis：**NASH**）と呼ぶ．NASH は進行すれば，肝硬変，肝細胞癌へ進展し得る．近年，C 型肝炎による肝硬変は抗ウイルス治療の効果により徐々に減少しているが，NASH 関連の肝硬変患者は**増加傾向**にあり，今後 NASH 関連の肝細胞癌患者の増加も含めて危惧されている．

2 検査・診断

自覚症状は基本的にはない．NASH で肝硬変まで進展すれば，肝硬変に伴う症状を呈する（➡ p.299参照）．他覚症状としては，しばしば**肝腫大**を認める．

血液検査では AST，ALT，γ-GTP の軽度増加をしばしば認める．コリンエステラーゼ（Ch-E）やコレステロール，中性脂肪（トリグリセリド）の増加が認められることもある．腹部超音波検査では，肝内のエコー輝度の上昇（白くなる）により**肝腎コントラスト**（＋）となり，容易に診断できる（図9-3）．脂肪の沈着が高度になれば，肝内脈管の描出不良や深部エコーの減衰などの所見も認められる．中等度以上の脂肪肝になると，腹部 CT 検査で肝実質が黒く描出される．単純性脂肪肝，もしくは他の肝障害と NASH を鑑別するには，肝生検による病理組織診断が必要になる．

3 治療

肥満や糖尿病，脂質異常症があれば**食事療法**や**運動療法**が，アルコール多飲であれば**節酒**もしくは**禁酒**などの生活習慣の改善が基本となる．糖尿病や高脂血症については，必要に応じて**薬物治療**を行う．肥満や糖尿病，脂質異常症が

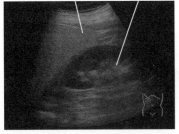

肝右葉　　　右腎

肝内は全体にエコー輝度が上昇し，白くなっている．そのため，右の腎臓の皮質の色と明らかに濃淡差が認められる．これを肝腎コントラスト陽性といい，脂肪肝のサインである．

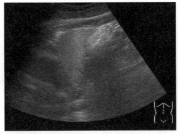

肝左葉の縦走査像

肝内のエコー輝度は上昇し，全体に白く描出される．正常肝であれば肝内の脈管が描出されるが，本症例では脈管の不明瞭化が認められ，中等度の脂肪肝であると診断される．高度脂肪肝になると，さらに深部エコー減衰といって深い位置になるほど暗く描出される所見が認められる．

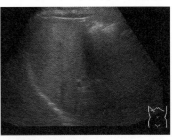

肝右葉の肋間走査像

図9-3 ■脂肪肝の超音波検査像

改善しても AST や ALT が改善しないときは，肝庇護薬や抗酸化薬（ビタミンE）などの投与も検討する．

2 脂肪肝の患者の看護

1 治療を受ける患者の看護

脂肪肝は肝硬変まで進行した NASH を除いて，基本的に自覚症状はみられない．そのため，主に治療としての生活習慣の改善を支援する．糖尿病や脂質異常症があれば，総エネルギーや脂肪摂取の制限を中心とした食事療法や有酸素運動を中心とした運動療法，薬物療法を行う．また，アルコール多飲があれば節酒や禁酒などを行うため，これらの治療が継続できるよう患者だけでなく家族も含めて指導する．

2 非アルコール性脂肪性肝炎の患者の看護

NASH とその他の肝障害を鑑別するためには肝生検を行う必要がある．肝生検前には出血傾向の有無を確認し，検査後は圧迫止血を行い安静とする．肝生検の方法がエコーガイド下か腹腔鏡下かによって安静時間が異なるため，医師の指示に従う．進行した NASH は肝硬変に伴う症状がみられるため，肝硬変に準じた看護を行う．

3 肝硬変
cirrhosis

1 肝硬変とは

1 定義・概念

肝硬変は，病理学的に肝細胞の壊死・脱落による高度の**線維化**と，びまん性の**再生結節形成**を伴うあらゆる慢性肝疾患の終末像である．進行に伴い肝表面

は凹凸が不整となり，肝全体が硬くなって萎縮していく．

2 分類

肝硬変の分類には，以下のようなものがある．

形態学的分類

WHO の分類では小結節型（再生結節の直径が 3mm 未満），大結節型（再生結節の直径が 3mm 以上），混合型に分類されている．

機能的分類

肝機能低下に伴う肝不全症状や，門脈圧亢進*症状などを伴う非代償性肝硬変と，これらの症状をほとんど伴わない代償性肝硬変に分類される．重症度の評価には，Child-Pugh 分類*が有用である（表9-5）．

病因による分類

肝硬変の原因には，ウイルス（B 型，C 型），アルコール，自己免疫性肝炎（AIH），原発性胆汁性胆管炎（PBC），原発性硬化性胆管炎（PSC），非アルコール性脂肪肝炎（NASH），代謝性肝疾患（ウィルソン病，ヘモクロマトーシスなど）などがある．成因別頻度は，年代によって変化してきている（表9-6）．

📖*用語解説

門脈圧亢進症
肝内・肝門部・肝外門脈系血管や静脈系血管の閉塞による循環障害により門脈圧が上昇した病態であり，背景疾患には肝硬変が多い．門脈圧亢進により食道・胃静脈瘤の形成，腹壁静脈瘤の形成，痔静脈瘤の形成，脾機能亢進による汎血球減少症，腹水貯留などさまざまな合併症を呈する．

Child-Pugh 分類
肝性脳症の有無，腹水の有無，血清ビリルビン値，血清アルブミン値，プロトロンビン活性値（%）の 5 項目にて評価し，点数化してその重症度の参考にする．点数が高いほど重症である．最近は Child-Turcotte-Pugh 分類という．

plus α

肝硬変の成因別頻度
日本肝臓学会や日本消化器病学会が定期的に全国調査を行っている．時代によって成因に変化がみられる．

表 9-5 ■ Child-Pugh 分類

	1点	2点	3点
肝性脳症	なし	軽度	昏睡
腹水	なし	軽度	中等度以上
血清ビリルビン値（mg/dL）	2.0 未満	2.0 〜 3.0	> 3.0
血清アルブミン値（g/dL）	> 3.5	2.8 〜 3.5	2.8 未満
プロトロンビン活性値，PT% PT-INR	> 70 1.7 未満	40 〜 70 1.7 〜 2.3	40 未満 > 2.3

grade A：5 〜 6 点，grade B：7 〜 9 点，grade C：10 〜 15 点

表 9-6 ■肝硬変の成因別実態

	1991 年 (n = 8,567) *1	1991 〜 1998 年 (n = 11,187) *1	1999〜2008 年 (n = 20,719) *2	2014 年 *3
HBV	20.4%	12.0%	13.1%	12.4%
HCV	49.3%	65.0%	60.2%	53.3%
HBV + HCV		1.2%	1.0%	0.8%
アルコール性	12.1%	13.0%	14.8%	17.6%
AIH			1.9%	1.8%
BPC			2.3%	1.8%
NASH 関連			2.2%	3.4%
その他	18.2%	8.8%	4.4%	10.6%

*1 肝硬変の成因別実態 1998. 中外医学社，1999.　*2 肝硬変の成因別実態 2008. 中外医学社，2008.
*3 肝硬変の成因別実態 2014. 医学図書出版，2015 より一部改変.
HBV：B 型肝炎ウイルス　HCV：C 型肝炎ウイルス

3 病態

　慢性炎症による肝細胞の壊死・脱落のため，合成・代謝などの肝細胞機能が低下し，線維化による肝小葉構造の改築，血行動態の変化が起こる．肝臓は糖質代謝，タンパク質代謝，脂質代謝，胆汁の生成・分泌，尿素の生成によるアンモニアの処理，解毒機能など多彩な機能を有しており，肝硬変が進行するとこれらの機能に異常を来す．

4 症状

　肝硬変の進行に伴い，肝機能低下による肝不全症状や門脈圧亢進症状などが出現してくるが，代償性肝硬変ではほとんど認めない．もしくは認めても治療に反応し，改善する．

▶ **自覚症状**　全身倦怠感，易疲労感，食欲不振，浮腫，腹水貯留による腹部膨満感，眼球結膜や皮膚の黄染（黄疸），肝性脳症による意識障害，吐血・下血など．

▶ **他覚症状**　黄疸，肝性浮腫（浮腫，胸水，腹水），肝性脳症（羽ばたき振戦，意識障害），手掌紅斑，くも状血管腫，女性化乳房，腹壁静脈怒張など．

5 検査・診断

▐ 血液検査

　AST や ALT などのトランスアミナーゼは増加を認めるものの，一般的には慢性肝炎の場合に比べて軽度である．進行に伴う**肝合成能の低下**によりアルブミン，コリンエステラーゼ，コレステロールの**低下**，プロトロンビン時間の延長（プロトロンビン活性の低下）などが認められる．一方，代謝される物質であるアンモニアやビリルビンは進行に伴い増加する．また，ヒアルロン酸やⅣ型コラーゲンは肝線維化に伴って**増加**する．末梢血では，脾機能亢進による汎血球減少が認められる．一般的には進行に伴ってまず血小板が低下し，次に白血球，最後に赤血球が低下することが多い．

　原因検索として肝炎ウイルスマーカーの検査や，自己抗体（抗核抗体，抗ミトコンドリア抗体）なども検査する．

▐ 画像診断

　超音波検査，CT，MRI などにより，肝辺縁の鈍化，表面凹凸不整，内部構造の不均一，脾腫，側副血行路の発達などが認められる．胸水や腹水などが貯留すればそれらも認められる（図9-4）．

▐ 上部内視鏡検査

　食道静脈瘤や胃静脈瘤の評価を行う．

▐ 病理組織診断

　肝細胞の壊死・脱落の状態や線維化による肝小葉構造の変化などを評価し，慢性肝炎なのか，肝硬変へ進展しているのかを判断する．エコーガイド下もしくは腹腔鏡下で行う．

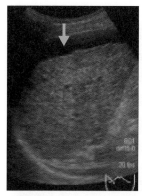 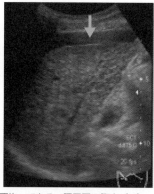

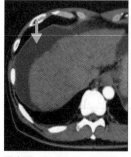

肝表面の凹凸不整を認め，内部は不均一である．肝周囲に腹水（→）を認める．

脾腫を認める．周囲には腹水（→）を認める．

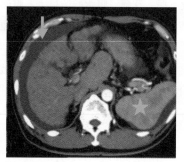 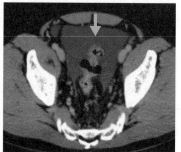

肝表面に凹凸あり．肝周囲に腹水（→）が貯留している．

肝周囲の腹水（→）および脾腫（★）を認める．

骨盤腔内にも腹水（→）の貯留を認める．

図9-4 ■腹水を伴う肝硬変の画像
上段：腹部超音波像　下段：腹部CT像

6 合併症

▌肝細胞癌

肝硬変の合併症として最も重要である．慢性肝疾患，特に肝硬変を背景に発生することが多い．定期的な画像検査による早期発見が大切である．

▌消化管出血

食道静脈瘤や胃静脈瘤だけでなく，門脈圧亢進症性胃腸症などにも注意が必要である．

▌出血傾向

脾機能亢進に伴う血小板減少や，肝合成能低下に伴う凝固因子の産生低下が影響することによる．出血しやすいというよりは，出血すると止まりにくい．消化管出血が致死的になることもあり，観血的検査や処置が制限されることもある．

▌肝性浮腫

肝合成能低下によるアルブミンの低下や，門脈圧亢進などが影響する．腹水だけでなく，胸水や全身の浮腫にも注意が必要である．

▌肝性脳症

　肝機能の低下によりアンモニアの代謝が低下することや，門脈－体循環シャントなどにより血中アンモニア値が増加することで起こる．

7 治療

　栄養療法や原因療法とともに，合併症の治療が必要である．

▌栄養療法

　バランスの良い食事をするように指導し，エネルギーは25～35kcal/kg/日，タンパク質は1.0～1.5g/kg/日を目安にする．肝性脳症が出現しているときはタンパク質の摂取量を一時的に減らし（**低タンパク食**），分岐鎖アミノ酸を投与する．

▌原因療法

　慢性炎症を抑えて肝硬変の進行を止める，もしくは少しでも遅くすることが大切であり，アルコール性肝硬変であれば禁酒，B型肝硬変であれば核酸アナログ製剤，C型代償性肝硬変であればDAAsによる抗ウイルス治療，自己免疫性肝炎であればステロイド剤などを検討する．そのほか，肝庇護薬やグリチルリチン製剤などを適宜使用する．

▌合併症の治療

▶ **肝細胞癌**　状況に応じて適宜治療する（➡ p.311 参照）．

▶ **消化管出血**　食道静脈瘤であれば内視鏡的食道静脈瘤結紮術（EVL）や，内視鏡的硬化療法（EIS）を緊急もしくは待機的に実施する．胃静脈瘤であれば，内視鏡的治療やカテーテル治療などを行う（➡ p.191 参照）．

▶ **出血傾向**　状況に応じて血小板輸血や新鮮凍結血漿の輸血を行う．

▶ **肝性浮腫**　塩分制限（5～7g/日），利尿薬投与，低アルブミン血症があればアルブミン投与，腹水穿刺排液などを適宜行う．

▶ **肝性脳症**　一時的にタンパク質を制限するとともに，分岐鎖アミノ酸製剤の投与や排便コントロール（便秘傾向であれば積極的に下剤やモニラック®などの合成二糖類を使用），難吸収性抗菌薬による腸内殺菌などを適宜行う．

　近年，さまざまな分野でサルコペニア*への注意喚起がなされているが，肝疾患も同様である．特に肝硬変患者においては年齢以上に筋肉量の減少が顕著であるとの報告があり，肝不全になったときにアンモニア代謝を代償してくれる場所として，筋肉量を維持することは大切である．

8 予後

　肝硬変患者の三大死因は肝細胞癌，肝不全，消化管出血である．すなわち，肝硬変の予後は肝予備能と合併症に左右されるということである．特に肝予備能をいかに維持するかが大切であり，肝予備能が維持されていれば，肝癌の治療を繰り返し行え，肝性脳症や腹水なども出現しにくくなり，出現しても改善しやすい．肝不全症状が出現してからでは対応が遅れることがあるため，症状が出ないように普段から調節していく．定期的な血液検査や画像検査などを行

plus α

アンモニアの代謝
アンモニアの代謝は肝臓が大きな役割を担っている．肝不全ではアンモニアの代謝能が低下しているため，血中アンモニア値が上昇する．このとき，筋肉では分岐鎖アミノ酸を利用してアンモニアを代謝するため，血中の分岐鎖アミノ酸濃度が低下する．そこで分岐鎖アミノ酸の補充投与が有効になる．
筋肉量を落とさないことも大切であり，日常的にできる範囲内での運動を奨励する．

9

肝臓の疾患

用語解説

サルコペニア
1989年にローゼンベルグ（Rosenberg, I.H.）が「年齢と関連する筋肉量の低下」をサルコペニア（sarcopenia）と提唱した．その要因から一次性と二次性に分類し，一次性は加齢による筋力や筋肉量の減少，二次性は寝たきりなどの活動性によるものや疾患の関連によるもの，栄養に関係するものとしている．肝疾患におけるサルコペニアについては，日本肝臓学会より「肝疾患におけるサルコペニア判定基準」が公表されている．

い，早期に対応していくことが望ましい．

② 肝硬変の患者の看護

1 肝硬変の重症度を踏まえた看護

肝硬変は病状の進行により，肝機能がまだ保たれていて自覚症状がほとんどない**代償期**と，肝機能の低下に伴い黄疸や腹水，肝性脳症，胃・食道静脈瘤の形成といった門脈圧亢進症が現れている**非代償期**に分けられる．

代償期は，自覚症状に乏しく日常生活の継続が可能である一方で，病状は徐々に進行する．疾患と治療の必要性を理解できるように説明し，異常の早期発見のためにも治療の継続を促す．非代償期への移行をできる限り遅らせるための生活改善を支援し，倦怠感や食欲不振などの症状が出現してきた場合は，苦痛の軽減を図る援助を行う．

非代償期は，表在化してきたさまざまな症状による苦痛を緩和し，**食道静脈瘤破裂**などの致死的な状態に至る徴候を予防，早期発見することが重要である．また，肝硬変の進行に伴い，食事や活動など治療上の生活の制限や苦痛による影響が多くなるため，患者・家族と相談しながら経済的側面も含めた日常生活の調整を行う．

食道静脈瘤がある場合は，予防的治療として内視鏡的硬化療法（EIS）や内視鏡的結紮術（EVL）などが行われるため，治療に伴う合併症の出現がないか観察する．生活上の注意としては，極端に熱いもの・冷たいものは避け，硬いものは十分に咀嚼してから嚥下するようにし，刺激を避ける．便秘による努責は門脈圧を上昇させるため，スムーズな排便になるようコントロールする．消化管出血が少量の場合，自覚症状がないまま暗黒色の便として排泄されることがあるため，患者に便の観察の必要性を説明し，自身でも早期発見できるように指導する．

2 アセスメントの視点

▌身体的側面

血液検査や画像検査，肝生検などの検査結果および腹水や浮腫，黄疸，肝性脳症，側副血行路の形成，全身倦怠感などの自覚的・他覚的症状の有無と程度から**肝機能障害の程度**をアセスメントする．肝機能低下に伴う合併症の中でも，**胃・食道静脈瘤**は破裂すれば致死的状態となるため，出血傾向の程度や内視鏡検査の結果から危険性を推測する．

肝硬変が進行すると症状による苦痛の種類や程度が増強する．変化する苦痛の程度と，それに伴う生活への影響を把握する．

▌認知的・心理的側面

食事療法や**排便コントロール**など生活習慣の調整が必要になる治療が多く，疾患や治療の理解と自身の病状に対する理解，セルフケアへの認識・意欲といった健康管理に関する認識について把握する．

胃・食道静脈瘤破裂などの致死的状態に陥る可能性や**肝癌発症のリスク**があることから，予後や経過に対する不安，治療に伴う生活習慣の変更や継続的な治療に関するストレスなどの有無や程度を把握する．

▌ 社会的側面

肝硬変は長期的な治療を必要とするため，社会生活の継続に困難を感じる場合や，経済的負担が増加することが考えられる．職業や経済状態，ソーシャルサポートなどについて情報を収集する．

3 症状マネジメント

▌ 肝性脳症

肝性脳症の予防のためには，血中アンモニア値の変化に注意しながら，排便コントロールや分岐鎖アミノ酸製剤，合成二糖類などを確実に投与する．本人が自覚するのは難しいため異常行動や肝性口臭，羽ばたき振戦などがないか観察し，家族などそばにいる人の協力も得て徴候の早期発見に努める．肝性脳症が出現している場合は，タンパク質の摂取を制限する．

▌ 浮腫・腹水

浮腫・腹水がある場合は，腹部の圧迫感や横隔膜の挙上による**呼吸困難感**が出現するため，**ファウラー位**など腹壁の緊張がなく，横隔膜が下がるような体位を工夫する．寝衣は腹部や四肢を締めつけないものを選ぶ．また，皮膚の伸展により皮膚が脆弱化しているため，**皮膚損傷**に注意してケアを行う．

塩分制限が行われる場合は，塩分制限の目的を説明し理解を得るとともに，日常的な食事への食塩添加や調理済み食品を控え，酸味や風味を活用して食事摂取量が低下しないような工夫を説明する．腹水を急激に排液すると，腹腔内圧が急激に低下して**ショック状態**に陥ることがあるため，医師の指示に基づいた排液速度を厳守したバイタルサインや全身状態の変化に注意する．

▌ 全身倦怠感

全身倦怠感が強い場合は，必要に応じてポータブルトイレの設置や食事介助，全身清拭，歩行介助など日常生活の援助を行う．また，体位変換やクッションなどを使用し，安楽な体位を工夫する．

▌ 黄疸

黄疸がある場合は，胆汁酸の刺激により**瘙痒感**が出現する場合がある．清拭により皮膚の清潔を保ち，瘙痒感の誘因となる乾燥を予防するため保湿を行い，必要に応じて軟膏などの薬剤を使用する．衣類は，吸湿性があり刺激の少ない素材（木綿など）を選ぶようにする．出血傾向や皮膚が脆弱化している場合が多いため，爪は短く切り，皮膚の損傷に注意するよう説明する．

4 出血の予防

血小板減少や血液凝固因子の産生低下により，出血傾向となる．清拭時には出血斑がないか全身を観察する．柔らかい歯ブラシを使用する，深爪をしないなど出血するような刺激を避けるよう説明する．採血や注射の際にはできるだ

け細い針を使用し，確実に止血する．腹水・浮腫による不安定な歩行や体動，肝性脳症による認知能力の低下などがある場合は転倒・転落のリスクが高い．ベッドの高さを調節する，ベッド周囲の整理整頓を行うなど環境を整える．

5 精神的ケア

複数の症状が並行して出現し，悪化していくことに加えて肝癌のリスクもあり，今後の経過や予後に対して不安を感じることが考えられるため，患者の訴えに十分に耳を傾ける．患者の家族も不安を抱えていることが多く，病気や治療について知識を提供し，患者の自己管理の必要性や方法を説明するとともに，不安やストレスを表出できる環境を提供する．

6 肝移植を受ける患者の看護

肝移植は内科的治療の効果が得られない場合に適応になるが，日本では**生体肝移植**が主体である．ドナーから移植する肝臓を摘出する手術と，それを移植するレシピエントの手術が同時に行われる．

術後早期には肝動脈吻合部からの出血や血栓による狭窄や閉塞を生じることがあり，肝機能が著しく低下するため，バイタルサインや血液検査の変化に注意する．胆汁漏や胆管狭窄から全身の感染症になることもあり，ドレーンの排液や血液検査結果の変化，感染徴候を観察する．

移植後中期には，移植肝臓に対する拒絶反応や免疫抑制薬による副作用を認める場合がある．移植された肝臓はレシピエントの身体にとっては異物であり，程度の差はあるが多くの患者に拒絶反応が起こる．拒絶反応を防ぐために，移植を受けたすべての患者は免疫抑制薬を投与され，その結果，易感染状態となるため，感染予防対策を徹底して行うよう指導する．免疫抑制薬の長期投与による副作用には腎機能障害や神経障害，耐糖能異常，高血圧，感染症などがある．血液検査による状態の把握や症状の観察により，異常の早期発見に努める．

肝移植を受ける患者は，内科的治療の効果がなく肝移植を選択している場合がほとんどであり，この治療にかける思いが強い反面，拒絶反応や合併症の出現に対して不安を抱きやすい．不安などを表出できるようにし，気持ちを受け止める．

---

4 肝不全
liver failure

1 肝不全とは

1 病態

肝不全とは，急性または慢性に起こる重篤な肝障害により肝機能が著しく低下し，黄疸，肝性脳症，腹水，出血傾向などを来す症候群である．

急性肝不全としては，肝細胞の広範な壊死が急激に起こる**劇症肝炎**が代表で

ある．慢性肝不全は，**肝硬変**などの慢性肝障害の終末期に認められる．

2 症状

全身倦怠感や食欲低下などのほかに，以下のような症状がある．

▶ 黄疸　肝細胞内でのビリルビン代謝が低下することによる．

▶ 肝性脳症　肝機能低下によりアンモニアの代謝が低下することや，門脈大循環シャント*などにより血中アンモニア値が増加することによる．意識障害や異常行動，羽ばたき振戦などを呈する．

▶ 腹水　肝合成能低下によるアルブミン低下や，**門脈圧亢進症**などが影響する．腹水だけでなく，胸水や全身の浮腫にも注意が必要である．

▶ 出血傾向　急性肝不全では，肝合成能低下に伴う凝固因子の産生低下による．慢性肝不全ではさらに，肝硬変に伴う脾機能亢進により血小板が低下することも影響する．

用語解説

門脈大循環シャント
門脈圧亢進により形成された，大循環系への短絡路（側副血行路）．短絡路を通る血液が多くなると，便秘や高タンパク食の摂取で血中アンモニア値が高くなる．

3 検査・診断

血液検査では，肝細胞壊死に伴い AST や ALT などのトランスアミナーゼが増加する．しかし，肝硬変末期では肝細胞そのものが少なくなるため，軽度の上昇や基準値内の症例もある．また，肝合成能の低下によりアルブミンの低下，コリンエステラーゼの低下，プロトロンビン時間の延長（プロトロンビン活性の低下），コレステロールの低下などが認められる．一方，代謝される物質であるアンモニアやビリルビンは増加する．

腹部超音波検査や腹部 CT 検査では，肝萎縮像や腹水などが認められる．

4 治療

急性肝不全の場合は絶対安静とし，原則として禁食にする．中心静脈栄養（アミノ酸を含まないグルコース中心の輸液）管理とし，水・電解質のバランスに注意する．呼吸・循環管理も必要になるため，ICU や HCU などでの管理が望ましい．**人工肝補助療法**として，血漿交換や血液濾過透析などを適宜実施する．肝再生が期待できなければ，**肝移植**を行う．

肝性脳症に対してはラクツノースなどの合成二糖類や，場合により分岐鎖アミノ酸製剤を投与する．腹水に対しては腎機能に注意しながら利尿薬を投与したり，低アルブミン血症があればアルブミンを補充投与する．出血傾向に関しては，状況に応じて新鮮凍結血漿の輸血を行う．脳浮腫対策としては，D-マンニトールを投与する．感染症対策としては，各種細菌培養を実施するとともに抗菌薬を投与する．

慢性肝不全の場合は，原因疾患の治療とともに，肝性脳症に対しては分岐鎖アミノ酸製剤の投与，排便コントロール（便秘傾向であれば積極的に下剤やラクツロースなどの合成二糖類を使用），難吸収性抗菌薬による腸内殺菌などを適宜行う．肝性浮腫に対しては塩分制限（5 ～ 7g/ 日），利尿薬の投与，低アルブミン血症があればアルブミン投与，腹水穿刺による排液などを適宜行う．出血傾向に関しては，状況に応じて血小板輸血や新鮮凍結血漿の輸血を行う．

② 肝不全の患者の看護

① アセスメントの視点

　肝機能が著しく低下した肝不全では黄疸や肝性脳症，腹水，出血傾向などの症状を多数生じる．症状マネジメントを行うためにも，肝硬変の重症度分類であるChild-Pugh分類や肝性脳症の昏睡度，血液検査の結果から，肝機能障害の程度と出現している症状・程度を把握することが重要である．

② 急性肝不全の患者の看護

　劇症肝炎などによる急性肝不全では，肝性脳症のほかに，消化管出血，脳浮腫，播種性血管内凝固症候群（disseminated intravascular coagulation：DIC），感染症などの生命に関わる合併症を発症する場合があるため，全身状態を観察し，症状・合併症対策として薬剤を適切に投与し，合併症出現や全身状態悪化の徴候を早期に発見するように努める．意識レベルに応じて安静や禁食などについて十分に説明し，保清や排泄に対する援助を行う．絶対安静の期間には医師・理学療法士と協力して他動運動など可能なリハビリが実施できるよう調整する．

③ 慢性肝不全の患者の看護

　慢性肝不全は，慢性肝炎や肝硬変など原因疾患の治療に加え，症状改善のための治療が確実に行えるよう援助するとともに，症状による苦痛の緩和に努める．認知機能の低下に伴う転倒・転落を予防するため環境を調整し，安全を確保する．腹水や浮腫がある場合は，塩分制限（5〜7g/日），ファウラー位や下肢の挙上などの体位を工夫する．便秘は肝性脳症の増悪因子であるため排便コントロールを行う．肝性脳症に伴う意識レベルの低下や安静に伴い床上排泄となることも考えられ，殿部の皮膚状態にも注意を払う．慢性肝不全の患者やその家族は，これまで長期にわたり疾患と向き合ってきたにもかかわらず肝機能が低下してしまったことや，複数の症状に伴う身体的苦痛などから不安やストレスが高まっていると考えられる．可能な限り症状マネジメントを行い，苦痛緩和に努めるとともに，精神的苦痛の表出ができるよう調整する．

5 肝　癌
liver cancer

① 肝癌とは

　肝癌は肝臓に発生した悪性腫瘍であり，原発性と続発性に分けられる．
　原発性肝癌には，肝細胞由来の**肝細胞癌**と胆管細胞由来の**肝内胆管癌**（**胆管細胞癌**），混合型肝癌，胆管嚢胞腺癌，肝芽腫，未分化癌などがあるが，肝細胞癌が約93〜94％，肝内胆管癌が約4〜5％で，その他が1％以下である．

続発性肝癌には，他臓器に発生した癌が血行性もしくはリンパ行性に肝臓に転移した転移性肝癌がある．

1 種類

肝細胞癌

肝細胞癌は，慢性肝炎や肝硬変などの持続性の炎症，肝細胞壊死，肝線維化を背景に発癌を来す，肝細胞由来の悪性腫瘍である．原因としてはC型肝炎関連が約75％で最も多く，次にB型肝炎関連が約15％と，肝炎ウイルス関連が90％を占める．そのほかにアルコール，自己免疫性肝炎（AIH），原発性胆汁性胆管炎（PBC）などがある．また，近年では糖尿病や肥満などの生活習慣病を背景にした非アルコール性脂肪性肝炎（NASH）による肝硬変からの発癌が増加しており，さらなる増加が危惧されている．

肝内胆管癌（胆管細胞癌）

肝内胆管癌は，肝内胆管から発生する上皮性の悪性腫瘍である．肉眼分類では①腫瘤形成型，②胆管浸潤型，③胆管内発育型があり，臨床的には肝門部の太い胆管由来の肝門部型と，末梢胆管由来の末梢型に分類される（表9-7）．

転移性肝癌

転移性肝癌の多くは血行性転移であり，多発性のことが多い．

2 検査・診断

肝細胞癌

肝細胞癌そのものの症状は，基本的にはない．巨大になると肝腫大や腫瘤触知を自覚したり，腫瘍が破裂すると疼痛を自覚したり，出血性ショックを来したりする．また，多くは肝硬変に併発するため，肝硬変の症状を呈する．

血液検査では，AFPやPIVKA-IIなどの腫瘍マーカーが進行に伴い増加する．画像検査は，超音波検査がスクリーニングとして行われることが多い．腫瘍像を認めれば，造影CT（ダイナミックCT）や造影MRI（ダイナミックMRI）で精査および質的な診断を行う（図9-5）．

典型的な肝細胞癌（中分化型）であれば，血流が多いため造影早期にはCT

肝細胞癌
中分化型の昔からよく認めている肝細胞癌は，早期肝細胞癌や未分化型のものと対比して，古典的肝細胞癌と呼ばれることがある．

表 9-7 ▮肝内胆管癌の肉眼的分類

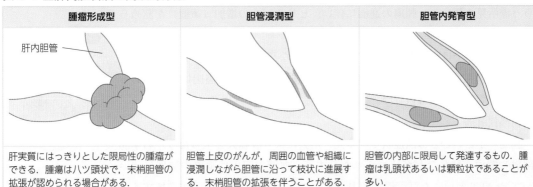

腫瘤形成型	胆管浸潤型	胆管内発育型
肝内胆管		
肝実質にはっきりとした限局性の腫瘤ができる．腫瘍は八ツ頭状で，末梢胆管の拡張が認められる場合がある．	胆管上皮のがんが，周囲の血管や組織に浸潤しながら胆管に沿って枝状に進展する．末梢胆管の拡張を伴うことがある．	胆管の内部に限局して発達するもの．腫瘍は乳頭状あるいは顆粒状であることが多い．

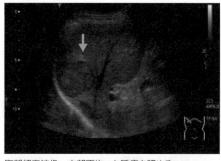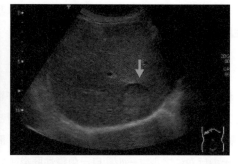

腹部超音波像. 内部不均一な腫瘤を認める.

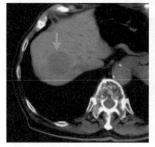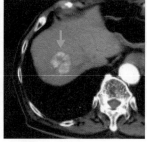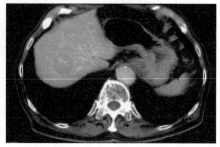

単純 CT. 低吸収の腫瘤像を認める.

造影早期. 造影効果があり高吸収に染まっている.

造影後期. 造影剤が抜けている.

図 9-5 ■肝細胞癌の超音波像およびダイナミック CT 像

88 歳, 男性. B 型, C 型肝炎ではない慢性肝障害. 肝硬変ではない. 腫瘍生検で中分化型肝細胞癌と確定診断した. 単発で肝予備能も良かったが, 高齢であるため, 肝切除術ではなく肝動脈化学塞栓療法を選択した.

では高吸収域 (MRI では高信号域), 造影後期には CT では低吸収域 (MRI では低信号域) となる. つまり, 造影早期で染まり後期で抜けるのが特徴である.

　一方, 早期肝細胞癌 (高分化型) は乏血性のことが多く, このような特徴は示さない (造影剤で染まらない) が, ダイナミック MRI の肝細胞相 (20 分後) では, 高分化型でも中分化型でも低信号域 (欠損像) として描出される.

▊肝内胆管癌 (胆管細胞癌)

　肝門部型ではしばしば黄疸を呈するが, 末梢型は末期になるまで症状が出現しないため, 巨大腫瘍として見つかることがある. 巨大になると, 肝腫大や腫瘤触知として認められる. 血液検査上は ALP や γ -GTP の増加があり, 胆汁うっ滞所見を認める. 腫瘍の進展に伴い, ビリルビンの増加 (黄疸) が認められるようになる.

　腫瘤形成型では腹部エコーや CT で辺縁不整な八ツ頭状の腫瘤*が認められ, 周囲の胆管拡張所見が認められる. 胆管浸潤型では腫瘍の描出は困難であるが, 肝内胆管の拡張は目立つ.

▊転移性肝癌

　腫瘍が小さいときは無症状で, 多発・増大により肝腫大を呈したり, 右季肋部痛や黄疸, 発熱などが認められたりする. 血液検査上は腫瘍の進展に伴い AST や ALT といった肝酵素, ALP, γ -GTP などの胆道系酵素が増加する.

📖*用語解説

八ツ頭状の腫瘤
肝内胆管癌で発生する凹凸のある腫瘍.

また，原発のがんに準じて各種腫瘍マーカーが増加する．腹部エコーでは
bull's eye sign[*]もしくは target sign と呼ばれる幅広い辺縁低エコー帯を伴う中
心部高エコー像や，腫瘤の中心部に壊死があると中心部無エコー像などを認め
る．腹部ダイナミック CT では，腫瘍の辺縁のみが濃染されるリング状濃染像
が認められる．

📖*用語解説

bull's eye sign
円形の腫瘤で中心部は高エ
コー，辺縁に均等な幅の低
エコー帯がみられる．

3 治療

▍肝細胞癌

　肝細胞癌の治療は，肝予備能や腫瘍数などによって選択される（図9-6）．

▶ 肝切除

　肝予備能が保たれており，腫瘍個数が単発もしくは 3 個以内で片葉に局在，
または辺縁に局在している場合に選択される．最も確実な治療法であるが，侵
襲も大きい．

▶ ラジオ波焼灼療法（RFA）

　超音波ガイド下に RFA 針を腫瘍内に刺入し，ラジオ波（460 ～ 480kHz）で
熱凝固壊死させる局所治療の代表である．RFA 針は複数の種類があり，腫瘍の
大きさや部位などにより使い分けられている．

▶ 経皮的マイクロ波凝固療法（PMCT）

　超音波ガイド下に MCT 針を腫瘍内に刺入し，ラジオ波よりも短い波長のマ
イクロ波（2,450MHz）で熱凝固壊死させる．PMCT は RFA より以前に治療が
開始されていたが，焼灼範囲が狭く胆管傷害などの合併症も多かったため，RFA

plus α

ラジオ波焼灼療法
radiofrequency ablation：
RFA

経皮的マイクロ波凝固療法
percutaneous microwave
coagulation therapy：
PMCT

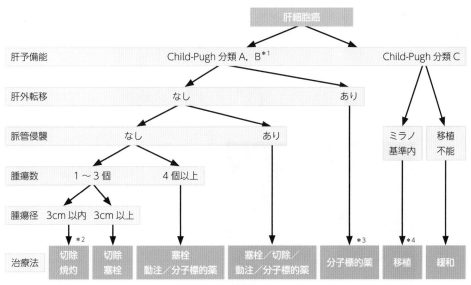

図 9-6 ■肝細胞癌の治療アルゴリズム

＊1：肝切除の場合は肝障害度による評価を推奨
＊2：腫瘍数 1 個なら①切除，②焼灼
＊3：Child-Pugh 分類 A のみ
＊4：患者年齢は 65 歳以下

日本肝臓学会編．肝癌診療ガイドライン 2017 年版．金原出版，2017，p.68 より一部改変．

の普及によりあまり実施されなくなった．近年では，新しいPMCTのシステム
が開発され，徐々に治療数が増加してきている．

▶ 経カテーテル肝動脈化学塞栓療法（TACE）

セルディンガー法*で大腿動脈内にカテーテルを挿入し，さらに腹部大動脈，
腹腔動脈へと進めた後に肝動脈内に挿入し，腫瘍支配動脈を確認した後，油性
造影剤のリピオドールと抗がん薬の懸濁液を動注した後に，ゼラチンスポンジ
などの塞栓物質で血管を塞栓する．栄養血管を遮断することと，内部に詰めた
抗がん薬で壊死を期待する（図9-7）．

2cm以下であればTACEで壊死が期待できるが，3cm以上になると1回の
TACEでは完全壊死しないことがあるため，1～2カ月後に追加治療するか，
RFAなどの別の治療法を併用する．多発症例も適応になる．

▶ 動注化学療法（HAIC）

門脈本幹や1次分枝に腫瘍栓がある場合は，TACEを実施すると肝梗塞を来
し，肝不全に陥る可能性があるため禁忌となる．そのような場合は，カテーテ
ルを留置したまま（動注ポート埋設）にし，塞栓物質は使用せず頻回に抗がん
薬を投与する．

▶ 全身化学療法

肝癌においても分子標的治療薬が使用されるようになり，長らくソラフェニ

plus α

経カテーテル肝動脈化学塞
栓療法
transcatheter arterial
chemoembolization：
TACE

動注化学療法
hepatic arterial infusion
chemotherapy：HAIC

📖 *用語解説

セルディンガー法
経皮的にカテーテルを肝動
脈内に留置する方法．血管
を二重針で穿刺し，内針を
抜去して外筒を血管内に留
置し，外筒を通して血管内
にガイドワイヤーを挿入
し，これを軸にしてカテー
テルを挿入する．

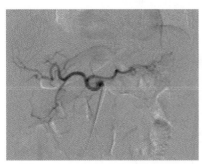

動脈相．まだ肝細胞癌は描出されていない．

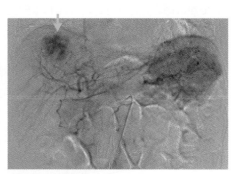

肝細胞相．腫瘍濃染（→）を認める．

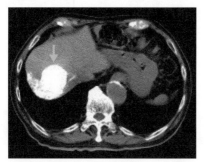

油性造影剤であるリピオドールが腫瘍内および周囲に貯留しているのがわかる（→）．リピオドール
と抗がん薬を混ぜているため，リピオドールが長期間貯留し続けるほど抗腫瘍効果が期待できる．

図 9-7 ■肝動脈化学塞栓療法時の腹腔動脈造影およびCT像
上段：腹腔動脈造影写真　下段：TACE終了直後のCT
図9-5と同一症例．肝動脈化学塞栓療法を実施

ブのみであったが，2017年にレゴラフェニブが，2018年にレンバチニブが投与可能となった．適応症例は門脈浸潤を伴う症例，遠隔転移（肝外病変）がある症例，TACE不応例などである．

▶ 肝移植

欧米では肝細胞癌の治療法の一つとして一般的に行われているが，日本ではドナー不足もあり実施例は極めて少ない．脳死肝移植はさらに少なく，ほとんどが生体肝移植，すなわち親族からの臓器提供である．

▌肝内胆管癌（胆管細胞癌）

可能な限り手術を試みる．限局した末梢の肝内胆管癌であれば，肝切除は根治的治療になりえる．肝門部型や胆管浸潤型では手術困難な場合が多い．その場合は，内視鏡的または経皮的にドレナージ術やステント留置術を行う減黄術を実施し，黄疸が改善されればがん薬物療法を行う．

▌転移性肝癌

原発巣が根治的治療されているならば，転移巣も可能な範囲で積極的に治療する．基本的には肝切除が第一選択である．肝細胞癌とは異なり，基本的には背景に肝硬変はないため肝予備能は保たれていることが多く，広範な肝切除も可能である．肝切除が困難であれば，がん薬物療法を実施する．転移した腫瘍数が限定していれば，ラジオ波焼灼療法を行うこともある．

4 予後

▌肝細胞癌

肝細胞癌の予後は，大きくがんの進行状況と肝臓の予備能の状態に左右される．肝細胞癌は肝炎ウイルスキャリアや肝臓の線維化などを背景に，多中心性発癌というほかのがんにはない発癌形式をとる．つまり最初のがんをきちんと治療しても，また別のがんが新たに発生する．肝炎ウイルスが体内にいる状態や肝臓の線維化があれば，5年後でも10年後でも新たに発癌を認める可能性がある．したがって，ウイルスキャリアの状態だったり，慢性肝炎から肝硬変へと進展している場合は，定期的な画像検査を継続して行う必要がある．

また，多くは肝硬変の状態から発生するため，肝細胞癌の治療法の選択にも肝臓の予備能が影響する．肝硬変の末期で肝予備能が極端に低下していれば，たとえ肝細胞癌が単発で小さくても治療は困難になる．この場合は，肝細胞癌よりも肝硬変（肝予備能）のほうが予後に影響することになる．

▌肝内胆管癌（胆管細胞癌）

肝切除が唯一の根治的治療法であり，非切除例の予後は極めて悪い．

▌転移性肝癌

転移性肝癌の予後は，原発巣の癌の状態（根治的治療ができているのか）と，他臓器への転移の状態（それにより臓器の機能低下があるのか）による．

② 肝癌の患者の看護

　肝癌は約95％が肝細胞癌であり，肝細胞癌のうち約90％が肝炎や肝硬変からの発癌によるものとされる．肝癌の多くの患者は，すでに長期にわたって肝炎や肝硬変に対する治療を繰り返し，日常生活の調整を図りながら生活してきている．それにもかかわらず肝癌を発症したことは，医療に対する不信や不満，将来への悲観的な思いや不安を抱くことにつながるため，そういった複雑な患者の思いを考慮しながら援助する．

1 アセスメントの視点

▍身体的側面

　血液検査や画像検査，肝生検などの検査結果と，腹水や浮腫，黄疸，肝性脳症，側副血行路の形成，全身倦怠感，腫瘤の触知などの自覚的・他覚的症状の有無および程度から，肝機能障害の程度をアセスメントする．

▍認知的・心理的側面

　疾患や治療に対する理解や認識，自己管理方法など，これまでの療養生活の中で培われてきた健康管理に対する知識や認識を把握する．

▍社会的側面

　治療の継続に大きく影響する家庭や社会での役割，経済状況，サポート者の有無などを把握する．

2 肝癌の患者の症状マネジメント

　基本的には肝炎や肝硬変の症状と同様であるが，進行すると体重減少や発熱，腹痛などが出現する．血行性に肺や骨に転移することもあり，呼吸器症状やがん性疼痛を生じることがある．がん性疼痛に対しては痛みの部位や強さ，種類，持続時間などをアセスメントし，鎮痛薬を使用して疼痛コントロールを図る．

3 経カテーテル肝動脈化学塞栓療法（TACE）を受ける患者の看護

　TACEは，大腿動脈からカテーテルを挿入して腫瘍を栄養している固有肝動脈に抗がん薬を注入し，塞栓物質で血管を塞栓して血流を遮断し，腫瘍を壊死させる治療である．塞栓により腫瘍が壊死する過程で腹痛や発熱を生じ，造影剤や使用した抗がん薬の影響で悪心・嘔吐，食欲不振などの消化器症状が出現することも多い．これらの副作用（有害事象）は術直後から出現するものもあり，10日間程度継続する可能性があることをあらかじめ説明し，症状が出現したときは医療者に伝えてもらい苦痛を緩和できるよう対処する．

　腹痛や発熱に対しては医師の指示のもと解熱鎮痛薬を使用し，安静を促し，必要に応じて清潔ケアなどの日常生活の援助を行う．使用した抗がん薬の副作用として骨髄抑制が出現することがあり，白血球数の変化に注意し，患者が感染予防行動をとれるよう身体の清潔の保持，手洗いやうがいの励行，マスクの着用などについて説明する．

　肝動脈塞栓療法の合併症としては，塞栓物質や抗がん薬が腫瘍を栄養してい

る肝動脈以外の動脈に流れ込み，潰瘍を形成したり炎症を起こして胃・十二指腸潰瘍，胆嚢炎，膵炎，脾梗塞などを生じることがある．また，大腿動脈を穿刺するため，不十分な圧迫や肝機能の悪化に伴う凝固機能の低下により，穿刺部から出血する恐れがある．これらの合併症を早期に発見し対処するため，治療後の圧迫止血や安静の指示を守れるよう十分に説明し，穿刺側の下肢が屈曲しないよう注意しながら体位を工夫し，臥床した状態でも食べやすい食事の形態に変更するなどの援助を行う．

　肝動脈塞栓術は根治を目指した治療ではなく，効果を見ながら繰り返し行われる治療である．患者は効果への期待と予後への不安を抱えるため，思いを受け止め，治療を継続できるよう支援する．

4 肝切除を受ける患者の看護

術前のアセスメントの視点

　最良の状態で手術が受けられるよう，全身状態を整える必要がある．自覚症状の種類や程度，肝炎や肝硬変などの合併症に対する治療効果と状態，血液検査や画像検査による肝機能の評価，心電図や呼吸機能検査など一般的な術前検査から，患者の身体状況を把握する．退院後の療養生活を考え，患者の病気や治療に対する認識や思い，サポートの有無などについての情報を得る．

全身状態の改善

　食事は肝性脳症がなければ高タンパク・高エネルギーとし，栄養状態を改善させる．肝機能を保護するためにできるだけ安静を保持し，特に食後の安静を保つよう説明する．腹水がある場合は，塩分制限や利尿薬とアルブミンの投与によりできる限り腹水の軽減を図り，水分出納チェック，腹囲測定・体重測定を行い，効果を確認する．

➡ p.289 plus α「肝炎時の食事療法」参照

術後のアセスメントの視点

　侵襲の大きな手術であり，術後合併症の予防と早期発見に努める．手術時間や出血量など手術に関する情報に加え，バイタルサインや血液検査結果といった全身状態，呼吸機能障害や肝障害，術後出血，腎機能障害，耐糖能異常，感染症などの術後合併症の徴候を観察する．

術後合併症の予防と早期発見

　肝切除部位が大きければ大きいほど肝予備能は低下しており，適切な管理が行われないと生命に重大な影響を及ぼす．脱水に傾くと肝血流が不足し，肝不全に陥る危険があるため輸液管理を厳重に行う．また，肝機能の低下に伴う出血傾向により，術後出血が起こりやすいと考えられる．術後24時間は水分出納，バイタルサイン，ドレーン排液量のチェックを定期的に行い，適宜補正が行えるようにする．

　術後は，輸液ラインや複数のドレーンが挿入されており，刺入部の観察や固定を含め，ルート類を適切に管理する．肝臓の再生のためには十分な酸素供給が必要であり，酸素吸入や人工呼吸器管理が行われる場合もある．血液ガス分

析データを適宜確認し，適切な酸素療法が行えるよう援助する．肝切除後の一時的な肝機能の低下により，肺水腫や胸水を生じることがあるため，肺音聴取や呼吸状態の観察，排痰の促しを行い，肺水腫や胸水貯留などの合併症の早期発見に努める．

▍精神的ケア

　肝癌では肝炎や肝硬変を併発している場合が多く，肝切除により腫瘍は切除できるが，肝炎や肝硬変が改善するわけではない．肝癌再発のリスクがあり，肝炎や肝硬変の治療を継続する必要がある．肝切除を行ってもなお肝癌再発のリスクがあり，肝硬変などの進行を遅らせる治療を日常的に継続していくことは，患者のみならず家族にとっても大きな精神的負担となる．長期にわたり日常生活を調整してきたことを認め，不安やストレスが表出できる環境の調整が重要である．

！ 臨床場面で考えてみよう

Q1 B型肝炎ウイルス陽性の患者が入院となった．今後の患者指導のためどのような情報を得ることが望ましいか．

Q2 さまざまな疾患を有し，複数の薬剤を服用している患者に黄疸を認めた．患者からどのような情報を聞き取る必要があるか．

Q3 著明な肝逸脱酵素上昇，黄疸，食欲不振を認める若年の患者が入院した．どのような情報収集を行い，指導を行うべきか．

Q4 無症状のC型肝炎ウイルス陽性の患者に，どのような指導を行うか．

Q5 自覚症状はほとんどみられないが，急性肝炎の診断で24歳の男性が入院してきた．AST7,680IU/L，ALT6,560/IU/L，γ-GTP67IU/L，ALP365IU/L，総ビリルビン3.4mg/dL，直接ビリルビン1.8mg/dL，プロトロンビン活性（PT活性）65％であった．どのようなことに注意すべきか．

Q6 肝硬変の患者が腹部膨満と下腿浮腫を訴えるようになった．どのような生活指導と提案が必要か．

Q7 肝硬変の患者に最近，意味不明な言動が目立つようになった，と家族から相談を受けた．確認もしくは提案すべきことは何か．

Q8 肝細胞癌の患者が分子標的治療薬による治療を行うことになり，入院して治療を導入後，退院することとなった．自宅（外来）で注意することは何か．

Q9 肥満に伴う脂肪肝による肝機能障害を指摘された患者から，食事の注意は脂肪制限だけでよいのか尋ねられた．何と答えればよいか．

考え方の例

1 感染経路（水平・垂直感染）を確認する．B型肝炎の状態によって感染力が異なり，治療方針も異なるため，HBe抗原，HBV-DNA量など，現在のB型肝炎ウイルスの状態を確認し，感染予防，治療（抗ウイルス薬の意義，副作用など）について指導する．

2 腹痛，発熱，体重減少などの他の症状の有無と，薬剤の追加，変更などがここ数カ月内に行われていないか確認する．

3 有症状の急性肝障害であり，安静療養を確保する．食事摂取量を把握し，糖質などを含めた補液の必要性を検討する．また，肝炎の原因に応じて適切な感染予防対策を講じる．

4 現在，抗ウイルス治療が進歩しており，高確率に短期間でウイルス排除が可能となっている．無症状であっ
てもＣ型肝炎は徐々に進行し，肝硬変・肝癌へと至ることが多く，基本的にＣ型肝炎ウイルス陽性者は抗
ウイルス治療の対象であり，専門医療機関の受診を勧める．

5 肝逸脱酵素の上昇を認める．AST 優位であり急性障害のパターンである．胆道系酵素はごく軽度の上昇の
みであり，肝細胞障害型の急性肝障害である．急性肝障害であるが PT 活性が 80％を下回っており，重症
化の危険が高い状況と考えられ，意識障害が出現しないか，アンモニア上昇の有無などに注意した慎重な
経過観察が必要である．肝障害時は肝逸脱酵素と胆道系酵素の上昇のパターンによって障害の中心となっ
ている部位を考え，ビリルビン値，PT 活性などで重症度を考える．また，AST（半減期約半日），ALT（半
減期約 2 日）の上昇パターンによって病態の時期を推定できる．肝細胞障害が進行すると，肝細胞でのビ
リルビン抱合能が低下するため，間接ビリルビンの割合が増加する．若年男性であり，渡航歴，性交渉歴
などを含めた生活歴の聴取が必要であり，ウイルス肝炎の場合は，感染予防対策にも留意する．

6 肝性浮腫（胸水，腹水，浮腫）の可能性を考える．
①体重測定や腹囲の測定を定期的に行う．②塩分制限を行う．肝硬変による腹水貯留患者ではしばしば低
ナトリウム血症を認めることがあるが，これは見かけ上の低ナトリウム血症である．肝硬変では水・ナト
リウムとも貯留の方向に働きやすく，水貯留＞ナトリウム貯留であれば，見かけ上は低ナトリウム血症に
なる．体内には水もナトリウムも過剰にあり，むしろ制限が必要である．自宅では病院食のような厳密な
制限は困難であり，できる範囲で行う．料理は薄味にし，みそ汁やラーメンでは具や麺のみを食べ，汁や
スープは飲まない，など．極端な塩分制限は食欲を低下させ，低栄養状態を悪化させる．③水分制限を行
う（飲水量チェック）．④病院受診を勧める．

7 高アンモニア血症による肝性脳症を考える．
①羽ばたき振戦の有無を確認する．②食事のタンパク摂取量を確認する．非代償性肝硬変では代謝機能の
低下により，高タンパク食により高アンモニア血症を呈しやすいため注意が必要である．一時的にタンパ
ク 40 ～ 50g/ 日の食事とし，分岐鎖アミノ酸製剤を投与するのがよい．③便秘の有無を確認する．腸管内
に長時間便が停滞すると，腸内細菌の影響でアンモニアの産生が増加するため便秘に気を付ける．④脱水
の有無を確認する．⑤消化管出血（タール便・黒色便）の有無を確認する．⑥病院受診を勧める．

8 現在，肝癌に対する分子標的治療薬にはソラフェニブ（ネクサバール®），レゴラフェニブ（スチバーガ®），
レンバチニブ（レンビマ®）の 3 剤がある．
①手足症候群．特にネクサバールで高頻度に出現し，休薬・中止の原因にもなるため注意が必要である．手
掌や足底部の角化肥厚・皮膚硬結部位に好発する．発赤・紅斑，腫脹，疼痛などが出現し，悪化すると水
疱形成，潰瘍形成，皮膚の亀裂を生じる．予防として投与前から保湿クリームなどを使用するとよい．
②血圧変動（高血圧）．③食欲低下．④下痢．⑤高アンモニア血症．

9 ①脂肪だけでなく，糖質（炭水化物）などカロリー全体の制限が必要である．②筋肉量を落とさないこと
が重要であり，運動も大事であることを説明する．極端な食事療法をするとエネルギーとしてブドウ糖が
足りなくなったときに，体は脂肪を分解してエネルギーに変えるのではなく，筋肉を分解して糖を合成す
る（タンパク異化の亢進）方向に働く．脂肪を燃焼してくれる筋肉の量がさらに減ることになり，余計に
やせにくくなる．ダイエットは食事療法＋運動療法により，筋肉量を維持しながらいかに脂肪を減らして
いくかが重要である．

引用・参考文献

1）犬山シンポジウム記録刊行会編．第 12 回犬山シンポジウ
ム：A 型肝炎・劇症肝炎．中外医学社，1982，p.124.

10 | 胆道系の疾患

胆石症

胆管や胆嚢に結石が生じる疾患.
有病率約5%と頻度が高い

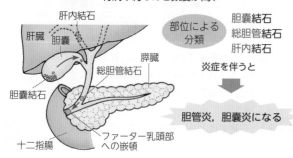

部位による分類
胆嚢結石
総胆管結石
肝内結石

炎症を伴うと

↓

胆管炎，胆嚢炎になる

胆道癌

肝内・肝外胆管癌，胆嚢癌，十二指腸乳頭癌を含んだ概念

・ほとんどが腺癌である
・十二指腸に近いほど予後は良い
・胆管・胆嚢ともに薄い組織であるため，浸潤・転移しやすい
・病変の場所と進展度により，術式が異なるため，診断の精密さが重要となる

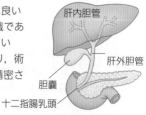

胆道癌の部位分類

胆管炎

胆管の狭窄・閉塞により胆汁がうっ滞した胆管の中で細菌が増殖し，胆管内に炎症を起こすもの

原因 総胆管結石や悪性の胆管狭窄など

症状 黄疸，右上腹部痛，悪寒を伴う間欠的発熱

↓

シャルコー三徴 ＋ ショック，意識障害

↓

レイノルズ五徴

急性胆管炎は敗血症に進展しやすく，ショックやDICなど致命的な状態に陥る

胆嚢癌

胆嚢粘膜上皮から発生する悪性腫瘍
肝臓への転移や浸潤，腹膜播種，リンパ節転移，胆管への浸潤，胆管閉塞を起こす

➡閉塞性黄疸➡胆汁うっ滞➡胆管炎を併発

➡多臓器不全に陥る

リスク因子 膵・胆管合流異常，胆嚢ポリープなど

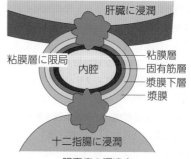

胆嚢癌の深達度

胆嚢炎

胆嚢に生じた炎症性疾患

・急性胆嚢炎のほとんどは胆石が原因
・胆石が胆嚢管や胆嚢頸部にはまり，胆嚢内の胆汁がうっ滞して胆嚢内圧が上昇，粘膜の血流障害を引き起こしたところに感染が加わる

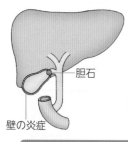

症状
右上腹部痛が典型的. 右上腹部の圧痛とマーフィー徴候（右上腹部を圧迫すると，腹痛で呼吸を完全に行えなくなる）が認められる

胆管癌

胆管上皮から発生する悪性腫瘍
腫瘍による胆汁うっ滞が起こると，胆管炎を引き起こす

リスク因子 膵・胆管合流異常，原発性硬化性胆管炎（PSC），肝内結石症，工業用化学物質

十二指腸乳頭癌

十二指腸乳頭に発生する悪性腫瘍

原発性胆汁性胆管炎（PBC）

原因不明の慢性進行性の胆汁うっ滞性肝疾患

原発性硬化性胆管炎（PSC）

肝内外の胆管の線維性狭窄を生じる進行性の慢性炎症疾患

1 胆石症

cholelithiasis

1 胆石症とは

1 病態

　胆石症とは，胆管や胆囊などの胆道に結石を認める状態で，有病率約5%と頻度の高い疾患である．部位から，**胆囊結石**，**総胆管結石**，**肝内結石**に分類され，成分から，コレステロールが70%以上含まれるコレステロール石（純コレステロール石，混合石，混成石），ビリルビンを主成分とする色素石（ビリルビンカルシウム石，黒色石），まれな胆石（炭酸カルシウム石，脂肪酸カルシウム石など）に分類される．

　症候としては，黄疸症状や炎症を伴えば胆管炎，胆囊炎となる．症状を伴う胆石症については，次項で述べる．

2 検査・診断

　胆石症の診断のフローチャートを図10-1に示す．問診では，いわゆる高齢，女性，肥満，脂質代謝異常，急激なダイエットなどで胆石症を発症することが多いため，これらに留意する．診察では腹痛・圧痛，発熱，黄疸の有無が大切である．

　採血検査では，胆囊結石では異常は少ないが，総胆管結石ではAST/ALTや，ALP，γ-GTPなどの肝胆道系酵素の異常を伴うことが多い．

　腹部単純X線検査では，カルシウム成分の多いビリルビン系結石は写るが，カルシウム成分の少ないコレステロール系結石は写らない．診断には腹部超音波検査が広く用いられ，特に胆囊結石は観察しやすい（図10-2）．総胆管結石は見えにくく，特に肥満や腹部の手術歴があると観察しにく

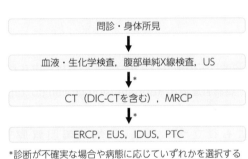

*診断が不確実な場合や病態に応じていずれかを選択する

図10-1 ▓胆石症の検査のフローチャート
「日本消化器病学会編．胆石症診療ガイドライン2016．改訂第2版，南江堂，2016, p.xvii」より許諾を得て転載．

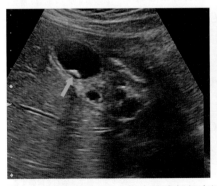
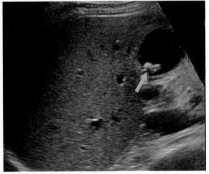

図10-2 ▓胆囊結石の経皮的腹部超音波検査

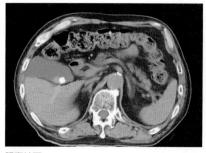
胆囊結石

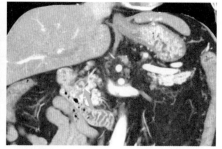
総胆管結石（冠状断）

図 10-3 ▉胆囊結石，総胆管結石の CT 検査

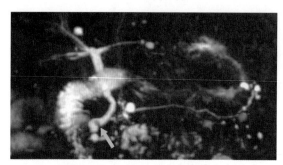
図 10-4 ▉総胆管結石の MRCP 検査

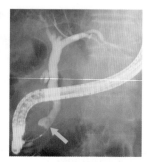
図 10-5 ▉総胆管結石の
ERCP 検査

い. このような場合にも CT 検査は有用であるが（図10-3），カルシウム含有 0.8％以下の純コレステロール結石は描出されないという弱点がある.

点滴胆道造影（drip infusion cholangiography：DIC）CT 検査*は，CT 検査陰性の胆石の描出が行えるだけでなく，胆囊の造影の有無で，胆囊機能の診断にも役立つ. また，磁気共鳴胆管膵管撮影法（magnetic resonance cholangiopancreatography：MRCP）検査*が行われることもある（図10-4）. 超音波内視鏡検査（endoscopic ultrasonography：EUS）*や，治療を前提として，内視鏡的逆行性胆管膵管造影法（endoscopic retrograde cholangiopancreatography：ERCP，図10-5）検査*や，管腔内超音波法（intraductal ultrasonography：IDUS）検査*，経皮経肝胆管造影法（percutaneous transhepatic cholangiography：PTC）検査*が行われることもある.

3 治療

▉胆囊結石

胆囊結石の治療には内科的には胆石溶解療法と，体外衝撃波砕石術（extracorporeal shock wave lithotripsy：ESWL）*がある.

胆石溶解療法は胆囊機能が正常，X 線検査が陰性もしくは CT 検査での CT 値が 60HU 未満の結石で，直径が 15mm 未満の胆囊内に浮遊しているものが対象となる.

体外衝撃波砕石術は胆囊機能が正常，X 線検査陰性，CT 値 50HU 未満の純

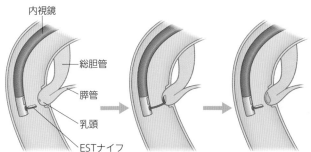

内視鏡的に十二指腸乳頭を観察しながら，膵胆管開口部を切開用ナイフで切開する．

図 10-6 ▌ EST

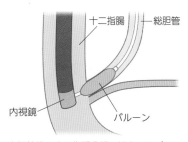

内視鏡的に十二指腸乳頭を観察しながら，膵胆管開口部をバルーンで拡張させる．

図 10-7 ▌ EPBD

コレステロール結石で 20mm 未満のものが良い適応とされる．

外科的治療としては胆嚢摘出術となるが，症状のない胆嚢結石に手術を行うべきかの結論は出ておらず，胆嚢壁が腹部超音波検査で十分に評価できる場合には，年1回の経過観察が行われている．しかし，充満結石や胆嚢造影が陰性の場合，がんの疑いのある胆嚢壁肥厚例については，手術が勧められる．

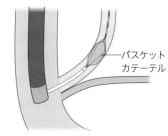

胆石が大きい場合に，内視鏡的に挿入したバスケットカテーテルで胆石を砕く．

図 10-8 ▌ EML

▌総胆管結石

総胆管結石は放置するといずれは胆管炎を起こすため，治療が行われる．第一選択は経乳頭的内視鏡治療で，内視鏡的乳頭括約筋切開術（endoscopic sphincterotomy：EST，図10-6）や内視鏡的乳頭バルーン拡張術（endoscopic papillary balloon dilation：EPBD，図10-7）が行われるが，どちらを選択するかは施設ごとに異なる．EPBD のほうが内視鏡的の機械的砕石術（endoscopic mechanical lithotripsy：EML，図10-8）を伴うことが多く，膵炎の合併症が多い．EST は出血が多く，リスクを勘案して選択される．

経乳頭的内視鏡治療が困難な場合には，経皮的経胆管治療か外科的治療となる．外科的治療には，腹腔鏡下胆嚢摘出術（図10-9）と開腹胆嚢摘出術がある．

▌肝内結石

肝内結石は悪性所見や狭窄がない場合は，定期的に経過観察を行うが，症状がある場合や胆管狭窄を伴う場合には内視鏡的治療を行い，不成功であれば手術が検討される．がんを伴う場合は手術が基本であり，肝萎縮を伴う場合もがんの発生母地となる可能性が高いため手術が検討される．肝内結石自体ががんにつながる疾患であり，結石が除去された後も経過観察が必要である．

plus α

胃切除術後の内視鏡処置
胃切除術後（特にルーワイ再建腸管やビルロートⅡ法再建例）に発生した胆石症では，通常の内視鏡での処置が困難なことがあるが，ダブルバルーン内視鏡等を用いることで処置が可能となってきた．ただし，専門施設でのみ行われている．

10

胆道系の疾患

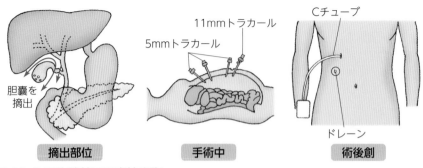

図 10-9 ■腹腔鏡下胆嚢摘出術

千野佳秀ほか. 腹腔鏡下胆嚢摘出術. 消化器外科ナーシング, 13（10）, 2008, p.55-59 を参考に作成.

2 胆石症の患者の看護

　胆石症の治療には胆石溶解療法，体外衝撃波砕石術，胆嚢摘出術等の選択肢があり，看護師は患者が各治療法について理解し，意思決定できるように支援する．ここでは，腹腔鏡下胆嚢摘出術を受ける患者の看護について述べる．

1 腹腔鏡下胆嚢摘出術を受ける患者の看護

　腹腔鏡下胆嚢摘出術は，早期にクリティカルパス（クリニカルパス）*が適用された治療の一つである．クリティカルパスにおいては，治療・看護が一般化されがちだが，治療に対する思いや健康管理能力，苦痛などの個別性も考慮した看護が提供される必要がある．

▌術前の看護

▶ 身体へのケア

　入院は手術前日になることが多く，術前検査や臍処置などの術前準備は開腹術に準じる（➡ p.126 参照）．疾患に特徴的なこととして，胆石症の症状を把握しておくことが挙げられる．胆石症では無症状のこともあれば，上腹部痛，黄疸，発熱などの症状が出現することもある．疝痛発作*は脂質の多い食事の数時間後や就寝時に起こりやすいことを念頭に置き，すぐに対応できるように心がけておく．疝痛発作が起こったときは痛みの部位，程度，放散痛*の有無，食事との関連を聴取し，鎮痛薬や鎮痙薬の投与，低脂肪食の提供などの対応を早急に行わなければならない．

▶ 心理的ケア

　手術のインフォームドコンセントにおいては，術式の利点と欠点，術式特有の合併症，開腹手術への移行の可能性，胆嚢癌の危険性などについて説明される．看護師は患者の理解度だけでなく，心理的な反応を把握する必要がある．特に，開腹術への移行に対する抵抗感や胆嚢癌の危険性への不安などから過敏になる患者もいるため，気持ちを吐露する機会をつくるようにする．

▌術後の看護

　術後も，開腹術と同様のモニタリングを行うが，腹腔鏡手術の利点を最大限

に生かした支援を行う．腹腔鏡手術に特有の合併症である高炭酸ガス血症，無気肺，皮下気腫については，p.141を参照されたい．

▶ 腹腔鏡下胆嚢摘出術に特徴的な合併症への看護

　胆管が損傷されると，術後に胆汁漏が生じることがある．軽度であればドレナージで対応するが，腹腔鏡手術または開腹術による胆道再建が行われる場合もある．加えて，腹膜炎や敗血症など重篤化する危険性もあるため，高熱や腹膜刺激症状*の観察を怠らないようにするとともに，症状の緩和や，食事開始時期・入院期間の延長に伴う精神的苦痛などの看護援助を行う．

　術後に肩痛（けんつう）が生じる場合は，抗炎症薬や鎮痛薬により痛みの緩和を図る．患者には，手術に伴う痛みであることや，2～3日で軽減することを説明する．

▶ 胆嚢摘出後の生活への看護

　腹腔鏡手術は低侵襲で入院期間が短いがゆえに，創部が完全に治癒する前に退院を迎える．退院後に**創部痛**や**滲出液の増強**が認められた場合には，すぐに受診するよう伝える．食事は通常制限する必要はないが，胆汁排泄経路の変化に体が慣れるまで，あるいは下痢などの消化吸収障害がある場合は，脂質を多く含む食品を控えるよう指導する．

📖**＊用語解説**

腹膜刺激症状
腹膜に細菌感染や外傷があった際に起こる症状．圧痛や筋性防御，反跳痛などの症状がある．

---

2 胆管炎，胆嚢炎

cholangitis, cholecystitis

① 胆管炎とは

1 病態

　胆管炎とは，胆管の狭窄・閉塞により胆汁がうっ滞した胆管の中で細菌が増殖し，胆管内に炎症を起こすものである．原因は**総胆管結石**が多いが，良性・悪性の**胆管狭窄**も原因となる．典型的な臨床症状は黄疸，右上腹部痛，悪寒を伴う間欠的発熱で，**シャルコー三徴**と呼ばれる．

　急性胆管炎は敗血症に進展しやすく，ショックや播種性血管内凝固症候群（DIC）などの致命的な状態に陥る．シャルコー三徴にショックと意識障害を加えて**レイノルズ五徴**と呼ぶ．

2 検査・診断

　急性胆管炎の診断基準を表10-1に示す．血液検査では，血算，生化学とともに血液ガス分析を行う．CRPといった炎症反応に関連した異常値やAST/ALT，ALP，γGTPなど

表 10-1 ■急性胆管炎診断基準

A. 全身の炎症所見
A-1. 発熱（悪寒戦慄を伴うこともある）
A-2. 血液検査：炎症反応所見

B. 胆汁うっ滞所見
B-1. 黄疸
B-2. 血液検査：肝機能検査異常

C. 胆管病変の画像所見
C-1. 胆管拡張
C-2. 胆管炎の成因：胆管狭窄，胆管結石，ステント，など

確診：A のいずれか＋B のいずれか＋C のいずれかを認めるもの
疑診：A のいずれか＋B もしくは C のいずれかを認めるもの

急性胆管炎・胆嚢炎診療ガイドライン改訂出版委員会ほか編．急性胆嚢炎・胆管炎診療ガイドライン2018．第3版．医学図書出版，2018，p.49より転載．

の肝胆道系酵素の異常値を基に診断を行う．高熱を認める場合は血液培養・胆汁培養も同時に行うことが望ましい．

画像検査では腹部超音波検査，CT 検査や MRI 検査で，胆管の拡張，胆管の閉塞・狭窄，結石など胆汁うっ滞の有無とその原因を調べる（図10-10）．

重症度判定基準も示されており（表10-2），初期治療と並行して頻回に重症度判定を行う．

3 治療

急性胆管炎に対する治療は，重症度診断に応じて抗菌薬治療や胆管ドレナージを行う（図10-11）．胆管ドレナージとしては，①内視鏡的胆管ドレナージ（endoscopic biliary drainage：EBD，図10-12），②経皮経肝胆管ドレナージ（percutaneous transhepatic cholangio drainage：PTCD，図10-13），③外科的胆管ドレナージ（胆管空腸吻合術）などが行われる．

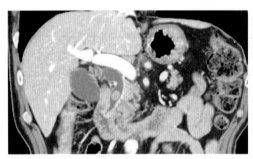 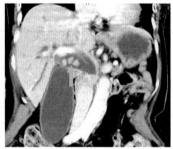

胆管拡張を伴う． 胆嚢腫大と肝内胆管拡張を伴う．

図 10-10 ■胆石性急性胆管炎の CT 検査（冠状断）

表 10-2 ■急性胆管炎重症度判定基準

重症急性胆管炎 (Grade Ⅲ)

急性胆管炎のうち，以下のいずれかを伴う場合は「重症」である．
- 循環障害（ドーパミン≧ 5 μg/kg/min，もしくはノルアドレナリンの使用）
- 中枢神経障害（意識障害）
- 呼吸機能障害（PaO$_2$/FiO$_2$ 比＜ 300）
- 腎機能障害（乏尿，もしくは Cr ＞ 2.0mg/dL）
- 肝機能障害（PT-INR ＞ 1.5）
- 血液凝固異常（血小板＜ 10 万 /mm^3）

中等症急性胆管炎 (Grade Ⅱ)

初診時に，以下の 5 項目のうち 2 つ該当するものがある場合には「中等症」とする．
- WBC ＞ 12,000，or ＜ 4,000/mm^3
- 発熱（体温≧ 39℃）
- 年齢（75 歳以上）
- 黄疸（総ビリルビン≧ 5mg/dL）
- アルブミン（＜健常値下限× 0.73g/dL）

上記の項目に該当しないが，初期治療に反応しなかった急性胆管炎も「中等症」とする．

軽症急性胆管炎 (Grade Ⅰ)

急性胆管炎のうち，「中等症」，「重症」の基準を満たさないものを「軽症」とする．

急性胆管炎・胆嚢炎診療ガイドライン改訂出版委員会ほか編．急性胆管炎・胆嚢炎診療ガイドライン 2018.
第 3 版．医学図書出版，2018, p.51 より転載．

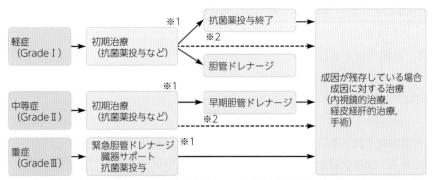

※1 抗菌薬投与開始前に血液培養の採取を考慮する．ただし中等症（Grade II）・重症（Grade III）
　　例には，血液培養は必須である．なお，胆管ドレナージの際には胆汁培養を行うべきである．
※2 急性胆管炎の治療の原則は抗菌薬投与，胆管ドレナージ，成因に対する治療であるが，総胆管結
　　石による軽・中等症例に対しては，胆管ドレナージと同時に成因に対する治療を行ってもよい．

図 10-11 ■急性胆管炎診療に対するフローチャート

急性胆管炎・胆嚢炎診療ガイドライン改訂出版委員会ほか編．急性胆囊炎・胆管炎診療ガイドライン 2018.
第 3 版．医学図書出版，2018，p.54 より転載．

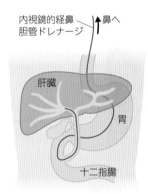

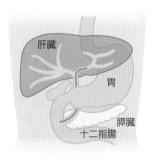

図 10-12 ■ EBD

内視鏡を用いて経乳頭的にドレナージチューブを挿入する．経鼻ドレナージチューブを挿入し鼻から体外に出す方法と，体内にステントを留置する方法がある．

図 10-13 ■ PTCD

経皮的超音波で観察しながら皮膚・肝臓を穿刺し，肝内胆管にドレナージチューブを挿入する．

2 胆嚢炎とは

1 病態

　胆嚢炎とは，胆嚢に生じた炎症性疾患である．急性胆嚢炎のほとんどは**胆石**が原因で，胆石が胆嚢管あるいは胆嚢頸部にはまり，胆嚢内の胆汁がうっ滞することで胆嚢内圧が上昇し，粘膜の血流障害を引き起こしたところに感染が加わる．症状は**右上腹部痛**が最も典型的で，右上腹部の圧痛と，いわゆる**マーフィー徴候***が認められる．

2 検査・診断

　急性胆嚢炎の診断基準を表10-3 に示す．血液検査では血算，生化学とともに，血液ガス分析を行い，高熱を認める場合は血液培養も同時に行う．CRP といった炎症反応に関連した異常値や，AST/ALT，ALP，γ-GTP などの肝胆道

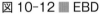

マーフィー徴候
（Murphy sign）
右上腹部を圧迫すると，腹痛のために呼吸を完全に行えなくなる徴候．

系酵素の異常値を基に診断を行う．また，腹部超音波検査(図10-14)，CT検査(図10-15)やMRI検査で評価する．初期治療と並行して，重症度判定基準(表10-4)を用いて頻回に評価するのは胆管炎と同様である．

3 治療

急性胆嚢炎に対する初期治療や抗菌薬投与は，急性胆管炎と共通である．全身状態を評価し，早期腹腔鏡手術，待機的腹腔鏡手術，胆嚢ドレナージの適否を決定する．胆嚢ドレナージには，標準的な経皮経肝胆嚢ドレナージ（percutaneous transhepatic gallbladder drainage：PTGBD，図10-16），より簡便な経皮経肝胆嚢穿刺吸引法ドレナージ（percutaneous transhepatic

表10-3 ▉急性胆嚢炎診断基準

A. 局所の臨床徴候
A-1. Murphy sign A-2. 右上腹部の腫瘤触知・自発痛・圧痛
B. 全身の炎症所見
B-1. 発熱 B-2. CRP値の上昇 B-3. 白血球数の上昇
C. 急性胆嚢炎の特徴的画像検査所見
確診：Aのいずれか＋Bのいずれか＋Cのいずれかを認めるもの 疑診：Aのいずれか＋Bのいずれかを認めるもの

急性胆管炎・胆嚢炎診療ガイドライン改訂出版委員会ほか編．急性胆嚢炎・胆管炎診療ガイドライン2018．第3版．医学図書出版，2018, p.86より転載．

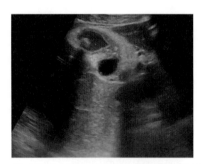

図10-14 ▉胆石を伴う急性胆嚢炎の腹部超音波検査

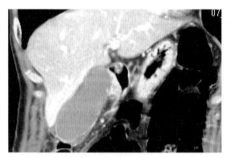

図10-15 ▉急性胆嚢炎のCT検査（冠状断）

表10-4 ▉急性胆嚢炎重症度判定基準

重症急性胆嚢炎（Grade Ⅲ）
急性胆嚢炎のうち，以下のいずれかを伴う場合は「重症」である． ・循環障害（ドーパミン≧5 μg/kg/min，もしくはノルアドレナリンの使用） ・中枢神経障害（意識障害） ・呼吸機能障害（PaO$_2$/FiO$_2$比＜300） ・腎機能障害（乏尿，もしくはCr＞2.0mg/dL） ・肝機能障害（PT-INR＞1.5） ・血液凝固異常（血小板＜10万/mm^3）
中等症急性胆嚢炎（Grade Ⅱ）
急性胆嚢炎のうち，以下のいずれかを伴う場合は「中等症」である． ・白血球数＞18,000/mm^3 ・右季肋部の有痛性腫瘤触知 ・症状出現後72時間以上の症状の持続 ・顕著な局所炎症所見（壊疽性胆嚢炎，胆嚢周囲膿瘍，肝膿瘍，胆汁性腹膜炎，気腫性胆嚢炎などを示唆する所見）
軽症急性胆嚢炎（Grade Ⅰ）
急性胆嚢炎のうち，「中等症」，「重症」の基準を満たさないものを「軽症」とする．

急性胆管炎・胆嚢炎診療ガイドライン改訂出版委員会ほか編．急性胆嚢炎・胆管炎診療ガイドライン2018．第3版，医学図書出版，2018, p.112より転載．

gallblader aspiration：PTGBA，図10-17），内視鏡治療の専門施設で行う内視鏡的経乳頭的胆嚢ドレナージ（endoscopic transpapillary gallbladder drainage：ETGBD）＊あるいは超音波内視鏡下胆嚢ドレナージ（endoscopic ultrasonography-guided gallbladder drainage：EUS-GBD）＊などがある．

3 胆管炎，胆嚢炎の患者の看護

　一般的に，胆嚢炎よりも胆管炎のほうが症状が重いといわれているが，どちらも原則として，診断後直ちに重症度判定を行い，重症度に応じた治療が開始される．

　胆管炎，胆嚢炎の初期治療では，バイタルサインや尿量などの厳密なモニタリングに加え，絶食，輸液，鎮痛薬や抗菌薬の投与などが行われる．看護師は，これらの観察と薬剤の管理，治療に対する身体的反応を確認する．胆管炎と胆嚢炎では，症状や検査所見，重症例の特徴に違いがみられる．それぞれの観察項目を表10-5に示す．

　起炎菌の同定，確定診断，重症度判定後は**ドレナージ**が行われ，加えて手術が必要となることもある．ドレーンの挿入中は排液の性状，量，においを観察する．正常な排液は**黄褐色**で，1日の排液量は400～1,000mL程度であるが，ドレーン留置直後の細菌を含んだ**感染胆汁**では**緑色**や**茶白色**で混濁し，臭気を伴うこともある．また，ドレーンの閉塞や抜去を予防し，効果的にドレナージされるように管理する．ドレナージが不十分だと化膿性胆管炎＊を引き起こし，敗血症に移行することもあるため，重篤化しないよう厳密にモニタリングし異常の早期発見に努める．

　胆管炎・胆嚢炎を発症した患者に対する看護においては，苦痛を軽減するこ

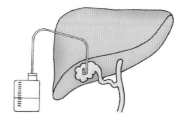

右側胸部から肋間，肝臓を通して胆嚢を穿刺し，ドレナージチューブを留置する．早期手術が行えない中等症以上の急性胆嚢炎に適応される．

図 10-16 ■ PTGBD

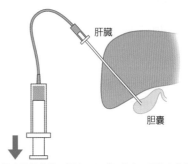
肝臓
胆嚢

経皮的超音波で観察しながら皮膚・肝臓を穿刺し，胆嚢内の胆汁を吸引する．
PTGBDと異なり，カテーテルを留置しない．

図 10-17 ■ PTGBA

＊用語解説

ETGBD
内視鏡を用いて，乳頭を経てカテーテルを胆嚢内に挿入してドレナージする方法．高度な技術を要するため，限られた施設で行われている．

EUS-GBD
超音波内視鏡（EUS）を用いて観察しながら，消化管内から胆嚢を穿刺しドレナージする方法．高度な技術を要するため，限られた施設で行われている．

表 10-5 ■胆管炎・胆嚢炎の観察項目と特徴

	胆管炎	胆嚢炎
症状	悪寒を伴う間欠的発熱，右上腹部痛，黄疸，意識障害，ショック（蒼白，虚脱，冷汗，脈拍触知不能，呼吸不全）	腹痛（右上腹部痛），悪心・嘔吐，発熱，圧痛・筋性防御・肝臓の叩打痛
徴候	シャルコー三徴，レイノルズ五徴	マーフィー徴候
検査所見	WBC，CRP，肝・胆道系酵素（AST，ALT，ビリルビン，γ-GTP，ALP）上昇	WBC，CRP 上昇 肝・胆道系酵素（AST，ALT，ビリルビン，γ-GTP，ALP）の上昇は軽度
特徴	肝・胆道系酵素の上昇が胆嚢炎より重度	腹膜刺激と関連し，腹痛が胆管炎より強い
重篤化	肝膿瘍，敗血症，播種性血管内凝固症候群（DIC）	穿孔，急性腹膜炎

医療情報科学研究所編．消化器．第5版，メディックメディア，2016．p.366，（病気がみえる，1）より改変．

とも重要である．患者は**腹痛**，黄疸による**瘙痒感**，発熱による**倦怠感**などの苦痛が大きく，日常生活や睡眠に影響を与えることもある．また，抗菌薬が投与されているため，**薬剤アレルギー**の出現にも注意が必要である．

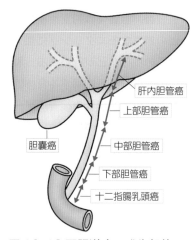

*用語解説

化膿性胆管炎
胆管内に化膿性の炎症を呈する胆管炎．急性閉塞性化膿性胆管炎では，敗血症やDIC を来す．

➡ドレーン管理の詳細は，p.135 参照．

3 胆道癌
biliary tract cancer

1 胆道癌とは

1 病態

胆道癌とは，**肝内・肝外胆管癌**，**胆嚢癌**，**十二指腸乳頭癌**を含んだ概念で（図10-18），十二指腸に近いほど予後は良いとされている．胆道癌共通のリスク因子に，**膵・胆管合流異常***がある．

2 治療

根治が期待できる唯一の治療は手術で，広範囲に肝切除を伴う場合，術前に門脈塞栓術*（portal vein embolization：PVE）を行うことがある．術後の補助がん薬物療法は，有効性が証明されておらず推奨されていない．切除不能な胆道癌に対しては，延命目的にゲムシタビンとシスプラチンの併用療法やエスワン（S-1）などのがん薬物療法が行われる．

図 10-18 ■胆道癌の発生部位

肝内胆管癌
上部胆管癌
胆嚢癌
中部胆管癌
下部胆管癌
十二指腸乳頭癌

2 胆嚢癌とは

1 病態

胆嚢癌とは，胆嚢粘膜上皮から発生する悪性腫瘍で，ほとんどが腺癌である．胆嚢癌のリスク因子には**膵・胆管合流異常**，**胆嚢ポリープ**などがある．無症候であり，検診や胆石症の手術の病理結果から偶然発見されることもある．進行すると右上腹部痛や黄疸，悪心，食欲不振，体重減少などの症状を呈する．

腫瘍は図10-19のように肝臓への転移や浸潤，腹膜播種やリンパ節転移を認める．また胆管に浸潤し，胆管閉塞を起こす．その結果，閉塞性黄疸を来し，胆汁うっ滞から胆管炎を併発し，やがて多臓器障害へ陥る．

2 検査・診断

胆嚢内に病変が限局している場合は血液検査値に異常は認めないが，胆管浸潤を呈すると AST/ALT や ALP，γ-GTP といった肝胆道系酵素が上昇する．進行すると CEA や CA19-9 といった腫瘍マーカーの上昇も認める．

腹部超音波検査（図10-20）は胆嚢癌のスクリーニングに有効で，胆嚢癌が疑

*用語解説

膵・胆管合流異常
膵管と胆管が十二指腸外で合流する奇形のことで，膵液が胆管に逆流して胆道粘膜に慢性的な炎症を来し，胆道癌を生じる．胆管拡張型と非拡張型に分類されるが，拡張型には胆嚢癌と胆管癌のリスクがあり，予防的胆嚢切除と肝外胆管切除が行われる．非拡張型でも胆嚢癌のリスクがあり，予防的胆嚢切除が行われる．

門脈塞栓術
術後の肝不全の発生を予防する目的で，切除予定肝の門脈をあらかじめ塞栓して虚血を引き起こすことによって，切除しない側の代償性肥大を促す手技．経皮経肝に門脈を穿刺し，カテーテルを門脈内に挿入して塞栓を行う．

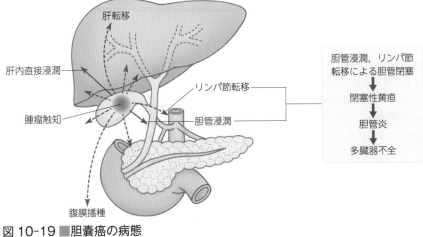

肝転移

肝内直接浸潤

腫瘤触知

リンパ節転移

胆管浸潤

腹膜播種

> 胆管浸潤, リンパ節
> 転移による胆管閉塞
>
> ↓
>
> 閉塞性黄疸
>
> ↓
>
> 胆管炎
>
> ↓
>
> 多臓器不全

図10-19 ■胆嚢癌の病態

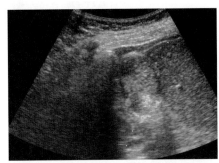

図10-20 ■胆嚢癌の腹部超音波検査

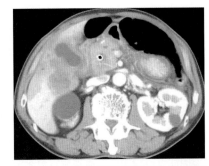

図10-21 ■胆嚢癌肝臓転移のCT検査

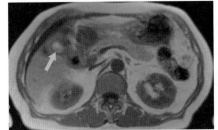

T1 強調像

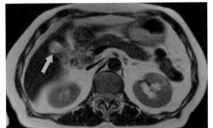

T2 強調像

図10-22 ■胆嚢癌の MRI 検査

われると CT 検査（図10-21）が追加される．その後，EUS 検査，MRI 検査（図10-22），MRCP 検査，FDG- 陽電子放出断層撮影（positron emission tomography：PET）/CT 検査*，PTC 検査，ERCP 検査，経口的胆管内視鏡検査（peroral cholangioscopy：POCS）*が行われる．PTC，ERCP，POCS は病理学的な検査も行える．

3 治療

　手術が治療の主軸であり，がんが疑われる場合には原則的に腹腔鏡手術は行

📖*用語解説

PET/CT 検査
陽子線検出を利用したコンピューター断層撮影検査. ブドウ糖に近い成分のフルオロデオキシグルコース（^{18}F-fluorodeoxy glucose：FDG）を用いてグルコース代謝量を測定し, がんの検出に用いる（➡p.109参照）.

POCS 検査
十二指腸乳頭部から細径内視鏡を総胆管内に挿入し, 胆管内腔の観察を行う検査. ERCP の内視鏡の鉗子口を介して直径3mm 程度の極細径スコープを挿入する方法で行われることが多い.

胆嚢ポリープ

胆嚢ポリープは，胆嚢の隆起性病変の総称である．コレステロールポリープ，腺腫，炎症性ポリープなどの可能性があるが，臨床上はがんか否かが問題となる．年齢が60歳以上，ポリープの形状が広基性，ポリープの径10mm以上がそれぞれ有意にがんの頻度が高いと報告されている．また，6mm以下のポリープは経過中に増大傾向を認めず，がんの危険性は極めて低いとも報告されている．径が10mm以上のポリープで，かつ画像で増大傾向を認める場合，または広基性病変の場合にがんの頻度が高く，胆嚢摘出術の適応と考えられている．

わず，開腹手術が行われる．胆嚢切除後に深達度 ss* 以上の胆嚢癌が発見された場合は，追加の根治手術が行われる．

③ 胆管癌とは

1 病態

胆管癌とは，胆管上皮から発生する悪性腫瘍で，ほとんどが腺癌である．胆管癌のリスク因子としては，**膵・胆管合流異常**，**原発性硬化性胆管炎**（primary sclerosing cholangitis：PSC），**肝内結石症**とともに，印刷業で使用される**工業用化学物質**などが挙げられる．胆道癌は発生部位によって症状の出現パターンが異なるが，腫瘍による胆汁うっ滞が起こると胆管炎を引き起こし，発熱や黄疸症状を認めることがある．中部・下部胆管の狭窄を伴うと，クールボアジェ徴候*を認める．

2 検査・診断

胆管狭窄・閉塞を認めると，血液検査でビリルビンや AST/ALT，ALP，γ-GTP といった肝胆道系酵素の上昇を認め，進行すると CEA や CA19-9 などの腫瘍マーカーも上昇する．

画像検査では，腹部超音波検査でスクリーニングが行われ，胆管癌が疑われると CT 検査（図10-23）が追加される．MRCP（図10-24）を含む MRI 検査は

用語解説

深達度 ss
がんが胆嚢壁の固有筋層を越えて浸潤しているが，漿膜表面に露出していない状態．

クールボアジェ徴候
胆道癌や膵癌によって下部胆管が閉塞し，胆汁うっ滞により無痛性の胆嚢腫大を来す徴候．

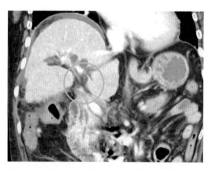

図10-23 ■胆管拡張を伴う胆管癌のCT検査（冠状断）

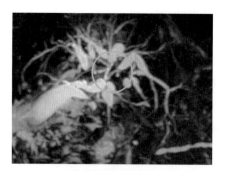

図10-24 ■胆管拡張を伴う胆管癌のMRCP検査

病変の局在と進展度診断に有効で，ERCPやPTC等の直接胆道造影は進展の精密な診断に有用である．POCSは粘膜内進展の診断に優れ，直視下に胆道上皮を生検でき，ステップ生検*で病変の範囲を確定できる．管腔内超音波検査（IDUS）は深達度や血管浸潤，壁内進展の評価に，PET/CT検査は遠隔転移や再発巣の発見に有用である．EUSは診断が困難な場合の精査に有用であり，超音波内視鏡下針生検（endoscopic ultrasound-guided fine needle aspiration：EUS-FNA）検査*が行われることもある．

📖*用語解説

ステップ生検
一定の間隔で生検を行い，がんの範囲を同定する方法．

EUS-FNA検査
EUSを用いて消化管内から観察しながら，消化管経由で病変部位に生検針を穿刺し，病変の組織を採取する方法．胆道腫瘍だけでなく，膵臓や肝臓の腫瘍，リンパ節や消化管粘膜下腫瘍にも行うことができる．

3 治療

　治療の主軸は手術であるが（図10-25），胆管狭窄・閉塞に対する対応も重要

遠位胆管や十二指腸乳頭部にがんができた場合

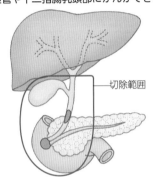

膵頭部十二指腸切除術

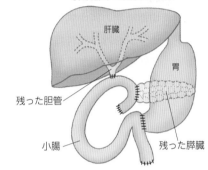

右側の肝内胆管へ浸潤した肝門部胆管癌

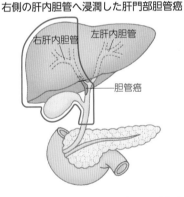

拡大右肝切除，肝外胆管切除，胆道再建

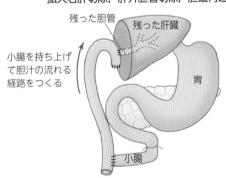

左側の肝内胆管へ浸潤した肝門部胆管癌

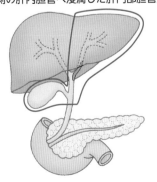

拡大左肝切除，肝外胆管切除，胆道再建

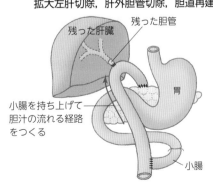

図 10-25 ■主だった手術

である．術前に黄疸を伴う場合は胆道ドレナージが行われることがあり，特に広範肝切除を伴う場合では推奨されている．ただし，胆道ドレナージは検査結果にも影響を及ぼすため，必要な画像検査を行った上で施行する．

　胆道ドレナージには，経皮経肝胆管ドレナージ（percutaneous transhepatic cholangio drainage：PTCD）*や内視鏡的経鼻胆道ドレナージ（endoscopic nasobiliary drainage：ENBD）*などの胆汁を体外に排出する外胆汁瘻と，内視鏡的胆管ステント留置術（endoscopic biliary stenting：EBS）*などの内胆汁瘻がある．内視鏡的な処置が第一選択とされているが，特に広範肝切除を要する上部・肝門部胆管閉塞の場合には ENBD が第一選択とされる．

　外胆汁瘻では体外に排出された胆汁を飲用することがあり，腸管の免疫機能に寄与するとされる．胆管癌では胆管切離断端での癌遺残の有無が予後に大きく影響を及ぼすため，胆管切離断端の術中病理診断を行う．切除不能例に対しても，可能な限り胆道ドレナージを行う．苦痛が少ないのは内胆汁瘻ではあるが，内視鏡的処置が困難など外胆汁瘻しか行えない場合もある．まず PTCD を行い，その後その穿刺ルートを使用して内胆汁瘻化することも可能である．

④ 十二指腸乳頭癌とは

1 病態

　十二指腸乳頭癌とは十二指腸乳頭に発生する悪性腫瘍で，ほとんどが腺癌である．十二指腸乳頭腺腫が前癌性病変であり，乳頭癌の危険因子とされている．早期に総胆管閉塞の症状として黄疸が出現するが，一旦改善することもあるとされ，動揺性黄疸と呼ばれている．胆管炎や膵炎の合併や腫瘍からの出血による黒色便，貧血，下血を認めることがある．胆道癌の中では比較的予後が良いとされている．

2 検査・診断

　胆道の狭窄・閉塞を認めれば血液検査でビリルビンや ALP，γ-GTP といった胆道系酵素の上昇を認める．診断には上部消化管内視鏡検査での乳頭観察が重要であり，内視鏡下に生検を行えば診断が確定できる．EUS は，十二指腸癌の深達度の診断に有用である．IDUS では，膵浸潤についての評価も行える．遠隔転移やリンパ節転移の評価には，CT 検査や MRI 検査が用いられている．

3 治療

　手術が治療の主軸である．膵頭十二指腸切除術が標準的治療であり，局所的乳頭部切除術（外科的，内視鏡的）は推奨されない．十二指腸乳頭腺腫に対して，腫瘍を全生検する目的で，内視鏡的乳頭切除術*が行われることがある．

⑤ 胆道癌の患者の看護

1 根治的手術を受ける患者の看護

　胆道癌の唯一の根治療法は**外科的切除**であり，できる限り外科的切除の可能

性が検討される.

■ 術前の看護

　胆道癌は術前から**閉塞性黄疸**（➡ p.54 参照）とそれに伴う出血傾向，耐糖能異常*，肝機能障害等を有することが多いため，術前からこれらの症状の観察と症状緩和が必要となる．耐糖能異常を来している場合は，術前からの血糖コントロールが重要である．閉塞性黄疸を呈している場合は，減黄目的のための経皮経肝胆管ドレナージ（PTCD）が行われることがあり，その場合，ドレーン管理（➡ p.135 参照）が必要となる．

■ 術後の看護

▶ 縫合不全

　胆道癌手術による侵襲は他の部位の手術に比べて大きく，合併症の発生率も高い．特に，**膵頭十二指腸切除術**などの複雑な**消化管・胆道再建**を行う場合は，縫合不全の発生率が高いため，慎重な術後管理と綿密な観察を行う．縫合不全を引き起こした場合は，腹腔内出血や胆汁性腹膜炎などの重篤な合併症になることがあるため，注意が必要である．

▶ ドレーン管理

　胆道癌の術後は，腹腔ドレーンだけでなく，吻合部の減圧目的のために膵管チューブや胆管チューブが挿入されることもある．複数のドレーンを管理する場合は，各ドレーンの挿入の目的や正常な排液を理解し，各種ドレーンからの排液量や性状を観察する．

▶ 検査値の確認

　異常の早期発見のためには，検査データを確認することも重要である．血液検査では，炎症反応やアミラーゼ値，ビリルビン値，肝機能，栄養状態などを評価する．ドレーン検体検査では，各種ドレーンの排液中のアミラーゼ値やビリルビン値を測定し，膵液漏，胆汁漏の早期発見に努める．

▶ 疼痛ケア

　胆道癌の手術は侵襲が大きく，痛みも強いことが多い．硬膜外麻酔や経口の鎮痛薬を用いて，十分な痛みのコントロールを行う．痛みの緩和は，早期離床を促すだけでなく，睡眠の確保など心身の安寧につながる．

▶ 食事

　一般的な手術と同様に，水分摂取，流動食，三分粥，五分粥，全粥へと段階的に変更していく．加えて，膵頭十二指腸切除や肝切除を行った場合は，一時的に胃の動きが悪くなるため，食後の胃部不快感や食欲低下を来すことがある．また，脂肪の吸収力が弱まるため，脂質を摂りすぎると下痢になることがある．症状が出現したときは脂質の多い食事を避け，消化の良いものを摂取するよう説明する．また，胃部不快感や下痢，体重減少は徐々に改善することを患者に説明し，不安を軽減させる．

10

胆道系の疾患

▶ 退院支援

一般的な退院支援に準じる．また，今後の治療として補助療法が行われることがある（➡ がん薬物療法と放射線療法参照）.

2 手術適応とならない患者の看護

胆道癌では，一般的に遠隔転移や腹膜播種，広範なリンパ節転移がある場合は切除が不能であり，胆道ドレナージや姑息手術，がん薬物療法，放射線療法が行われる．いずれの治療法でも，身体面へのケアとして，黄疸に伴う瘙痒感を軽減する必要がある．鎮痒薬を用いて清拭を行い，搔破による皮膚の損傷を防ぐために保温するなどして症状をコントロールする．

また，胆道癌と診断され，切除不能，根治不能と言われた患者・家族の精神的負担は計り知れない．身体的苦痛だけでなく，精神的苦痛，社会的苦痛も大きい．患者の QOL を保ち，患者・家族が治療の選択について意思決定できるよう，また，気持ちを吐露できるように，支持的な姿勢で関わることが重要である．患者がどの治療法を選択したとしても，がんと診断された早期から，全人的苦痛を和らげるための緩和ケアを行う．

▌胆道ドレナージ

胆道癌の症状は黄疸，瘙痒感，上腹部痛，発熱，体重減少などである．胆汁の流れが滞ることで起こる閉塞性黄疸は胆道癌の患者に最も多くみられ，一般的に胆道ドレナージによる減黄療法が行われる．**減黄療法**は，治療を進める上でも患者の QOL を維持・改善する上でも重要な治療の一つである．瘙痒感は苦痛を伴う症状であり，閉塞性黄疸の場合はドレナージを行わない限りその苦痛から逃れることはできない．一方で，ドレナージによる合併症が起こったり，ドレーン挿入による新たな苦痛が生じることもある．

胆道ドレナージは，経皮経肝胆管ドレナージ（PTCD）や内視鏡的経鼻胆道ドレナージ（ENBD），ステント挿入などがある．ENBD は PTCD よりも胆道出血の合併は少ないが，急性膵炎を併発するリスクがあるため注意を要する．ドレーン挿入後はアミラーゼの上昇の有無，腹痛の有無，ドレーンからの排液の性状や量，バイタルサインを注意深く観察し，異常の早期発見に努める．加えて，黄疸の状態や瘙痒感の程度を把握し，ドレナージの効果を確かめる．ENBD は経鼻的に挿入されているため，高齢者や認知機能が低下している患者では，自己抜去（事故抜去）のリスクがある．また，日常生活の妨げになったり，ボディイメージの低下にもつながる．

PTCD で最も注意すべき合併症は，胆道出血である．ドレーンの排液量や性状，バイタルサイン，血液検査値を確認する．特に，排液の状態が正常な胆汁色から血性に変化した場合は胆道出血を疑い，すぐに医師に報告する．

▌がん薬物療法と放射線療法

胆道癌に対するがん薬物療法，放射線療法においては，特別な対応が必要というよりも，通常のがん薬物療法，放射線療法を受ける患者への看護を丁寧に

行っていくことが重要である.

　現在，切除不能の胆道癌に対するがん薬物療法として，年齢や全身状態，腎機能などにもよるが，ゲムシタビンとシスプラチンの併用療法が第一選択とされている．この治療では一般的ながん薬物療法の副作用（有害事象）に加えて，ゲムシタビンによる間質性肺炎に注意しなければならない．息切れや乾性咳嗽が続く場合には，早めに受診するように説明しておく必要がある．また，シスプラチンに特徴的な副作用として悪心・嘔吐，腎障害，高度な骨髄抑制，難聴，末梢神経障害が挙げられる．症状の程度によって，制吐薬の投与などによる症状緩和や治療スケジュールの調整・休止などにより，患者の負担を最小限にして治療を継続できるよう支援する.

　切除不能の胆道癌に対する放射線療法は，根治を目的とすることは難しく，がんによる痛みや黄疸などの症状を緩和する目的で行われることがある．放射線療法では悪心・嘔吐，倦怠感など一般的な有害事象が生じるが，ここで注意すべきは放射線治療の目的である．根治を目指していない，つまり症状緩和を目的とした放射線治療においては，QOLが維持されているか，胆道癌による症状が緩和されているかを注意深く観察することが重要である.

4 その他の疾患

① PBC，PSCとは

1 原発性胆汁性胆管炎

　原発性胆汁性胆管炎（primary biliary cholangitis：**PBC**）は原因不明の慢性進行性の胆汁うっ滞性肝疾患で，肝実質細胞の破壊と線維化を生じ，肝硬変に至る．抗ミトコンドリア抗体（anti-mitochondrial antibody：AMA）陽性化を特徴とし，中年以降の女性に多い．無症候の場合の予後は良い．肝硬変に至れば，皮膚瘙痒を認める.

　表10-6のいずれかを満たすと，PBCと診断される．治療はウルソデオキシコール酸が投与され，ベザフィブラートが併用されることもある．内科的治療が難しくなると，肝移植の適応となる.

2 原発性硬化性胆管炎

　原発性硬化性胆管炎（primary sclerosing cholangitis：**PSC**）は，肝内外の胆管の線維性狭窄を生じる進行性の慢性炎症疾患である．原因は不明だが，炎症性腸疾患の合併が多く，関連が示唆される．症状としては黄疸や皮膚瘙痒感を認め，肝硬変へ至る.

表10-6 ■ PBCの診断基準

①組織学的に慢性非化膿性破壊性胆管炎（chronic non-supprative destructive cholangitis：CNSDC）を認め，血液検査で慢性の胆汁うっ滞所見（ALP，γ-GTPの上昇）を認める.
②AMA陽性で，PBCに矛盾しない胆管消失，肉芽腫などの組織像を示す.
③AMA陽性で，臨床像と経過からPBCと考えられるもの.

335

腹部超音波検査では散在する胆管内腔の狭窄と拡張，胆管壁の肥厚，胆嚢拡張を認め，ERCP検査，MRCP検査では胆管狭窄像，胆管壁不整像，肝内胆管分枝像の減少，肝外胆管の狭窄に対して必ずしも肝内胆管が拡張しないなどの特徴がある．

治療としてウルソデオキシコール酸やベザフィブラートが用いられ，ALPやγ-GTP値を低下させるが，予後の改善効果は不明である．進行した場合は，肝移植が行われる．

② PBC，PSC の患者の看護

1 原発性胆汁性胆管炎（PBC）の患者の看護

PBCは，症状のない無症候性と症状を呈する症候性に分類される．PBCと診断された人の約80％は長期間，無症状のまま生活している．日常生活に大きな制限はないが，定期的な血液検査とウルソデオキシコール酸の内服が必要となり，自己判断で服用を中断・減量しないよう指導する．また，肥満に注意する必要があるため，食事のエネルギー制限や適度な運動について説明する．病気が進行し，症候性の状態になった場合は肝硬変の病態を呈するため，肝硬変の看護に準じる（➡ p.304参照）．

2 原発性硬化性胆管炎（PSC）の患者の看護

PSCは初期には無症状であり，血液検査とウルソデオキシコール酸やベザフィブラートなどの薬物療法を行い経過をみる．症候性になると，全身倦怠感や胆汁うっ滞による黄疸，瘙痒感などの症状が出現するため，症状の観察と症状緩和が必要となる．また，潰瘍性大腸炎の合併にも注意する．

進行した場合は肝移植が唯一の治療法となるため，肝移植の看護に準じる．

> **！ 臨床場面で考えてみよう**
>
> **Q1** 症状のない胆嚢結石症を認める患者から，手術をしたほうがよいか相談された．医師からは胆嚢壁の肥厚はなく，充満結石でもなく，胆嚢造影で造影されると診断されている．どのように答えればよいか．
>
> **Q2** 症状のない総胆管結石症を認める患者から，治療をしたようがよいか相談された．どのように答えればよいか．
>
> **Q3** 胃切除術後で，総胆管結石症を認める患者から，治療方法について相談を受けた．どのように答えればよいか．
>
> **Q4** 右上腹部痛，発熱で来院した患者．右上腹部圧迫で吸気が困難となる．どのような準備を行えばよいか．
>
> **Q5** 膵・胆管合流異常と診断されている患者から今後の治療方針の相談があった．どのように答えればよいか．
>
> **Q6** 胆嚢ポリープを経過観察されている患者から手術の必要性について質問された．どのように答えればよいか．
>
> **Q7** 胆管癌の根治的手術が行われた患者から，術後補助がん薬物療法について質問された．どのように答えればよいか．

考え方の例

1 胆嚢壁の肥厚がなく，充満結石でもなく，胆嚢造影で造影される結石症については手術の必要性はなく，医師の勧めに従い定期的な経過観察とすることを提案する．

2 総胆管結石症は，一般にはいずれは胆管炎を生じるため，治療を行うことを提案する．

3 胃切除術後の症例において，ビルロートＩ法胃切除後例では通常の十二指腸内視鏡で乳頭まで到達できることが多いが，ルーワイ形腸吻合や，ビルロートⅡ法胃切除後例では，通常の十二指腸内視鏡で乳頭まで到達するのが困難な場合がある．この場合，ダブルバルーン内視鏡等を用いることで乳頭まで到達が可能なこともある．しかし，技術的には難しく，穿孔などのリスクも高いため，専門施設で慎重に内視鏡処置が行われていることなどを説明する．経乳頭的内視鏡治療が困難な場合には，経皮的経胆管治療か，外科的治療となることを説明する．

4 急性胆嚢炎を想定し，点滴ルートの確保やバイタルサインのチェック，血算，生化学検査，凝固機能検査，血液培養検査（2セット）*，超音波検査，CT検査などの準備を行う．
    *血液培養検査は，菌血症の有無の診断および起炎菌の同定のための検査で，検出感度を十分保つために2セット採取する．

5 膵・胆管合流異常は胆管拡張型と非拡張型に分類されるが，拡張型には胆嚢癌と胆管癌のリスクがあり，予防的胆嚢切除と肝外胆管切除が行われること，非拡張型でも胆嚢癌のリスクがあり，予防的胆嚢切除が行われていることを説明する．

6 胆嚢ポリープは径が10mm以上で，かつ画像上増大傾向を認める場合，または広基性病変の場合にがんの頻度が高く胆嚢摘出術の適応とされているが，それ以外については定期的な検査での経過観察を提案する．

7 現時点で胆管癌の治癒切除後の補助がん薬物療法としては，科学的に有効性が証明された治療がないため，一般には行われていないことを説明する．

引用・参考文献

1）宮下光令編. 緩和ケア. 第2版, メディカ出版, 2016, （ナーシング・グラフィカ, 成人看護学⑥）.

2）日本癌治療学会編. 制吐薬適正使用ガイドライン. ver1.2, 金原出版, 2014.

3）吉宮瑞穂ほか. "胆道がん". プロフェッショナルがんナーシング. 2015, 5（3）, p.37-39.

11 | 膵臓の疾患

急性膵炎

膵内部や周囲に，急性の炎症性病変を生じる病態

- 膵酵素の活性化による自己消化により，膵周囲の脂肪や膵内の壊死が生じる
- 軽症例と重症例で予後が大きく異なる．重症例では，ショックや多臓器不全を起こす

> 重症例ではショックや多臓器不全を起こす

原因 男性ではアルコール性，女性では胆石性が多い

症状 腹痛，背部痛が多く，前屈位をとることが多い

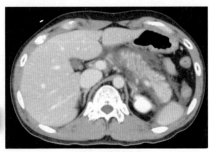

急性浮腫性膵炎

慢性膵炎

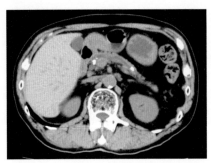

アルコール性慢性膵炎

膵内部に炎症が持続し，進行して線維化するなど慢性の変化が生じ，膵内外分泌機能が低下する病態

- 進行の程度により代償期，移行期，非代償期に分けられる
- 慢性膵炎の患者はがんによる死亡率が高く，膵癌の合併が多い

原因 男性ではアルコール性，女性では特発性が多い．

症状 腹痛，背部痛，腹部膨満感，全身倦怠感．非代償期には，消化吸収障害（下痢，脂肪便，体重減少），膵性糖尿病が出現し，日常生活の質に大きく影響する

膵　癌

- 90%以上が膵管細胞由来の膵管癌
- ほかに神経内分泌腫瘍，膵管内乳頭粘液性腫瘍などがある
- 症状が出現するのは進行してからのことが多い

リスク因子 慢性膵炎，糖尿病，遺伝性，肥満，喫煙，アルコールなど

症状 進行するにつれ，腹痛，食欲不振，腹部膨満感，黄疸，腰背部痛など

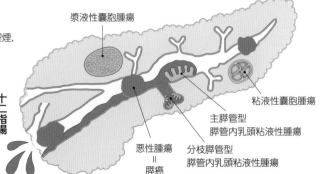

漿液性嚢胞腫瘍

粘液性嚢胞腫瘍

主膵管型膵管内乳頭粘液性腫瘍

分枝膵管型膵管内乳頭粘液性腫瘍

悪性腫瘍＝膵癌

十二指腸

1 膵 炎

pancreatitis

膵炎は，急性膵炎と慢性膵炎の2種類に分けられる．

1 急性膵炎とは

1 病態・原因

急性膵炎とは，膵内部および周囲に急性の炎症性病変を生じる病態である．軽症例と重症例とで，予後は大きく異なる[1]．軽症例は一般的に可逆性であり，臨床的回復後約6カ月経過すると，膵臓は機能的・形態的にほぼ復帰する．重症例では，致命的な経過をとる場合がある．

急性膵炎では膵酵素の活性化による自己消化により，膵周囲の脂肪や膵内の壊死が生じる．ショックなど循環障害に起因するものや，まれではあるが感染などに起因するものもある．

2 疫学

全国の急性膵炎の推計受療患者数は，7～8万人/年である．男女比は2：1程度で，男性は50代が最も多く女性は70代が最も多い．軽症患者が7割ほどを占め，成因の第一位は男性ではアルコール性であり，胆石性，特発性と続く．女性では胆石性であり，特発性，アルコール性と続く．

致命率は重症急性膵炎では6.1％で，軽症急性膵炎の長期予後は比較的良好とされ，発症前と同じ状態まで回復し社会復帰することが多い．しかし，重症急性膵炎の患者では，糖尿病や消化吸収障害などの膵内外分泌機能障害や腎不全，気管切開などによる後遺症が認められることがある．

3 臨床症状

初発症状として**腹痛**や**背部痛**の訴えが多く，前屈位をとることが多い．腹痛の程度は個人差が大きく，腹痛の程度と膵炎の重症度とは相関しない．悪心・嘔吐を訴えることも多く，腸管麻痺が加わると腹部膨隆や鼓腸，イレウス症状を呈する．

多臓器不全に関連する症状が認められた場合（図11-1）は，重症化を疑う．循

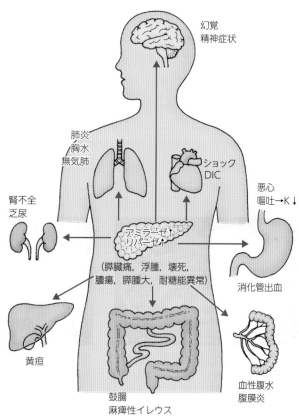

幻覚
精神症状

肺炎
胸水
無気肺

ショック
DIC

腎不全
乏尿

悪心
嘔吐→K↓

アミラーゼ↑
リパーゼ↑

（膵臓痛，浮腫，壊死，
膿瘍，膵腫大，耐糖能異常）

消化管出血

黄疸

鼓腸
麻痺性イレウス

血性腹水
腹膜炎

図11-1 ■急性膵炎の合併症

環不全からショックや著しい浮腫，呼吸不全や乏尿を呈することもある．重症例では，紫色斑が側腹部（グレー・ターナー徴候）や臍周囲（カレン徴候）の皮膚に認められることがある．

4 診断と検査，重症度判定

急性膵炎の診断基準は，①上腹部痛，②膵酵素の上昇，③画像変化の三つのうちの二つが示されることである．膵酵素の上昇のカットオフ値*は，アミラーゼあるいはリパーゼの正常値の3倍とする．アミラーゼは，膵型アミラーゼ（P-AMY）や唾液腺型アミラーゼ（S-AMY）を含むので，膵疾患以外でも上昇する．一方，リパーゼの場合，多くは膵臓由来であり，急性膵炎の診断の感度および特異度は，アミラーゼは95〜100％と70％，リパーゼは90〜100％と99％と，リパーゼのほうが精度は高い．

画像検査は，CTが用いられることが多い．造影CTによる膵壊死の診断は，治療方針の決定に必要である（図11-2，図11-3）．重症例ではモニターなどを外せないため，MRIも全例で撮ることはできない．

重症例は高次機能病院への搬送を検討するため，重症度の評価は正確に行う必要がある．厚生労働省急性膵炎重症度判定基準*や，APACHE-Ⅱスコア*などがよく用いられている．

5 治療

『急性膵炎診療ガイドライン2021』では，膵炎を診療する上で重要な臨床指標が，Pancreatitis Bundleとして示されている．Pancreatitis Bundleは特殊な状況以外では原則的にすべての項が実施されることが望ましく，実施の有無を診療録に記載するようにする（表11-1）．

こうした治療に加えて，腹腔内の膵壊死が広がり被包化壊死（walled-off necrosis：WON）となり，症状がある場合は内視鏡や外科治療により壊死物質を除去する．WONは発症4週以降に形成されるが，4週以内のWONに至る過程での侵襲的な治療は，可能な限り避けたほうがよいとされている．

発症3日後　　　　　発症2カ月後

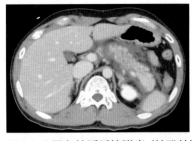
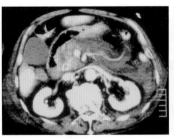

図11-2 ■急性浮腫性膵炎（特発性）
24歳男性．膵実質は腫大しているが，膵内に造影不良はない．膵周囲に炎症の広がりを認める．

図11-3 ■急性壊死性膵炎（アルコール性）
78歳男性．膵体部から膵尾部にかけて造影不良で，膵周囲に炎症の広がりを認める．同部は2カ月後には被包化壊死を形成した．

＜図11-2，図11-3写真提供：倉敷中央病院消化器内科　上野真行先生＞

表 11-1 ▉ Pancreatitis Bundle（急性膵炎診療ガイドライン 2021）

1. 急性膵炎診断時，診断から 24 時間以内，および，24 〜 48 時間の各々の時間帯で，厚生労働省重症度判定基準の予後因子スコアを用いて重症度を繰り返し評価する.
2. 重症急性膵炎では，診断後 3 時間以内に，適切な施設への転送を検討する.
3. 急性膵炎では，診断後 3 時間以内に，病歴，血液検査，画像検査などにより，膵炎の成因を鑑別する.
4. 胆石性膵炎のうち，胆管炎合併例，黄疸の出現または増悪などの胆道通過障害の遷延を疑う症例には，早期の ERCP ＋ EST の施行を検討する.
5. 重症急性膵炎の治療を行う施設では，造影可能な重症急性膵炎症例では，初療後 3 時間以内に，造影 CT を行い，膵造影不良域や病変の拡がりなどを検討し，CTGrade による重症度判定を行う.
6. 急性膵炎では，発症後 48 時間以内はモニタリングを行い，初期には積極的な輸液療法を実施する.
7. 急性膵炎では，疼痛のコントロールを行う.
8. 軽症急性膵炎では，予防的抗菌薬は使用しない.
9. 重症急性膵炎では，禁忌がない場合には診断後 48 時間以内に経腸栄養（経胃でも可）を少量から開始する.
10. 感染性膵壊死の介入を行う場合には，ステップアップ・アプローチを行う.
11. 胆石性膵炎で胆嚢結石を有する場合には，膵炎沈静化後*，胆嚢摘出術を行う.

＊：同一入院期間中か再入院かは問わない
高田忠敬編．急性膵炎診療ガイドライン 2021，第 5 版，金原出版，2021，p.27 より転載

2 慢性膵炎とは

1 病態・原因

慢性膵炎とは，遺伝的や環境要因，その他の危険因子を有し，実質への傷害やストレスに対して持続的な病的反応を生じる個人に起きる，膵臓の病的線維化炎症症候群である[2].

慢性膵炎の成因は，日本では上述のようにアルコール性と非アルコール性に分けられる．非アルコール性はさらに毒物・代謝産物（喫煙，高カルシウム，脂質異常症），特発性，遺伝性，自己免疫性，再発性膵炎および重症急性膵炎，閉塞性に分ける分類もある．自己免疫性膵炎を慢性膵炎に入れるかどうかは日本と西欧諸国間で意見が分かれている.

2 疫学

2011 年の全国調査では，慢性膵炎の患者数は推定 6 万 7,000 人，人口 10 万人当たり 52.4 人と増加し，男女比は 4.6：1 でより男性に多くなった．年齢の中央値は 63 歳で，成因はアルコール性（69.6%），特発性（21.0%），胆石性（1.3%），男性に限れば**アルコール性**（78.0%），特発性（14.0%），女性では**特発性**（53.6%），アルコール性（30.2%）であった．大規模な疫学調査から，アルコール性膵炎は特発性慢性膵炎に比べ発症から診断までの期間が短く，腹痛や膵管の変化，膵内外分泌機能の低下が早いことが知られている.

3 臨床症状

慢性膵炎が進行すると，膵内外分泌機能は低下する．症状と膵内外分泌機能低下の進行の程度により，**代償期**，**移行期**，**非代償期**に分けられる.

病初期には腹痛，背部痛，腹部膨満感，全身倦怠感といった症状が主である．ただし，この時期は，膵内外分泌機能は低下するものの代償されるため，症状ははっきりしない．一方，代償できなくなるまで進行する（非代償期）と，

膵機能が廃絶し腹痛は消失する場合が多い．非代償期には，膵外分泌機能低下による消化吸収障害（下痢，脂肪便，体重減少など），膵性糖尿病が現れ日常生活の質に大きく影響する．慢性膵炎患者は，一般に比べて癌による死亡率が高く（1.55倍），特に膵癌の合併が多い．

4 検査・診断

はじめに，入念な病歴聴取と身体診察を行い，生活歴，特に飲酒や喫煙歴，家族歴等を確認する．次いで，生化学検査と超音波検査やCT，超音波内視鏡，磁気共鳴胆管膵管造影（MRCP）などの画像検査が行われる．こうした画像検査によって，膵実質の萎縮や石灰化の有無，膵管の狭窄と拡張，膵管内膵石の有無，悪性疾患の有無等を確認する（図11-4）．

さらに膵内外分泌機能を確認する．膵外分泌機能検査としては，PFD検査（BT-PABA検査）が行われる．本検査は，経口投与されたPABA（パラアミノ安息香酸）が腸管内で膵酵素により分解され，尿中に排泄される率を評価する．膵内分泌機能は，糖尿病の検査に準じる．膵癌や自己免疫性膵炎の発症が疑われる場合には，超音波内視鏡を用いた針生検を行う．

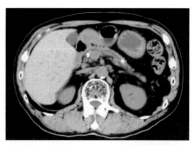

図11-4 ■アルコール性慢性膵炎
66歳男性．膵臓は萎縮し，主膵管は拡張，膵内に石灰化を認める．
<写真提供：倉敷中央病院消化器内科　上野真行先生>

5 治療

代償期，非代償期ともに飲酒や喫煙などの**生活習慣の改善**が必要であるが，容易でない場合も多い．必要に応じて，アルコール依存症専門施設への紹介も検討する．食事指導としては**脂質制限**が必要であり，多職種連携の枠組みで取り組む必要がある．

代償期

代償期では，痛みに対してNSAIDsや弱オピオイドを用いる．膵管狭窄がある場合は，膵液の流出障害を解除するため内視鏡的にステント留置を検討する（図11-5）．膵管内膵石による流出障害がある場合は，体外衝撃波結石破砕術で膵石を除去する（図11-6）．こうした方法でも膵炎が繰り返される場合には，外科的手術（膵管空腸側々吻合術）を検討する（図11-7）．ただしこの手術は難易度が高く，習熟した術者のいる施設でのみ行われることが多い．自己免疫性膵炎など一部の膵炎では，専門家の判断や指針に則ってステロイドなどが用いられる場合がある．

非代償期

非代償期には，経口的に消化酵素を補う．また，糖尿病に対する治療を行うが膵性糖尿病は2型糖尿病とは異なり，管理に苦慮する場合も多い．また，膵癌発症のリスクも一定以上存在するため，定期的なスクリーニング検査が必要な場合もある．

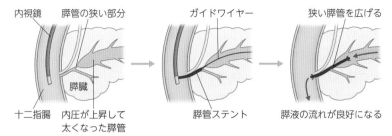

図 11-5 ■内視鏡的膵管拡張術

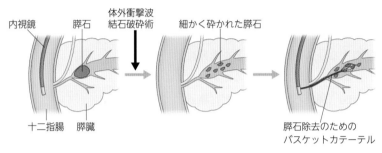

図 11-6 ■内視鏡的膵石除去術

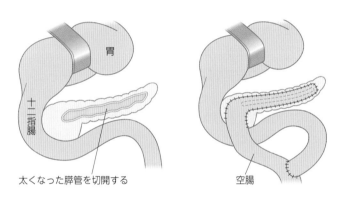

太くなった膵管を切開し，空腸を切り離して持ち上げ，切開した膵管と縦に縫い合わせる．持ち上げた空腸と切り離した空腸をつなぎ直すと，膵液は腸内へスムーズに流れるようになる．

図 11-7 ■膵管空腸側々吻合術

③ 膵炎の患者の看護

　膵炎に対する治療は，重症度と成因によって異なる．急性膵炎は，複雑な病態を背景に他臓器に影響を及ぼす．主訴や身体所見，検査データなどから総合的に把握することが重要となる．一方で，慢性膵炎においては，飲酒をはじめとした生活習慣にいかにアプローチできるかが鍵となる．

▌急性膵炎

　急性膵炎の基本的な治療は，十分な輸液と呼吸・循環動態の管理，膵臓の安静である．重症例ではショックや播種性血管内凝固症候群＊（disseminated

📖用語解説

播種性血管内凝固症候群
基礎疾患に続発して，さまざまな原因により血管内に広範に血液凝固（播種性血管内凝固）が起こり，そのため凝固因子，血小板が消費され，出血傾向と微小血管内の血栓による閉塞によって組織壊死や臓器不全を来す症候群．

intravascular coagulation syndrome：DIC）に陥る可能性があるため，バイタルサインや尿量，浮腫などの身体症状や所見を十分に観察し，異常の早期発見に努める．輸液量が多いため，点滴管理も重要である．

　膵炎は痛みが強いため，鎮痛薬の投与も検討する必要がある．鎮痛薬を使用しているときは，薬剤の効果や副作用（有害事象）を確認する．急性膵炎での薬物療法では，蛋白分解酵素阻害薬が用いられるが，抗菌薬との併用が禁忌である薬剤が多いため，別のラインを用いる必要がある．

　壊死性膵炎などに対しては，内視鏡や外科治療，ドレナージが行われることがある．ドレーン管理は他のドレーンと同様であり，排液の観察だけでなく，閉塞や抜去が生じないように体動や体位変換時に細心の注意を払う．

　急性膵炎は重症化しやすく，急変するリスクがあることを念頭に置きながら看護をしていかなければならない．異常を早期に発見するためには，看護師も重症度判定基準やPancreatitis Bundle（膵炎バンドル）などに精通しておく必要がある．近年では，重症度判定のフローチャートや急性膵炎診療ガイドライン2021，膵炎バンドルのチェックがモバイルアプリで利用できる（図11-8）．

▌慢性膵炎

　慢性膵炎は，その原因のほとんどが過度の飲酒である．そのため，生活習慣の改善が膵炎の治療につながる．飲酒の量や種類，飲酒期間など生活習慣を詳細に聴取し，禁酒ができるように働きかけていく．そのほか，禁煙，高脂肪の食事やコーヒー，刺激物を控えるよう指導する．心身の安寧を図り，ストレスを軽減することも大切である．

　しかし，生活習慣の改善は長期にわたって取り組まなければならず，患者一人で行うのは困難である．家族や周囲の人の協力を得ることも必要である．看護師は，患者が病気と上手くつきあいながら生活できるように支援する．

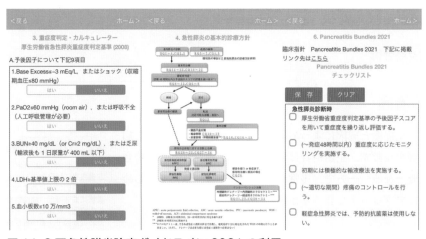

図11-8 ▌急性膵炎診療ガイドライン2021の利用

2 膵 癌
pancreatic cancer

1 膵癌とは

膵癌の90%以上は膵管細胞由来であり，通常，膵癌とはこの**膵管癌**を指す．このほかに神経内分泌腫瘍，膵管内乳頭粘液性腫瘍などが発生する[1]．

1 疫学

膵癌と新規に診断される患者数は，男性は10万人当たり約29.1人/年，女性は10万人当たり約25.5人/年でありやや男性に多く，60歳ごろから増え，高齢になるほど多くなる．リスク因子としては，慢性膵炎や糖尿病，遺伝性，肥満，喫煙，アルコール，塩素化炭化水素曝露などが報告されている．

2 症状

膵癌は，早期の状態では自覚症状がないことも多い．**症状が発現するのは比較的進行した場合が多く**，患者への告知に際しては十分な配慮を要する．病状が進行するにつれて腹痛，食欲不振，腹部膨満感，黄疸，腰背部痛などが出現することがある．

50歳以上で新規に発症した糖尿病患者の数パーセントに，膵癌が発見される．比較的安定していた糖尿病患者で，血糖値のコントロールが不良になった際に膵癌が潜んでいる場合があり，注意を要する．

3 検査

膵癌が疑われる場合は超音波検査やCT検査を行い，膵臓に腫瘤があるかないかを調べる．精査に際しては，CTでの検査では造影剤を用いることが多い（図11-9）．はっきりしない場合や疑わしい所見が得られた場合は，MRIや内視鏡超音波検査（EUS）を行う．EUSでは，組織の採取も行う．

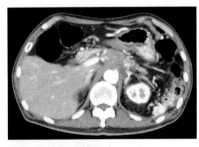

図11-9 ■膵体部癌
74歳男性．新規の糖尿病を契機に診断された．
<写真提供：倉敷中央病院消化器内科　上野真行先生>

腫瘍マーカーとして，CA19-9やCEAが上昇することが知られているが，これらの感度および特異度は，CA19-9は70～90%および43～91%，CEAは45～75%と十分ではなく，病勢の評価に用いられることもある．

膵癌の確定診断が得られたのちは，その進行具合（病期）を全身のCTやPET-CTなどで評価する（表11-2）[2]．病期は，日本では『膵癌取扱い規約』に基づいて評価されることが多い．

4 治療

膵癌の治療は個人の健康状態や施設の状況，ガイドラインでの指針などをもとに総合的に判断される．一般的にI～II期は手術の対象となることが多い．一方，局所進行膵癌（III期）は判断が難しく，がん薬物療法や放射線療法を優

先し反応を見てから手術（図11-10）を行う場合もあれば，放射線がん薬物療法あるいはがん薬物療法のみとなる場合もある．IV期では，がん薬物療法が主の場合が多い．現在，根治の期待できるがん薬物療法は確立していないのが現状で，患者に過度の期待をもたせるような言動は慎むべきである．がん薬物療法は，身体への負担が強い場合もある．手術も膵全摘術等の負担は大きく，合併症のリスクもある．

　現在のところ（2019年現在），局所進行型ではない切除不可能膵癌（IV期）で未治療の場合の生存期間中央値は4〜6カ月，抗がん薬を用いた場合は6〜11カ月とする報告が多い．

　膵癌の進行により閉塞性黄疸を来した場合は，内視鏡的あるいは経皮的にステントを留置する．

　臨床の現場では，本人と家族の思い，患者の体力などを念頭に置いて治療方針が決定されるべきである．また，緩和療法を膵癌患者に行う場合は，膵癌の肉体的な痛みに対処しながら，進行の速さなどを考え合わせた社会・心理的なアプローチが必要である．

表11-2 ■病期分類

I A 期	大きさが2cm以下で膵臓内に限局している．膵外への転移なし．
I B 期	大きさが2cmを超えているが膵臓内に限局している．膵外への転移なし．
II A 期	がんは膵臓外に進展しているが腹腔動脈や上腸間膜動脈に及ばない．膵外への転移なし．
II B 期	領域リンパ節への転移あり．しかし，がんは膵内に限局，あるいは膵外に進展しても腹腔動脈や上腸間膜動脈に及ばない．
III 期	がんは膵臓外に進展し腹腔動脈や上腸間膜動脈に及ぶ．リンパ節転移は問わない．
IV 期	離れた臓器への転移がある．

日本膵臓学会編．膵癌取扱い規約．第7版，金原出版，2016より．

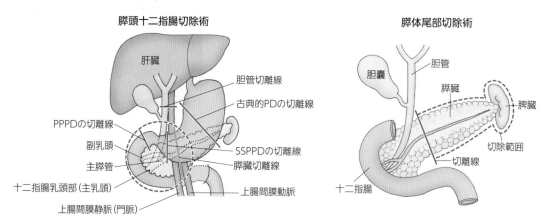

PPPD：幽門輪温存膵頭十二指腸切除術
SSPPD：亜全胃温存膵頭十二指腸切除術
古典的PD：胃の3分の2を切除する手術

図11-10 ■膵癌の手術

囊胞性膵疾患

　囊胞性膵疾患とは，膵内部にさまざまな大きさの袋状の病変を有した疾患群のことである．一般に無症状で，健診時に偶然発見される場合が多い．膵炎に伴う囊胞形成と，腫瘍性の囊胞がある．

　腫瘍性では，膵管上皮に粘液を作る腫瘍細胞が発現し，粘液が産生されて膵管が変形し袋状になる．腫瘍性膵囊胞には膵管内乳頭粘液性腫瘍（intraductal papillary mucinous neoplasm：IPMN），粘液性囊胞腫瘍（mucinous cystic neoplasm：MCN），漿液性囊胞腫瘍（serous cystic neoplasm：SCN）などがある．最も頻度が高いのは膵管内乳頭粘液性腫瘍であり，成長は遅くこれ自体で症状が起こることはまれであるが，粘液が膵管を閉塞させると，急性膵炎を発症する場合がある．成長が遅いとはいえ IPMN の腫瘍性細胞は癌化する恐れがあり注意を要する．癌化の診断は，CT，MRI，超音波内視鏡検査や内視鏡的逆行性膵胆管造影，および膵液細胞診検査などの結果から複合的に行われる．

　IPMN には，膵管の枝に発生する分枝型，主膵管から発生する主膵管型，分枝型と主膵管型が併存した混合型の3型がある．分枝型 IPMN は癌化の頻度は2〜3%/年と言われているが，囊胞径 3cm 以上の場合や囊胞内に結節（隆起性病変）を有する場合，あるいは囊胞壁が厚い場合は癌化している可能性が高い．また，囊胞が短期間に急激に大きくなった場合も注意を要する．主膵管型 IPMN は癌化の頻度が高いと考えられ，主膵管径 10mm 以上の場合はハイリスク群と考えられる．このように癌化のリスクが高い場合は外科手術が勧められる[3]．

② 膵癌の患者の看護

　膵癌は，消化器癌の中でも早期発見が難しいがんの一つであり，診断時には進行していることが多い．どの病期においても QOL を維持できるようチームで支援していくことが重要である．

1 膵切除術を受ける患者の看護

▍術前

　膵癌により膵切除術を受ける患者は，術前から糖代謝異常を来していることがある．さらに，膵切除により糖代謝異常が増強するリスクが高い．そのため，術前は一般的な術前看護に加え，**血糖コントロール**が重要となる．医師の指示に基づき，内服，注射，血糖測定の確実な実施と，間食しない等の食事指導を行う必要がある．

▍術後

　手術後は，術後合併症の予防と異常の早期発見，ADL の拡大，退院支援が重要となる．術後合併症の予防と早期発見のためには，ドレーンやチューブの管理と排液の量・性状・においを観察する．膵癌の手術後は，多くのドレーンやチューブが留置される（図11-11）ため，どこに何が何のために留置されているかを理解した上で管理しなければならない．

　膵管チューブからは，無色透明な膵液が 500 〜 600mL/ 日排出される．流出量が急激に減少した場合はチューブの閉塞・狭窄が疑われるため，その原因を確認する．膵管空腸吻合部ドレーンからの排液が血性で 100mL/ 時以上，バイタルサインの変動（血圧低下，頻脈など）があれば術後出血を疑う．

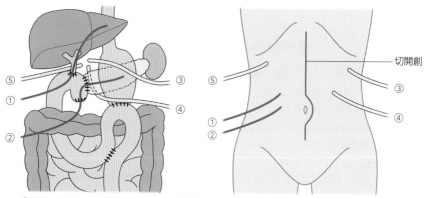

①胆管空腸ステント（胆管チューブ）　②膵管空腸ステント（膵管チューブ）
③膵管空腸吻合部上縁ドレーン　④膵管空腸吻合部下縁ドレーン　⑤胆管空腸吻合部ドレーン

図11-11 ■膵頭十二指腸切除術におけるドレーン・チューブの留置部位

　同様に，膵管空腸吻合部ドレーンから無色透明のさらさらした排液が観察された場合は，膵液の漏れを疑う．粘稠度が高く，ベージュから膿性色の排液が観察された場合は，膵組織の融解を意味する．独特な酸臭がした場合は，感染を疑う．その後，膵液に血液が混入したワインレッド色の排液がみられた場合は大量出血につながる可能性があり，大量出血に至った場合は，止血のための緊急手術が必要となる．これらの排液の異常がみられた場合は，すぐに医師に報告する．

　手術創は，ドレッシング材で保護されているが，創部の発赤，腫脹，熱感，疼痛を確認する．血液検査データでは，採血データの炎症反応（CRP，WBC）やアミラーゼ値，栄養状態を評価する．ドレーンの検体検査では，各ドレーン排液中のアミラーゼ値，ビリルビン値を測定し，膵液瘻，胆汁漏を早期に発見する．ドレーン排液中のアミラーゼ値が1,000単位以上は要注意であり，1万単位以上で膵液瘻を疑う．

　膵頭十二指腸切除術では，食事開始となり全身状態が安定するまでは血糖の変動があるため，インスリンの投与が必要となることがある．安定してくればインスリン投与は不要となる．膵尾部切除術の場合は，耐糖能異常を来すことは少ない．膵全摘の場合は，二次性糖尿病に陥る．二次性糖尿病は，少量のインスリンで長時間，血糖が低下し，わずかな糖摂取で血糖上昇を来すという特徴がある．膵全摘を行った場合は生涯にわたりインスリン投与が必要となるため，自己血糖測定，自己インスリン注射の指導を行う．そのほか，膵外分泌障害や胃排泄遅延などの合併症が起こる可能性があるため，食事摂取量や排便状況の観察，悪心・嘔吐や腹部膨満などの自覚症状を観察する．退院支援では，難治性下痢を来しやすいため，脂質を摂り過ぎないように指導する．また，体力の回復をみながら活動量を増やし，定期受診の指導などを行う．

plus α

アミラーゼ値の評価
手術の侵襲により高アミラーゼ血症となることがある．一方で，広範な膵切除後ではアミラーゼが低値となることもあり，残存膵予備能の低下を示唆する．

2 手術適応とならない患者の看護

　膵癌の発見が遅れ，手術適応とならない場合は，がん薬物療法や放射線療法あるいは緩和ケアが行われる．予後不良であることが多いため，治療の効果や副作用（有害事象）を観察し，時期を逃さず退院や在宅ケアに移行できるよう支援する．そのためには，なるべく早い時期から，患者・家族の病気に対する受け止めや在宅療養への思い，利用できる社会資源などを把握し，調整する必要がある．

　がん薬物療法，放射線療法では，ほかの疾患と同様に副作用による症状や日常生活への影響を観察し，苦痛が最小限になるように支援する．

　がん薬物療法などの治療法にかかわらず，QOL を維持するためには症状マネジメントも重要である．膵癌では黄疸，腹痛，背部痛などが特徴的である．膵癌による痛みは強いため，オピオイドの使用を早期から検討する．黄疸に対する看護ケアについては，胆道癌の患者の看護を参照されたい（➡ p.332）．また，食べられない，痛いなどの症状は患者の気持ちをむしばんでしまう．積極的な症状マネジメントおよび，不安や悲嘆などに対する精神的な支援が重要となる．

> ！ 　臨床場面で考えてみよう

Q1 急性膵炎患者の尿量が減少し，入院当日の尿量がほぼ無尿であった．どのような提案を行うべきか．

Q2 慢性膵炎患者の生活習慣指導は，どのような点に注意すべきか．

Q3 膵癌の進行により閉塞性黄疸を来した場合，どのように治療選択を支援すべきか．

考え方の例

1 尿量減少は重症化のサインである可能性があり，早急に医師に伝え，重症度評価を提案する．重症と診断された場合は，3 時間以内に適切な施設への転送を検討しなければいけない．

2 禁酒，禁煙に加えて脂質の摂取制限が必要であり，容易でない場合が多いため，多職種が連携して関わることが望ましい．

3 ドレナージチューブなどを留置し減黄に向けた治療が考えられるが，必ずしも全例に行われるわけではない．それよりも患者本人の希望する療養生活が送れるよう，家族の思い，患者の体力などを念頭に置き，緩和医療を含め治療方針を患者・家族が決められるよう支援すべきである．

引用・参考文献

膵炎

1）高田忠敬編．急性膵炎診療ガイドライン2021．第5版，金原出版，2021．

2）日本消化器病学会編．慢性膵炎診療ガイドライン2021．改訂第3版，南江堂，2021．

3）竹末芳生ほか編．術後ケアとドレーン管理のすべて．照林社，2016．

膵癌

1）日本膵臓学会膵癌診療ガイドライン改訂委員会編．膵癌診療ガイドライン2016年版．第4版，金原出版，2016．

2）日本膵臓学会編．膵癌取扱い規約．第7版，金原出版，2016．

3）国際膵臓学会ワーキンググループ．IPMN/MCN 国際診療ガイドライン・2012年版＜日本語版・解説＞．医学書院，2012．

12 | 腹膜・腹壁・横隔膜の疾患

腹膜炎
腹膜の炎症によって
腹腔内に液体が貯留する疾患

**重篤な場合は
ショックとなる**

腹膜刺激症状として,
打診痛,筋性防御がみられる

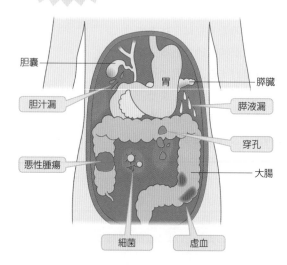

- 胆嚢
- 胆汁漏
- 悪性腫瘍
- 胃
- 膵臓
- 膵液漏
- 穿孔
- 大腸
- 細菌
- 虚血

急性腹症
発症1週間以内の急性発症で,手術な
ど迅速な対応が必要な腹部(胸部も
含む)疾患

頻度が高い
- ・急性虫垂炎
- ・胆石症
- ・小腸閉塞
- ・尿管結石 など

超緊急疾患
- ・急性心筋梗塞
- ・腹部大動脈瘤破裂
- ・肺動脈塞栓症
- ・大動脈解離

腹部外傷
腹部に外力が加わり,
腹腔内臓器が損傷されたもの

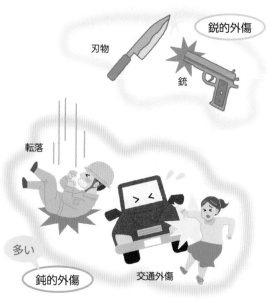

鋭的外傷
刃物
銃
転落
鈍的外傷
多い
交通外傷

病態として
・実質臓器(肝臓,脾臓,腎臓)の損傷による出血
・消化管,胆道,膵臓の損傷による腹腔内汚染
・感染
に分類される

ヘルニア
臓器または組織が,
欠損部や裂隙から脱出する疾患

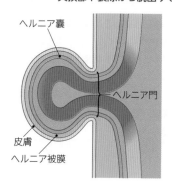

- ヘルニア嚢
- ヘルニア門
- 皮膚
- ヘルニア被膜

腹腔内の陥凹部や裂隙に
腹腔内臓器がはまり込む

↓

内ヘルニア

↓

傍十二指腸窩,盲腸窩,
ウインスロー孔,横隔膜
など

腹腔内臓器が
体腔外に脱出する

↓

外ヘルニア

↓

鼠径,大腿,腹壁瘢痕,
閉鎖孔など

1 腹膜炎
peritonitis

1 腹膜炎とは

1 病態・原因

　腹膜炎とは，腹膜の炎症によって腹腔内に液体が貯留する疾患である．腹膜の急性あるいは慢性の炎症性疾患で，種々の原因によって引き起こされる．

　原因には，①細菌性（結核菌を含む），②胆汁・腸管内容物による化学性（消化管穿孔，内視鏡検査による医原性を含む），③悪性腫瘍（癌性腹膜炎），④血管炎などの自己免疫性（SLE 腹膜炎），⑤血流障害などの因子が含まれる．細菌性の起炎菌としては大腸菌を主体とする混合感染が多いが，穿孔などがないにもかかわらず，主に非代償期の肝硬変患者に感染性の腹水を認める状態を，特発性細菌性腹膜炎と呼んでいる．

2 症状

　症状は，一般に腹痛，圧痛とともに悪心・嘔吐や発熱がみられる．腹部所見では腹部膨満，排便・排ガスの停止，腸蠕動音の減弱・消失がみられる．腹膜刺激症状としては打診痛，筋性防御などがみられる．反跳痛はよく知られているが，打診痛と診断の精度は同等であるため，近年では打診痛がみられる場合は，あえて反跳痛を誘発しないよう勧められている．重篤な場合は苦悶状で，ショックとなる．

3 検査・診断

　血液検査，腹部画像（単純X線，CT，超音波など）検査，腹腔穿刺による腹水の性状の検査，細菌・結核菌培養，細胞診などが行われ原因診断がなされる．

4 治療

　続発性*の急性腹膜炎に対しては，第一に循環・呼吸管理を行い，早期から抗菌薬による治療を開始し，外科的治療の必要性を検討する．腹腔内臓器の穿孔，破裂の場合は，手術によって感染源の除去，排膿が行われることが多い．

　排膿は，腹腔内に貯留している消化管内容物や膿性滲出物を十分に吸引除去し，多量の加温生理食塩水で腹腔内を繰り返し洗浄したのちにドレーンを挿入する．ドレーンは，最も滲出液の貯留しやすい横隔膜下・ダグラス窩・ウインスロー孔などに挿入する（図12-1）．全身状態が重篤な場合

★用語解説

続発性
何らかの疾患が原因となり，別の疾患や症状が引き起こされること．

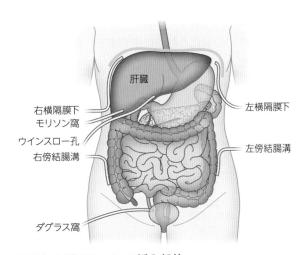

右横隔膜下
モリソン窩
ウインスロー孔
右傍結腸溝
肝臓
左横隔膜下
左傍結腸溝
ダグラス窩

図12-1 ■ドレーンの挿入部位

は，人工肛門が造設される場合もある．

特発性細菌性腹膜炎では，ニューキノロン系や第3世代以降のセフェム系抗菌薬が投与され，再発予防の目的で，経口抗菌薬による選択的腸管除菌が行われる場合がある．

慢性腹膜炎は，原疾患の治療が第一である．膿瘍を形成している場合には，ドレナージなどの処置が必要となる．

癌性腹膜炎に対する治療は原発巣によって異なるが，癌種によってはがん薬物療法が行われ，限局性の腹膜転移に対しては手術的切除が行われる場合もある．症状緩和や腹水の減量を目的に水分制限，利尿薬投与，腹腔穿刺による腹水除去とアルブミン投与が行われる．腹水濾過濃縮再静注法（CART）が行われることもある．痛みに対してはオピオイド，腸閉塞に対してはオクトレオチドの持続注射や胃管挿入などが行われる．

② 腹膜炎の患者の看護

腹膜炎は腹部全体に炎症が広がり，重篤化しやすい特徴がある．がん性腹膜炎以外の腹膜炎は，感染源に対する根本的な治療が急がれる．主症状である腹痛は感染源で最も強く現れるため，確定診断がなされるまでは安易に緩和することはできない．また，腹痛だけでなく発熱も伴うため，体力の消耗が著しい．症状の変化から悪化か改善かを見極めながら，全身状態の安定化を図ることが大切である．

1 アセスメントのポイント

腹膜炎患者のアセスメントでは問診のほか，腹部の聴診・打診・触診や，血液検査の中では炎症所見に着目する（表12-1）．腹部のフィジカルアセスメントをする際は診察者の手や聴診器を温め，打診や触診を最後に行う．これは，腹痛がある患者に対して腹部の筋緊張を与える手技を避ける工夫であり，苦痛に配慮した診察である．

腹膜炎は炎症であり，血液データの白血球数（WBC）およびC反応性タンパク（CRP）の変化と熱型に注意する．特に感染巣が除去されていない術前では，抗菌薬の効果が重症化もしくは回復をみる指標になる．体温が低めであっても熱型から感染を疑うことも必要であり，弛張熱*を疑う熱型が続く場合は

表12-1 ■腹膜炎のアセスメント項目

● 腹痛，圧痛：原発巣に最強点，持続性疼痛，ブルンベルグ徴候，筋性防御	● 尿量減少
	● 電解質異常（K↓）
● 悪心・嘔吐	● 頻脈，微弱な脈拍
● 発熱（38℃以上）：悪寒，戦慄を伴う	● 浅表性，頻呼吸
● 腹部膨満：腹水，鼓腸	● ショック：敗血症性ショック，エンドトキシンショック
● 排便，排ガスの停止	● 意識障害
● 腸蠕動音の減弱，消失	● 腎不全
● 脱水	

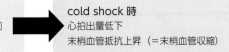

warm shock 時	cold shock 時
心拍数上昇により一時的に心拍出量増加	心拍出量低下
末梢血管抵抗低下（＝末梢血管拡張）	末梢血管抵抗上昇（＝末梢血管収縮）

図 12-2 ■敗血症性ショックの特徴的な変化

要注意である．感染が続いているときは，発熱時にシバリングを伴うことがある．シバリングが出現しているときは冷罨法を中止し保温に努めるとともに，体力の消耗を最小限にする．

　腹膜炎の悪化による敗血症から多臓器不全に陥るときがあり，敗血症からショック状態に陥らないよう早期発見に努める．特に敗血症性ショック*は他のショックと異なり，warm shock から cold shock に至る過程がある．warm shock の段階では末梢血管抵抗が低く，血管が拡張するため末梢は温かい．この状態が続くと cold shock と呼ばれる末梢血管抵抗が高い状態となり，末梢冷感が強くなる（図12-2）．敗血症から敗血症性ショックへの進行を予測するものとして quickSOFA スコアがある（表12-2）．評価項目は呼吸，意識状態，収縮期血圧であり，特にこれらに着目して観察し，より重症な状態に至る過程を早期に予測する．

表 12-2 ■ quickSOFA

下記の各項目を1点とし，2点を超えれば集中治療が必要であると評価する（血液検査不要）

① 呼吸数　≧ 22 回 / 分
② 意識状態の変化（GCS < 15）
③ 収縮期血圧　≦ 100mmHg

Singer, M. et.al. The Third International Consensus Definitions for Sepsis and Septic Shock (Sepsis-3). JAMA. 2016, 315（8），p.801-810 より.

＊用語解説

敗血症性ショック
敗血症に起因し，適切な輸液を行っても改善しない急性循環不全．初期には細動脈の拡張に伴い末梢血管抵抗が減少し，心拍出量の増加を来し，血圧は低下しても四肢は温かい warm shock の状態となる．warm shock が進むと心拍出量が減少し、cold shock へと移行する．

2 治療に伴う看護

　抗菌薬投与による保存的な治療の場合は，炎症所見が落ち着くまで予断を許さない．炎症所見が改善せず悪化するようであれば，感染源の除去に向けた緊急手術の適応となる．苦痛の緩和とともに，手術への不安を軽減する介入が求められる．急性に発症し手術を受ける状況は，患者・家族にとって生命の危機を予見しやすい．動揺している状況では，病名はもとより手術の説明も理解できないことがある．患者・家族がどのように理解しているのかを確認しながら，適切な情報を提供すると同時に，不安な気持ちに共感することが大切である．

3 生活への看護

　急性腹膜炎の診断直後は，腹部の温罨法は炎症を進行させるため禁忌である．また，緊急手術になる可能性もあるため，飲水は禁止とする．

　手術となった場合は，腹膜炎による侵襲だけでなく手術侵襲も加わり，生体に与える影響は増大する．タンパク異化の亢進も加速し，栄養状態がより悪化する．腹膜炎を起こした原疾患が虫垂炎のような場合であれば，虫垂切除により感染源を除去すれば軽快する．しかし消化管穿孔による腹膜炎の場合は，消化管の穿孔がないことが認められるまで食事は不可である．手術侵襲に加えて禁食の時間が長期化すると栄養状態がさらに悪化し，創傷治癒の遅延から再び創部感染，ひいては腹膜炎を起こすという悪循環になりかねない（図12-3）．

　感染源が除去されても炎症が落ち着くまでは侵襲による反応が続き，廃用症

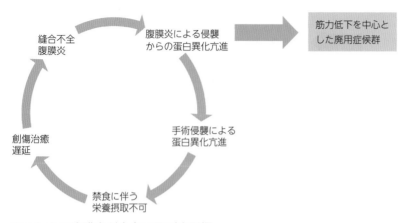

図 12-3 ■腹膜炎が全身に及ぼす影響

縫合不全
腹膜炎

腹膜炎による侵襲
からの蛋白異化亢進

筋力低下を中心と
した廃用症候群

手術侵襲による
蛋白異化亢進

創傷治癒
遅延

禁食に伴う
栄養摂取不可

候群，ことに筋力低下が著しい．腹膜炎の術後はイレウスも起こりやすく早期離床が重要であるが，栄養状態が改善されていない段階では疲労感や倦怠感が強く，患者は起き上がることを拒みやすい．さらに，術前から腹膜炎に伴う腹痛を体験している患者にとって，術後創部のドレナージが行われている段階での離床は痛みの増強を感じさせ，恐怖や不安につながる．離床のメリットを十分に理解させ，回復への意欲を持ち続けられるような関わりが必要である．

　がん性腹膜炎の場合は，腹水が貯留して横隔膜を押し上げ，呼吸面積を狭めるため呼吸困難を伴うことがある．栄養状態の悪化は腹水の増加につながるが，腹水による胃部への圧迫などにより食事摂取が難しくなり，栄養状態の悪化により腹水がさらに増加する．栄養補助食品などを効果的に用いるとともに，安楽な体位に努め，緩和ケアを図る．

2 ヘルニア
hernia

1 ヘルニアとは

　ヘルニアとは，臓器または組織が先天性あるいは後天性の欠損部もしくは裂隙から脱出した状態をいう．ヘルニアはヘルニア門，ヘルニア嚢，ヘルニア内容，ヘルニア被膜から構成されている．

　ヘルニアは，内ヘルニアと外ヘルニアに分類される．内ヘルニアは腹腔内の陥凹部や裂隙に腹腔内臓器がはまり込んだ状態をいい，傍十二指腸窩，盲腸窩，ウインスロー孔や各種の横隔膜ヘルニアがある（図12-4）．視診による診断は困難で，CTや消化管造影などで診断され，外科治療が必要になる場合がある．

　外ヘルニアは，腹腔内臓器が体腔外に脱出したものをいい，①鼠径ヘルニア，

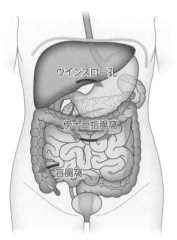

内ヘルニア

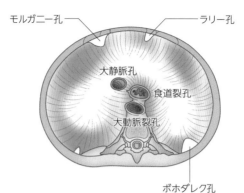

横隔膜ヘルニア

ウインスロー孔

傍十二指腸窩

盲腸窩

モルガニー孔

ラリー孔

大静脈孔

食道裂孔

大動脈裂孔

ボホダレク孔

図 12-4 ■内ヘルニアと横隔膜ヘルニア

②大腿ヘルニア，③腹壁瘢痕ヘルニア，④閉鎖孔ヘルニアなどがある（図12-5）．鼠径ヘルニアと大腿ヘルニアが一般的であるが，閉鎖孔ヘルニアは体表から膨隆として観察できないため注意が必要である.

▶ 鼠径ヘルニア　外鼠径ヘルニアと内鼠径ヘルニアがある．外鼠径ヘルニアは先天的に下腹壁動静脈の外側に発生し，小児と高齢者に多い．内鼠径ヘルニアは筋肉や腱膜の脆弱化によって下腹壁動静脈の内側に，40歳以上の男性に後天的に発生する.

▶ 大腿ヘルニア　大腿管を通って鼠径靱帯の下から脱出する．中年以降の経産婦に多く発生し，嵌頓を起こしやすい.

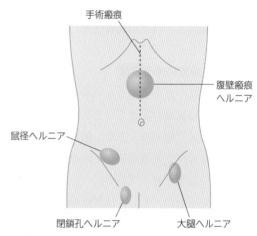

手術瘢痕

腹壁瘢痕
ヘルニア

鼠径ヘルニア

閉鎖孔ヘルニア

大腿ヘルニア

図 12-5 ■外ヘルニア

　軽度のヘルニアでは，全く症状がない場合もあれば，局所の膨隆や不快感，牽引痛などを訴える場合もある．整復後に根治的な待機手術が行われるが，ヘルニア嵌頓*が生じた場合は，緊急手術が行われる.

2 ヘルニアの患者の看護

　ヘルニアは良性疾患で根治が可能である．また突出したヘルニアは簡単に還納できるため，軽視しがちである．しかし，還納時には常に嵌頓が生じるリスクが伴うこと，嵌頓が起こると重篤な状態となり緊急手術を要することについて，患者にも理解を求めることが必要である.

1 アセスメントのポイント

　重点的に観察することは，ヘルニアの部位とその大きさ，ヘルニアを還納す

用語解説

ヘルニア嵌頓
ヘルニア内容がヘルニア門によって絞められ，膨隆以外の疼痛などの症状があり自己還納できないものをさす．血流障害を伴うものを絞扼性ヘルニアと呼ぶ.

12

腹膜・腹壁・横隔膜の疾患

る頻度である．ヘルニアは手術で治癒するが手術を受けるまでは嵌頓が起きやすいことを念頭に置く．ヘルニアは臥床すると自然に収まり，軽く手で圧迫することでも還納されるが，突出したヘルニアよりヘルニア門が狭いと還納できないことがある．還納されない場合に無理に押しこむと，ヘルニア内容部分の虚血から消化管穿孔を起こす危険性がある．

　ヘルニアの突出に疼痛，悪心・嘔吐が伴う場合はヘルニア嵌頓が疑われる．ヘルニア嵌頓では，ヘルニア門から突出した臓器に血行障害が生じる．腸の血行障害は腸の壊死からショック状態に陥ることもあり，緊急手術の適応となる．ヘルニア嵌頓を疑うこれらの症状には，注意が必要である．ヘルニア嵌頓による消化管穿孔は腹膜炎を起こしやすいため，特に術前は嵌頓を起こさないための介入を行う．腹圧がかかるような動作ではヘルニアが突出しやすいため，この前後の観察を心掛ける．

　ヘルニアの原因として，加齢に伴うものや腹圧をかけることが多い生活習慣が挙げられる．術後の退院指導に向け，情報収集を行う．下腹部の手術の既往歴がある場合は，腹壁の脆弱性からヘルニアを起こすことがあるため，既往歴も確認しておく．

２ 検査・治療に伴う看護

　術前は腹圧がかかるような咳嗽やくしゃみ，排便時の努責，起き上がり動作を行う場合は嵌頓が起きないよう，ヘルニアが生じる部位に軽く手を当て脱出予防を図るよう勧める．また，離床時に腹圧をかけない起き上がり方を練習しておくとよい．上気道感染などの感染症にかかると手術は延期となるため，術前から全身状態を整えておく．

　手術は局所麻酔，もしくは腰椎麻酔で行われることが多い．術後疼痛が強い場合は，鎮痛薬を適切に用いて苦痛緩和に努める．離床時は腹圧がかかることがあるため，膝を立て側臥位となり両上肢を使うなど，腹圧をかけない起き上がり方を心掛ける．

３ 生活への看護

　術前は，咳嗽や便秘による努責など腹圧がかかるようなことは避ける．特にヘルニア門からの臓器の脱出が繰り返されると，嵌頓する機会が増える．術直後も術前と同様に，咳嗽や便秘などによる努責といった腹圧がかかる動作を避ける．

　術後３〜４週間は，重いものを持つというような腹圧がかかる動作や，ジョギングなどのスポーツを控えるよう伝える．また，日常生活動作だけでなく，家事労作にも腹圧がかかるものが多くある．日常生活動作に注意を払うのは容易ではないため，患者・家族と共に，術後どのような生活スタイルに戻るのか，そこに再発につながるような動作がないか，丁寧に確認する必要がある．患者の仕事の内容によっては，術後１カ月の間は，職場復帰に向けた調整が必要となる場合もある．特に立ち仕事や力仕事は腹圧がかかるため，患者の仕事内容

を確認しながら，回復過程が順調に進むよう支援する．

ヘルニアは，再発することが少なくない．便秘傾向にある患者の場合は，食生活や運動習慣を見直し，便秘にならない生活となるよう指導する．便秘が強い場合には，緩下薬なども使用し排便コントロールができるようにする．

ヘルニアは高齢者に多く，生活習慣の変容が難しいこともあるため，改善点は具体的かつ実現可能なものにする関わりが求められる．

3 腹部外傷

abdominal injury

1 腹部外傷とは

腹部外傷とは，腹部に外力が加わり，腹腔内臓器が損傷されたものである．交通外傷や転落などによる鈍的外傷が日本では最多で，鋭利な刃物や銃などによる鋭的外傷もある．病態としては，①実質臓器（肝臓，脾臓，腎臓）の損傷による出血，②消化管，胆道，膵臓の損傷による腹腔内汚染，③感染に分類される．

腹部外傷患者にまず行うのは，バイタルサインによる緊急度の評価で，気道管理と酸素化，輸液，輸血などによるバイタルサインの安定化を最優先する．並行して FAST (focused assessment with sonography for trauma：迅速簡易超音波検査法) で腹腔内出血の有無を素早く評価し，緊急造影 CT で臓器損傷の程度(表12-3)と出血部位を確認する．

表 12-3 ■臓器損傷の分類

肝，脾，腎，膵	消化管
Ⅰ型：被膜下損傷 Ⅱ型：表在性損傷 Ⅲ型：深在性損傷	Ⅰ型：非全層性損傷 Ⅱ型：全層性損傷

日本外傷学会臓器損傷分類委員会編．日本外傷学会臓器損傷分類 2008．日本外傷学会，2008 より作成．

実質臓器の重度損傷や大血管の損傷ではバイタルサインが安定しないことが多く，直ちに緊急開腹による止血を行う．バイタルサインが維持できれば，IVR (interventional radiology，画像下治療) による止血を検討する．重傷外傷で切迫した状態であれば，呼吸と循環に関わる損傷の治療を最優先し，それ以外は全身状態が良くなってから二期的に再手術とすることがある．この場合の初回手術はダメージコントロールとして，ガーゼ圧迫留置や単純結紮（けっさつ）など，止血と汚染回避に徹した簡易術式が選択される．

消化管，胆道，膵臓の損傷による腹腔内汚染，感染に対しては手術治療が選択されることが多い．損傷部位の修復と腹腔内洗浄，ドレナージ，状況によって人工肛門の造設や血液浄化が行われる．

腹部外傷は多発外傷を伴うことがあり，複数の診療科と連携して頭部，頸部，胸部，骨盤，四肢にも十分に注意を払うことが大切である．

腸間膜断裂などでは来院時は徒歩で来院し，時間経過とともに出血性ショックに陥ることがあり，初診時に異常がなくても重大な腹腔内損傷がないとは言

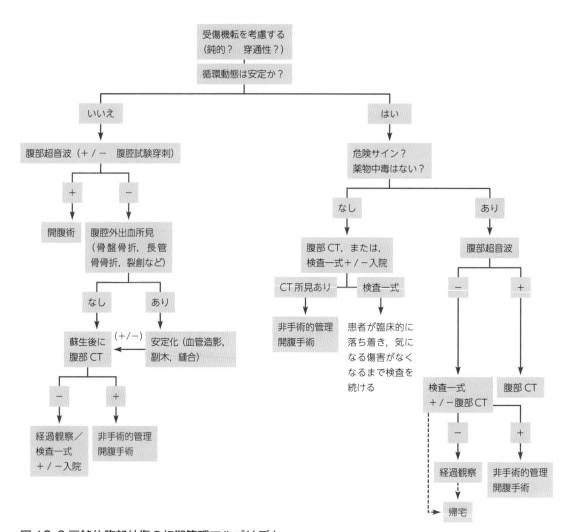

図 12-6 ■鈍的腹部外傷の初期管理アルゴリズム

えない．FAST は一度ではなく，繰り返し経時的に行うことが肝要である．二次外傷救命処置（advanced trauma life support：ATLS）における鈍的腹部外傷の初期管理アルゴリズムも参照されたい（図12-6）．

② 腹部外傷の患者の看護

　腹部外傷の患者が病院に到着した直後は，生命の危機回避に向けた蘇生を行うことが第一である．多くは出血による体液の喪失から体温が低下しやすいため，保温に努める．特に肝損傷の場合は，大量出血から出血性ショックに移行しやすい．胃・小腸・大腸といった消化管損傷の場合は，内容物の腹腔内への漏出に伴う腹膜炎から敗血症に移行することが多い．アセスメントの際は，重症病態としての出血性ショックもしくは敗血症性ショックの徴候である意識・呼吸・脈拍・血圧・四肢冷感・尿量について注意深く推移を観察し，悪化して

いるのか回復しているのかを判断する．また，侵襲による生体反応が大きいため，体温，CRP，白血球を中心とした炎症所見を継続的に観察する．

　外傷は，腹部によらず事故や転落といった受傷するに至る出来事が突然起こるため，患者や家族は危機的状況に陥る．防衛機制が働くことも少なくない．受傷原因となった出来事について，患者・家族がどのように受け止めているか情報収集をする．さらに危機理論を基本とし，承認の段階へと移行できるよう，出来事の事実を受け止め回復意欲を引き出す関わりが求められる．特に受傷した臓器の機能障害が残る場合は，受けた障害の受容過程に寄り添うとともに，残存する機能に負担をかけないような生活の再構築を図る必要がある．

　事件・事故が疑われる場合は，救急搬送も含む来院時の状況が出来事の立証のための証拠になることもあるため，得られた情報や衣類，所持品などを慎重に扱う．

4 急性腹症
acute abdomen

1 急性腹症とは

　急性腹症とは，発症 1 週間以内の急性発症で，手術などの迅速な対応が必要な腹部（胸部等も含む）疾患と「急性腹症診療ガイドライン 2015」において定義されている．急性虫垂炎，胆石症，小腸閉塞，尿管結石などの頻度が高く20％が重篤または手術が必要になるが，3分の1は最終的に原因が不明である．女性では，婦人科系の感染症，炎症性疾患の頻度が高い．

　急性腹症のアルゴリズムが提案されており，バイタルサインを評価し，異常がなければ病態・身体所見などの評価を追加するが，バイタルサインに異常があれば，超緊急疾患と緊急疾患（表12-4）を念頭に置き，必要に応じて初期輸液や鎮痛薬，抗菌薬の投与を開始し，生理学的状態の安定化，および検査／専門施設への転送を検討する．

　病歴は腹痛の部位（表12-5）などの詳細，既往歴や手術歴など，SAMPLE*に基づいて聴取する．腹痛のタイプは大きく間欠的な疝痛（内臓痛）と持続的な体性痛に分けられ，疝痛は，尿管結石や胆石，消化管由来であることが多く，

用語解説

SAMPLE
S：signs and symptoms
（徴候，痛みの部位など）
A：allergy（アレルギー）
M：medication（内服）
P：past medical history &
Pregnancy（既往歴・妊娠）
L：last oral intake（最終摂取）
E：events leading up to
the injury and/or illness
（イベント）

表 12-4 ■急性腹症診療ガイドラインにおける超緊急疾患と緊急疾患

超緊急疾患	緊急疾患
・急性心筋梗塞 ・腹部大動脈瘤破裂 ・肺動脈塞栓症 ・大動脈解離 （心タンポナーデ）	・肝がん破裂 ・異所性妊娠 ・腸管虚血 ・重症急性胆管炎 ・敗血症性ショックを伴う汎発性腹膜炎 ・内臓動脈瘤破裂

表 12-5 ■腹痛の部位による分類

右季肋部	心窩部	左季肋部
急性胆囊炎 十二指腸潰瘍	胃十二指腸潰瘍 急性膵炎 急性虫垂炎の初期 心筋梗塞 大動脈瘤破裂	胃潰瘍 脾梗塞
右側腹部	**臍部**	**左側腹部**
尿管結石 憩室炎	急性虫垂炎の初期 腸閉塞 腸間膜動脈血栓症 大動脈解離	尿管結石 虚血性腸炎
右下腹部	**下腹部**	**左下腹部**
急性虫垂炎 クローン病 卵巣囊胞茎捻転	膀胱炎 骨盤腹膜炎 異所性妊娠	虚血性腸炎 卵巣囊胞茎捻転

時間経過とともに増悪するような体性痛は外科的治療を要する場合が少なくない．痛みの性状については，OPQRST*を念頭に聴取する．

身体診察は，外観やバイタルサインにより緊急度・重症度を推定した後，腹部は視診，聴診，打診，触診を行う．必要に応じて，黄疸・貧血の有無，胸部，腰背部，直腸や泌尿生殖器の診察を行う．

血液検査は，一般的な検査項目に加えて膵酵素，心筋逸脱酵素，乳酸値，血液培養検査が追加されるが，血液検査だけで確定診断することは困難である．虚血性心疾患の危険因子がある場合，臓器虚血が疑われる場合は，心電図を記録する．妊娠や尿管結石が疑われる場合は，検尿が行われる．腹部単純X線検査は，急性腹症の患者に対してルーチンに行う意義は乏しいが，腸閉塞やイレウス，消化管穿孔などが疑われる患者では考慮される．スクリーニングとして超音波検査，確定診断として造影CT検査が撮像される．

治療は，原疾患に応じて行われる．

② 急性腹症の患者の看護

急性腹症の患者が病院に到着した直後は，急性腹症を来した原疾患の特定と，対症療法および症状の緩和が同時に行われる．患者や家族は，主訴である腹痛を速やかに除去してほしいと考えている．しかし，原疾患の特定のためには鎮痛薬をすぐに用いることはできない．診察や検査には苦痛が伴い，患者・家族の苦痛は増大する．原疾患が特定できない限り治療が開始できず，腹痛は増強するため，診察・検査が正確にできるよう介助し，患者・家族に協力を求める．痛みの部位，強さ，広がり，持続性か否か，また誘発因子は診断には欠かせない．特にズキズキしているのか刺すようであるのかという患者の表現は，診断の手がかりとなるため注意深く問診する．

症状が落ち着くまで，体位の工夫も必要である．嘔吐や吐血などがある場合は誤嚥しやすいため，顔を横に向ける．急性腹症の場合は膝を曲げる，側臥位になるなどで痛みが和らぐこともあるため，患者が楽な体位を保持できるようにする．

緊急度の高い腹部大動脈瘤の破裂や消化管穿孔などの場合は，緊急手術となることもある．痛みが強い上に緊急手術の必要性が伝えられると，患者・家族の不安は増大する．痛みと不安の増大は血圧を上昇させ，重症化しかねない．循環動態を把握しながら，生命の危機回避に向けた治療であることについて理解を求める．

原疾患が特定された後は，治療効果をアセスメントしながら廃用症候群などの二次障害が生じないように介入し，早期回復を目指す．原疾患が急性膵炎や胆石・急性胆囊炎といった生活習慣に関連するものであれば，生活習慣を見直し，新たな習慣の確立を目指す．特に急性腹症をもたらす原疾患は食習慣が関連する．患者は，回復過程で二度と同じ苦痛を味わいたくないという思いも抱く．症状が落ち着いたら，なぜこのような病気に至ったのか共に振り返り，新たな生活の再構築に向けた動機づけを行う．

Ｓｔｕｄｙ

吃　逆

吃逆（しゃっくり）は，横隔膜などの呼吸筋群の不随意な収縮と，声門閉塞により特徴的な吸気音が発生する現象である．求心性もしくは遠心性の横隔神経の刺激，または呼吸筋，特に横隔膜を支配する延髄呼吸中枢の刺激の後に起こる．

一過性の症状出現（吃逆発作）は，健常者でも一般的である．持続性（2日間〜1カ月），難治性（1カ月以上）はまれだが，かなりの苦痛を伴い，器質的疾患を念頭に置いた原因疾患の検索が必要となる．問診では発症契機や持続時間，基礎疾患を確認し，診察では腹部膨隆，圧痛の有無を確認する．必要に応じて血液検査や画像検査を行い，胃拡張，代謝性疾患，頭蓋内病変の有無を確認する．治療は胃拡張があれば胃管を挿入し，薬物治療としてはクロルプロマジンの内服が一般的である．ほかに抗精神病薬，抗てんかん薬も使用されるが，眠気が生じる場合は漢方薬の柿蒂湯（シテイトウ）が使用される場合がある．

！ 臨床場面で考えてみよう

Q1 進行胃癌に対して全身がん薬物療法を行っている非代償性肝硬変の患者が腹部膨満と腹痛のため入院した．今後予想される看護師としての役割を想像してみよう．

Q2 高齢男性から，右の股が盛り上がり，ときどき痛みが出ると相談を受けた．どのように対応すればよいか．

Q3 交通外傷で 40 代の男性が搬送されてくる。到着後の対応をスムーズにするための準備を考えてみよう。

Q4 急性の腹痛を訴えて 60 代の男性が搬送されてくる。到着後の対応をスムーズにするための準備を考えてみよう。

考え方の例

1 腹部膨満，腹痛の原因として腹膜炎に伴う腹水増加が考えられる。腹痛，悪心，嘔吐，発熱の程度を確認し，症状緩和に努める。バイタルサイン，排便，排ガスの停止，腸蠕動音の減弱，腹膜刺激症状の確認や体重，腹囲測定の提案をしてもよい。腹膜炎の原因として，肝硬変に伴う特発性細菌性腹膜炎と胃癌による癌性腹膜炎が考えられる。今後，腹水穿刺や症状緩和目的の腹水除去が予定されるため，補助できるよう準備を整えておく。

2 高齢男性の右の股の盛り上がりは，鼠径ヘルニア（内＞外）を第一に考える（大腿ヘルニアも候補に挙がる）。ときどき痛みがあるものの症状は消失するため，ヘルニア嵌頓には至っていないと判断される。根治的な待機手術のために消化器外科の受診を勧めるが，盛り上がりが改善せず，痛みが持続する場合は，緊急手術になるかもしれないため，早急に消化器外科を受診するように提案する。

3 血液や体液からの曝露を避けるため，感染防御を行う。バイタルサインや腹部超音波検査による出血の評価がなされるため，モニターや機器を立ち上げる。また，脱衣のためのハサミを準備し，体温管理のため生理食塩水を加温しておく。CT 検査室，手術室，輸血部，IVR の受け入れ状況を把握しておく。

4 モニター，輸液，鎮痛薬，抗菌薬の準備を行う。血液ガス分析を含む血液検査，血液培養検査，心電図，ポータブル X 線検査，超音波検査，CT 検査の準備をしておく。

3

事例で学ぶ
消化器疾患患者の看護

13 | 幽門側胃切除を受ける胃癌患者の看護

事例紹介

患　者：Aさん，63歳，男性．職業は自動車部品会社の部長．60歳の妻と2人暮らし．子どもは娘が2人おり，ともに結婚し長女は同じ市内に，次女は県外に住んでいる．性格は明るくおおらかである．

現病歴：人間ドックで内視鏡検査を行ったところ病変が発見された．その場で生検が行われ，後日胃癌と診断された．その後，大学病院での手術を勧められ，全身麻酔および硬膜外麻酔下で腹腔鏡下幽門側胃切除術を受けた．手術中の出血量は50mLであった．

術後の状況：術後1日目にはトイレまで歩行．術後3日目までIV-PCA*で創部痛は管理されたが，挿入中の体動時にやや強い痛みを感じ，抜去した後の体動時にはさらに強くなりベッド上で寝ていることが多くなった．

術後2日目に飲水を再開し，術後3日目に食事を再開した．術後6日目以降は全粥を7～10割程度食べられた．術後10日目で退院が決まった．退院について「教えてもらったこと（食事や食後の行動）を守っていきますね．体重も減らないように注意しないといけないですね．いつごろ仕事に復帰してもよいのでしょうか？」と話していた．

① 術後1日目のアセスメント

1 アセスメントの視点

　入院後の術前から術後1日目までの「身体的・心理的・社会的側面」のアセスメントの視点を表13-1に示す．

2 アセスメント結果

▶ 身体的側面

　浅呼吸で安静時$SpO_2$95％と低下がみられたが，深呼吸を促すと98％まで回復した．その他の呼吸器合併症の症状はなかった．手術に伴い十分に換気されていない肺野や肺胞があると考えられた．循環器合併症や肝機能・腎機能の低下はなかった．腸蠕動は微弱であったが，その他の症状はなく消化器合併症の症状はなかった．創部痛は，臥床時NRS2，ベッドサイドに立位になった後はNRS8まで上昇した．離床時に創部痛が強いため，ほとんど歩行できなかった．その後は臥床しがちであった．頓用の鎮痛薬を使用するように勧めたが，「寝ていれば平気」と言って使用しなかった．

　このようにAさんは，体動時の創部痛による苦痛が強く，身体的・精神的苦痛の強い状態である．離床は呼吸器合併症やイレウスなどの術後合併症の予防に効果的であるが，Aさんは創部痛により離床が十分にできていない．そのため，離床遅延により術後合併症のリスクが高まっている状態であるとアセスメ

用語解説

IV-PCA
intravenous patient controlled analgesia. 経静脈的自己調整鎮痛法．痛みを感じたときに患者自身が機器を操作し，鎮痛薬を投与するPCA（自己調整鎮痛法）の一種．

表13-1 ■術前から術後1日目までのアセスメントの視点

身体的側面	心理的側面	社会的側面
・術前の自覚症状〔心窩部痛，腹部の張り，不快感，胸やけ，ゲップ（あい気）の出現，悪心，食べ物のつかえ感，吐血，タール便，体重減少など〕 ・術式や手術時間，麻酔時間，麻酔方法，出血量，ドレーン挿入部位など ・全身麻酔手術のリスク評価（既往歴，手術歴，喫煙歴，内服薬など） ・栄養状態（体重，BMI，血清総タンパク，血清アルブミンなど） ・呼吸器合併症（無気肺，肺炎など） ・循環器合併症（後出血，不整脈など） ・消化器合併症（イレウス，縫合不全，膵液瘻など） ・貧血（RBC，Hbなど） ・排便状況（下痢，便秘など） ・疼痛の程度〔NRS (numerical rating scale) やFRS (face rating scale) など〕	・手術に対する不安の内容と程度 ・入院生活への不安やストレス ・精神的ストレスへの対処方法 ・精神的なサポート ・退院後の社会復帰への不安の内容と程度	・家族構成・家族の連絡先 ・家族の不安や心配事 ・社会的役割（仕事，地域など） ・社会資源の活用状況 ・経済的状況 ・入院前の食生活の内容（食事回数，食べる早さ，食べる量，よく食べる食材・食品など） ・入院前の生活環境（食品を買い出しに行く人や準備する人の存在，通院治療の可能性など）

ントできた．また，Aさんの受けた腹腔鏡下手術は腹腔内に炭酸ガスを充満させるため，術中は横隔膜が挙上され術後呼吸器合併症のリスクが高くなる．そのため，術後呼吸器合併症のリスクが高いとアセスメントできた．

▶ 心理的側面

「この痛みはあとどれくらい続くのだろうか」や「こんなに痛いのは何か異常でしょうか？」と，創部痛へのストレスや不安が強い状態であった．意識は清明で認知能力の低下は観察されなかった．失見当識や抑うつ状態はなかった．

▶ 社会的側面

妻は一日中付き添っており，Aさんの痛みに対して心配しているようであった．娘は夕方に面会に来ていた．

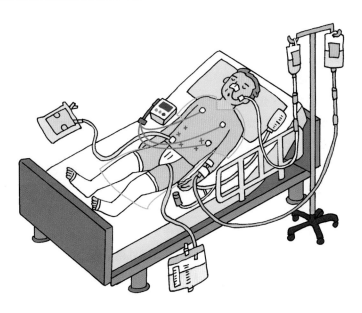

② 術後 1 日目の看護計画

#1　非効果的呼吸パターン

▶ 看護目標

・早期離床や深呼吸などの術後呼吸器合併症の予防行動をとることができる
・術後呼吸器合併症の予防行動をとるために必要な鎮痛薬の使用について看護師に相談できる
・安静時の呼吸数・SpO_2 が術前と同じ値に回復する

▶ 看護計画

OP（観察計画）

バイタルサイン，SpO_2，呼吸リズム，呼吸困難感，呼吸音（呼気音，吸気音や副雑音の有無），疼痛の部位，疼痛の程度（NRS），疼痛のきっかけ，痰の有無，痰の性状，胸部 X 線画像，離床の時間，離床の距離，離床の意欲

TP（援助・処置計画）

指示された鎮痛薬の投与，深呼吸の促し，セミファウラー位・座位保持の促し，離床の促し

EP（教育・相談計画）

痛みの少ない排痰方法を指導する，痛みの少ない起き上がり方を指導する，創部痛のあるときは我慢せずに鎮痛薬の使用を促す

▌看護計画のポイント

▶ 食事指導のポイント

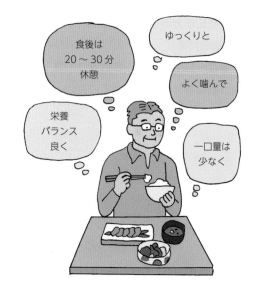

　ダンピング症候群予防のため，ゆっくり・よく噛んで食べ，一口量を減らすようにする．退院後しばらくは低糖質食とする．食後 20 ～ 30 分は，仰臥位かセミファウラー位をとる．

　退院後に小胃症状や消化不良による低栄養や骨脆弱化，貧血などが起こる可能性がある．分食にして食事回数を増やし，高タンパク食を摂取することで低栄養を予防・改善する．食べてはいけない食品・食材・食事はないが，退院後しばらくは，繊維質の多い食事や脂質の多い食事などを避ける．しかし，全く摂取しないと栄養不良を招く恐れがあるため，「とり過ぎないように」と助言する程度がよい．退院後は食事後の様子を見ながら，A さん自身で量や食品・食材を調整するように伝える．チーズやヨーグルトなどのカルシウムの多い食事を多くとることで，骨脆弱化の予防・改善となる．牛乳は下痢や腹痛，腹鳴などの乳糖不耐を引き起こす恐れがあるため，摂取を控えたほうがよい．鉄やタンパク質，ビタミン C などを豊富に含む食材や造血効果のあるビタミン B_{12}，B_6 や葉酸を多

く含む食材をとることで貧血の予防・改善となる.

▶ その他の生活指導のポイント

　入浴や運動の制限はない. ただし, 退院後早期は激しい運動を避け, 徐々に体を慣らしていく. 仕事の開始時期は主治医と相談する. 喫煙は粘膜を刺激して消化液を出にくくするため禁煙する. 栄養管理のため, 例えば週1回朝食前など定期的に体重を測定する. 体重減少や下痢, 便秘が続く場合は, 主治医に相談する. 創部の離開や滲出液の増加, 疼痛, 発赤, 発熱などがあった場合は, 感染が疑われるため受診する.

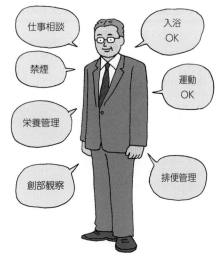

③ 術後1日目の看護の実際

　創部痛が, Aさんの離床の妨げの要因となっていると考えられた. そこで, 創部痛の強いときは離床1時間前に頓用薬のロピオン®を静脈投与するようにし, 離床を促した. 離床動作では起き上がるときに強い痛みを訴えたため, 起き上がり動作のみ介助した. 創部痛が強く離床を促しても応じないときは, セミファウラー位や座位でいるように説明した. また, ベッド上で胸式呼吸による深呼吸を促し, 実施してもらった. 妻は夜間もベッドサイドの簡易ベッドで付き添う予定のため, 労をねぎらい心配や不安なことがあればいつでも相談や質問するように説明した.

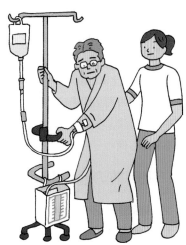

④ 術後1日目の看護の評価

　術後1日目の時点では, 体動時の創部痛が強く, 術後呼吸器合併症予防のための深呼吸や早期離床を十分に実践することができなかった. しかしその後の経過中, 鎮痛薬と痛みを緩和する起き上がり方の実施, 深呼吸などにより創部痛を管理しながら離床を進めていった結果, 呼吸器合併症を起こすことなく経過できた.

⑤ 退院前のアセスメント

1 アセスメントの視点

　退院前のアセスメントの視点を表13-2 に示す.

2 アセスメント結果

▶ 身体的側面

　食事量は順調に回復した. 食事スピードは15分とやや早いようであった. 食事後1時間ほどは臥床せずに, 座位やセミファウラー位で過ごしていた. 術後9日目に食後30分ごろから腹鳴と腹痛があった. 安静にして経過観察し,

表 13-2 ■退院前のアセスメントの視点

身体的側面	心理的側面	社会的側面
・食事量や食事スピード，食後の体位，食後の過ごし方 ・腹痛や頻脈，発汗などの早期ダンピング症候群の症状の有無 ・めまいや脱力感，冷汗などの後期ダンピング症候群の症状の有無 ・つかえ感や腹部膨満感，悪心などの吻合部狭窄の症状の有無 ・下痢や腹鳴，腹痛など消化不良の症状の有無 ・体重や血液データ（血清総タンパク値，血清アルブミン値）	・退院後の心配や不安の有無，内容 ・食事形態や習慣の変化による不安・ストレス ・胃切除によるボディイメージの変容やアイデンティティーの変化 ・今後のがん薬物療法や放射線療法などへの不安	・退院後の仕事や家事，地域での役割の内容 ・食事を調理する人や食品を買い出しに行く人の役割

その後改善した.

▶ 心理的側面

Aさんの発言から，退院後の生活習慣の再構築に前向きであると思われた.

▶ 社会的側面

「いつごろ仕事に復帰してもよいのでしょうか？」と質問があった. 骨脆弱化や貧血などの胃切除後症候群は，退院して数年後に出現する. Aさんは症状管理や対処方法，予防方法について知り自己管理する意欲も高まっており，実践する能力も備わっていると思われる.

⑥ 退院前の看護計画

＃2　健康管理促進準備状態

▶ 看護目標

・ダンピング症候群予防のための食事行動を実践できる

・胃切除後症候群の症状や予防行動の指導内容を理解できる

▶ 看護計画

OP（観察計画）

食事量や食事スピード，食後の体位や過ごし方，腹痛・頻脈・発汗・めまい・脱力感・冷汗・つかえ感・腹部膨満感・悪心・下痢・腹鳴・腹痛の有無，体重，血液データ（総タンパク値，アルブミン値）

TP（援助・処置計画）

食後のセミファウラー位・座位保持の促し

EP（教育・相談計画）

胃切除後症候群（ダンピング症候群や貧血など）について，症状や対処方法，予防方法などを，パンフレットを用いてAさんと妻に説明する

⑦ 退院前の看護の実際

食事開始時に，ダンピング症候群や吻合部狭窄などへの対処方法と予防行動

などについて説明した．説明後は，一回の食事時間は30〜40分とゆっくりになった．また食後はセミファウラー位で休んでいた．退院前には低栄養や骨脆弱化，貧血などの合併の恐れやその対処方法，予防行動などについてAさんと妻に説明した．共に理解は良好であった．仕事への復帰は，退院後の外来時の診察で医師と相談するように指導した．

⑧ 退院前の看護の評価

Aさんにパンフレットを用いて胃切除後症候群の症状や対処方法，予防方法を説明したことで，十分に理解でき実践につながった．しかし，Aさんの経験していない胃切除後症候群も多いため，症状や対処方法を十分に実践できるかは不明である．今後は主治医や外来部門看護師と連携を取って評価する．

⑨ 事例を振り返って

手術後数日は，術後合併症の早期発見や予防のための看護が重要である．胃切除では身体的回復に伴って術後の食生活の再構築を支援する看護が必要となる．近年の胃切除術は，内視鏡手術やロボット支援手術が多い．これらの手術は患者の身体的負担が少なく，メリットが大きいため今後も増加する．しかし，手術後数日は術後合併症の早期発見や予防のための看護が必要である．特にAさんのような内視鏡手術の場合，深部静脈血栓症のリスクが高くなるため，観察と予防的看護が必要である．

術後の患者は，疼痛や倦怠感等により離床意欲が低下することが多い．Aさんのように強い疼痛がある場合は，鎮痛により身体的苦痛を緩和することで離床意欲を高められることがある．

胃切除では身体的回復に伴って術後の食生活の再構築を支援する看護が必要となる．特に食事摂取量の減少による栄養状態の低下が心配される．Aさんのように退院後仕事に復帰する場合は，仕事中の分食方法や昼食の食事内容など，自宅以外での過ごし方について，患者と共に具体的に相談しておく必要がある．

がん患者と家族は，術後の再発や退院後の生活習慣の再構築への不安や心配を抱くことが多い．患者と家族には退院後は外来看護師が対応することを伝えるとともに，外来看護師と情報共有や連携をとる必要がある．また，緊急時の病院の連絡先を紹介し，いつでも不安や問題に対応できることを伝え，患者と家族が安心して退院できるように支援する．

14 | 急性腹症で緊急入院した大腸癌患者の看護

患　者：Bさん，73歳，女性．身長150cm，体重45kg．夫と共に定食屋を経営している．性格は穏やかで前向き．夫（76歳）との2人暮らし．長男（48歳），長女（46歳）は離れて生活している．食事は3食／日摂取しているが，昼食と夕食は仕事が落ち着いた後に食べることが多く，残り物を食べることが多い．嗜好品はコーヒー（1～2杯／日）．排泄習慣は排便1回/2～3日，排尿5～6回／日．入院前の生活スタイルは，6時起床，その後犬の散歩，7時朝食．9時からお店の仕込みを始め，11時30分より開店．14時まで昼の営業．14時に昼食を食べ，その後16時まで休憩．16時より仕込みを始め，17時30分開店．20時まで営業．その後夕食をとり，入浴や余暇．22時就寝．趣味は手芸．元来健康であり，特に気を付けていることはなかった．

既往歴：なし

現病歴：もともと便秘症であったが，ここ数日排便なく過ごしていたところ，急激な腹痛に襲われ救急搬送された．受診の結果，大腸癌（ステージⅡ）による腸管狭窄と診断され，緊急入院となった．Bさんは，思いもよらない出来事でショックを受けていたが，手術して治るのであればと前向きに考えている．

入院時の状況：入院時のバイタルサインは，体温36.4℃，脈拍66回／分（整），血圧128/74mmHg，呼吸12回／分，SpO₂99%．術前検査による異常はなし．入院後から禁食となり，腹痛はあるが鎮痛薬でコントロールされていた．Bさんは手術に対しては合併症が心配であること，入院により夫を一人にすること，定食屋の仕事が心配であると話した．また、人工肛門を造ることを説明され，飲食業を経営していることもあり戸惑っていた．家族は協力的であり，手術日や週末などに交代で見舞いに来てBさんを励ましている．

手術当日：全身麻酔で腹腔鏡下腹会陰式直腸切断術，永久的人工肛門造設術施行．手術時間は4時間55分，出血量150mL，尿量945mL，輸液量2,300mL．術直後のバイタルサインは，体温37.5～37.8℃，脈拍68～88回／分（整），血圧136～150/66～80mmHg，呼吸12～20回／分，3Lマスク下でSpO₂96～99%であった．創部痛はコントロールされているが，夜間は訪室のたびに覚醒あり．創部，ダグラス窩ドレーンからの出血はなし．

術後1日目：心電図モニターと酸素マスクが外され，胃管チューブは抜去．腸蠕動音はほとんど聞かれず，パウチ内に排ガス，排便なし．看護師の介助により全身清拭，寝衣交換を行ったが，ストーマを見る様子はない．ギャッチアップをするが，創部痛があり鎮痛薬を投与して様子をみる．家族の面会により表情は和らぐ．夜間は鎮痛薬の投与により多少の覚醒はあるものの，朝まで熟眠．

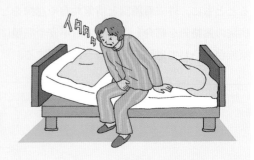

術後2～3日目：創部痛はコントロールされており，看護師とともに端座位から立位をとれるようになるが，座位は会陰部痛があり，長時間は

できず．3日目には少しずつ病棟内を歩くことが可能になった．腸蠕動音微弱，パウチ内排ガス，排便なし．術後2日目より装具交換の指導を開始．ベッド上仰臥位で，本人は説明を聞いている様子はあるが，ストーマを見る様子はない．夜間の睡眠は良好．

1 アセスメント

1 アセスメントの視点

大腸癌患者のアセスメントの視点を表14-1に示す．

▶ **身体的側面**

入院前は1日3食摂取できており，排便習慣は1回/2〜3日であり，特に下血や血便などもなかった．もともと便秘症であったが，特に服薬もなく過ごしていた．今回の急な腹痛は大腸癌による腸管狭窄が原因であり，手術によって症状は改善されると考えられる．

手術による出血は150mLと正常範囲内であるが，24時間までは後出血のリスクがあるため，創部やドレーンからの排液量や色，性状などを観察する．特に，手術に伴い骨盤腔内に死腔を生じるため，適切なドレナージがなされているかを観察する必要がある．創部やドレーン・点滴ルート類からの逆行性感染のリスク，縫合不全などのリスクも考慮し，ドレーンからの排液量，色，においなどを観察する．また，栄養状態が不良であると創傷治癒遅延が生じる可能性がある．

全身麻酔や気管挿管の影響などにより，術後無気肺・肺炎などの呼吸器合併

表14-1 ■アセスメントの視点

身体的側面	心理的側面	社会的側面
・腹部症状：腹痛（部位・疼痛の種類），悪心・嘔吐の有無と程度，腹部腫瘤の有無，腹部膨満感 ・排便状態：便の性状（下血，血便，粘血便），便柱の変化・便通異常（便秘と下痢の繰り返し） ・他臓器への浸潤による症状：性器出血の有無，排尿異常（排尿困難） ・既往歴（腸閉塞，消化管手術歴など） ・術前の一般検査 ・内服薬 ・肥満度（身長，体重），食習慣 ・排尿習慣（回数など） ・スキントラブルの有無（肛門周囲など） ・自覚症状への対処法 ・運動機能（麻痺の有無，視力，手指の巧緻性など） ・認知機能	・自覚症状やそれによる日常生活への影響について，どのように感じているか ・精神的ストレスや不安，気分の落ち込みなどの有無と程度（ストーマ造設についての受け止めや反応） ・精神的ストレスへの対処法（手術や術前検査に対する反応や取り組み） ・精神的なサポートの有無 ・健康管理に向けた意欲	・自覚症状による弊害（仕事，家事，外出への影響，活動制限の有無と程度） ・疾患，手術に対する家族の認識とサポート体制 ・キーパーソンの有無，介護への負担度 ・社会資源の活用の有無と内容 ・経済的負担の有無

症のリスクがあるが，Bさんは喫煙歴もないため，早期離床を促すことにより発症を防ぐことができると考える．また深部静脈血栓症をはじめとした術後合併症予防のためには早期離床が必要になるが，現在可能な範囲で離床はできている．しかし，術後の創部痛による活動低下の可能性があり，腸管への機械的刺激などによりイレウスを発症する可能性がある．腸蠕動音の確認やストーマ装具内の排ガス・排便の有無などの観察が必要である．

術後の疼痛は，回復過程としては正常と考える．しかし，創部痛やドレーン挿入による苦痛などが強い．現在，創部痛は鎮痛薬の使用によりコントロールできており，離床は妨げられていないが，会陰創は姿勢の変化により痛みが増強しやすいため，状況に応じて鎮痛薬を使用し，本人の苦痛軽減に努めていく必要がある．

術前の排尿機能は保たれていたが，手術操作に伴い排尿障害を生じる恐れがある．膀胱留置カテーテル抜去後の尿意や排尿量，残尿などの観察が必要である．また，手術操作に伴い性機能障害を生じることもある．術後すぐに症状が認められない場合もあるため，継続した観察が必要である．

▶ 心理的側面

今までほとんど病気にかかったことはなく，それほど気を付けていることはなかった様子だが，日常的に犬の散歩をするなど健康意識が高い様子がうかがえる．夫が経営する飲食店を手伝っていることから，理解力も問題なく，退院後の生活における自己管理能力は期待できる．しかし，がん告知に加え，人工肛門の造設によりライフスタイルの変更が必要なストレスの多い状況にある．手術に対しては前向きにとらえているが，排泄という身体機能の喪失に対しての受容は十分ではなく，ストレスへの適応プロセスのアセスメントを行い，肯定的にとらえられるような支援が必要である．

術後1日目は疼痛により睡眠が不足していたが，術後2日目以降は疼痛管理もなされ，睡眠障害は認めない．しかし，緊急入院やがん告知，ストーマ造設などによるさまざまな不安は術後せん妄の発症要因にもなるため，適宜本人に状況を説明するとともに，環境を整えて過ごせるようにしていく必要がある．

術後は，ストーマ造設となり排泄経路が変更され，禁制が保たれないため戸惑いや不安，葛藤やケアへの差恥心，自尊心の低下があると考えられる．術前の説明を受けているとは言え，ボディイメージの変化に適応していくまでには時間がかかると考えられる．ストーマケアにはまだ積極的に介入している段階ではないため，自己管理ができるよう段階に応じた指導を行いながら，社会復帰に向け自信が高まるように援助していく必要がある．

▶ 社会的側面

家族関係は良好で，夫や子どものサポートも十分である．夫が営む飲食店を手伝っており，家事と両立している．家庭内や社会的役割に価値を置いていると考えられるが，人工肛門造設により影響を及ぼさないよう，自尊心が低下し

がちな状況でも B さんの意思の尊重に努めていく必要がある．

　退院後も自律した生活が送れるよう，ストーマ装具交換の手技習得を目指す．しかしサポートできる家族と離れて生活しているため，必要時は訪問看護などの社会資源も活用していく．また，経済的にも人工肛門造設に伴い活用できる社会資源を利用する．

② 看護計画

＃1　高齢，術式に関連した手術部位感染，創傷治癒遅延のリスク

▶ 期待される結果

① 創部の安静が保たれ，感染徴候を認めない
② 骨盤内ドレーンが抜去できる

▶ 看護計画

OP（観察計画）

・手術内容（切除範囲や神経温存について）
・バイタルサイン（体温上昇，頻脈の有無など）
・創部の状態（発赤，腫脹，熱感，疼痛の有無）
・炎症反応と所見（血液データの推移：白血球数，CRP，画像データ：CT，細菌検査）
・骨盤内ドレーンからの排液（排液量，性状，におい）
・栄養状態，貧血の有無

TP（援助・処置計画）

・ドレーン管理
　テンションがかからないよう，適度なゆとりを持たせて固定する．排液バッグは留置部より低い位置に設置する．ドレーンの固定を確認する．適宜ミルキングを行い，ドレナージをする．
・創部管理
　医師の指示による処置を行う．創部周囲の保清を行い，清潔に保つ．
・栄養・輸液管理

EP（教育・相談計画）

・ドレーン挿入部の痛みや創部痛など，炎症に伴う症状について説明する
・適切な排液のドレナージのためのドレーン管理について説明する
・症状が出現したときには我慢せず伝えるよう説明する

＃2　人工肛門造設に関連したボディイメージの混乱

▶ 期待される結果

① ボディイメージの変化を受け入れることができる
② 排泄様式の変更に合わせた行動がとれる

▶ 看護計画

OP（観察計画）

・ストーマに対する理解や質問内容

・ボディイメージの変化に対する思い

・ストーマサイトマーキング時の様子

・ストーマケア実施の際の反応

・疾患や手術についての理解と認識

・これまでの危機的状況での対処方法の把握

・睡眠状況

・食事摂取量

・他者との交流の様子

・家族のストーマに対する理解度

・家族の協力体制

TP（援助・処置計画）

・質問や心配事などを表出しやすい雰囲気をつくる

・思いが受け止められ，尊重されていると感じてもらえるよう，共感的な態度で接する

・ストーマケア指導に際しては，患者の様子を観察しながら段階的に可能な範囲でのストーマケアへの参加を促す

・家族の協力が得られるよう働きかける

・退院後の生活をイメージできるよう情報を提供する

EP（教育・相談計画）

・心配なことや体調の変化があれば，いつでも相談できることを説明する

・退院後の生活に応じた社会資源の活用などについて説明する

③ 看護の実際と評価

＃1　高齢，術式に関連した手術部位感染，創傷治癒遅延のリスク

▶ 看護の実際

　観察を続ける中，術後5日目が経過した後も37℃台の熱が続いていた．腹部の創部は発赤，腫脹もなく経過．骨盤内ドレーンからの排液量は減少しながらも，50 〜 80mL/ 日程度あった．WBC 6,200/μL，CRP5.2mg/dL であった．その間，ドレーンの屈曲がないように管理しドレナージを促すとともに，疼痛コントロールを図り離床を促した．また周囲皮膚の保清に努めた．会陰創やドレーン挿入部の痛みは次第に軽減し，術後10日目に骨盤内ドレーンを抜去した．その後抜去部のガーゼ汚染はなく，会陰創からの滲出液も認められない．

▶ 看護の評価

　術後の発熱は，ムーア（Moore）の手術後の回復過程＊においては正常である．しかし術後5日目を過ぎても微熱が続いていることから，手術部位感染を

📖 ＊ 用語解説

ムーアの回復過程の分類
手術による侵襲に対する生体反応を傷害期，転換期，筋力回復期，脂肪蓄積期の4期に分類したもの．

疑った．疼痛コントロールを図り離床を促すことにより循環を促し，創傷治癒の促進に努めた．また骨盤内の死腔に貯留する排液をドレナージすることにより細菌感染の拡大を防ぐことができ，①②は達成された．

＃2　人工肛門造設に関連したボディイメージの混乱

▶ 看護の実際

　術後のストーマ装具交換に際し，患者の反応を見ながら介入を行った．術後最初の装具交換時は，仰臥位で行い，造設されたストーマや行っている処置について説明しながら装具交換を実施した．本人はストーマを見る様子はなかったが，説明には耳を傾ける様子がうかがえた．

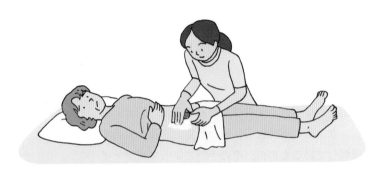

　術後4日目，疼痛コントロールも図れ，座位で装具交換を行った．看護師が行う装具交換時にストーマやケアについて質問があり，適宜対応した．ケア中本人もストーマを見る様子があり，「梅干しみたいね」という発言が聞かれた．術後6日目になるとストーマ装具内に排ガスと排便が認められた．本人は装具内に出た便を見て表情を曇らせる様子もあったが，「自分でケアできるようにならないとね」という発言が聞かれた．トイレでの便廃棄を一緒に行い，装具交換の一連の流れを確認できた．

　また，退院後希望する生活について話を尋ねた際，「夫の仕事の手伝いをしたいが，ストーマからの便が気になる．便が漏れたら仕事どころではないし，そのような状態になったら仕事もできない」と不安を表出した．本人の思いを傾聴し，不安なく生活できるように装具交換を練習すること，生活に合わせた装具を選択することを提案した．

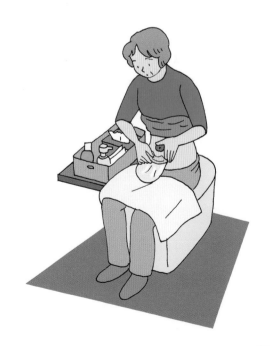

　術後10日目にはストーマ装具交換の一連の流れを一人で行うことができるようになり，表情も明るくなってきた．

▶ 看護の評価

　術前，手術に対しては前向きな様子であったが，人工肛門造設に対しては戸惑いを見せていたことから，無理にケアを進めず，Bさんの様子をみながら可能な範囲でケアの参加を促していった．Bさんは人工肛門を造設したことにより，排泄経路が変更となり，それに伴い日常生活に影響が及ぶことを不安に思っている様子がうかがえた．無理に表出を促すことはせず，本人のペースに合わせた介入を行うなか，共感的態度で接したことによりBさんから不安に感じていることを聞くことができた．本人の自尊心を低下させないよう，段階的な介入を続けたことによりストーマケアへの参加ができ，①②を達成することができた．

　引き続き，退院後の生活に応じた対処方法について，自己管理ができるよう，退院まで疑問点があれば適宜説明していく．また，同時に家族へもストーマケアに参加してもらい，サポート体制を整えていくこととする．

④ 事例を振り返って

　大腸癌の患者，特に人工肛門造設術を受ける患者は，がんの告知に加え，人工肛門造設術という二重のショックを受ける状況下に置かれる．がんを克服するために手術が必要なことは理解しているものの，その手術によってボディイメージの変化が生じることは自己概念を揺るがす大きな出来事となる．

　本事例では，手術に対して前向きに考えている患者であっても，人工肛門造設術には戸惑いを生じていた．術前には手術そのものの説明とともに，人工肛門についての丁寧な説明が大切である．術前オリエンテーションから術後のセルフケア支援は始まっており，看護師の言動がその後の患者のストーマの受容に影響することを十分に理解し，関わっていくことが大切である．

引用・参考文献

1 ）長﨑恵美子ほか. 疾患別看護過程　大腸がん. プチナース. 2014, 24 (1), p.10-13.

2 ）林田麗. 病期・発達段階の視点でみる疾患別看護過程　大腸がん. 任和子監修. プチナース. 2016, 25(14), p.16-17.

15 | 嚥下障害のある食道癌術後の高齢者の看護

患　者：Cさん，79歳，女性．84歳の夫と2人暮らしをしている．子どもは3人で長女（県外在住，51歳，パート），次女（同市内在住，50歳，無職〈うつ病療養中〉）と長男（同市内在住，48歳，会社員）である．話し好きで明るい性格であり，現在は地域活動などに協力して日々を過ごしていた．身長は150cmである．

現病歴：この3カ月ほどで体重が2kg減少したが（48kg），気にしていなかった．食事のときに胸がつかえる症状が出現し，かかりつけ医を受診した．夏バテかも知れないと様子をみていたが胸のつかえ感は強くなり，さらに1カ月後に1kgの体重減少があり（47kg），大学病院に紹介された．検査の結果，胸部食道部位に食道癌（cステージ0-I 表在隆起型，T1a-LPM）があり，腫瘍の隆起により食事時に胸のつかえ感が生じていることが判明した．今後，気管が圧迫される可能性があるとの説明から，胸腔鏡下亜全摘術を選択し，手術が行われた．

術後の状況：術直後からせん妄が起こり，せん妄が軽快した術後5日目から食事が開始された．しかし，翌6日目には発熱があり，誤嚥性肺炎の診断を受けて絶食となった．術後9日目に解熱傾向となり，嚥下訓練と並行して食事の経口摂取が再開された．食事の開始とともに離床が進められたが，下肢筋力の低下から立位が不安定であり，移動は車椅子となった．入院前は，排泄は自立していたが，せん妄時に尿意を伝えられずおむつ着用となった．現在も尿意がはっきりしないところがあり，おむつを着用している．尿意があれば，車椅子でトイレに行きたい希望がある．

① アセスメント

1 アセスメントの視点

■ 誰にとってのどのような問題か

　後期高齢者の術後看護をアセスメントするには，手術による身体侵襲の影響を取り除く看護だけでなく，要介護となる潜在的なリスクを踏まえて退院後に本人が今後，どのような生活をしていきたいかという希望を把握する必要がある．家族がいる場合は，家族にもその影響が及ぶと考えられるため家族を含めた生活を把握する．入院により変化した状況は何か（予防的には変化する可能性のある状況），その影響により誰の生活がどのように変化するか，これまでの自立した生活を維持するために利用できる社会資源は何か，その資源を本人が得るために不足していることは何かなどに着目する．

■ 退院後の生活を見通し，リスクを回避する

　人が治療として手術を選択するのは，その身体侵襲を経てでも入院前よりも疾病の影響がない生活を期待するからである．しかし，後期高齢者では入院に

よる筋力の低下，手術後のせん妄発症の可能性，転倒・転落などの外傷，低栄養など入院に関連した機能低下が起こりやすい．一方で，それらのリスクは個人差が大きく，年齢だけで一律に予測できないことが多い．近年の高齢者の身体機能は向上しているといわれており，後期高齢者でも手術を受ける機会が増えている．看護師は，本人が退院後に望む生活を把握し，その生活の実現に向けて多角的なリスク回避を含めたアセスメントと準備をすることが重要である．

術前のアセスメントの視点を表15-1に示す．

2 アセスメント結果

Cさんは，術後に誤嚥性肺炎となった．術後せん妄により食事開始が先送りとなっていたが，さらに誤嚥性肺炎により食事の開始が延び，栄養状態の回復が遅れた．今後，誤嚥性肺炎の再発予防と術後の消化機能に合った食事摂取を行い，体力の回復に向けた栄養の確保が必要である．また，Cさんはせん妄と誤嚥性肺炎の発症により離床も遅れたため，下肢筋力の低下が著しく，排泄を含め入院前のセルフケアレベルからの変化が大きい．自宅に退院するには，元のADL機能への回復が必要となり，それに向けた看護を行う．

一方で，Cさんは79歳であり，ADL機能の回復には成人期の人より時間を要するリスクがある．84歳の夫との2人暮らしであることを考慮すると，自宅で車椅子生活が可能であるか，夫にトイレ介助などの介護が可能であるか，安全に入浴ができるかなどを考慮した退院調整が必要になる．自宅での介護が難しい場合に備えて，自宅復帰に向けたADL回復の機能をもつ介護老人保健施

用語解説

アドバンスディレクティブ
アドバンスディレクティブとは，本人が未来において自身が判断能力を失った際に自分に行われる医療行為に対する意向を事前に意思表示することである．

表 15-1 ■術前のアセスメントの視点

身体的側面	心理的側面	社会的側面
・自覚症状：食物のつかえ感，停滞感，胸部・背部の痛み，嚥下困難，悪心，食物の逆流／呼吸困難，姿勢による呼吸苦の変化／食欲，体力，活気，倦怠感 ・全身状態：栄養状態（BMI，体重の変化，血清アルブミン値，総タンパク質値，コレステロール値など），炎症状況（WBC，CRP），赤血球，ヘモグロビン値，肝機能，腎機能，呼吸機能（SpO_2，PaO_2，$PaCO_2$），活動・休息・睡眠の状況，視力・視野，聴力，認知機能，口腔機能（残存歯や義歯），排尿機能，歩行機能，その他筋骨格の変形の有無・動きなど，皮膚の状態 ・コミュニケーション力 ・既往症 ・服薬状況 ・生活状況：セルフケア状況（食べる，排泄，清潔保持，健康への自己管理，更衣など） ・活動量，一日の過ごし方，普段の移動方法，宗教上の制限，排泄習慣 ・嗜好：食べ物，食形態，嗜好品の有無，日々の習慣など	・今後の生活への希望や意思 ・心理状態：疾患の受容，苦痛（食べられないことに対する，痛みや不快に関する，がんという病に対する），手術・検査への不安感，入院生活への不安，将来（治癒や予後）への不安感，家族など他者の生活への不安感 ・ストレスの有無と程度，コーピング様式 ・アドバンスディレクティブ*の有無	・重要他者の有無と交流の程度（サポート授受者の有無） ・地域役割の変調（継続・喪失），社会活動の変調（停止・継続），近隣者との関わりの変調 ・家庭内役割の変調 ・生活の場の維持に関する課題，外的環境の状況（病室内の温度，照明，音），寝具の快適性，プライバシー確保の状況 ・社会保障制度の利用状況（事務手続きの遂行力） ・経済状況

設の利用を視野に入れ，夫婦の今後の生活への希望を踏まえた意思決定を促す看護が必要である．介護保険施設への入所を希望する場合や，自宅で在宅介護サービスを利用する場合には介護保険の申請が必要となる．退院日からサービスが利用できるように，入院中にその手続きを案内するなど円滑に退院支援を進める看護が必要である．

② 看護計画

#1　加齢に伴う機能低下に関連した誤嚥リスクを回避して経口摂取ができる

▶ 期待される結果

1. 嚥下機能が回復する（反復唾液嚥下テストが3回以上になる）
2. 誤嚥なく食事摂取が継続できる（発熱がなく，炎症所見がない）
3. 食事を30分程度で全量摂取できる
4. 体重の増加，アルブミン値など栄養状態が改善する

▶ 看護計画

OP（観察計画）

・頸部の硬さ，僧帽筋，大胸筋の柔軟性
・発熱，血液検査（炎症所見）
・食の認知，覚醒状況，意欲，食事時の姿勢，上肢の動き，口腔内の異常の有無，舌の動き，咀嚼力，食物の送り込み状況，嚥下時の状況（咽頭挙上，むせ，咳，湿性嗄声），食後の輪状下の嚥下音
・食形態，食事量，食事時間，嗜好
・食後の嘔吐，悪心の有無，つかえ感，下痢など消化器症状の把握

TP（援助・処置計画）

・食前の口腔内観察と口腔ケア（義歯の装着を含む）
・食事環境の配慮（覚醒よく，心地よく，気が散らずに食べることができる）
・食前の嚥下リハビリテーション
・1回食事量の形態と量の調整（クリアできたら形態をレベルアップする）
・誤嚥発生時の対処方法の確認と準備
・食後30分の座位保持と頸部音聴取

EP（教育・相談計画）

・口腔ケアの必要性について理解できるように説明する
・食事時に義歯の装着が必要性なことを説明する
・嚥下リハビリテーションの意義について説明する
・食事の形態の工夫と増粘剤などの使用の意義を説明する
・食事を食べるペースの工夫を説明する（誤嚥しないために飲み込んでから次を入れる，一口は多すぎないようにする）
・食事回数を増やし，1回摂取量を少なくする工夫を説明する
・食後30分は座位をとる必要性を説明する

・食事のつかえ感があった場合に，医療者に伝える必要があることを説明する
・体重の増加など栄養状態の回復の必要性とそのモニタリングの必要性を説明する

#2　長期臥床に伴う下肢筋力低下が回復し，トイレでの排泄が自立できる

▶ 期待される結果

1. 下肢筋力を回復でき，立位が安定する
2. 車椅子移動により，トイレでの排泄ができる
3. 尿意が明確になり，失禁が減少する

▶ 看護計画

OP（観察計画）

・覚醒状況，意欲，下肢の筋力，下肢関節の可動域，上肢の動き，視野，暗順反応時間，体幹のバランス維持力，歩行姿勢，歩幅，つま先の上がり方，転倒の既往，骨粗鬆症の有無，痛みの有無
・尿意，便意，もとの排泄習慣，水分摂取量，排泄に関わる動作
・ベッドの高さ，ベッド周りのスペース，手すりの設置の有無，履物は適切か，トイレの配置
・性格（看護師に遠慮していないか）

TP（援助・処置計画）

・関節可動域と痛みの有無をベッドサイドにおける他動運動から確認する
・ベッドサイド上または，ベッドサイドでできる下肢筋力の自動運動を促す
・ベッドサイド上または，ベッドサイドでできる下肢筋力の他動運動を3回/日程度行う
・時間排泄誘導法を用いて，トイレでの排泄を誘導する
・両足のかかとが床に着くよう，ベッドの高さを調整する
・ベッドサイドでの運動ができるように手すりの設置と安全な環境をつくる
・意欲が維持されるように心理的支援をする（できるようになったことをフィードバックする，数日で達成可能な目標設定を立てて達成の機会を増やしていく）

EP（教育・相談計画）

・トイレでの排泄の目標を共有し，尿意を早めにナースコールで伝えるよう依頼する
・自動運動の必要性を伝える
・退院に向けた目標を夫と共に設定する

#3　希望する生活スタイルに向けた新しい生活構築の準備ができる

▶ 期待される結果

1. 将来の自分たちの生活をイメージでき，希望を述べることができる
2. 利用可能な社会資源を理解し，活用に向けた手続きがわかる／できる

3. 今後の生活の場所や方法について意思決定ができる

▶ 看護計画

OP（観察計画）

・社会保障資源の活用状況，手続きの実行力，家族のサポート状況

・将来の見通しに対する考察力，判断力，実行力の程度

・希望の有無（夫婦の意見として）

・家屋の状況（階段や段差，トイレの室内幅や動線），生活習慣の状況，介護力

TP（援助・処置計画）

・今後の生活についてのカンファレンスを本人・夫と多職種とで開催する

・自宅復帰希望の場合は，自宅の状況に合わせた機能回復を多職種と計画する

・施設へ入所する場合は，退院日までの ADL 機能回復に向けた目標を立て実施する

・介護保険申請にかかる手続きや認定委員との調整を行う

EP（教育・相談計画）

・現状と，今後の退院までの見通しについて説明する

・介護保険の制度と在宅介護サービスの種類・利用方法を説明する

・介護老人保健施設などの在宅復帰施設の機能とそこでの生活の様子を説明する

・今後の生活の希望を考え，医療者に伝える必要があることを説明する

③ 看護の実際

＃1　加齢に伴う機能低下に関連した誤嚥リスクを回避して経口摂取ができる

　毎回，食事の30分前にベッドサイドで口腔内の観察と嚥下リハビリテーションを行った後，食事をとるようにした．姿勢は，車椅子に移動し座位を保持して摂取し，食後30～60分ほどは，夫と食堂などで過ごし座位を保持することができた．嚥下リハビリテーション後の覚醒状態も良く，食事摂取が進んだ．最初は疲れると訴えがあったが，徐々に座位の時間が延長できるようになった．

　食事は，高カロリーゼリーなどの嚥下食で試験的に嚥下したあと，とろみ剤を使った流動食から三分粥に移行した．術後13日目に五分粥食となり，時間は30分ほどでゆっくり摂取することができた．

　食後の輪状下音を聴取すると，嚥下できずに食物がたまった状態がみられていたが，飲み込みを促すとすっきりと嚥下ができるようになった．食事開始以降の発熱はなく，肺雑音も聴取されず，血液検査結果からの炎症所見もみられず経過した．反復唾液嚥下テストは，術後14日目に30秒間で3回の嚥下ができた．

　体重は，入院時に46.5kg（BMI 20.7）であったが，術後5日目には44.4kg（BMI 19.7）に減少し，術後12日目には43.0kg（BMI 19.1）と術後の侵襲の影響を回復するまでには至っていないが，食形態が全粥へと移行していくため，経過を観察していく．

＃2　長期臥床に伴う下肢筋力低下が回復し，トイレでの排泄が自立できる

　関節可動域の制限はなく痛みなどもないため，1日2回，ベッドサイドで夫が手伝いながらのストレッチングと足あげ運動（2回／日実施）の計画を立てた．実施したら表に○をつけていくようにしたところ，継続して実施できた．看護師は，端座位での大腿四頭筋の筋力アップに向けた立位動作のベッドサイドリハビリテーションを1日2回，各10セットを計画し，表に示して，夫婦の意欲の維持につながるようにした．医師からリハビリテーションの指示があり，週に2回の理学療法士による歩行訓練も開始された．

　トイレでの排泄は，リハビリパンツに切り替え，排尿誘導を計画した．Cさんと時間を調整して車椅子に移乗し，時間にゆとりをもってトイレに移動，排泄を試みたところ，術後12日目には車椅子への移乗は一部介助に改善し，トイレ排泄もほとんど失禁なくできるようになった．夜間はスムーズに動けないことがあり，尿取りパッドは必要とするが，今後はリハビリパンツではなく下着と尿取りパッドに切り替える．

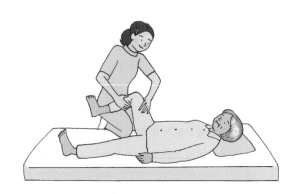

＃3　希望する生活スタイルに向けた新しい生活構築の準備ができる

　術直後にせん妄を発症したことから，退院困難患者として位置づけて病棟内の退院支援看護師につなげた．術後6日の発熱後に退院支援看護師が調整し，本人，夫と医師，摂食・嚥下障害看護の認定看護師，理学療法士，師長によるカンファレンスを実施した．夫婦の希望はともに自宅に戻りたいとのことであった．しかし，自宅では車椅子生活が難しいため，トイレまで自力で行けることが目標になり，＃2を強化している．入浴は滑って転倒する危険が高いため，デイサービスやヘルパーによる介助を依頼することになり，介護保険の申請を夫に伝えた．長男が手続きなどに協力することになった．

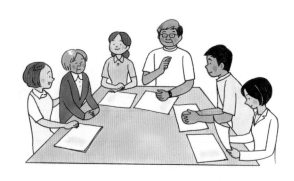

④ 看護の評価

　Cさんは，術後せん妄の影響により術後の食事開始が遅延された上に，誤嚥性肺炎を発症したため，さらに食事開始が遅れた．これが栄養の面での回復の遅れと，臥床期間の延長によるADL機能の低下につながった．しかし，入院から7日目に多職種でカンファレンスを行い，入院前と変わった現状の理解を促進し，今後の生活方針を自己決定できるように支援したことで，早期に方針が定まり，回復につながったと考えられる．

⑤ 事例を振り返って

　Cさんのように計画的な手術入院であっても，せん妄の発症や誤嚥性肺炎の発症など，順調な術後回復を妨げる出来事が後期高齢者には起こりやすい．このようなリスクを想定し，入院当初から入院前の生活情報を収集しアセスメントをしておくことで，術後の急な変化を受け止める本人や家族の心理を理解でき，医療職も具体的なCさんらしい生活をイメージできる．それが，退院に向けた支援の計画において，具体的な方法を導くことにつながることを再認識できる事例である．

参考文献

1）東口髙志編著. やさしいがん患者の代謝と栄養管理：病態の変化にそった実践法. 医薬ジャーナル社，2017.
2）医療情報科学研究所編. 消化器. 第5版，メディックメディア，2016，（病気がみえる，1）.
3）井上智子ほか編. 病期・病態・重症度からみた疾患別看護過程＋病態関連図，第3版，医学書院，2016.
4）国際生活機能分類（ICF）：国際障害分類改定版. 中央法規出版，2002.
5）藤島一郎ほか監. 動画でわかる摂食・嚥下リハビリテーション. 中山書店，2004.

16 │ 潰瘍性大腸炎の患者の看護

患　者：Dさん，25歳，女性．旅行代理店に勤務する会社員．独居．電車で2時間のところに両親，弟（20歳）がいる．

現病歴：20歳のときにA病院で潰瘍性大腸炎と診断され，プレドニゾロン（プレドニン®）とインフリキシマブ（レミケード®）投与で軽快し，4年後に寛解となった．レミケード投与を継続していたが，通院負担の軽減のため，アダリムマブ（ヒュミラ®）を開始し自己注射していた．
　　　　25歳のとき，仕事が忙しくなり職場の近くで一人暮らしを始めた．月に1回，職場の近くのBクリニックに通院していたが，内服の自己中断による増悪があり，プレドニン®60mg，タクロリムス（プログラフ®）を開始していたところ，発熱，呼吸困難，下痢，粘血便，腹痛を来したため以前通院していた実家の近くのC大学病院に入院となった（表16-1）．

入院時の状態：パフォーマンスステータス（PS）1，身長160.8cm，体重71.8kg，BMI27.8，体温37.8℃，血圧110/69mmHg，脈拍81/分・整，呼吸24回/分，SpO₂96％（room air），意識清明

検査所見：WBC 8,700/μL，RBC 300万/μL，Hb 7.6g/dL，Ht 26.1％，Plt 44.9万/μL，TP 5.5g/dL，Alb 3.0g/dL，CRP 4.8mg/dL

ECG：洞調律，胸腹部X線検査：右上肺野に18mm大の円形浸潤影，心拡大なし，腹部は特記所見なし

入院後の治療経過：

　　1日目　絶飲食，高カロリー輸液（820kcal/エルネオパ®NF2号1,000mL），フェジン®40mg×2回，プレドニン®60mg，ドリペネム（フィニバックス®）0.25g×2開始

　　2日目　顆粒球吸着療法（G-CAP）*開始①

　　3日目　プレドニン®40mg　飲水開始

　　6日目　顆粒球吸着療法②

　　9日目　プレドニン®30mg　流動食開始（1日ごとに食事形態アップ）

　　10日目　顆粒球吸着療法③予定だったが，血管確保が難しい上，本人のストレスが強く，原病のコントロールが良好になっているため，G-CAPは②で終了することとなった．

　　11日目　夜の検温時に，同じ年代の看護師に，「2年前から交際している職場の男性と結婚したいと思っているが，母親が病気のことを心配して反対している．母親は実家に戻ってC大学病院に通院治療することを願っているが，私は交際している男性と同棲し，結婚準備を進めたいと考えている」と相談があった．

　　13日目　レミケード®投与

　　14日目　退院

退院後の治療：内服；プレドニン®20mg，アサコール®3,600mg，イムラン®50mg，ネキシウム®カプセル20mg
　　　　　　　注射；レミケード®400mg，フェジン®80mg（4週ごと）

表 16-1 ■入院までの経過

年 (年齢)	経過	生活背景
20 歳 (大学 3 年)	10 月に下痢が出現．11 月には血便が出現したため近医のクリニックを受診し，整腸剤で経過観察されていたが改善せず，A 病院胃腸科を受診し潰瘍性大腸炎と診断された．ステロイドによる治療は母親が難色を示したため，抗炎症薬のメサラジン（アサコール®3,600mg/ 日，ペンタサ® 坐剤）の投与を開始．	就職活動中で多忙．治療方針の決定に母親の意向が反映されていた．
21 歳 (大学 4 年)	1 月に 40℃台の発熱があり，A 病院にて中等症への増悪と診断され，母親の希望でC 大学病院消化器内科に入院となった．入院当日よりプレドニン®50mg 投与を開始し，絶食・高カロリー輸液を開始した．入院 2 週目にプレドニン®30mg/ 日に減量したところ，38℃台の発熱と下痢が続いたため，プレドニン®50mg の継続とレミケード®240mg を開始した． その後症状は軽快し，プレドニン®20mg まで減量して 1 カ月後に退院となった．	大学卒業直前
22 歳 (社会人1年目)	レミケード®400mg，イムラン®50mg，ポリフル® 細粒内服で軽快	大学を卒業し，旅行代理店に就職して，自宅から 2 時間の通勤をしていた．
24 歳 (社会人3年目)	寛解． 仕事が忙しくなったこともあり，通院負担軽減のため，レミケード® からヒュミラ® に変更し，自己注射と内服を継続していた．	仕事が忙しくなった．

16

潰瘍性大腸炎の患者の看護

1 アセスメント

1 アセスメントの視点

▶ 全体像の把握

　潰瘍性大腸炎の患者のアセスメントには，病期によって変化する身体的側面，心理的側面，社会的側面から分析し，患者および家族を含めた全体像をとらえる必要がある（表16-2）．

▶ 日常生活への影響

　症状や治療が，患者の日常生活のどのような点に影響しているのか，また，増悪要因や軽快要因に関してもアセスメントする必要がある．

▶ 寛解を維持するための生活パターンの再構築

　薬物療法や体調管理を継続できるよう，患者の社会生活の状況やセルフケア能力，また，利用できる社会資源や協力が得られるサポーターについてアセスメントする必要がある．

2 アセスメント結果

　D さんの現在の情報を整理し，ゴードンの機能的健康パターンに沿ってアセスメントを行った．

▶ 身体的側面

　D さんは 5 年前に潰瘍性大腸炎を発症し，薬物療法で寛解していた．自己注射と内服薬を自己中断したため増悪し，ステロイドおよび免疫抑制薬の投与を開始したが，肺真菌症となり入院となった．身体的苦痛としては肺真菌症による肺炎を併発しており，それに伴う発熱と，SpO₂ 低下による呼吸困難がある．咳嗽が続くと呼吸困難につながる可能性があるため，咳嗽や喀痰症状を確認

用語解説

G-CAP（顆粒球吸着療法）
特殊なビーズが詰まった顆粒球吸着器を用いて，顆粒球を除去した血液を体内に戻す血液浄化法であり，活動期潰瘍性大腸炎の重症例の寛解導入に行われる．同様に白血球除去療法（L-CAP）には，特殊な不織布フィルターを用いる．いずれも保険適用．

plus α

生物学的製剤
生物学的製剤はバイオテクノロジーを利用して開発された医薬品で，炎症性腸疾患のほか，リウマチなどの膠原病にも用いられている．有効性が高い一方で，免疫抑制作用が強いため重症感染症などの免疫抑制下に起こりやすい有害事象には注意が必要である．一般的に，点滴製剤は通院治療で投与が行われ，抗がん薬と同様の取り扱いにより外来化学療法加算を算定することができる．また，皮下注射製剤は自己注射が可能である．

表 16-2 ■アセスメントの視点

身体的側面	心理的側面	社会的側面
・自覚症状（腹痛，下痢，発熱，倦怠感など） ・現病歴 ・既往歴 ・内服薬 ・薬物療法アドヒアランス ・セルフケア能力 ・身体状況（身長，体重） ・食事・栄養摂取状況 ・清潔習慣 ・排便習慣 ・活動状況 ・睡眠・休息の状況 ・月経周期，月経前後のトラブル ・自覚症状への自己対処方法	・精神的ストレス ・不安，抑うつ ・睡眠障害 ・精神的ストレスへの対処方法 ・精神的サポートの有無 ・認知の状況 ・価値観 ・自覚症状とそれによる日常生活への影響に関してどのように感じているか	・社会生活状況 ・社会的役割 ・利用可能な社会資源 ・周囲との関係性 ・キーパーソン ・キーパーソンとの関係性

し，有効な喀痰ができているか，痰の性状や肺音を継続して観察する．咳嗽症状をコントロールし，喀痰による気道浄化を促すといった，D さんの QOL に応じた対応が必要である．

　排泄行動は自立しており，入院時にみられた下痢・粘血便は入院後徐々に軽快しているが，頻繁な排泄による肛門痛があり，急激な病状進行に伴う肛門周囲膿瘍のリスクもある．若い女性で羞恥心が伴いやすいため，心情に配慮して観察し，清潔ケアのサポートを行っていく必要がある．

　体格は軽度肥満だが，低タンパク血症，低アルブミン血症，貧血があり，栄養状態は不足している．下痢，肺炎症状によるエネルギーの消耗や，絶食による栄養の摂取不足によって低栄養状態が続くリスクがあるため，高カロリー輸液での栄養補給による回復を図り，食事摂取の開始に伴う症状の変化を観察する必要がある．

　入院前の不適切な栄養管理によって病状の増悪，肥満の増長につながっていた可能性があり，退院後の食生活に関してセルフケアできるよう，食事サポートの検討も含めて栄養士と連携し，介入していく必要があると考えられる．鉄欠乏性貧血の治療薬による悪心・嘔吐があるため，鉄分の補給方法を検討するとともに，めまいや易疲労感，起立性低血圧などがないか観察し，転倒・転落に注意する必要がある．

　今回の入院は，薬物療法のセルフケアが症状の軽快によって不十分になったことや，症状が増悪する要因の認識が十分でなかったことによる急性増悪であると考えられる．セルフケア能力および薬物療法のアドヒアランスを把握し，薬剤師と連携した退院後の生活の再構築への介入が必要である．また，薬物療法による肺炎などの感染症リスクについて指導を受けていたが，呼吸困難を自覚してもその可能性を疑うことができていなかったため，薬物の随伴症状の管理に関してもセルフケアへの介入が必要であると考えられる．

婚約者との結婚を考えており，将来的に妊娠，出産を希望しているが，具体的な情報収集や意思決定には至っていない．疾患コントロールと薬物療法，また妊娠・出産に関する情報提供を行い，必要な専門家との連携など，家族を含めた意思決定のための支援が必要である．

▶ 心理的側面

年齢相応の認知・知覚能力を持ち合わせているが，若年女性であり社会経験は未熟であると考えられる．今回の入院体験を通して，症状増悪の要因を理解し，仕事と生活や薬物療法のバランスが図れていなかったこと，治療継続の意義に関しても認識している．

苦痛症状や入院・治療に伴う苦痛があること，仕事を休むことによる焦りや不安を感じていること，結婚の意向があるが母親の反対を受けていることから，ストレスを感じている可能性がある．気持ちの表出を促してストレスコーピングパターンを把握し，対処方法について共に考え，ストレス過多にならないよう配慮する必要性がある．

下痢と咳嗽による睡眠障害がみられるため，適切な症状マネジメントを継続し，十分な休息が取れるようにしていく必要がある．

▶ 社会的側面

旅行代理店の営業担当として仕事にやりがいを感じており，早期復帰を希望している．入院による休職は職場に迷惑をかけていると考えており，役割を発揮できないことによる焦り，不安を感じている．Dさんにとって仕事の継続は優先したいことであるため，治療の見通しを説明し，在宅療養と仕事の両立を見据えた生活の再構築を図り，ソーシャルワーカーや社会保険労務士，産業医などと共に利用できる社会資源を検討し，仕事の調整や早期社会復帰に向けてサポートする必要がある．

家族関係は良好でサポートもよく受けられるようだが，Dさんが希望している結婚にはキーパーソンである母親が病気を心配して反対しており，Dさんのストレスが大きくなっている可能性がある．Dさん，母親，婚約者それぞれの意向を確認しながら家族関係の調整を図り，ストレス過多にならないよう配慮した意思決定支援が必要であると考えられる．治療の継続や，症状増悪を回避するための生活のサポートなどについても，家族の状況を把握し介入する必要がある．

② 看護計画

Dさんは，セルフケア不足による潰瘍性大腸炎の急性増悪期に肺炎を併発し，入院した．回復期には，家族関係や社会生活に関する課題が明らかになったことから，以下の＃1～5の看護問題を抽出し，看護目標を「潰瘍性大腸炎をコントロールできる生活を再構築し，将来設計の意思決定ができる」と設定して，看護計画を立案した．

plus α

指定難病医療費給付
潰瘍性大腸炎は指定難病に登録されており，指定医から診断を受け，必要な手続きを経て医療費受給者証の交付を受けると，収入に応じた額の医療費助成が受けられる．

＃1　潰瘍性大腸炎に関連した自己健康管理準備促進状態

▶ 期待される結果

・潰瘍性大腸炎の症状を改善するための薬物療法の留意点を理解し，実施できる

・食事療法の留意点を理解し，実施できる

・排便や腹部症状，血液データの異常がみられない

▶ 看護計画

OP（観察計画）

・腹部症状・排泄状況（腹痛・下痢・血便の症状の有無，程度など）

・随伴症状の有無と程度　・心理的苦痛　・食事摂取状況　・血液データ

TP（援助・処置計画）

・苦痛症状緩和の援助　・清潔援助　・治療支援　・栄養摂取支援

EP（教育・相談計画）

・薬物療法，食事療法の必要性と具体的な方法を説明する

・増悪要因を説明する

・清潔ケアの方法を指導する

・心理的苦痛を傾聴し，対処方法を相談する

＃2　肺真菌症による非効果的呼吸パターン

▶ 期待される結果

・肺炎治療としての薬物療法の必要性を理解し，薬物療法を継続できる

・気道浄化のセルフケアについて理解し，実施できる

▶ 看護計画

OP（観察計画）

・呼吸器症状（咳嗽・喀痰の程度，呼吸困難の有無，程度など）

・随伴症状の有無と程度

・心理的苦痛　・ADL への影響　・血液データ

TP（援助・処置計画）

・苦痛症状緩和の援助　・治療支援　・口腔ケア支援

EP（教育・相談計画）

・薬物療法の必要性と具体的な方法を説明する

・口腔ケアの必要性と具体的な方法の指導する

・心理的苦痛を傾聴し，対処方法を相談する

＃3　治療アドヒアランスの不足によるヘルスリテラシー促進準備状態

▶ 期待される結果

・寛解維持のための薬物療法におけるセルフケアの必要性と方法を理解し，実施できる

・寛解維持のための食事療法の必要性と方法を理解し，実施できる

・社会生活のコントロールの必要性を理解し，社会資源を活用し，実施できる

▶ 看護計画

OP（観察計画）

・治療に対する意欲

・治療内容の理解と程度

・薬物療法の具体的方法の理解と習得状況

・食事療法の具体的方法の理解と習得状況

・社会生活に対する希望，入院前の社会生活状況

・ソーシャルサポートの状況

TP（援助・処置計画）

・在宅療養を想定した薬物療法の調整

・食事環境の調整

EP（教育・相談計画）

・治療の目的や根拠を説明する

・薬剤師から薬物療法について指導する

・栄養士から食事療法について指導する

・産業医・産業保健師と連携する

・ソーシャルワーカーと社会資源について相談する

・相談窓口や患者会を紹介する

＃4　家族の不安，家族介護者役割緊張

▶ 期待される結果

・母親の不安が軽減する

・母親がDさんの希望に沿った生活をサポートできる

▶ 看護計画

OP（観察計画）

・母親の不安の状況

・本人の意向

・家族や本人を取り巻く環境の状況

TP（援助・処置計画）

・家族での話し合いの促進

・本人，母親のストレスコーピング支援

EP（教育・相談計画）

・本人の同意を得て，母親に病気や治療の概要を説明する

・相談窓口や家族会を紹介する

＃5　解放的意思決定障害

▶ **期待される結果**

・Aさんと婚約者の意向と母親の意向をすり合わせ，
　納得した療養生活の意思決定ができる

▶ **看護計画**

OP（観察計画）

・本人・家族の療養に対する意向
・療養環境調整の具体的計画
・中長期的療養と家族計画の意向

TP（援助・処置計画）

・家族での話し合いの促進
・婚約者との話し合いの促進

EP（教育・相談計画）

・必要な情報を提供する

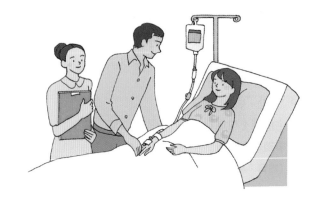

③ 看護の実際

▍急性期

　＃1「潰瘍性大腸炎に関連した自己健康管理準備促進状態」と＃2「肺真菌症による非効果的呼吸パターン」に対して，治療支援と治療の説明を行った．増悪した要因として，セルフケア不足があったことは理解しているものの，肺炎についてはリスクの理解と症状が結びついていなかった．陰殿部の保清や口腔ケアは自立して行うことができ，症状の増悪はみられなかった．食事療法については，推奨される食事の理解はできていたが，一人暮らしの中で具体的な食事準備の理解が不十分であったため，栄養指導を取り入れ，総菜などを取り入れた負担の少ない食生活を考えることができるようになった．仕事が忙しくなると，治療アドヒアランスが低下したり生活が不規則になりやすいため，仕事時間をコントロールできるよう外泊時に産業医と面接し，定期的な産業保健師との面接ができる準備を整えた．

▍回復期

　＃3「治療アドヒアランスの不足によるヘルスリテラシー促進準備状態」＃4「家族の不安，家族介護者役割緊張」＃5「解放的意思決定障害」に対して，退院後の療養生活の再構築と，療養環境調整として母親の不安への対応，また，結婚準備に向けての意思決定支援を行った．退院後の療養に関して，今回の入院に至った経緯から仕事と療養のバランスをどのようにとっていくかについて，Dさんの希望を聞きながら話し合った．

　薬物療法のセルフケアが継続できるよう，アドヒアランス向上のための教育と支持要因のアセスメントを行い，薬剤師と連携し，薬物療法の指導や鉄剤の投与経路の工夫を行った．家族の不安に対しては母親の面会時に個別に面談を

行い，感情表出を促し，Ｄさんと婚約者と共に話し合いを持つ機会をつくった．また，退院後すぐの療養生活とともに，Ｄさんの希望する婚約者との結婚を想定し，情報提供しながら話し合った．

④ 看護の評価

Ｄさんは治療内容を理解はしているものの，それぞれの薬剤の役割の違いや増悪要因，随伴症状に関する理解は十分でなかった．日常生活の中で定期的で確実な薬物療法を継続すること，活動と休息のバランスを図ることを，Ｄさんの理解のペースに合わせて指導した結果，セルフケアの必要性をよく理解し，退院後の具体的な生活リズムや工夫について考えられるようになった．産業医との面接を経て，当面は時間短縮勤務を取り入れ，産業保健師の定期的な介入と定期通院により，体調管理を行いながら就業する準備を整えることができた．

退院後は週末から週明けは実家に戻り，母親のサポートを受けながら療養し，結婚の準備を進め，１年後をめどに実家と職場の間に新居を構える方向性を家族全員で決定することができた．母親は感情表出により，離れている不安を繰り返し話していたが，週１回実家に戻ることをＤさんと婚約者が決めたことにより，療養のサポートができるので安心できる，と話していた．Ｄさんの希望する妊娠，出産に関しては，おおまかな情報提供を行い１年間の結婚準備期間中に体調を整え，病状をみながら産婦人科を受診するという方向性を決めることができた．

⑤ 事例を振り返って

潰瘍性大腸炎の好発年齢である若年壮年期は，進学，就職，結婚，妊娠，出産など人生の大きなイベントと重なる時期でもある．ライフスタイルの変化はストレスとなりやすく，心理社会的ストレスから病状が不安定になりやすい時期であるため，身体症状はもちろんのこと，心理社会面のアプローチも欠かせないことを再認識した．

plus α

潰瘍性大腸炎患者の妊娠・出産

妊娠初期は通常どおり治療継続．インフリキシマブは胎盤移行性があり，血中の存在期間が約２カ月であるので，妊娠８カ月以降にはレミケード®は中止する．その他，潰瘍性大腸炎患者に対する薬剤で安全と考えられているものには，サラゾスルファピリジン（サラゾピリン®），メサラジン（ペンタサ®，アサコール®）などがある．また，安全性は明確でないが有益性が危険性を上回ると判断した場合に使用される薬剤は，副腎皮質ステロイド（プレドニン®），シクロスポリン（サンディミュン®，ネオーラル®），シプロフロキサシン（シプロキサン®），タクロリムス（プログラフ®）がある．基本的に投与禁止となる薬剤は，アザチオプリン（イムラン®，アザニン®），6-MP（ロイケリン®）である．

引用・参考文献

1）井上智子ほか編．病期・病態・重症度からみた疾患別看護過程＋病態関連図．第3版，医学書院，2016．
2）真船健一編．消化器ビジュアルナーシング：見てできる臨床ケア図鑑．学研メディカル秀潤社，2014．
3）落合慈之監修．消化器疾患ビジュアルブック．第2版，学研メディカル秀潤社，2014．
4）日比紀文ほか企画．炎症性腸疾患を日常診療で診る：IBDとは？ その診断と患者にあわせた治療．羊土社，2010，（消化器BOOK，02）．
5）T. ヘザー・ハードマンほか編．NANDA-I 看護診断 定義と分類 2018-2020．原書第11版，医学書院，2018．
6）江川隆子編．ゴードンの機能的健康パターンに基づく看護過程と看護診断．第3版，ヌーヴェルヒロカワ，2010．
7）難病情報センター．https://www.nanbyou.or.jp/，（参照2023-12-13）．

※以下に掲載のない出題基準項目は，他巻にて対応しています．

▌疾病の成り立ちと回復の促進

目標Ⅳ．各疾患の病態と診断・治療について基本的な理解を問う．

大項目	中項目（出題範囲）	小項目（キーワード）	本書該当ページ
7. 栄養の摂取・消化・吸収・代謝機能	A. 口腔，咽頭の疾患の病態と診断・治療	炎症性疾患（咽頭炎，扁桃炎）	p.168
		う歯，歯周病	p.165，167
		腫瘍（舌癌，咽頭癌）	p.170，171
	B. 上部消化管の疾患の病態と診断・治療	炎症性疾患（逆流性食道炎，急性胃炎，慢性胃炎，ヘリコバクターピロリ感染症）	p.186，200，201，215
		潰瘍性疾患（胃潰瘍，十二指腸潰瘍）	p.204
		腫瘍（食道癌，胃癌）	p.178，211
		食道静脈瘤	p.190
	C. 下部消化管の疾患の病態と診断・治療	炎症性疾患（潰瘍性大腸炎，Crohn〈クローン〉病，虫垂炎，痔瘻）	p.226，233，265，270
		イレウス	p.260
		腫瘍（大腸ポリープ，結腸癌，直腸癌）	p.242，245，247，252
		慢性便秘症	p.60
	D. 肝臓・胆・膵臓の疾患の病態と診断・治療	炎症性疾患（肝炎，胆管炎，胆嚢炎，膵炎）	p.288，323，339
		肝硬変	p.299
		腫瘍（肝癌，胆嚢癌，胆管癌，膵癌）	p.308，328，330，345
		脂肪肝，アルコール性肝炎，非アルコール性脂肪性肝炎	p.291，298
		胆石症	p.319
	E. 腹壁・腹膜・横隔膜の疾患の病態と診断・治療	鼠径ヘルニア	p.354
		腹膜炎	p.351
		横隔膜ヘルニア	p.354，361
		腹壁瘢痕ヘルニア	p.126

▌成人看護学

目標Ⅶ．各機能障害のある患者の特徴および病期や障害に応じた看護について基本的な理解を問う．

大項目	中項目（出題範囲）	小項目（キーワード）	本書該当ページ
12. 消化・吸収機能障害のある患者への看護	A. 原因と障害の程度のアセスメントと看護	嚥下障害	p.33，164，166，168，169
		消化管機能障害	p.38，42，45，49，53，60，62，65，68，189，195，203，208，211，230，235，239，245，256，260，262，267
		膵液分泌障害	p.343
		胆汁分泌障害	p.53，322，327，336
		生命・生活への影響	p.30，33，38，42，45，49，53，56，59，68，70，173，174，181，189，193，195，203，208，232，235，237，239，245，256，260，262，272，273，274，343，364，370，377，384

12. 消化・吸収機能障害のある患者への看護	B. 検査・処置を受ける患者への看護	上部・下部消化管内視鏡検査	p.116
		超音波内視鏡検査〈EUS〉	p.117
		内視鏡的逆行性胆管膵管造影〈ERCP〉	p.101
		消化管造影検査	p.96
		画像検査（CT，MRI）	p.105，107
		直腸診	p.269
	C. 治療を受ける患者への看護	食道切除術	p.181
		胃切除術	p.215
		大腸切除術	p.250，253，267
		内視鏡的粘膜切除術	p.137
		腹腔鏡下手術	p.141
		人工肛門造設術	p.273，370
		術後ドレナージ	p.135
		胆管・胆道ドレナージ	p.330，334
		経腸栄養法	p.159
		中心静脈栄養法	p.153
	D. 病期や機能障害に応じた看護	上部消化管腫瘍（食道癌，胃癌）	p.181，215
		下部消化管腫瘍（大腸癌，結腸癌）	p.250，253
		人工肛門造設後	p.273，370
		炎症性疾患（潰瘍性大腸炎・Crohn〈クローン〉病）	p.230，235
		胃潰瘍，十二指腸潰瘍，逆流性食道炎	p.208
		胆管炎，胆石症	p.319，323
13. 栄養代謝機能障害のある患者の看護	A. 原因と障害の程度のアセスメントと看護	肝機能障害	p.75，294，304，308
		代謝機能障害	疾患と看護⑧『腎／泌尿器／内分泌・代謝』に収載
		生命・生活への影響	p.294，299，304，308
	B. 検査・処置を受ける患者への看護	腹部超音波検査	p.121
		肝生検	p.88
		腹腔鏡	p.116
	C. 治療を受ける患者への看護	肝庇護療法，栄養指導，生活習慣指導	p.296
		抗ウイルス療法	p.144，291
		内視鏡的静脈瘤結紮術〈EVL〉，内視鏡的静脈瘤硬化療法〈EIS〉	p.190，303
		肝動脈塞栓術	p.314
		膵頭十二指腸切除術	p.332，346
		肝切除術	p.315
	D. 病期や機能障害に応じた看護	ウイルス性肝炎	p.294
		肝硬変	p.304
		肝癌	p.314
		膵炎，膵癌	p.339，345
		脂質異常症，肥満，高尿酸血症	疾患と看護⑧『腎／泌尿器／内分泌・代謝』に収載

INDEX

数字，A—Z

1FTU（finger tip unit） 251
1分間語想起スクリーニング
　テスト 30
2項目質問法 30
5-アミノサリチル酸製剤 229, 234
AGML 200
ALP 81
APC遺伝子 243
A型肝炎に関する検査 82
BT 155
bull's eye sign 311
BUN/Cr比 206
B型肝炎に関する検査 82
B型肝炎の再活性化 146
C.difficile 241
CDトキシン検査 228
Child-Pugh分類 83, 300
cold polypectomy 138
CT 102
CTZ 143
C型肝炎 291
C型肝炎に関する検査 83
DIC-CT検査 320
EBウイルス 288
EOB造影MRI画像 106
EUS-FNA検査 331
EUS-GBD 327
EUS検査 114, 320
FD 219
FSSG 187
G-CAP 385
Goligher分類 270
H2受容体拮抗薬 142
hazardous drugs 149
HELLP症候群 26
IBS 258
ICG検査 108
IDUS検査 320
IV-PCA 364
IVR 97
LARS 253
LES 156

MD-CT 102
MMI便失禁管理システム 59
MPR 102
MRCP 106, 320
MRI 105
NAFLD 298
NASH 298
NAVSEA 38
NSAIDs 200
OPQRST質問 47
PET 108
PET/CT検査 329
POCS検査 329
polypectomy 137
PPI 142, 188, 200
PPIテスト 188
PTCD 124, 324, 332
PTC検査 320
quickSOFA 353
Rome Ⅳ 219
SAMPLE 359
six-item screener 30
soiling 254
S状結腸癌 247
T1強調画像 105
TNFα阻害薬 234
updated Sydney system 201
γ-GTP 81

あ

アイスマッサージ 34
アシドーシス 58
アステリキシス 75
アスパラギン酸アミノトランス
　フェラーゼ 81
圧迫像 94
アドバンスディレクティブ 378
アドヒアランス 146
アナフィラキシー 148
アニサキス 200
アフタ性口内炎 163
アミラーゼ 84
アミラーゼ値の評価 348

アラニンアミノトランスフェ
　ラーゼ 81
アルカリホスファターゼ 81
アルカローシス 58
アルコール性肝障害 291
アルゴンプラズマ凝固術 179
アルブミン 82
アンモニアの代謝 303

い

胃炎 200
胃潰瘍 204
胃潰瘍穿孔 207
胃管 263
胃癌 211, 364
胃癌の肉眼型分類 212
医原性便秘 61
胃酸逆流 40
胃静脈瘤 190
異食 30
胃食道逆流症 186
胃全摘術 214
一時的ストーマ 273
胃底腺ポリープ 210
胃適応性弛緩反応 219
遺伝性ポリポーシス 243
胃不全型麻痺 219
胃ポリープ 210
イレウス 216, 261
イレウス管 263
胃瘻 154, 218
咽喉頭酸逆流症 41
インスリノーマ 29
インターフェロン 297
インターフェロンフリー治療 144
インターベンショナルラジオロ
　ジー 97, 123
咽頭炎 168
咽頭癌 171
インドシアニングリーン検査 108
インフュージョンリアクション 147

う

ウイルス性肝炎 289
ウイルス性口内炎 163
上腸管脈動脈造影 97
う蝕 165

え

永久的ストーマ 273
鋭的外傷 357
壊疽性膿皮症 227
嚥下機能障害 31
嚥下体操 34

炎症性腸疾患　226
炎症性腸疾患治療薬　143
エンパワメント　156

お

横隔膜ヘルニア　354
黄疸　53
嘔吐　36, 216
悪心　36
オプジーボ®　145

か

外痔核　270
回腸ストーマ　273
改訂水飲みテスト　33
開腹術　125
外部照射　149
外分泌機能　84
外ヘルニア　354
開放式ドレナージ　134
潰瘍　200, 204
潰瘍性大腸炎　226, 384
下咽頭癌　172
カエル腹　52
化学受容器引金帯　143
核医学検査　108
顎骨壊死　166
拡散強調画像　106
過形成性ポリープ　210
過食　29
仮性憩室　255
画像強調内視鏡観察　111
家族性大腸ポリポーシス　243
褐色細胞腫　144
カットオフ値　340
化膿性胆管炎　328
過敏性腸症候群　258
下部消化管造影　95
カプセル内視鏡検査　113
顆粒球吸着療法　385
肝移植　307, 313
肝炎　288
肝炎治療医療費助成制度　291
寛解維持療法　226
肝外胆汁うっ滞性黄疸　54
肝癌　308
肝機能検査　80
緩下剤　143
肝硬変　289, 299
肝細胞癌　309
肝細胞性黄疸　54
がんサバイバー　250
肝疾患治療薬　144
肝受容体シンチグラフィー　108

肝生検　87
肝性口臭　75
肝性脳症　73, 303
肝性脳症の昏睡度分類　74
肝切除　315
間接ビリルビン　53
感染後IBS　258
感染性胃腸炎　59
完全直腸脱　268
肝胆道シンチグラフィー　108
浣腸薬　143
嵌頓　126
嵌頓痔核　270
肝内・肝外胆管癌　328
肝内結石　321
肝内胆管癌　309
肝内胆汁うっ滞性黄疸　54
肝庇護療法　144, 296
柑皮症　54
肝不全　306
関連痛　46

き

機械的下剤　143
機械的腸閉塞　260
気管切開　173
器質性便排出障害　64
器質性便秘　60
偽性球麻痺　33
寄生虫　86
偽性腸閉塞　261
吃逆　361
気道確保　173
機能性ディスペプシア　143, 219
機能性便排出障害　65
偽膜性大腸炎　241
逆流性食道炎　185
逆流防止術　189
急性胃炎　200
急性胃粘膜病変　200
急性咽頭炎　169
急性肝炎　288
急性肝不全　289
急性下痢症　57
急性膵炎　339
急性胆管炎重症度判定基準　324
急性胆管炎診断基準　323
急性腹症　359, 370
急性扁桃炎　168
急性便秘　61
球麻痺　32
胸腔ドレナージ　134, 183
蟯虫　86
強度変調放射線治療　150

虚血性大腸炎　237
鋸歯状病変　246
拒食　29
筋性防御　49

く

空腸瘻　218
グリセミック指数（GI）　156
グリセリン　143
クリティカルパス　322
グルクロン酸抱合　53
クールボアジェ徴候　330
クロストリディオイデス・ディフィシル　241
クローン病　226, 233

け

経カテーテル肝動脈化学塞栓療法　124, 312, 314
経管栄養　154
経頸静脈肝内門脈静脈短絡術　192
経口栄養　154
経口腸管洗浄剤　118
経口内視鏡的筋層切開術　195
経肛門的洗腸療法　67
憩室出血　257
経静脈栄養　124, 155
経腸栄養　124, 154
経鼻胃管　154
経皮経肝胆管ドレナージ　124, 324, 332
経皮経肝胆嚢穿刺吸引法ドレナージ　326
経皮経肝胆嚢ドレナージ　124, 326
経皮的エタノール注入療法　124
経鼻的減圧チューブ　264
経皮的マイクロ波凝固療法　311
経皮的ラジオ波焼灼療法　124
外科的胆管ドレナージ　324
劇症肝炎　289, 295
下血　42, 205
下剤　143
血液検査　80
血液脳関門　74
血球成分除去療法　226
血性　136
結腸癌　247
結腸ストーマ　273
血便　44
下痢　57, 216
健胃消化薬　142
減黄療法　334
倦怠感　69

原発性硬化性胆管炎　336
原発性胆汁性胆管炎　336

こ

抗悪性腫瘍薬　144
高位前方切除術　253
抗ウイルス療法　144
高解像度食道内圧測定　194
抗核抗体　293
口腔癌　170
口腔カンジダ症　164
口腔扁平苔癬　164
交差切開　126
光線力学的治療　179
拘束性換気障害　134
高炭酸ガス血症　141
好中球数減少　148
喉頭癌　172
行動変容ステージ理論　158
口内炎　163
肛門括約筋　65
肛門失禁　66
肛門周囲膿瘍　271
絞扼性腸閉塞　261
呼吸訓練器具　128
個人防護具　149
鼓腸　262
骨障害　217
骨髄抑制　148
骨盤底筋体操　67, 254
コーヒー残渣様　43
コリンエステラーゼ　82
コールドポリペクトミー　244
混合痔核　270
混合性便失禁　66
コンピューター断層撮影　102

さ

細菌　85
サイトメガロウイルス　288
崎田・三輪の内視鏡的病期分類
　　　206
嗄声　32
ざ瘡様皮疹　149
サルコペニア　303

し

痔核　270
シカゴ分類　194
磁気共鳴画像　105
刺激性下剤　143
歯垢　165
自己効力感　158
自己免疫性肝炎　293

自己免疫性肝炎に関する検査　83
歯周病　167
持続吸引ドレナージ　134
失神　205
指定難病医療費給付　387
シートン法　234
歯肉炎　167
脂肪　51
脂肪肝　298
瀉血療法　297
シャツキイ輪　33
シャルコー三徴　323
充盈像　94
集学的治療　151
周術期口腔機能管理　167
就寝前軽食　156
十二指腸潰瘍　204
十二指腸乳頭癌　328, 332
出血性大腸炎　240
術後イレウス　130
術後回復能力強化プログラム
　　　250
術後呼吸器合併症　185
術後出血　141
術後疼痛　132
術後貧血　217
術前オリエンテーション　127
小胃症状　217
上咽頭癌　171
漿液性　136
消化管X線造影検査　93
消化管運動機能改善薬　142
消化管ストーマ　273
消化管内視鏡検査　110
消化器内視鏡技師　123
消化性潰瘍治療薬　142
上行結腸癌　247
症候性胃炎　202
常染色体優性遺伝病　243
小腸造影　95
小範囲切除術　234
上部消化管造影　94
上部消化管内視鏡検査　111, 200
情報ドレナージ　132
食後愁訴症候群　220
食事・栄養療法　153
食事療法　124
食中毒　40
食道アカラシア　193
食道・胃静脈瘤　190
食道癌　178, 377
食道癌の進行度　180
食道狭窄　185
食道再建術　181

食道静脈瘤　190
食道内pHモニタリング　187
食道内圧測定　194
食道内インピーダンス／pH
　モニタリング　188
食道粘膜炎　152
食道表在癌の壁深達度亜分類
　　　179
食欲不振　25
ショック体位　45
止痢薬　143
ジルベール症候群　55
痔瘻　270
痔瘻根治術　235
心窩部痛症候群　220
神経性食欲不振症　29
神経性やせ症　29
人工肝補助療法　307
人工肛門造設術　253
滲出性腹水　71
真性憩室　255
深達度　330
シンチグラフィー検査　108

す

膵液　136
膵炎　339
膵癌　345
膵管空腸側々吻合術　342
膵機能検査　84
錐体外路症状　144
膵体尾部切除術　346
膵・胆管合流異常　328
膵頭十二指腸切除術　346
膵外分泌機能検査　84
睡眠関連食行動障害　29
睡眠時無呼吸症候群　170
スキンケア　251
ステップ生検　331
ストーマ　273
ストーマの合併症　278

せ

正常排液　135
生体肝移植　306
正中切開　125
整腸薬　143
制吐薬　144
生物学的製剤　385
声門癌　172
舌癌　170
摂食・嚥下機能障害　31
摂食嚥下リハビリテーション　34
切迫性便失禁　66

セルディンガー法　312
穿孔　204
腺腫性ポリープ　210
センタースコア　168
疝痛発作　322

そ

造影 CT　103
造影剤　94
造影超音波検査　120
早期癌　212
臓器損傷の分類　357
早期離床　251
総胆管結石　321
総タンパク　82
続発性肝癌　309
鼠径ヘルニア　355
ソマトスタチン受容体シンチ
　　グラフィー　108

た

体外衝撃波結石破砕術　342
体外衝撃波砕石術　320
代謝拮抗薬　145
体性痛　46
大腿ヘルニア　355
大腸カプセル内視鏡検査　249
大腸癌　245, 370
大腸憩室症　255
大腸ステント留置術　248
大腸内視鏡検査　112
大腸ポリープ　242
大腸ポリポーシスの分類　243
耐糖能異常　333
大量腹水穿刺排液　71
多検出器コンピューター断層撮影
　　102
脱肛　272
脱毛　149
多理論統合モデル　159
タール便　44
胆管炎　323
胆管空腸吻合術　324
胆管細胞癌　309
胆管ドレナージ　56, 324
淡血性　136
胆汁　56, 136
胆汁うっ滞性黄疸　54
単純 CT　103
単純性腸閉塞　261
胆石症　319
胆石溶解療法　320
淡々血性　136
短腸症候群　156

胆道癌　328
胆道疾患・膵疾患治療薬　144
胆囊炎　325
胆囊癌　328
胆囊結石　319
胆囊・胆管・膵管造影検査　99
胆囊ポリープ　330
ダンピング症候群
　　185, 213, 216

ち

遅延相　103
中咽頭癌　171
中心静脈ポート　124
虫垂炎　265
虫垂切除術　266
注腸造影　95
中毒性巨大結腸　227
超音波内視鏡下胆囊ドレナージ
　　327
超音波内視鏡検査　114
腸管洗浄剤　112
腸管プレパレーション　251
腸結核　236
腸脳相関　220
直接作用型抗ウイルス薬　291
直接ビリルビン　53
直腸癌　247, 252
直腸診　269
直腸切断術　252
直腸脱　268
直腸粘膜脱　268
治療的ドレナージ　133
鎮痙薬　143

て

手足症候群　149
低位前方切除術　253
定位放射線治療　151
転移性肝癌　309
電気歯髄診断　166
点滴静注胆囊造影法　99
点滴胆道造影 CT 検査　320

と

疼痛スケール　131
動注化学療法　312
動脈早期相　103
特定疾患治療研究事業　229
吐血　42, 205
トポイソメラーゼ阻害薬　145
ドレナージ　132
ドレーン管理　251
ドレーン排液　135

鈍的外傷　357

な

内痔核　270
内視鏡検査　110
内視鏡手術　123, 137
内視鏡の機械的砕石術　321
内視鏡的逆行性胆管膵管造影
　　100
内視鏡的経乳頭の胆囊ドレ
　　ナージ　327
内視鏡的経鼻胆道ドレナージ
　　100, 332
内視鏡的硬化療法　191
内視鏡的食道静脈瘤結紮術　191
内視鏡的膵管拡張術　343
内視鏡的胆管ステント留置術　332
内視鏡的経鼻胆道ドレナージ　332
内視鏡的胆管ドレナージ　324
内視鏡的治療の適応　139
内視鏡的乳頭括約筋切開術
　　100, 321
内視鏡的乳頭切除術　332
内視鏡的乳頭バルーン拡張術　321
内視鏡的粘膜下層剥離術
　　139, 213, 244
内視鏡的粘膜切除術
　　137, 138, 213, 244
内視鏡的ポリープ切除　137
内臓痛　46
内部照射　149
内分泌機能　84
内ヘルニア　354

に

乳酸デヒドロゲナーゼ　81
尿検査　78

ね

ネフローゼ症候群　71

の

脳腸相関　220
囊胞性膵疾患　347

は

排液の性状　137
肺合併症予防　128
敗血症性ショック　353
排便困難　64
白金製剤　145
バクテリアルトランスロケー
　　ション　155
播種性血管内凝固症候群　343

ハッサブ手術　193
羽ばたき振戦　75
ハルトマン手術　277
バルーン下逆行性経静脈的塞栓術
　　　　192
バルーン小腸内視鏡検査　113
反回神経麻痺　184
反跳痛　49
汎発性腹膜炎　47
反復唾液嚥下テスト　33
半閉鎖式ドレナージ　134

ひ

非アルコール性脂肪性肝炎　298
皮下気腫　142
微小管阻害薬　145
非びらん性胃食道逆流症　186
皮膚炎　152
皮膚症状　149
非抱合型ビリルビン　53
びらん　200，204
ビリルビン　53，82
ピロリ菌除菌　207
脾湾曲部　238
貧血　205

ふ

不完全直腸脱　268
腹会陰式直腸切断術　253
腹腔鏡下胆嚢摘出術　321，323
腹腔鏡検査　111
腹腔鏡手術　140
腹腔穿刺　89
腹腔動脈造影　97
腹腔ドレーン　133
複雑性腸閉塞　261
腹水　50，71
腹水濾過濃縮再静注法　71
腹痛　46，205
腹部アンギーナ　48
腹部外傷　357
腹部血管造影検査　97
腹部単純X線検査　91
腹部超音波検査　119
腹部膨満　50
腹壁瘢痕ヘルニア　126
腹膜炎　265，351
腹膜刺激症状　205，323
ブリストル便性状スケール　61
フルオロデオキシグルコース　109
ブルンベルグ徴候　49
フレキシシール®　59，241
プロトンポンプ阻害薬
　　142，188，200

吻合部縫合不全　185
分子標的治療薬　145，226
噴門側胃切除術　214

へ

閉鎖式ドレナージ　134
閉塞性黄疸　54
閉塞性腸閉塞　261
閉腹術　126
ヘリコバクター・ピロリ感染症
　　201，215
ヘリコバクター・ピロリ関連
　　ディスペプシア　220
ヘリコバクター・ピロリ菌　86
ヘルニア　354
便検査　85
便失禁　66
便失禁管理システム　241
便潜血検査　248
便中カルプロテクチン　86
扁桃炎　168
便排出障害型　64
便秘　60

ほ

防御因子増強薬　142
抱合型ビリルビン　53
放散痛　322
放射性物質の半減期　108
放射線療法　124，149
傍腹直筋切開　126
母指圧痕像　238
ポリペクトミー　137
ポリポーシス　242

ま

マイルズ手術　253，277
マクバーニー点　266
マーフィー徴候　325
マロリー・ワイス症候群　196
慢性B型肝炎　291
慢性胃炎　201
慢性咽頭炎　169
慢性肝炎　289
慢性下痢症　57
慢性膵炎　341
慢性扁桃炎　169
慢性便秘　61

み

見張りいぼ　272
ミルキング　137

む

ムーアの回復過程の分類　374
無気肺　142
胸やけ　40

め

免疫チェックポイント阻害薬　145

も

毛細管現象　134
門脈圧亢進症　300
門脈塞栓術　328
門脈大循環シャント　307
門脈優位相　103

や

薬剤性大腸炎　239
薬物性肝障害　292
薬物療法　124
八ツ頭状の腫瘤　310

ゆ

幽門側胃切除術　214
ユニバーサルワクチン　290

よ

溶血性貧血　54
陽電子放出断層撮影　108
予防的ドレナージ　132

ら

ラジオアイソトープ　110
ラジオ波焼灼療法　311

り

リパーゼ　84
リンチ症候群　245
リンパ球刺激試験　293

れ

レイノルズ五徴　323
裂肛　272
レンナンデル法　126

ろ

瘻孔　233
漏出性腹水　71
漏出性便失禁　66
ロサンゼルス分類　187

表紙・本文デザイン：株式会社ひでみ企画

●

図版・イラスト
アート工房，清水みどり，スタジオ・エイト，
有限会社デザインスタジオEX，中村恵子，福井典子，八代映子

●

組版：株式会社データボックス

ナーシング・グラフィカ EX　疾患と看護③

消化器

2020年1月15日発行　第1版第1刷©
2024年3月25日発行　第1版第4刷

編　者　三原　弘　土肥　直樹　稲森　正彦
　　　　明石　惠子　佐藤　正美
発行者　長谷川　翔
発行所　株式会社メディカ出版
　　　　〒532-8588
　　　　大阪市淀川区宮原3-4-30
　　　　ニッセイ新大阪ビル16F
　　　　電話　06-6398-5045（編集）
　　　　　　　0120-276-115（お客様センター）
　　　　https://store.medica.co.jp/n-graphicus.html
印刷・製本　株式会社広済堂ネクスト

「ナーシング・グラフィカ」で学ぶ、自信

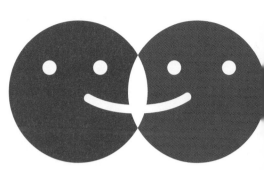

看護学の新スタンダード
NURSINGRAPHICUS

独自の視点で構成する「これからの看護師」を育てるテキスト

人体の構造と機能	① 解剖生理学 ② 臨床生化学
疾病の成り立ちと回復の促進	① 病態生理学 ② 臨床薬理学 ③ 臨床微生物・医動物 ④ 臨床栄養学
健康支援と社会保障	① 健康と社会・生活 ② 公衆衛生 ③ 社会福祉と社会保障 ④ 看護をめぐる法と制度
基礎看護学	① 看護学概論 ② 基礎看護技術Ⅰ コミュニケーション／看護の展開／ヘルスアセスメント ③ 基礎看護技術Ⅱ 看護実践のための援助技術 ④ 看護研究 ⑤ 臨床看護総論
地域・在宅看護論	① 地域療養を支えるケア ② 在宅療養を支える技術
成人看護学	① 成人看護学概論 ② 健康危機状況／セルフケアの再獲得 ③ セルフマネジメント ④ 周術期看護 ⑤ リハビリテーション看護 ⑥ 緩和ケア

老年看護学	① 高齢者の健康と障害 ② 高齢者看護の実践
小児看護学	① 小児の発達と看護 ② 小児看護技術 ③ 小児の疾患と看護
母性看護学	① 概論・リプロダクティブヘルスと看護 ② 母性看護の実践 ③ 母性看護技術
精神看護学	① 情緒発達と精神看護の基本 ② 精神障害と看護の実践
看護の統合と実践	① 看護管理 ② 医療安全 ③ 災害看護
疾患と看護	① 呼吸器 ② 循環器 ③ 消化器 ④ 血液／アレルギー・膠原病／感染症 ⑤ 脳・神経 ⑥ 眼／耳鼻咽喉／歯・口腔／皮膚 ⑦ 運動器 ⑧ 腎／泌尿器／内分泌・代謝 ⑨ 女性生殖器

NURSINGRAPHICUS **EX**

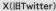

最新情報はこちら▶▶▶ ●「ナーシング・グラフィカ」オフィシャルサイト●
https://store.medica.co.jp/n-graphicus.html